名中医治疗风湿病医案精选

主　编　唐先平　李亚平

副主编　白云静　申洪波　武嘉兴

　　　　　冯昌国　赵　敏

中国纺织出版社有限公司

图书在版编目（CIP）数据

名中医治疗风湿病医案精选 / 唐先平，李亚平主编 . -- 北京 ： 中国纺织出版社有限公司，2020.2

ISBN 978-7-5180-1050-9

Ⅰ . ①名… Ⅱ . ①唐…②李… Ⅲ .①风湿性疾病 – 中医治疗法 – 医案 – 汇编 – 中国 – 现代 Ⅳ . ① R259.932.1

中国版本图书馆 CIP 数据核字（2019）第 193006 号

责任编辑：樊雅莉 责任校对：高 涵 责任印制：王艳丽

中国纺织出版社有限公司出版发行

地址：北京市朝阳区百子湾东里 A407 号楼 邮政编码：100124

销售电话：010—67004422 传真：010—87155801

http : //www.c-textilep.com

中国纺织出版社天猫旗舰店

官方微博 http://weibo.com/2119887771

三河市宏盛印刷有限公司印刷 各地新华书店经销

2020 年 2 月第 1 版第 1 次印刷

开本：710×1000 1/16 印张：28.5

字数：416 千字 定价：79.80 元

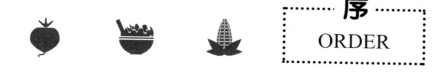

序 ORDER

　　中医医案是祖国医学宝库中重要的组成部分，对于继承发扬中医药学遗产，交流临床经验和学术思想有着重要作用。它既能体现中医辨证论治的鲜明特点，又能反映出各家各派的独特见解；在个个鲜活的医案中包含着丰富多彩的临床心得体会，从个体化治疗的成功经验中可归纳总结出一些可供学习借鉴新的诊疗思路和方法，而且也可供同道从中领悟到完整系统的中医理论，提高临床疗效的魅力。我以为学习医案可以令人大开眼界，拓展思路，从中受到教益和启迪，确能提高临床工作者辨证论治水平和疗效。学习医案如能做到反复阅读，仔细揣摩；前后对照，层层剖析；以方测证，审证求因；虚心学习，触类旁通；病证结合，中西汇通；勇于实践，大胆印证，无疑会大受裨益。

　　当前，面临继往开来、与时俱进、勇于创新的良好学术环境，中医药事业在中医理论指导下，提高疗效是其发展的关键所在，剖析医案，收集、整理、总结当今名老中医经验，势在必行，应引起足够的重视。这也是我的学生们编撰本系列书的初衷吧。

　　对于医案的剖析，力求抓住疾病的特点，或用药特点，或治则立法的独到之处等，把主病、主症、主脉、主要治法、主方、主药展示给读者，特别是对辨证立法何以如此及用药心得等衬托得格外鲜明。同时，力求尽量从理论上阐述得精辟、透彻、生动、活泼，使读者阅后一目了然，知其所云，心悦诚服。诚然，由于我们中医药理论水平不高，临证诊疗经验的局限性等原因，恐仍有未达其意，挂一漏万，乃至谬误之处，望同道给以批评指正。

胡荫奇

二零一九年五月于北京

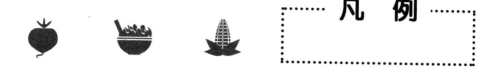

凡 例

一、《名中医医案精选》系列书，意在选取现代中医临床名家治疗验案，以资临床借鉴。其遴选标准：一是医案必须出自中医名家；二是医案必须有复诊情况，为能够判断治疗效果的验案。

二、编排层次，选取中医病名胸痛、眩晕等为各分册名，每一分册分别以西医病名进行分类编写，每病之下，概述居前，各家临床验案及评析居后。

三、编入书中的医家均为声名显赫的大家，故介绍从略或从简。

四、文献来源及整理者，均列入文后。转抄遗漏，间亦有之，于兹恳请见谅。为便于阅读理解，已将旧时计量单位如钱、两等转换成国际通用的以克（g）为单位，具体转换为一钱 ≈ 3.125 克（g），一两 ≈ 31 克（g）。

五、根据《中华人民共和国野生动物保护法》《中华人民共和国陆生野生动物保护实施条例》《濒危野生动植物种国际贸易公约》和国务院下发的《关于禁止犀牛角和虎骨贸易的通知》精神，犀牛角、虎骨亦不能入药。为保持处方原貌，本书中涉及到含有犀牛角、虎骨的处方，均未删除，但临床上切勿使用，若使用此类处方，可根据卫生部卫药发（1993）第 59 号文件精神执行。

前　言
FOREWORD

中医药学历史悠久，中医药宝库内容博大精深。继承和发展，是中医学术研究的永恒主题，继承是为了更好的发展。收集整理现代名中医医案是继承中医学宝贵遗产的一项重要内容。医案既是临床医生在诊疗过程中对于病证案例的真实记述，又是总结和传授临床经验的重要方法之一。

风湿病是一类临床上常见多发的疑难性疾病，其病因病机复杂，临床表现常呈多学科、边缘性特征，风湿病医案，尤其是现代风湿病医案多散见于内、外、妇、儿、皮肤等各科医案中，读者很难短时间内全面阅读了解。有鉴于此，我们组织人员，从中医专病角度编写了《名中医治疗风湿病医案精选》，希望能对提高中医风湿病的诊疗水平，发挥一定促进作用。

本书意在选取现代中医临床名家治疗风湿病的验案，以资临床借鉴。现代风湿病医案数以千计，为我们研究本病提供了宝贵的第一手临床资料，但由于本书篇幅及编者精力有限，不可能尽选。本书精选了其中的精华部分，其遴选标准：一是医案必须出自中医名家；二是医案必须有复诊情况，为能够判断治疗效果的验案。为了真实反映每位医家的学术思想，所录医案尽量遵原始资料原文照录，但又考虑到本书的编写体例，有些原文在格式上可能稍有调整。

全书共分绪论、医案和附篇三部分。绪论阐述了风湿病的概念、源流、分类、病因病机、常见证候及常用治法等。医案以西医风湿病的病名为纲，以医家和治法为目，对所收集的病案进行分类编写。附篇收录了我国知名风湿病专家胡荫奇教授的诊疗经验与验案、唐先平教授诊治成人斯蒂尔病经验及验案，有助于读者了解目前的风湿病中医诊疗进展。

根据《中华人民共和国野生动物保护法》《中华人民共和国陆生野生动物保护实施条例》《濒危野生动植物种国际贸易公约》和国务院下发的《关于禁止犀牛角和虎骨贸易的通知》精神，犀牛角、虎骨亦不能入药。为保持处方原貌，故本书中涉及到含有犀牛角、虎骨的处方，均未删除，但临床上且勿使用，若使用此类处方，可根据卫生部卫药发（1993）第59号文件精神执行。

本书在编写过程中得到了中国中医研究院望京医院、中国纺织出版社有限公司的大力支持，在此一并表示衷心感谢。

由于编者水平有限，挂漏、谬误之处在所难免，恳请中医同道以及广大读者不吝指正。

编者

2019 年 10 月于北京

目 录
CONTENTS

第三章　成人斯蒂尔病

第四章　干燥综合征

第八章 系统性血管炎

第九章　脊柱关节病

第十三章　结节性脂膜炎

第十四章　结节性红斑

第十五章　颈椎病

第十九章　股骨头无菌性坏死

第二十章　产后风湿病

第二十一章　幼年类风湿关节炎（全身型）

第二十二章　其他风湿病

绪 论

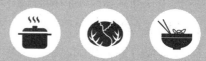

一、痹病（风湿病）概述

1. 痹病的概念

痹病，过去称之为"痹证""痹"，现称之为"风湿病"，是人体营卫失调，感受风寒湿热之邪，合而为病；或日久正虚，内生痰浊、瘀血、毒热，正邪相搏，使经络、肌肤、血脉、筋骨，甚至脏腑的气血痹阻，失于濡养，而出现的以肢体关节、肌肉疼痛、肿胀、酸楚、麻木、重着、变形、僵直及活动受限等症状为特征，甚至累及脏腑的一类疾病的总称。

2. 痹病的分类

（1）按病因分类：根据风寒湿热之邪的偏胜，分为风痹、寒痹、湿痹、热痹等。

（2）按病位分类：侵及脏腑分为肺痹、脾痹、心痹、肝痹、肾痹；侵及五体分为皮痹、肉痹、脉痹、筋痹、骨痹等。

（3）按症状分类：根据临床症状表现，如以疼痛游走不定为主者称为行痹；以疼痛较剧者称为痛痹；以疼痛重着为主者称为着痹。

（4）按证候分类：根据痹病的证候特点，可以把痹病分为风寒湿痹、寒湿痹、湿热痹、燥痹、热毒痹、痰瘀痹等。

3. 痹病的历史沿革

痹做为病名最早见于《足臂十一脉灸经》；《黄帝内经》则是最早从理论上系统阐述痹病的典籍。如《素问·痹论》指出："风寒湿三气杂至，合而为痹也，其风气胜者为行痹，寒气胜者为痛痹，湿气胜者为着痹也。"且对于痹病的病因病机、分类命名及预后都有较详尽的描述。可见，秦汉以前中医对本病的认识已具有相当高的水平。

秦汉时期，我国最早的药学专著《神农本草经》记载的痹证病名有风寒痹、湿痹、风湿痹、风寒湿痹、风痉痹、胃痹、肉痹、血痹、寒湿痿痹等；记载治痹药物达 80 种，为治疗痹证奠定了药物学基础。

东汉时期，张仲景在《黄帝内经》的论述基础上，进一步发展了痹病的辨证论治理论，提出了新的见解。他在《伤寒论》中论述了太阳风湿的辨证与治疗，并首次在《金匮要略·中风历节病脉证并治》中提出"历节病"这一病名下，确立诸如散风除湿，微发其汗；益气固表，发汗祛湿；温经解表，祛风胜湿；扶阳补土，祛风胜湿；温经散寒，除湿止痛；祛风散寒，清热除湿等治疗方法，时至今日仍然指导着中医的辨证论治。

唐代孙思邈在《备急千金要方》中将痹病列入"诸风门"，对痹病从理论到选方用药都有新的见解，特别是对于历节风提出"风之毒害"，给后世治疗本病用祛风解毒之药奠定了理论基础。在治疗上，孙思邈总结了前人治痹方药及疗法，如汤剂、散剂、酒剂、膏摩、针灸等。对于热毒流注四肢历节肿痛者，主张用犀角汤。

宋代诸家在治疗方药上则有更大进展，以《太平圣惠方》和《圣济总录》为代表。在风寒湿痹之外，另立热痹一门，从而完善了人们对痹病的认识，治疗上尤比前人更多地使用了虫类药物，如蜈蚣、乌梢蛇、白花蛇、全蝎、地龙之类，这些都为后世所重视。

金元时代，刘河间《宣明论方》根据《黄帝内经》风寒湿三气偏胜之说，分别拟定了防风汤、茯苓汤、茯苓川芎汤等方；并拟升麻汤治疗热痹。张子和在《儒门事亲》中主张在疾病早期及时用汗、吐、下三法攻痹。朱丹溪在《丹溪心法·痛风》中首先提出"痰"为病因的问题，其"热血得寒、汗浊凝涩"之说给后世活血化瘀祛痰浊的治法以很大的启示。

鉴于前贤所论，病证复杂，其说不一，明代医家多主张统一痹证、历节病、白虎病、痛风等病名。在辨证论治方面，秦景明集前人之大成，在《症因脉治》

中分列出风痹、湿痹、寒痹、热痹、肺痹、心痹、肝痹、肾痹、脾痹等名，对每一病证均有症、因、脉、治的描述，令人醒目。尤其是李士材《医宗必读》提出的痹病治疗原则（行痹以散风为主，佐以祛寒理湿，又治风先治血，血行风自灭，更须参以补血之剂；治痛痹以散寒为主，佐以疏风燥湿，更参以补火之剂，大辛大温以释其凝寒之害；治着痹以利湿为主，而佐以祛风散寒，更须参以理脾补气，俾土强而能胜湿），至今仍为后世所推崇。

清代的许多著名医家，在继承金元医家学术成就的基础上，各抒己见，使清代痹病学专科理论和临证经验，展现了承前启后，总结提高的局面。喻嘉言在《医门法律》中，提出根据痹证的病变部位辨证用药，所提出的"浊痰不除，则三痹漫无宁宇也"的观点，为后世痰瘀致痹学说的创立奠定了基础。叶天士在《临证指南医案》中明确指出湿热痹与风寒湿痹病因各异，治疗方法不同，对于痹病日久不愈者，倡用活血化瘀及虫类药物以搜剔宣通脉络。该书提出的"新邪宜速散，宿邪宜缓攻"和虚人久痹宜养肝肾气血的治痹大法，对后世影响较大。吴鞠通针对医者治疗痹病恒用辛温的时弊，为引起人们对热痹的重视，在《温病条辨》提出，若痹证误用辛温，其害立见。顾松园在《医镜》中指出治痹宜早，并针对热痹及风寒湿痹在临床上的诸多症状，提出了通经活血、疏散邪滞、降火、清热、豁痰之治疗方法。王清任著有《医林改错》，在痹证的治疗方面创制了一系列补气活血逐瘀方剂，开拓了后世医家的治痹思路，为在临床上更广泛地运用活血化瘀法治疗痹病做出了很大贡献。

综上所述，对痹病认识，经过历代医家不断的临床实践，使之从理法方药等方面更加完善。

二、痹病的病因病机

痹是阻闭不通之意，风寒湿热之邪，乘虚侵袭人体，导致气血运行不畅，经络瘀滞；或痰浊瘀血，阻于经隧，深入关节筋脉，皆可发病；另外痹病的发生还与体质的盛衰以及气候条件、生活环境有密切关系，分述如下。

1. 正气亏虚

所谓正气即指人体的抗病、防御及康复能力。《素问·刺法》云："正气存内，邪不可干。"正气不足是疾病发生的先决条件，痹病亦不例外。正气亏虚是痹病发生的内在因素，是本；而风寒湿三气杂至是痹病发生的外在因素，是标。正气不足既包括人体精、气、血、津液等物质的不足，亦包括脏腑功能的低下。以下几个方面在痹病的发病过程中起了重要的作用：

1.1 营卫不和

人体的防御功能和调节功能与营卫之气密切相关。《素问·痹论》云："荣者，水谷之精气也，和调于五脏，洒陈于六腑，乃能入于脉也，故循脉上下，贯五脏，络六腑也。卫者，水谷之悍气也，其气慓急滑利，不能入于脉也，循皮肤之中，分肉之间，熏于肓膜，散于胸腹，逆其气则病，从其气则愈，不与风寒湿气合，故不为痹。"可见营气调和与否，是痹病发生的因素之一。若机体禀赋不足，营阴不能正常地入于脉内，以和调于五脏，洒陈于六腑，卫气则失营气之濡养，卫气不足，则与营气不相和谐，以致营卫不和，腠理疏松，藩篱不固，卫气失其正常卫外防御功能，即所谓"逆其气之意"。此时生活起居稍有不慎，则风寒湿热等外邪即可乘虚侵袭，邪阻脉络，凝滞气血，从而成痹。

1.2 气血虚弱

气血不足是痹病发生的一个重要因素。《金匮要略·中风历节》云："少阴脉浮而弱，弱则血不足，浮则为风，风血相搏，即疼痛如掣。"宋《圣济总录·历节风》云："历节风者，由血气衰弱，为风寒所侵……。"平素血气两虚，或大病之后或产后气血不足，若起居不慎，调摄不当，风寒湿热之邪乘虚而入，流注筋骨血脉，搏结于关节，痹阻经络而致痹。

1.3 脏腑阴阳内伤

脏腑内伤，是痹病发生、发展的重要原因，同时也是痹病经久不愈、内传入里的结果。五脏各有所主：肺主皮毛，肺虚则腠理失密，卫外不固；脾主肌肉，脾虚则肌肉不丰，四肢关节失养；肝主筋，肝虚则筋爪不荣，筋骨不韧；肾主骨，肾虚则骨髓失充，骨质不坚。五脏内伤，血脉失畅，营卫行涩，则风湿之邪乘虚入侵，发为痹病。因肝主筋、肾主骨、脾主肌肉，故在痹病中，主要表现为肝、脾、肾亏损。痹病初起表现在筋脉皮骨，病久而不愈则可内传入脏，故古有脏腑痹之说。病邪入里一旦形成脏腑痹，则更伤五脏。五脏伤则肢体关节之症状随之加重，形成病理上的恶性循环。

肺主气，朝百脉，司皮毛，若皮痹不愈，肺卫不固，病邪循经入脏，致肺失宣降，气血郁闭，而成肺痹。西医风湿病中之风湿性心脏病、类风湿关节炎伴发的肺炎及胸膜炎、皮肌炎、硬皮病、系统性红斑狼疮等，均可见肺痹表现。心主血脉，若脉痹不已，复感于邪，内舍于心，则可形成心痹。西医风湿病中风湿性关节炎及类风湿关节炎合并心脏损害时，均可见心痹表现。脾司运化，主肌肉，脾胃素虚之人，或因饮食失节，或因劳倦内伤，或外受寒湿之邪等，均可致脾虚湿困，运化失司，气机不利，而成脾痹。脾痹可见于西医风湿病中多种疾病的并发症。肝藏血，主筋，肢体痹证久不愈，反复为外邪所袭，肝气日衰，或由于情志所伤，肝气逆乱，气病及血，肝脉气血痹阻则可形成肝痹。主要出现于西医风湿病中的多种疾病的并发症。肾主骨，生髓，五体痹日久不愈，肾气受损，又反复感受外邪而致肾气亏损而成肾痹，或劳倦过度，七情内伤，久病不愈，损及肾元，亦可出现肾痹之证。西医风湿病的类风湿关节炎、强直性脊柱炎、骨质疏松等，可以见到肾痹表现。

阴阳失调对痹病的发病及转归有决定性的作用。首先，是人体禀赋不同，阴阳各有偏盛偏衰，再加所感受的邪气有偏盛，因而痹病有寒与热的不同表现；其次，痹病久而不愈多有伤及肝肾者，若伤及肝肾之阴，则会出现关节烦疼或骨蒸潮热，腰膝酸软，筋脉拘急，关节屈伸不利和（或）肿胀变形；若伤及肝肾之阳，则表现为关节冷痛、肿胀变形，疼痛昼轻夜重，足跟疼痛，下肢无力，畏寒喜暖，手足不温等。

临床研究证明，正气不足不仅是痹病发生的重要因素，而且在整个痹病过程中，对病情的演变和转归同样起着重要作用。

2. 外邪入侵

外邪侵及人体是痹病发生的重要原因。六淫外邪致痹之说，始见于《黄帝内经》。《素问·痹论》云："风寒湿三气杂至合而为痹"，千百年来，这已成为中医对痹病病因阐述的定论，认为外感风寒湿邪是引起痹病的重要因素。在痹病中，风邪不能独伤人，但风与寒、湿关系密切：风送寒来，寒借风势；湿性黏腻，风湿之邪每易复合；寒性凝滞，寒湿二邪之间，关系密切，湿中有寒的条件，寒中寓有湿的因素，寒湿同属阴邪，同气相感，最易相合。但汉代华佗《中藏经·论痹》首次提出暑邪亦可致痹；清代叶天士在《临证指南医案·卷七·痹》中进一步阐述："有暑伤气，湿热入络而为痹者"，这些论述为湿热痹阻证候提供了有力依据；清代顾松园《顾氏医镜·症方发明五·痹》认为：不仅感受湿热之邪可致热痹，就是风寒湿痹"邪郁病久，风变为火，寒变为热，湿变为痰"时，亦可形成热痹。在临床实践中，更可遇到有些热痹患者热毒鸱张，出现关节红肿灼热，疼痛剧烈，痛不可触，伴见壮热、烦躁等"火热"证候。亦有些痹病患者，出现涕泪俱干、唇舌干燥等"燥"之证，此为燥邪致病。可见随着人们认识的不断深化，对痹病外因的认识不再局限于风寒湿三气，凡外感六淫皆可致痹，且具有相互复合侵袭的特点。与外感六淫之邪有关的因素主要有：

（1）季节气候异常，如"六气"发生太过或不及，或非其时而有其气，或气候变化过于急骤，超过了一定的限度，超越了人体的适应和调节能力，此时"六气"即成"六淫"而致痹病。从临床上来看，痹病之人，往往遇寒冷、潮湿的气候而发病，且往往因气候变化而加重或缓解，均说明四季气候变化异常是痹病发生的重要原因。

（2）居住环境欠佳，主要是指居住在高寒、潮湿地区，或长期在高温、水中、潮湿、寒冷等环境中生活、工作，这是形成外邪侵袭，发生痹病的又一因素。临床实践证实，在高寒地区或在潮湿寒冷环境中生活的人，患痹病者较多。

（3）起居调摄不慎，是指日常生活不注意防护。如睡卧时不着被褥，汗出居处檐下，夜间单衣外出，汗出入水中，冒雨涉水等，临床由此发为痹病者甚多。

3. 痰浊瘀血

痰浊与瘀血既是机体在病邪作用下的病理产物，又可以作为病因作用于人体。

痹病大多为慢性进行过程，疾病既久，则病邪由表入里，由轻而重，导致脏腑的功能失调，而脏腑功能失调的结果之一就是产生痰浊与瘀血。

痰瘀作为病因，或偏于痰重，或偏于瘀重，或痰瘀并重，临床表现亦不尽同。若以痰浊痹阻为主，因痰浊流注关节，则关节肿胀，肢体顽麻；痰浊上扰，则头晕目眩；痰浊壅滞中焦，气机升降失常则见胸脘满闷，纳差泛恶。若以瘀血为主，则血瘀停聚，脉道阻涩，气血运行不畅而痛，表现为肌肉、关节刺痛，痛处不移，久痛不已，痛处拒按，局部肿胀或有瘀斑。若痰瘀互结，痹阻经脉，痰瘀为有形之物，留于肌肤，则见痰核、硬结或瘀斑；留著关节、肌肉，则肌肉、关节肿胀疼痛；痰瘀深著筋骨，则骨痛肌痿，关节变形、屈伸不利。由此可见痰瘀痹阻是痹病中的一个重要证候，该证候多出现于痹病之中晚期，可见于筋痹、脉痹、骨痹、心痹、肺痹中。现代医学之类风湿关节炎、系统性红斑狼疮、皮肌炎、硬皮病、结节性多动脉炎、强直性脊柱炎等，均可见之。

综上所述，正气亏虚、外感六淫、痰浊瘀血是痹病的三大致病因素，三者之间密切相关，错综复杂。由于病因病机的错综复杂，因此痹病在临床上的证候表现呈现多种多样。

三、痹病的常见证候及治法

1. 风寒湿痹阻证

【临床表现】

肢体关节冷痛沉重，痛处游走不定，局部肿胀，关节屈伸不利，气候剧变则疼痛加剧，遇寒痛增，得温则减，恶风畏寒，舌质淡红或黯淡，苔或薄白或白腻，脉浮紧或沉紧或弦缓。

【病机分析】

风性善行，走窜不定，风邪乘虚侵袭人体皮毛、肌肉、筋骨、关节，则可发生疼痛游走不定。寒为阴邪，易伤阳气，阻遏气血，经络不通，故伤于寒见冷痛。湿性重浊，使气机滞留不散，伤于湿则感重着不适。风寒湿痹阻证主要表现为冷痛重着，痛处游走不定。舌质淡红，苔薄白，乃风寒偏胜之证。舌质黯，苔白腻，脉沉紧乃寒湿偏胜之象。

【治疗方法】

祛风散寒，利湿通络。

【代表方剂】

蠲痹汤：方中羌活、独活祛风除湿；桂心温经散寒；秦艽、海风藤、桑枝通络祛风除湿；当归、川芎、乳香养血活血，舒筋活络；木香理气。诸药合用共奏祛风散寒除湿之功。风偏胜者加防风，并重用秦艽；寒胜者加附子；湿胜者加防己、薏苡仁、萆薢。

2. 寒湿痹阻证

【临床表现】

肢体关节冷痛、重着，痛有定处，屈伸不利，昼轻夜重，遇寒痛剧，得热痛减，或痛处肿胀，舌质胖淡，舌苔白腻，脉弦紧、弦缓。

【病机分析】

风寒湿外邪致痹，虽然是杂感而致病，然常有所偏胜，寒湿痹阻证，即偏重于寒湿之邪为患。本证因人体营卫气血失调，寒湿外邪杂至而成，属痹病初期或急性发作之邪实阶段。寒为阴邪，其性凝滞，主收引，主疼痛，气血为寒邪阻遏，经脉不通则痛，故见肢体关节冷痛，遇寒冷之物或天气转冷，则凝滞加重，故遇寒痛剧、屈伸不利；遇热则寒凝渐散，气血得以运行，故得热痛减；湿亦属阴邪，其性重浊粘滞，易阻碍气机，故肢体重着，痛处不移；寒湿风盛，留于关节，故关节肿胀。舌质胖淡，舌苔白腻，脉弦紧、弦缓等皆为寒湿之象。

【治疗方法】

温经散寒，祛湿通络。

【代表方剂】

（1）附子汤：本方重用附子温经通阳，散寒祛湿，通络止痛；白术、附子相配伍能温散寒湿；参附同用温补元阳；芍药、附子同用，温经和营止痛。茯苓利水渗湿；参附同用，温补元阳，以祛寒湿；全方共奏温经散寒、祛湿止痛之功。

（2）乌头汤：适宜寒湿之重症。方中用乌头、附子、肉桂、细辛、川椒大辛大热之剂，乃离照当空，阴霾自除之意；再配独活、秦艽、白芍、甘草以和血脉，通经络，引药直达病所。

3. 热毒痹阻证

【临床表现】

关节疼痛，灼热红肿，痛不可触，触之发热，得冷则舒，关节屈伸不利，或肌肤出现紫红色斑疹及皮下结节，高热烦渴，心悸，面赤咽痛，溲赤便秘，甚则神昏谵语，舌红或绛，苔黄，脉滑数或弦数。

【病机分析】

本证主要由素体阳盛或阴虚有热，感受风寒湿邪，留滞经络，郁久化热；或平日食膏甘厚味，而致蕴热于中，热为阳邪，热盛化火，火极成毒，热毒交炽，使关节、经络、肌肤痹阻不通，气血运行不畅而出现关节红肿热痛，疼痛剧烈；热灼经脉，故关节屈伸不利；热毒入营血故见高热烦渴，肌肤出现紫红色斑疹及皮下结节；热扰心神，故见心悸，甚则神昏谵语；面赤咽痛，溲赤便秘，舌红苔黄，脉滑数或弦数，皆为热毒炽盛之象。

【治疗方法】

清热解毒，凉血通络。

【代表方剂】

（1）仙方活命饮：方中双花、天花粉清热解毒消肿；防风、白芷散风消肿；穿山甲、皂角刺消肿排脓；当归尾、赤芍、乳香、没药凉血活血；陈皮理气化滞。本方具有清热解毒，消肿溃坚，活血止痛之功。

（2）四妙勇安汤：本方功用清热解毒、活血养阴。用大剂量玄参、银花、甘草以清热解毒，其中玄参兼有滋阴清热之功，加当归活血和营。本方药味精炼，量大力专，可用于治疗痹病出现关节红肿热痛，溃烂流脓，热毒炽盛而阴血耗伤者。疼痛剧烈者酌加乳香、没药等活血止痛之品。

4. 湿热痹阻证

【临床表现】

关节或肌肉局部红肿、灼热、疼痛、重着，发热，口渴不欲饮，烦闷不安，溲黄，舌质红，苔黄腻，脉濡数或滑数。

【病机分析】

湿热痹阻证多因素体阳气偏盛，内有蕴热，感受风寒湿热之邪，或风寒湿痹，经久不愈，邪留经络，蕴化为热所致。热为阳邪，阳盛则热，故见发热、烦闷不安、溲黄、舌红之象。湿为阴邪，重着粘腻，湿盛则肿，湿热交阻于经络、关节、肌肉等处，故关节肌肉呈局部红肿、灼热之象，且有重着感。气血阻滞不通，不通则痛，故关节疼痛。湿热交阻于内，故虽口渴而不欲饮。舌苔黄腻，脉濡数或滑数均为湿热所致。由于湿热互结，胶固难解，其病多呈缠绵之势。

【治疗方法】

清热除湿，宣痹通络。

【代表方剂】

（1）二妙散合宣痹汤加减：二妙散以黄柏苦寒，清热燥湿；配苍术辛温，加强燥湿之力；宣痹汤中以防己清热利湿，通络止痛；蚕砂、薏苡仁、赤小豆祛除水湿，疏利经络；连翘、栀子、滑石增强清热利湿之效。诸药合用，共奏清热除湿、通络止痛之功，为治疗湿热痹阻证之常用方剂。

（2）白虎加苍术汤：方用知母、石膏清热；苍术苦温燥湿；佐粳米、甘草养胃和中。诸药合用共奏清热燥湿之功效。适用于热痹之热重于湿而症见壮热、汗出、口渴、烦闷、腹胀者。临证可加黄柏、虎杖、忍冬藤、威灵仙等以加强清热通络止痛之功效。

5. 寒热错杂证

【临床表现】

肢体关节作痛、肿胀，自觉局部灼热，关节活动不利，可涉及一个或多个关节，又感畏风恶寒，脉象紧数，舌苔黄白相兼；关节红肿热痛，或伴见结节红斑，但局部畏寒，喜热，且得寒痛不减，苔黄或白，脉弦或紧或数，关节冷痛、沉重，局部喜暖，但伴有身热不扬，口渴不喜饮；肢体关节疼痛较剧，逢寒更甚，局部畏寒喜暖、变形，伸屈不便，伴见午后潮热，夜卧盗汗，舌质红，苔薄白；又如，寒邪所致之典型痛痹症状，但舌苔色黄；或临床一派热痹表现，但观其舌苔色白而厚，皆属寒热错杂之象。

【病机分析】

痹病的产生，与内在体质因素及外在生活环境、季节变化、气候条件有密切关系。即外来风寒湿热之邪，侵袭人体，经络受阻，气血流通不畅，而为痹证。寒热错杂痹也不例外，本证之病因、病机虽较为繁杂，但同样取决于人体的阴阳偏盛与病邪之属性，同时也可由其他痹证演变而来。素体阳虚，阳虚则阴盛，故平日即有畏寒、肢冷、喜暖等寒象表现，当其肌肤、经脉被外来湿热之邪痹阻，则同时又可见关节红肿热痛等热痹症状；反之，阴虚阳亢之体，素日已有午后潮热、夜卧盗汗、口干舌红少苔等虚热之象，如受风寒湿邪侵袭，则气血凝滞，血脉受阻，而同时见关节、肌肉冷痛、拘急、伸屈不利，局部畏寒喜暖等痛痹表现；素体阳气偏盛，内有蕴热，当感受外来寒邪时，也可出现寒热之状；亦可由外感风寒湿邪之行痹、痛痹、着痹失治或治疗不当，蕴于肌肤筋骨，均可渐进郁而化热，而又现热痹症状，但寒邪仍留不去，即未尽化热；或热痹初期未能治愈，渐见寒象等，均可出现寒热错杂之证。

【治疗方法】

清热除湿，温经散寒。

【代表方剂】

（1）白虎加桂枝汤：本方中石膏清胃热兼能解肌退热；知母治阳明独胜之热，并善生津，甘草和中泻火，粳米益胃保津，桂枝温通经络；诸药合用共奏清热泻火温通经脉之功。多用于热重于寒之寒热错杂证。若热象明显可加连翘、黄柏、丹皮、忍冬藤以清热解毒，并可再加威灵仙、赤芍、防己、地龙、僵蚕、桑枝等清热通络止痛之药。

（2）桂枝芍药知母汤：方中桂枝、麻黄、防风发散风寒之邪；白术健脾祛湿；附子散寒；芍药、知母清热和阴于里；生姜、甘草调和诸药。合方共奏温经散寒，清热通络之效。当寒热错杂证表现为寒重热轻时，用本方为宜。

6. 痰瘀痹阻证

【临床表现】

肢体关节肌肉疼痛，关节常为刺痛，痛处不移，甚至关节变形，屈伸不利或僵硬，关节、肌肤色紫黯、肿胀，按之稍硬，有痰核硬结或瘀斑，肢体顽麻，面色黯黧，眼睑浮肿，或胸闷痰多，舌质紫暗或有瘀斑，舌苔白腻，脉象弦涩。

【病机分析】

痰瘀是指痰湿和瘀血两种病理产物而言。津液不行，水湿内停，则聚而生痰；痰湿内阻，血流不畅滞而为瘀。痰浊水湿与瘀血互结则为痰瘀。痰浊瘀血乃有形之邪，留阻于经络、关节、肌肉，阻滞脉络，故肌肉关节肿胀刺痛；痰瘀留于肌肤，则见痰核、硬结或瘀斑。邪气深入，痹阻筋骨，而致关节僵硬变形，难以屈伸；痰瘀阻滞，经脉肌肤失于气血荣养，故肢体肌肤顽麻不仁；面色黧黑、舌质紫暗或有瘀斑、脉弦涩为血瘀之象；而眼睑浮肿、胸闷痰多、舌苔腻等，乃痰湿为患之征。

【治疗方法】

活血行瘀，化痰通络。

【代表方剂】

（1）双合散：本方中桃红四物汤活血化瘀，二陈汤合白芥子、竹沥、姜汁涤痰通络，名曰双合，实乃祛痰化瘀熔于一炉。为痰瘀并患的常用良方。

（2）阳和汤合桃红四物汤：本方对痰凝血滞之证，有养血温阳、宣通血脉、祛痰化瘀之功。方中用熟地大补阴血，鹿角胶有形精血之属以赞助之，并配合肉桂、炮姜温阳散寒而通血脉；麻黄、白芥子助姜、桂以散寒化痰滞；桃仁、红花、当归、赤芍、川芎以活血通络，祛瘀止痛。二方合用为痰瘀痹阻之良剂。因本证易与风寒湿外邪相合，留注关节肌肉，所以酌加威灵仙、独活、木瓜以加强祛风湿功能。肉桂亦可改用桂枝，其温通血脉、和营通滞的力量优于肉桂，可助本方效能。对痰瘀互结留恋病所者，可用破血散瘀搜风之品，如炮山甲、土鳖虫、蜈蚣、乌梢蛇等。

7. 气血两虚证

【临床表现】

关节肌肉酸痛无力，活动后加剧，或肢体麻木，筋脉肌肉抽搐，肌肉萎缩，关节变形；少气乏力，自汗，心悸，头晕目眩，面黄少华，舌淡苔薄白，脉细弱。

【病机分析】

素体虚弱，劳倦思虑过度，或痹病日久不愈，脏腑功能衰退，风寒湿之邪乘虚而入，痹阻经络、关节而发痹证，气血衰少，正虚邪恋，四肢百骸失养，而致关节肌肉酸痛无力，或肢体麻木、筋脉肌肉抽搐、肌肉萎缩等；气虚可见少气乏力、心悸自汗；血虚可见头晕目眩、面黄少华；舌淡苔薄白，脉细弱为气血两虚之象。

【治疗方法】

补气益血，祛邪通络。

【代表方剂】

（1）独活寄生汤：本方用党参、茯苓、甘草、地黄、川芎、当归、白芍寓八珍汤之意，益气补血以扶正；独活、秦艽、防风祛风湿止痹痛；配以杜仲、牛膝、桑寄生既能补肝肾以壮气血生化之源，又可壮筋骨以除顽痹；细辛、桂心发散风寒，通经活络。诸药相合共达益气养血，扶正祛邪之目的。

（2）三痹汤：方中人参、茯苓、甘草寓四君子汤之意，健脾利湿，补生化之源以壮气血；当归、白芍、川芎、熟地，乃四物汤，有补血养血行血之效；独活、秦艽、防风祛风湿止痹痛；杜仲、牛膝、桑寄生补肝肾、壮筋骨、除顽痹；细辛发散风寒，通经活络。诸药合用共奏益气养血，扶正祛邪之功。

8. 阴虚内热证

【临床表现】

患肢骨节烦痛，昼轻夜重或活动后加重，肌肉酸楚，局部红肿变形，甚则屈伸不利，筋肉挛缩，局部皮肤潮红或暗红，触之微热而痛，伴形体消瘦，长期低热，五心烦热，盗汗，咽痛，口干喜冷饮，头晕耳鸣，双目干涩，虚烦不寐，大便干结，舌质红或红绛，舌体瘦小有裂纹少津，苔少或苔薄黄，脉细数。

【病机分析】

患者感受热邪，邪热痹阻关节、经络，热灼伤津，津液暗耗，日久而致阴虚内热；久治不愈，迁延日久之顽痹，长期过用温燥之品，致阴津耗损，虚热内生；或年老体弱，肝肾阴虚，复感外邪，郁而化热。阴虚则肌肤筋骨失于濡养，病邪稽留不去，闭阻经脉，深伏关节，郁而化热，而致骨节烦痛，肌肉酸痛，肿胀变形，甚则屈伸不利，筋肉挛缩；阴津耗损过度，或年老肝肾阴虚，阴不制阳，阳气相对偏盛，而出现长期低热，五心烦热，形体消瘦；阴虚内热，逼津外泄而盗汗；虚火上炎则口眼干燥，咽痛喜冷饮；阴虚不能养心，虚热上扰神明而虚烦不寐；阴虚内热，津亏肠燥，故大便干结。其肺阴虚内热者，则见干咳或咳则痰少而粘，或痰中带血，颧红，潮热盗汗，手足心热，口干咽燥，渴则喜饮，大便干结；脾阴虚内热者，则见肌肉消瘦，饥不思食，食入不化，或进食干噎，嘈杂胃痛，口干而渴，大便干结；其肝肾阴虚内热者，则见视物昏花，筋脉拘急，麻木，抽搐，爪甲枯脆，胁痛，眩晕耳鸣，腰膝酸软，齿摇发脱，遗精，形体消瘦，咽干口燥，五心烦热，午后潮热，颧红盗汗，虚烦不寐，尿黄便干。舌质红或红绛，舌体瘦小有裂纹，苔光或薄黄，脉细数均乃阴虚内热之象。

【治疗方法】

滋阴清热，活血通络。

【代表方剂】

（1）知柏地黄汤：方中熟地滋肾填精为主；辅以山茱萸养肝肾而涩精，山药补益脾阴而固精，三药合用，以达到肾、肝、脾三阴并补之功，又配茯苓淡渗利湿，以助山药之益脾，泽泻清泄肾火，并防熟地之滋腻；丹皮清泄肝火，并制山茱萸之温，共为佐使药。三补三泻，相辅相成，加入黄柏苦寒清热，知母养阴清热。全方具有滋补而不留邪，降泄而不伤正之特点。用之治疗痹病属阴虚内热者尤为适宜。

（2）青蒿鳖甲汤：本方中鳖甲咸寒滋阴，直入阴分，以退虚热，青蒿芳香，清热透络，引邪外出，共为主药；生地、知母益阴清热，协助鳖甲以退虚热；丹皮凉血透热，协助青蒿以透泄阴分之伏热，共为佐使药；加入桑寄生、当归、络石藤以活血通络。诸药合用，共奏滋阴清热，活血通络之功。

9. 气阴两虚证

【临床表现】

患者关节肌肉酸楚疼痛，抬举无力，局部肿胀、僵硬、变形，甚则筋肉挛缩，不能屈伸，皮肤不仁或呈板样无泽，或见皮肤结节瘀斑，伴形体瘦削，倦怠乏力，心悸气短汗出，眼鼻干燥，口干不欲饮，舌胖质红或有裂纹，苔少或无苔，脉沉细无力或细数无力。

【病机分析】

痹病久治不愈，迁延日久，易致气阴两虚之证；或是年老体弱、饮食失调日久，素体气阴两虚而感受风寒湿邪者。气阴两虚则肌肤筋骨关节失于濡养，病邪留恋，闭阻经脉，深伏关节故关节疼痛、肿胀；气阴不足，邪气稽留，以致关节变形、僵硬，甚则筋肉挛缩，不能屈伸；气虚则心悸气短汗出；气虚失运，生化乏源，气阴更亏，则见形体瘦弱，倦怠乏力，肌肤酸楚或不仁，眼鼻干燥，口干不欲饮等症；皮肤结节、瘀斑乃气虚血瘀之故；舌胖质红或有裂纹，苔少或无苔，脉沉细无力，均为气阴两虚之证。

【治疗方法】

益气养阴，活血通络。

【代表方剂】

生脉散合黄芪桂枝五物汤：生脉散是益气养阴的代表方剂，有益心气，养血脉之功，合黄芪桂枝五物汤，对阴阳形气不足，久治不愈，气阴两虚的顽痹患者，两方合用旨在调以甘药，用人参、黄芪补益正气，配白芍、五味子、麦冬、生姜、大枣以护阴血助营气，佐以桂枝以通阳解肌。诸药配合，共奏益气和血、调养筋脉、调营和卫、祛邪除痹之功。

10. 气虚血瘀证

【临床表现】

肌肉关节刺痛，痛处固定，拒按，往往持久不愈，或局部有硬结、瘀斑，或关节变形，肌肤麻木，甚或肌萎着骨，肌肤无泽，面色黧黑或有斑块，气短乏力，头晕汗出，口干不欲饮，妇女可见闭经、痛经，舌质黯淡有瘀斑或瘀点，脉沉涩或沉细无力。

【病机分析】

气为血帅，血为气母，气行则血行，气虚不足以推血，则血必瘀。气短乏力，头晕汗出为气虚之证；气虚血运不畅而致血瘀，脉道瘀阻，不通则痛，而出现关节肌肉刺痛、变形，痛处不移且拒按，甚则局部出现硬结、瘀斑；肌肉筋脉失于濡养，则肌肤麻木，甚则肌萎着骨；面色黧黑，口干不欲饮，妇女或见闭经痛经，舌质黯淡有瘀斑，脉涩无力均乃气虚血瘀，瘀血停留之证。

【治疗方法】

益气活血通络。

【代表方剂】

（1）黄芪桂枝五物汤：本方治血痹之肌肤麻木不仁，是一首振奋阳气、温运血行的方剂。本证乃正气不足，营卫不和，感受风邪，使血气运行不畅，痹于肌肤使然。故以黄芪益气固表为主药；辅以桂枝温经通阳，助黄芪达表而运行气血；佐以芍药养血和营，使以生姜之辛散；姜、枣同用以调和营卫。合而为剂，可使气行血畅，则血痹之证自愈。若兼血虚加当归、鸡血藤以补血；气虚重则倍加黄芪、党参以补气；筋骨痿软加杜仲、牛膝以强壮筋骨；久病入络，筋挛麻痹较甚者加地龙、蕲蛇等以通络散风；瘀痛重者，加桃仁、红花、丹参以活血消瘀，如下肢痛加牛膝，上肢痛加羌活；腰痛重者加狗脊，若以本方治产后腰痛，重用黄芪、桂枝效果显著。

（2）补阳还五汤：本方用于痹病正气亏虚、脉络瘀阻、筋脉肌肉失养之证。方中黄芪用量独重，以大补元气，使气旺血亦行，祛瘀而不伤正，为方中主药；辅以当归尾、川芎、赤芍、桃仁、红花、地龙活血通络。合而为剂，可使气旺血行，瘀去络通，诸症自可渐愈。若脾胃虚弱者，可加党参、白术以补气健脾；若偏寒者加制附子以温阳散寒。

四、西医风湿病与痹病

西医风湿病（即风湿性疾病）是泛指骨、关节及其周围软组织，如肌肉、滑囊、肌腱，筋膜、神经等的一组疾病，它可以是周身性或系统性的，也可以是局限性的；可以是器质性的，也可以是精神性的或功能性的。一般把风湿病分为以下十大类：1. 弥漫性结缔组织病；2. 与脊柱炎相关的关节炎；3. 骨关节炎；4. 感染所致的风湿性综合征；5. 伴有风湿性疾病的代谢或内分泌疾病；6. 发生于结缔组织的肿瘤；7. 神经血管病变；8. 骨与软骨疾病；9. 关节外疾病；10. 其他有关节表现的疾病。把风湿病理解为只包含风湿热（含风湿性关节炎）和类风湿关节炎，显然是不妥的，所以西医的风湿病与中医的痹病，无论是在概念上，还是在所包含的病种上，都是相近的。

五、痹病的范围

根据痹病的病因病机与临床表现，大体上包括西医的系统性红斑狼疮、风湿热、类风湿关节炎、干燥综合征、多发性肌炎和皮肌炎硬皮病、强直性脊柱炎、骨关节病、颈椎病、肩关节周围炎等。其他疾病，如系统性血管炎、结节性红斑、骨坏死、痛风、结节性脂膜炎、白塞病、骨质疏松症、梨状肌综合征等，在其病程中出现类似痹病的临床表现时，亦可按痹病进行辨证论治。故中医痹病的范围，基本上涵概了现代西医风湿病的所有病种。

第一章
系统性红斑狼疮

系统性红斑狼疮（systemic lupus erythematosus，SLE）是一种较为常见的自身免疫性疾病，常累及多系统、多器官并有多种自身抗体出现。初步调查我国发病率约为 75/10 万，育龄期女性多见，以 15～45 岁年龄段发病最多，患病男女之比约 1～（7:9），儿童和老人也可发病。其基本病理改变是免疫复合物介导的血管炎。多数缓慢起病，临床表现复杂，病情轻重不一，病程迁延反复，在治疗上十分强调个体化处理。迄今为止本病病因尚不清楚，多数认为因感染、药物、物理因素、内分泌等作用于有遗传素质的患者，造成免疫功能紊乱，导致 T 抑制细胞功能降低，B 淋巴细胞功能亢进，产生大量自身抗体，损伤、破坏组织而发病。常见的临床表现为皮肤、黏膜出现各种皮疹，轻者为稍带水肿的红斑，重者出现水泡、溃疡、糜烂及皮肤萎缩、色素沉着及瘢痕形成；盘状红斑（皮疹外周为水肿和色素沉着，中心凹陷呈萎缩性瘢痕，有鳞屑，可融合成大片形状不规则、边缘清楚的斑块），光过敏、雷诺现象、脱发、黏膜溃疡等也较常见。面部蝶形红斑常具有诊断特异性，表现为面颊和鼻梁呈蝶形分布的鳞屑性红斑丘疹，有时可见眶周水肿和皮损处水肿。另外还可见发热、关节炎、肌痛、肾损害、胸膜炎、心包炎、肝脾肿大、精神障碍、淋巴结炎、溶血性贫血、白细胞、血小板减少等全身多系统受累的临床表现。实验室检查常为：血清补体 C3、C4 水平降低，与疾病活动有关；抗核抗体（ANA）99% 阳性；抗双链 DNA（抗 dsDNA）抗体阳性具有诊断特异性，其效价随病情缓解而下降；抗 Sm 抗体为 SLE 标记性抗体，阳性率为 20%～30%；其他如抗 nRNP、抗 rRNP、抗 SSA、抗 SSB、抗组蛋白、抗 PCNA、类风湿因子等也可阳性，但特异性较低；此外抗磷脂抗体、抗神经元抗体、抗血小板抗体等与相应的临床症状相关；若肾脏受累还可出现蛋白尿、血尿、管型尿；中枢神经受累则脑脊液压力增高、蛋白和白细胞增多。

现代医学对本病主要采用皮质类固醇激素和免疫抑制剂等药物进行治疗，但不良反应较大，用药后依赖性较强。因此，目前多采用中西医结合的治疗方法。

在中医学古文献中亦无相应的名称与记述，但从临床特点看，似属于"阴阳毒""阳毒发斑""红蝴蝶""日晒疮""鬼脸疮""虚劳""痹证""水肿""瘕积"等病证范畴。如《金匮要略·百合狐惑阴阳毒病证治》谓："阳毒之为病，面赤斑斑如锦纹，咽喉痛，唾脓血""阴毒之为病，面目青，身痛如被杖，咽喉痛"，与本病的临床表现有相似之处。中医对其病因病机的认识，一是根据患者多有眩晕、腰背酸痛、足跟痛、失眠、盗汗、五心烦热、耳鸣、听力减退、脱发等症状，认为本病系先天禀赋不足，肾精亏损，阴阳平衡失调，阴虚阳亢所致；二是根据患者有月经紊乱、紫癜、毛细血管扩张、雷诺现象、手指红斑、肝脾肿大、舌紫黯瘀斑等表现，认为系由于机体营卫不调，气血失和，导致气滞血瘀而发病。对于其治疗，以清热解毒、活血化瘀、养阴益气、健脾益肾、调和阴阳及祛风通络为主要治法。

1. 赵炳南 滋阴益肾、健脾利水为主治疗狼疮性肾炎案

宋某，女，32 岁，1972 年 9 月 7 日院外会诊。

患者于 1965 年 2 月顺产一男婴，产后 10 天自觉手指关节痛，以后周身关节痛。同年 5 月开始腹泻，伴有肝区痛，当时检查肝功：转氨酶 200 单位，麝香草酚浊度试验 20 单位，经保肝等治疗无效，1966 年开始经常低热，于 1967 年面部出现蝴蝶斑，经激素治疗后缓解。1968 年开始发热不退，体温持续在 T 38℃左右，手指末梢疼痛，血中查到 LE 细胞，经大量激素治疗后缓解。于 1971 年 2 月因再次妊娠，病情加重，人工流产后，经治疗缓解。于 1972 年 1 月开始腰疼，全身浮肿，并出现腹水，诊断为系统性红斑狼疮合并尿毒症，后住 × ×

医院治疗。血沉70mm/h，尿蛋白（+++），红细胞20～25/HP，白细胞0～3/HP，二氧化碳结合力34.4%容积%，血中非蛋白氮59mg%，胆固醇490mg%。周身水肿，腹围98cm，血压200/150mmHg，血中发现大量狼疮细胞，诊断为"系统性红斑狼疮""肾炎""肾变期"。经大量激素、消炎痛、环磷酰胺等药治疗。脉象沉弦细稍数，舌质稍红，苔薄白。辨证：肾阴亏损，脾肾两虚。立法：滋阴益肾，健脾利水，佐以解毒。

药用：

白人参 6g	茯苓 12g	枸杞子 12g	生薏米 30g
生黄芪 30g	车前子（包）15g	白术 12g	抽葫芦 10g
乌梢蛇 6g	秦艽 10g	漏芦 12g	仙人头 10g
防己 12g			

10剂，水煎服。

二诊（9月20日）： 上方服10剂后，病情有所好转，按前法加减。

药用：

秦艽 15g	乌梢蛇 6g	漏芦 10g	川连 6g
鸡血藤 30g	首乌藤 30g	红人参 6g	黄芪 30g
楮实子 10g	枸杞子 10g	车前子（包）30g	泽泻 30g

10剂，水煎服。

三诊（10月3日）： 上方又服10剂，水肿大消，病有所好转，再按前方加减。

药用：

乌梢蛇 6g	秦艽 15g	漏芦 10g	川连 10g
黄芪 30g	白人参 6g	佛手参 10g	党参 15g
黄精 15g	冬虫草 10g	鹿含草 6g	厚朴 6g
蔻仁 3g			

10剂，水煎服。

四诊（10月15日）： 上方又服10剂，仍按前几方加减使用过沙苑子、菟丝子、山萸肉、补骨脂、党参、紫河车、芍药。总共服中药112剂，病情缓解。

血压 140/90mmHg，尿蛋白（＋），红细胞 0～1/HP，白细胞 0～2/HP，非蛋白氮 35mg％，二氧化碳结合力 40.5VOL％，胆固醇 225mg％，血沉 35mm/h，血红蛋白 105g/L，血小板 150×10⁹/L，白细胞 7.5×10⁹/L。激素仅用维持量，门诊观察。1974 年 3 月继续通信治疗，病情稳定。

（《赵炳南临床经验集》）

【评析】 从临床症状看约有 75％ 的系统性红斑狼疮病人有肾损害，肾穿刺活检发现 80％～90％ 的患者有肾损害，尸检发现率达 100％，尿检中有蛋白质、红细胞、白细胞，少数病有管型。狼疮性肾炎在早期即可发生，但治疗较为困难。本案患者经赵老会诊后，辨证为肾阴亏虚，脾肾两虚，故治以滋阴益肾，健脾利水，佐以解毒。方中黄芪、人参、白术、茯苓、苡仁益气健脾利湿；枸杞子滋补肝肾之阴；抽葫芦、仙人头、秦艽、车前子祛湿浊利小便；防己能行诸经，通腠理，利九窍，通以去滞，泄经络之湿邪，逐脏腑之水气，进一步增强利水消肿之力；由于久病不愈，毒邪入络．故选用虫类药乌梢蛇祛风通络解毒。二诊时在原方基础上又加入清热解毒的漏芦、川连，同时加入养肝补肾滋阴、利水通络的楮实子、首乌藤，和养血活血的鸡血藤。水肿进一步消退，肾功能逐渐恢复。其他症状又随之减轻。其后温补肾阳，填补肾精，益气养血，阴阳双补，终使肾功恢复接近正常，激素也只用维持量。坚持服药，病情稳定。

2. 汪履秋医案

🍅 **案一：滋肾通关、清理湿热法治疗系统性红斑狼疮肾病案**

王某，女，47 岁。

初诊： 1983 年 4 月 6 日。

病史： 系统性红斑狼疮病史两年，全身浮肿两个月，近日又见小便困难，经皮质激素、利尿剂治疗收效不著而入院。刻诊：一身悉肿，下肢尤甚，腹大如瓮，胀满不适，颜面黧黑，神疲乏力，小便困难，点滴而下，日量 400mL。

诊查： 面颊部有蝶形褐色斑，右鼻腔、口腔及下唇可见散在性溃疡；腹部膨隆，腹围 100cm，腹部叩诊有移动性浊音；两下肢高度浮肿；舌质偏红，苔薄腻微黄，脉细滑而数。查血色素 69.5g/L，尿蛋白（＋＋），脓细胞（＋＋），尿素氮 12.3mmol/L，肌酐 411.0μmol/L。

辨证：肾气亏虚，湿热下注，膀胱气化不利。

治法：滋肾通关，清利湿热，急则治标。

处方：

知母 10g	黄柏 10g	白术 10g	猪茯苓各 10g
泽泻 10g	防己 10g	肉桂 15g	石菖蒲 5g
小茴香 3g	桃仁 10g	车前草 15g	葫芦瓢 15g

7 剂，水煎服。

二诊：4 月 12 日。小便日渐通利，日量 1500mL，腹部松软腹围 82cm，四肢浮肿亦显著减轻，惟呕吐频繁，饮食不下。此乃尿毒上犯，胃失和降。治疗转从降逆和胃为主。

处方：

制半夏 10g	黄连 3g	黄芩 10g	干姜 3g
党参 10g	石斛 10g	苏梗 6g	茯苓 12g
泽泻 10g	苡仁 15g	代赭石 15g（先煎）	

10 剂，水煎服。

三诊：4 月 23 日。呕吐已止，但饮食量仍少，肠鸣漉漉，大便稀溏，下肢轻度浮肿，脉象细缓。脾虚之象显露。治拟健脾利水，仿春泽汤化裁。

处方：

党参 12g	苍白术各 10g	泽泻 10g	赤猪苓各 10g
炒苡仁 15g	山药 12g	肉豆蔻 3g	炙鸡内金 6g
乌梅炭 5g	炮姜炭 3g	车前草 10g	白芍 10g

14 剂，水煎服。

四诊：6 月 8 日。浮肿全退，呕吐未作，大便正常，腹部移动性浊音（－），蛋白尿（＋），尿素氮 8.9mmol/L，肌酐 176.8μmol/L。病情显著好转，治疗转从养肝益肾、益气健脾以图本。

处方：

首乌 12g	熟地黄 12g	山药 12g	党参 10g
白术 10g	炙黄芪 12g	茯苓 12g	枸杞子 10g
补骨脂 10g	防己 10g	泽泻 12g	泽兰 15g

水煎服。

出院后继续服上方，药进百余剂，诸证消失，蛋白尿阴性，肾功能正常，已恢复上班。

（《中国现代名中医医案精华·汪履秋医案》）

🍅 案二：清热宣肺、健脾益气法治疗系统性红斑狼疮案

王某，女，36 岁。

初诊：1982 年 2 月 9 日。

病史：身热，面部红斑 5 年，肢体浮肿年余。他院检查确诊为系统性红斑狼疮，经中西医结合治疗病情稳定。1982 年 1 月病情又复加重，高热不退，咳嗽气急，咯痰稠黄偶或夹血，胸胁隐痛，腹胀肢肿。

诊查：体温 39.6℃，面部红斑呈蝶状，手背可见褐色沉着斑。两肺呼吸音粗，肺底可闻及湿啰音，腹膨大，肝肋下 3 厘米，腹部叩诊有移动性浊音。两下肢轻度浮肿。查白细胞总数 10.4×10^9/L，中性粒细胞 0.85；尿蛋白（++），颗粒管型（+）；血沉 50mm/h。胸片示狼疮肺合并感染。舌质红，苔薄黄，脉细数。

辨证：风热毒邪侵淫于肺，肺失清肃。

治法：清热宣肺为先。

处方：

炙麻黄 5g	杏仁泥 10g	生石膏 30g（先煎）	生地黄 15g
赤芍 15g	金银花 15g	连翘 15g	连皮苓 15g
桑白皮 15g	地骨皮 15g	海蛤粉 15g	鲜芦根 30g
生苡仁 12g	黄芩 10g	雷公藤 10g	

7 剂，水煎服。

二诊：2 月 16 日。身热已退，面部红赤减轻，咯痰减少；而纳差神疲、腹胀肢肿依然。查体两肺啰音消失。治疗转从健脾益气为先。

处方：

党参 15g	黄芪 15g	白术 10g	连皮苓 10g
怀山药 15g	大腹皮 15g	桑白皮 15g	黄芩 10g
杏仁泥 10g	冬瓜子 15g	苡仁 15g	旋覆花 6g（包煎）
赤芍 10g	雷公藤 10g		

15 剂，水煎服。

三诊：3 月 19 日。咳嗽、咯痰消失，腹胀肢肿渐退，腹部移动性浊音消失；惟头昏较著，口干，舌红苔少，脉细数。血压 21.3/13.3kPa（160/100mmHg）。转从养肝健脾着手：

处方：

生地黄 15g	首乌 12g	枸杞子 10g	女贞子 10g
大麦冬 10g	白蒺藜 10g	太子参 12g	怀山药 12g
茯苓 12g	苡仁 12g	冬瓜子 12g	炙甘草 3g

15 剂，水煎服。

四诊：4 月 6 日。上方略增损调治月余，头昏等症消失，血压 18.7/12.0kPa（140/90mmHg），血沉 29mm/h。病情稳定，出院继续巩固治疗。

（《中国现代名中医医案精华·汪履秋医案》）

【评析】　系统性红斑狼疮是一种多发于青年女性的累及多脏器的自身免疫性疾病，临床表现复杂，病程缠绵，可隶属中医学"阴阳毒""痹证""虚劳"等范畴。因其病机变化多端，临证必须随证变法，案例一以肾脏损害为主，初则尿闭不通，急投滋肾通关之巧，通利小便；继则尿毒上冲犯胃，改投半夏泻心汤以降逆和胃；再则转用春泽汤健脾利湿；最终以养肝益肾、补气健脾而收功。案例二患者病初主要是风热毒邪侵淫于肺，治疗先从清肺凉营着手，急则治其标；继则健脾益气以利其湿；最后以养肝运脾，固其本。根据标本虚实的轻重缓急循序渐进地施治，前后两月余即取得满意效果。

3. 金起风　滋阴清热、益气凉血法治疗系统性红斑狼疮案

张某某，女，27 岁。

初诊： 1989 年 11 月 6 日。

病史： 患者三个多月前外出经烈日曝晒回家后突然出现关节酸痛、恶寒高热，继之面部出现红斑，自觉疲乏无力，食欲不振。即去 ×× 医院住院治疗，经化验检查确诊为"系统性红斑狼疮"。经输液、激素及中药等综合治疗 3 个月后，体温下降，面部红斑稍淡，关节酸痛减轻，但低热仍持续不退，故来求治。

诊查： 鼻梁、两面颊呈黯红色蝶形红斑，双手掌、手腕亦有大小不等黯红斑。化验检查："狼疮细胞及抗核抗体阳性"，血沉 40mm/h，肝功能无异常。伴持续低热（体温在 37.4 ℃至 37.9℃之间），体倦乏力，咽干口燥，腰酸腿软，掌心热，关节酸楚，舌红少苔，脉细数。

辨证： 肝肾阴虚，水亏火旺，脾肺气虚，血热未清。

治法： 养阴清热，益气凉血。

处方：

白人参 9g	麦冬 15g	元参 15g	生地黄 15g
银柴胡 10g	生鳖甲 15g	青蒿 15g	地骨皮 15g
炒白芍 12g	秦艽 12g	白薇 12g	女贞子 25g

30 剂，水煎服。

维持以前强的松量，每次 10mg，每日 3 次。

二诊： 12 月 10 日。服上方药 30 剂后，低热已退，双手红斑减少。面部红斑缩小，诸症减轻，但感体乏食少。舌质淡红，脉弦细。复查狼疮细胞及抗核抗体阴性，血沉 18 mm/h。治予补气养血、滋阴清热。

处方：

黄芪 30g	党参 15g	麦冬 15g	元参 15g
生地黄 15g	当归 15g	炒白芍 12g	丹参 20g

川石斛 20g　　　白薇 15g　　　枸杞子 12g　　　女贞子 25g

25 剂，水煎服。

强的松改为每次 5 mg，每日 3 次。

三诊：1999 年 1 月 12 日。服上方药 25 剂后，两手掌、手腕红斑消失，脸部红斑大多消退，体倦乏力减轻，关节酸疼已除，食欲增加。后按前方又服药 20 余剂，脸部红斑全部消退，诸症消失，病情已获缓解。强的松逐渐减至最小维持量，每日服 5 mg。随访 1 年，证情稳定，体力恢复，过半年后，能坚持半日轻工作。

（《中国现代名中医医案精华·金起凤医案》）

【评析】　系统性红斑狼疮的发生多因先天禀赋不足，或情志内伤、劳累过度、病后失调，致阴阳失于平衡，气血运行不畅而瘀凝脉络为其内因；外受热毒为致病的条件，多数患者与受强烈阳光曝晒有关。热毒入里，铄灼营血，浸及脏腑，窜扰络脉，则可发病。本案患者是系统性红斑狼疮后期的气阴两虚型。由于初期高烧，热邪亢盛，耗精夺液，损及气阴所致。经某院住院治疗后，虽高热得降，症状见轻，但低热仍持续不退，兼体倦乏力、口咽干燥、腰酸腿软、关节酸楚等症，乃属阴虚火旺，津失上承，精不化血，故有咽干、口燥、腰酸、关节酸楚；热邪灼阴，阴血不足，虚热内生，致营卫失调，故持续低热；肺脾气虚，不能输津布液，致体倦乏力。故方用参、麦、元参、生地益气养阴生津；银柴、鳖、蒿、地骨皮、秦艽育阴清热以退低热；白芍、女贞滋补肝肾；更用白薇伍生地、地骨滋阴清热、凉血解毒。药后低热消失，脸、手红斑显少或缩小，诸症减轻，仍感体乏食少。虚火已衰，原真未复，法当补益气血、滋阴和胃，佐以清热。三诊时，见两手掌腕红斑已消，脸部红斑大半消退，关节酸疼已除，体倦乏力减轻，乃按上方继服药共治疗三个月，终使红斑全消，诸症消失，而获病情缓解。

4. 张志礼医案

🍅 案一：清热解毒，凉血护阴法治疗急性进展期红斑狼疮案

范某，女，23 岁。

初诊： 1991 年 6 月 19 日。

病史： 患者近几年日晒后颜面出现黯红色斑块。1991 年 1 月始全身关节疼痛，当地医院按风湿性关节炎治疗近半年不效。此期间关节痛，发热，口腔黏膜糜烂反复发作。入院前 1 周持续高热 39℃，自觉头昏、乏力，咽干口渴，胸闷纳差，小便频少。

诊查： 急性重病容，颜面双颊可见蝶形红斑，皮下多量针尖大出血点，舌质红少苔，脉细数。化验检查血红蛋白 70g/L，白细胞 3×10^9/L，血小板 5.6×10^9/L，尿蛋白（+++），抗核抗体 1：1280（+），DNA 41%（+）。

西医诊断： 系统性红斑狼疮（急性进展期）。

辨证： 毒热炽盛，气血两燔。

治法： 清热解毒，凉血护阴。

处方：

生玳瑁 10g	白茅根 30g	生地炭 10g	双花炭 10g
天花粉 10g	石斛 10g	元参 15g	丹皮 15g
板蓝根 30g	鱼腥草 15g	重楼 15g	白花蛇舌草 30g

15 剂，水煎服。

同时给输液及地塞米松 10mg 静滴，肌注止血敏，输新鲜血 200mL。

二诊： 服上方 15 剂后体温下降，出血倾向得以控制，精神好转。每日午后低热 37.5℃左右，自觉心慌、乏力，多汗，手足心热。证属气阴两伤，血脉瘀阻。中药加强滋阴益气之品，上方去生地炭、双花炭，加南北沙参各 15g，黄芪 15g，女贞子 15g，旱莲草 15g，地骨皮 15g。激素改为每日口服强的松 45mg。

三诊： 调治月余，自觉症状减轻，体温基本正常，仍感疲乏无力，腰膝酸软，关节疼，舌淡苔薄白，脉沉细。证属脾肾不足，气血瘀滞。治法健脾益肾，活血通络。

处方：

黄芪 15g	太子参 15g	白术 10g	茯苓 15g
女贞子 30g	菟丝子 15g	仙灵脾 10g	丹参 15g

鸡血藤 15g   秦艽 30g   益母草 10g   乌蛇 10g

重楼 15g   白花蛇舌草 30g

15 剂，水煎服。

随证加减治疗 2 月余，强的松减为每日 30mg，症状明显减轻，化验血红蛋白 98g/L，血小板 10×10^9/L，抗核抗体 1∶80，出院继续门诊治疗。

（《张志礼皮肤病医案选萃》）

【按语】　患者急性发病，反复高热，面部红斑，出血倾向，证属热毒侵营入血，毒热炽盛。法当清热解毒，凉血止血。该病病因为先天禀赋不足，后天失其调养，外感日光邪毒，本质是"邪之所凑，其气必虚"，即使急症以毒热为标象，实质仍是表实里虚，假实真虚。故治疗时时注意滋阴护阴。经中西医结合治疗，病情好转。但毒热伤阴，气血两亏，出现低热缠绵、五心烦热、乏力多汗等症状，故予养阴益气之品。本案重用重楼、白花蛇舌草。是因二药性甘凉，有清热解毒之效，无伤阴碍胃之弊，大剂量应用无不良反应，现代药理研究证实，二药能刺激网状内皮细胞增生，增强吞噬细胞功能，调节免疫反应，从而达到抗菌消炎作用。还有学者提出它们有类似激素及免疫抑制剂的药理作用，尚有待于进一步研究。

🍅 案二：养阴益气、化痰开窍、凉血解毒法治疗红斑狼疮脑病案

孙某某，女，37 岁。

初诊： 1988 年 5 月 13 日。

病史： 患者 1985 年 11 月始全身关节游走痛，面部起红斑，日晒后加重，伴乏力、脱发。在当地诊为"系统性红斑狼疮"，服强的松每日 30 ～ 40mg，症状减轻，但减量即加重。1 个月前受凉后突发高热，咳嗽咯黏痰，痰不易出，伴胸闷胸痛、头昏头张痛，双颊出现水肿性红斑，继之昏睡，阵发性抽搐，烦躁不安。收住院治疗。

诊查： 神志模糊，时有躁动，循衣摸床，尿失禁，阵发性抽搐。体温 38.6℃，血压 13/8kPa（143/88mmHg）。瞳孔等大，光反射存在；双目向左上斜视，右侧肢体轻瘫，左侧肢体有不自主抽搐，病理反射阳性。双

肺底可闻及中水泡音。化验：抗核抗体 1 ∶ 640，dsDNA 37％，血尿素氮 4.82mmol/L，血糖正常。痰培养：假单胞菌生长。心电图示：心肌损伤。脑电图重度异常。脉细数无根，舌质红少苔。西医诊断为系统性红斑狼疮、肺部感染、狼疮脑病。

辨证：气阴两伤，毒邪攻心，痰迷心窍。

治法：养阴益气，化痰开窍，凉血解毒。

处方：

白茅根 30g	板蓝根 30g	大青叶 20g	鱼腥草 15g
败酱草 30g	蒲公英 30g	连翘 15g	草河车 15g
白花蛇舌草 30g	元参 15g	花粉 15g	西洋参 6g（另煎）
蛇胆陈皮末 0.5g（冲）			

3 剂，水煎服。

水煎鼻饲。同时给甲基强的松龙静脉点滴，每日 1 次，共 3 天；静脉点滴抗生素及脱水降温等综合治疗及护理。

二诊：3 天后意识逐渐恢复，抽搐停止。中药调整为养阴益气、活血解毒通络之方。

处方：

南北沙参各 30g	麦冬 10g	五味子 10g	黄芪 15g
白术 10g	茯苓 10g	丹参 15g	鸡血藤 15g
钩藤 10g	首乌藤 30g	板蓝根 30g	茅根 30g
花粉 15g	草河车 15g	白花蛇舌草 30g	

15 剂，水煎服。

地塞米松 15mg 静脉点滴，3 天后改为强的松 60mg 口服，并逐渐减量。1 个月后神志清楚，能下地活动，仍头昏乏力，偶发性幻视，神经系统检查无异常发现。脑电图呈重度脑损伤，心电图示心肌损伤。中药加菖蒲、郁金，激素继续减量，共住院 61 天，出院时无神经精神症状，抗核抗体 1∶80，dsDNA（－），尿（－）。予强的松 30mg，继续门诊治疗。4 年后随访，服强的松日量 15mg 及中药可保持病情稳定，无明显临床症状。

【按语】 此病例病情危重。红斑狼疮脑病死亡率很高，合并肺部感染更难治疗，这种病例单纯应用中药或西药治疗均很困难，中西医结合治疗效果较好。应用大剂量激素可使感染加重，不用则狼疮脑病患者九死一生，在此危急状态下笔者根据中医辨证属气阴两伤、毒热炽盛、痰迷心窍，故在扶正祛邪原则指导下主用养阴益气、凉血解毒之剂，同时给予清心开窍之品，配合大剂量激素冲击疗法迅速抑制免疫反应，使病人起死回生得以救治。方中西洋参、南北沙参、黄芪、麦冬养阴益气；茅根、大青叶、板蓝根、鱼腥草、草河车、败酱草、白花蛇舌草凉血解毒；再加蛇胆陈皮末化痰开窍故而生效。

（《中国名中医医案精华·张志礼医案》）

🍅 案三：健脾益肾、温阳利水、活血解毒法治疗红斑狼疮肾炎尿毒症案

张某某，女，19岁。

初诊： 1986年8月2日。

病史： 患者半个月前曝晒后高热39.8°C，住××医院检查确诊为"系统性红斑狼疮"。给强的松日量30mg口服，病情迅速恶化，腰痛，全身浮肿，腹水，尿少，伴头昏头痛、烦躁不安，恶心呕吐，化验：尿蛋白（++++），管型2～5，红细胞：0～25/HP，抗核抗体1:1280，dsDNA 34%，血尿素氮8.9mmol/L。诊为"狼疮性肾炎、尿毒症"：给甲基强的松龙每日1g冲击疗法3天，1周后仍无好转，出现昏睡、谵妄症状，病极危，请张老会诊。

诊查： 神志蒙眬，一般情况差，全身高度浮肿，舌质干红无苔，脉沉细微数。

辨证： 肾气不足，气化失职，脾肾两虚，血脉瘀阻。

治法： 健脾益肾，温阳利水，活血解毒。

处方：

白人参10g（另煎）	黄芪30g.	制附子6g	桂枝10g
冬瓜皮15g	车前子15g	桑白皮15g	女贞子15g
菟丝子15g	山萸肉10g	白术10g	茯苓10g

| 白花蛇舌草 30g | 丹参 15g | 枳壳 10g | 草河车 15g |

7 剂，水煎服。

二诊： 服上方药 7 剂后，尿量大增，全身情况好转，病情转危为安，服上方药卅剂后，水肿大消，激素逐渐减量。继续中西医结合治疗，出院时化验尿蛋白（＋＋）、血尿素氮 14.3mmoL/L，强的松减至日量 30mg，病情稳定。继续中西医结合门诊治疗。随访 5 年余，现服中药及强的松日量 5mg，病情稳定，可从事轻体力活动并已结婚。

【按语】 红斑狼疮肾炎，是系统性红斑狼疮患者最多见的损害，治疗困难，是红斑狼疮患者死亡的主要原因之一。此例患者狼疮肾炎病情危重，已发展为尿毒症。中医认为属肾气不足、命门火衰、气化失职，故而水道不通。治法急用人参、黄芪益气；附子、桂枝、冬瓜皮、车前子温阳利水；再用桑白皮开肺利水；同时用女贞子、菟丝子、山萸肉益肾；白术、茯苓健脾；丹参、枳壳活血行气，故能取得起死回生之效。至于草河车、白花蛇舌草乃因该病与毒邪有关，取其解毒之功效。

（《张志礼皮肤病医案选萃》）

🍅 案四：健脾益肾、清心解毒、活血通络治疗红斑狼疮心包炎一例

牛某某，女，28 岁。

初诊： 1991 年 3 月 12 日。

病史： 患者 1989 年 7 月产后高烧住 ×× 医院，确诊为"系统性红斑狼疮"，服强的松日量 45mg，症状时轻时重。1991 年 2 月突然高热不退，喘憋不得平卧，检查确诊为"心包炎"，加静脉点滴地塞米松日量 10mg，仍低热。胸片示大量心包积液。两周后仍未控制。化验抗核抗体 1∶640，dsDNA 38％，白蛋白/球蛋白比值为 0.82，血尿素氮 9.49mmol/L，尿蛋白（＋＋＋）。穿刺心包液为浆液性，培养阴性。诊为"系统性红斑狼疮、心包积液，心力衰竭"，于 1991 年 3 月 12 日请张老会诊。

诊查： 面部及下肢浮肿，半卧位，精神差，自诉胸闷憋气，四肢无力。舌质淡红，苔薄白，脉沉细数。

辨证： 脾肾两虚，毒邪攻心，气血瘀阻。

治法： 健脾益肾，清心解毒，活血利水通络。

处方：

黄芪 15g	白术 10g	茯苓 15g	白人参 10g（另煎）
女贞子 15g	山萸肉 10g	仙灵脾 10g	莲子心 10g
丹参 15g	枳壳 10g	全栝蒌 15g	薤白 10g
桑白皮 15g	冬瓜皮 15g	草河车 15g	白花蛇舌草 30g

14 剂，水煎服。

二诊： 服上方药 14 剂，诸症减轻，心包积液减少。继服前方药，并减激素用量，至服药第 50 天，胸片检查心包积液完全吸收，强的松减至日量 25mg。3 个月后复查，患者一般情况好，除自觉下肢无力酸困外，无其他不适。化验：血尿素氮 6.03mmol/L，抗核抗体 1：160，尿蛋白（++）。胸片检查未见心包积液。强的松日量 10mg，坚持服中药治疗。

【按语】 红斑狼疮侵犯心脏常引起心肌炎、心包炎、心包积液，治疗亦很困难。中医认为该患者脉沉细数，舌淡苔白，四肢无力，水肿，胸闷憋气，证属脾肾两虚、毒邪攻心、气血瘀阻，故治以健脾益肾、清心解毒、活血利水通络。方中黄芪、白人参、白术、茯苓健脾益气；女贞子、山萸肉、仙灵脾补肾气；莲子心、草河车、白花蛇舌草清心解毒；丹参、枳壳、栝蒌、薤白活血利气开胸；再以桑白皮、冬瓜皮泻胸中之水，故药到病除，病情好转。系统性红斑狼疮是一种全身性自身免疫性疾病，可侵犯全身多种脏器，病情复杂，治疗困难。以类固醇激素为主的西药治疗方法，虽可部分控制病情，但长期大剂量用药可引起严重的副反应和并发症，甚至成为主要致死原因。张老经几十年潜心研究，总结出一整套中西医结合、辨病与辨证结合治疗本病的经验，即在急性期以激素治疗为主，中药为辅；病情控制后，逐渐以中药为主，减少或停用激素，可取得显著的疗效。中医认为本病是由于先天禀赋不足、后天七情内伤，致使人体阴阳气血失调，气血瘀滞，经络阻隔，复因日光曝晒、外感毒邪而发。临床表现虽十分复杂，但"虚"是本病之本，即本病病机是因虚致病，复因病成劳，久治不愈，又使虚劳加重，"虚"

始终占主导地位；即使急性期矛盾突出表现为毒热标象，从根本上看还是虚中夹实、标实本虚；久病患者更是虚上加虚。因此，应切记虚是本病之本，始终注重扶正重于祛邪的指导思想。即使在急性期，"急则治其标"，采用清热解毒凉血药，也不要忘记"护阴"；而病情迁延后，无论何种临床证型均应以扶正固本为基本原则。本病临床证型多样，病情复杂，但脾肾不足、阴阳失调是本病的病机核心，临床辨证病型也以脾肾不足型最多见。张老积几十年临床经验，摸索出以健脾益肾、活血解毒通络为主的药物，如黄芪、太子参、白术、茯苓、女贞子、菟丝子、仙灵脾、丹参、鸡血藤、秦艽、草河车、白花蛇舌草等组成的基础方，然后根据临证加减，采用中西医结合方法，治疗系统性红斑狼疮取得了显著的疗效。

（《中国现代名中医医案精华·张志礼医案》）

【评析】　张志礼主任医师是我国著名的具有中医特色的中西医结合皮肤科专家，是我国中西医结合皮科的首创者和开拓者。他长期跟随著名皮外科专家赵炳南老中医临床应诊，其学术思想深得赵氏真传，在中西医结合治疗红斑狼疮等疑难皮肤病方面积累了丰富的经验，为继承发扬传统中医药和推动中西医结合事业作出了突出贡献。综观上述医案，可知张志礼主任在皮肤病领域，已总结出一整套完整的成功的经验，辨病与辨证相结合，既采用现代医学的客观检查手段进行诊断，又运用中医的四诊八纲进行辨证分析，分型施治，二者有机结合，把局部微观结构的变化和整个机体机能的改变结合起来，找出客观的规律，从而提高了诊治效果，比如中西医结合治疗全身性红斑狼疮，既应用先进的辅助诊查手段明确诊断，又确认该病的病机核心是"虚证"，辨证施治，扶正祛邪；在急性期或暴发期，仍以肾上腺皮质激素为首选治疗方法，争取时机，改善病情，又在病情控制后及时采用扶正祛邪、益气养阴、活血解毒通络的中药为主要治疗方法，逐步减少或停用激素，着眼于机体整体体质的恢复，减少因使用激素引起的不良反应和并发症，这样就充分体现了中西医结合的优越性。从上述医案中还可看到，他用药精当，不泥于古方，在符合中医辨证论治的前提下，结合现代药理研究成果，选用效方达药，所以疗效极为显著。

5. 高辉远　养阴清热、解毒凉血法治疗系统性红斑狼疮案

王某，女，32 岁。1985 年住某医院确诊为系统性红斑狼疮，口服强的松每日 10 ～ 20 毫克等西药治疗已 6 年，病情尚稳定。但近半年来病情逐渐加重，强的松已增至每日 30 毫克，病情仍无改善。会诊时病人高热，体温 38.7℃，面部及双手掌红斑色艳，关节酸痛，大便干，小便黄赤，舌质红，苔黄腻，脉细弦数。实验室检查血常规：血色素 86g/L，白细胞 9×10^9/L，血小板 70×10^9/L，尿常规：蛋白 ++，红细胞 8 ～ 10/HP，血沉 102mm/h，蛋白电泳：γ 球蛋白 32%，免疫球蛋白：IgG 25g/L，IgA 3.6g/L、IgM 2.2/L，补体 C3 55mg%，抗核抗体阳性 1∶60，抗双链 DNA 阳性。辨为肝肾阴虚，毒火炽盛，治以养阴清热，解毒凉血。

处方：

水牛角 30g（先煎）	生地 15g	赤芍 15g	白茅根 15g
丹皮 10g	栀子 10g	元参 10g	知母 10g
黄柏 10g	石斛 10g	合成牛黄 1.5g（吞服）	

24 剂，水煎服。

共服药 24 剂，高热渐退，偶有低热，体温 37.6℃，面部及双手红斑渐退，盗汗，关节酸痛，舌质红，苔白，脉细滑数。辨为阴虚内热，治以调补肝肾，养阴清热。

处方：

生地 15g	忍冬藤 15g	山萸肉 15g	山药 15g
丹皮 15g	太子参 15g	茯苓 15g	泽泻 15g
白术 15g	栀子 15g	大枣 5 枚	合成牛黄 1.5g（吞服）

36 剂，水煎服。

连服药 36 剂，症状基本消失，强的松已减至每日 20mg，自感乏力，纳差，舌质黯淡，苔白，脉沉细。复查：血色素 110g/L，白细胞 5×10^9/L，血小板 110×10^9/L，尿常规阴性，血沉 18mm/h，γ 球蛋白 21%，免疫球蛋白 IgG 15g/L，IgM 1.8g/L，补体 C3 75mg%，抗核抗体、抗 DNA 抗体均阴性，病情稳定，出院嘱其预防保健得宜，带补肾健脾处方：太子参、白术、菟丝子、仙灵脾、茯苓、

枸杞、旱莲草、赤芍各 10g，生黄芪 15g，合成牛黄 1.5g（吞服），大枣 5 枚，服药 3 个月后门诊随诊，强的松减至每日口服 10 毫克，仍病情稳定，临床缓解。

（《高辉远经验研究》）

【评析】 红斑狼疮证候复杂多变，常常是缓解与发作或恶化交替出现。西药激素有时可控制病情。高老先生认为有病始有证，辨证方能治病，本案特点是按不同时期辨证与辨病相结合，进行治疗：①急性发作期（毒热炽盛），宜用养阴清热和解毒凉血药，消斑退热作用明显，有人称此期治疗为截断法。②慢性活动期（阴虚内热型），见证为面部及双手红斑渐退，盗汗，关节酸痛。治疗方以六味地黄汤化裁。本方为滋养肝肾之阴的代表方，酌加清热生津和凉血解毒之品，症状已基本消失。③缓解迁延期，脾肾两虚型，毒热久耗，虽已收敛，但肾阴久亏，肾阳亦损，后天之本的脾胃因屡遭苦寒戕伐，已现虚象。故治疗以阴阳双补，肝脾肾之脏同调为主，用少量牛黄以防"炉烟虽熄，灰中有火"，"死灰复燃"，牛黄性凉味甘，功能清火，凉肝，熄风，解毒，除恶务尽。俗谓"三分医治，七分调养"，高老认为红斑狼疮不能单靠药物治疗，更应注意预防保健，患者出院时他总是叮嘱摄护事宜，从身心方面关怀病人，这对防止旧疾的复发，无疑是有重要意义的。

6. 何炎燊 扶元固本法治疗系统性红斑狼疮案

王某，女，38 岁。于 1980 年患系统性红斑狼疮，已有五载，间歇用激素及环磷酰胺治疗，病情虽稳定，惟肾损害迄未改善。1985 年 9 月恢复工作，操劳过度，即觉神倦腰酸，渐而面浮足肿，小便深红似血。自服阿胶等止血药未效，21 日血尿如决如崩，专车送来我院，途中颠簸，又加呕逆不止。入院时血检：白细胞 $3.8 \times 10^9/L$，红细胞 $1.24 \times 10^{12}/L$ 万，血红蛋白 42g/L，血小板 $150 \times 10^9/L$，血沉 59mm/h，血中找到狼疮细胞游离均匀体。当即输血 250mL，静注 6- 氨基己酸、维生素 K 等以应急，继由中医诊治。患者面色苍白微肿，眩晕不起，呕逆频频，咽干喜饮，尿如洗肉水样，小腹不痛，无尿频尿急，大便难，脉极虚软而数，舌淡不华，苔薄黄干，前半光剥。此劳倦伤脾，统血失职，患者平素阴虚火旺，不受温补，拟扶元气，补脾阴以摄血，暂佐和胃降逆止呕。

处方：

吉林人参 20g	黄芪 20g	白术 10g	茯苓 20g
炙草 5g	白芍 25g	北沙参 25g	麦冬 15g
半夏 15g	竹茹 15g	苏叶 5g	黄连 6g

水煎服。

煎成少少呷下，呕逆即止，在中西药物共同作用下，当晚血尿亦减，唯觉心烦梦扰，口渴咽干。次日，前方去白术、苏叶、黄连，加怀山药 20g，扁豆20g，玉竹 20g，石斛 15g，以加强益脾养胃之力，3 天血尿全止，胃纳亦增。9月 28 日步行出院，门诊治疗。

10 月 3 日（出院后复诊）检查，血象中白细胞 4.8×10^9/L，红细胞 2.2×10^{12}/L，血红蛋白 58g/L；血沉 50mm/h，尿素氮 25.7mg%，尿蛋白（＋＋＋），红细胞少许，颗粒管型（＋）。患者仍面浮足肿，神倦，头晕，耳鸣，心悸，咽干，少寐，溺黄便艰，脉虚数，舌质淡红苔剥，肾阴亏损显然。

更方如下：

生地 30g	萸肉 20g	怀山药 20g	茯苓 15g
泽泻 15g	丹皮 15g	女贞子 20g	旱莲草 20g
黄芪 20g	芡实 30g	益母草 20g	天冬 5g

水煎服。

此后恪守本方，病情日好，1986 年 1 月起，血中已多次找不到狼疮细胞。此时浮肿全消，血红蛋白 98g/L，尿蛋白（＋），血沉 22mm/h，此后每月坚持服药 7 ~ 8 剂，1986 年 5 月恢复工作，健康良好。

（《中国名老中医药专家学术经验集》）

【评析】 本案系统性红斑狼疮患者以狼疮肾炎为主要表现，此次因劳累发病，为劳倦伤脾，脾不统血所致。故治疗应以益气健脾摄血为主。因患者呕逆频频，故佐以和胃降逆止呕。方中人参、黄芪、白术、茯苓、甘草大补元气，健脾摄血；白芍、沙参、麦冬滋阴润胃；半夏、竹茹、苏叶、黄连降逆止呕。诸药合用，大补元气，气充血摄，血尿速轻。效不更方，主症渐消。而后渐以头晕、耳鸣、神倦、少寐、咽干等肾阴虚为主，故改用滋肾填精之六味地黄丸合二至丸加减，因二方为补肾清虚火最平和之方剂，加黄芪益气、益母草凉血活血、芡实固肾涩精以消尿中蛋白。长期守方扶元固本治疗六年余，终至浮肿、血尿及血中狼疮细胞消失，尿蛋白控制在（＋），恢复日常工作。本案说明只要辨证准确，长期坚持用药治疗，就有可能控制病情发展，带病延年，甚至达到临床治愈之目的。

7. 吴圣农医案

🍅 案例一：滋阴清热解毒法治疗系统性红斑狼疮案

孔某，女，20岁。两年前因四肢及面部出现红斑，对光敏感，不规则高热，血中找到狼疮细胞，诊断为系统性红斑狼疮，给予强的松、消炎痛治疗，出院后尿蛋白波动于（＋）～（＋＋＋＋）。辗转于上海各大医院治疗，症状始终未能明显改善。入院前三月不规则发热又起，二周前持续高热 （体温39℃～40℃），并出现胸闷气急，在急诊室多次昏厥、抽搐，以狼疮危象、肺部感染于1983年3月22日收入病房。入院体检：表情淡漠，时有谵语，浅昏迷，瞳孔等大，对光反射存在，两手震颤，两肺闻及干湿啰音，心率140次/分，律齐，腹软，肝肋下1.5指，脾未扪及。实验室检查：血白细胞15×10^9/L，中性粒细胞81％，血色素42g/L，红细胞1.23×10^{12}/L；尿蛋白（＋＋＋），红细胞2～3/µl，白细胞6～8/HP。X线胸片示两肺间质性炎症。入院后给予激素及抗生素治疗1周，病情未见好转，遂请吴老诊治。初诊时见：高热稽留不退，神识虽清而反应迟钝，喑哑不扬，稍有咳嗽，痰不多，胸闷太息，脉细数，舌尖边干红，苔薄微黄而糙。证属肝肾不足而邪热内生，急以甘寒清凉以敛邪势、存真阴。

药用：

南北沙参各30g	石斛15g	生地30g	麦冬12g
水牛角（先煎）30g	知黄柏各6g	蚤休30g	桔梗5g
碧玉散（包煎）30g	生甘草9g	杏仁9g	
人工合成牛黄粉1.5g（分吞）			

2剂，水煎服。

二诊：2剂后身热渐趋下降，神情较前清明，咳不甚，痰不多，小便已能自出，但脉尚疾数，舌仍干红，苔薄糙。气阴两竭者，大苦大寒终非所宜，还当甘寒为主，肺肾同治。

处方：

鲜沙参 30g（南北沙参各 15g）　　天麦冬各 9g　　　　桑白皮 12g

水牛角（先煎）30g　　　　　　　丹皮 9g　　　　　　生甘草 9g

碧玉散（包）30g　　　　　　　　鲜茅芦根各 60g　　蚤休 30g

2剂，水煎服。

三诊：2剂后身热已退，神识已清，胸闷减轻，咳亦不甚，但唇红、舌干、脉数未静，且两手指端可见红斑肌衄，还是水亏火旺之证，再拟壮水制火。

处方：

鲜生地 30g　　鲜沙参 30g　　天麦冬各 12g　　玄参 12g

鲜石斛 15g　　杏仁 9g　　　紫菀 12g　　　　水牛角 30g（先煎）

黛蛤散 30g　　生甘草 9g

5剂，水煎服。

经中西医结合密切配合，共同抢救，狼疮危象迅速缓解。继续以调补肝肾之阴，清解内生热毒的中药治疗，病情稳定而出院。随访一年未见复发。

（《现代名中医内科绝技》）

🍅 案例二：养阴凉营通络法治疗系统性红斑狼疮案

郑某，男，40岁。1982年因持续高热两月余，伴全身关节疼痛，住某军医大学附属医院检查心肝肾皆有损伤，抗核抗体阳性，γ-球蛋白30.4mg%，骨髓涂片找到狼疮细胞，诊断为"系统性红斑狼疮"。经用强的松、环磷酰胺等治疗，症状未能很好控制。于1982年12月22日由外地来沪请吴老诊治。当时，患者体温37.8℃，形瘦，神萎，面部及全身皮肤潮红、红疹、瘙痒，脱发，关节流窜作痛，胸闷心悸。初诊：两颊及全身皮肤色红微胀、瘙痒，时有脱屑，每日午后至傍晚身热缠绵，关节酸痛，游走不停，神疲乏力，胸闷心慌。脉细弦，舌淡紫。

证属肝肾不足，气阴两亏，阴虚而生内热，以致血壅气滞，脉络瘀痹，而肌肤红疹瘙痒，关节酸痛不利。治当养阴凉营通络。

处方：

生地 30g	草河车 30g	当归 9g	青黛 3g	拌黑山栀 9g
青蒿 15g	生甘草 9g	牛膝 12g	雄黄 1.5g	拌茯苓 12g
虎杖 12g	鸡血藤 30g			

30 剂，水煎服。

同时服强的松 25mg/d。

二诊：上方加减连服 1 月余，低热、痹痛及全身红疹瘙痒均已消除，胸闷心悸亦瘥，自觉下肢较前有力，已不需人扶持。以养血滋阴调治其虚，凉营解毒祛除其实。

处方：

生熟地各 15g	赤白芍各 12g	雄黄 1.5g	拌茯苓 12g
川断 15g	碧玉散（包）20 克	人工合成牛黄粉 1.5g（吞）	
当归 12g	草河车 15g	玄参 12g	太子参 12g

14 剂，水煎服。

强的松改为 15mg/d。

再诊时，两颊及四肢红斑明显消退，下肢皮损亦已瘥愈，唯午后仍疲劳，腰脊酸楚，多走久立则足跟酸痛。乃邪毒清，而正虚难复。治以扶正为主，祛邪为辅。

处方：

生熟地各 15g	太子参 30g	黄芪 12g	川断 12g
狗脊 12g	牛膝 12g	草河车 12g	生甘草 9g
雄黄 1.5g	拌茯苓 12g	泽泻 12g	

14 剂，水煎服。

强的松改为 10mg/d。用上法调治半年，病情日见好转，实验室指标亦明显改善。遂停服激素，继续在专科门诊服用中药，随访 1 年未见反复。

（《现代名中医内科绝技》）

🍅 案例三：养阴生津、凉营清热之法治疗系统性红斑狼疮案

王某，女，36 岁。低热 3 个月（体温为 37.5℃～37.8℃），日轻夜重，活动后有气急及牙龈渗血、鼻衄，于 1983 年 11 月 1 日请吴老诊治。体检：体温 38.2℃，轻度贫血貌，右面颊有一钱币大小瘀斑，两腋下触及 3cm×4cm 淋巴结 1～2 枚；肝肋下刚及，质中，无压痛；脾肋下 13cm，质中，触痛（+－）。实验室检查：血中找到狼疮细胞，抗核抗体 1：50（均质型），RF 弱阳性，γ-球蛋白 38mg％。诊断为系统性红斑狼疮。刻下症：身热、朝轻暮重，时时汗出，形瘦色萎，神疲。近两天来，热势上升，渴喜冷饮，肌肤灼热，心前闷窒，纳少，寐不熟，二便无明显异常。脉滑数，舌红，苔薄黄少津。为肝肾先天不足，邪热内生，耗阴伤津而出现一派虚损证候。治以养阴生津，凉营清热之法。

处方：

生地 30g	怀牛膝 12g	赤芍 12g	青黛拌黑山栀 9g
青蒿 30g	丹皮 9g	银花 15g	鲜茅芦根各 60g
蚤休 30g	生甘草 9g	知柏各 10g	人工合成牛黄粉 1.5g（吞）

11 剂，水煎服。

二诊： 上方连服 11 剂，体温已近正常，一般情况亦相应好转。舌淡紫，苔薄黄而糙，脉浮弦，偶有间歇。再拟养阴凉血，清热解毒。

处方：

生地 20g	玄参 12g	制首乌 12g	青黛 0.3g
丹皮 9g	草河车 20g	生甘草 9g	雄黄 0.5g
淮牛膝 12g	拌黑山栀 9g	拌茯苓 12g	

15 剂，水煎服。

此方连服半月，诸症基本好转，脾脏肿大明显缩小（由 13cm 缩小至肋下刚及）、无压痛。实验室检查：抗核抗体、RF 均阴性，γ-球蛋白 22mg％。于 12 月 7 日出院，专科门诊随访 1 年，病情稳定。

（《现代名中医内科绝技》）

【评析】 吴老所治孔某案（案一），患者虽有头面四肢红斑红疹，有时局

部破溃或疼痛或瘙痒、目赤唇红、发热等热毒亢盛的表现，类似《金匮》的阳毒，但绝非外因之温毒火邪，而是先天肝肾不足所致，但反过来又可影响肝肾。即由阴亏导致阳亢，由阳亢进一步灼伤阴津，致使阴津耗伤，气血逆乱，阴阳失调，经脉痹阻，故外则肌肤毛发，内则五脏津血皆受其害。尽管本病症情复杂，变化多端，然万变不离其宗，总由阴虚火旺而起。因本病是由先天肝肾不足，而致内生阳毒邪火，气血阴阳之机失常，故肾阴亏虚当为病之本，邪毒亢盛则为病之标。此例患者，乃邪毒入营，迫血妄行，元神被扰，急宜养阴清营解毒，以免阴竭阳亡之变，昏迷者宜配合针刺，与此同时，尚可配合激素共同抢救。吴老认为，系统性红斑狼疮即使出现邪毒入营，元神被扰之重证，也当忌用含麝香的芳香开窍之品，因本病不同于一般的外感温病，麝香劫液伤阴之害甚于开窍醒神之功，可谓临床经验之谈。吴老治疗郑某案（案二），患者表现为发热起伏不定，热势昼升夜降（与一般阴虚发热相反），为肝肾不足，邪热内生，血瘀阻络，形似热痹，而实非热痹。治宜养阴清热，凉营通络。吴老密切注意病情变化，当邪毒渐祛之时，加益气养血滋阴扶正之品以治本。吴老所治疗王某案（案三），患者属邪势虽敛而肝肾阴亏未复之证。故以滋养肝肾为主，清热解毒为辅。通过上述三案可以看出，吴老治疗系统性红斑狼疮，即注重滋补肝肾之因治其本，又重视清热解毒治其表，标本兼治。

8. 胡荫奇　凉血解毒法治疗急性期系统性红斑狼疮案

史某，女，19岁，学生。

初诊： 2001年7月10日。

病史： 患者面部蝶形红斑，伴双下肢水肿3月余。2001年4月患者左颊出现水肿性红斑，数天后，自觉双下肢沉重、发胀，压之凹陷。自觉发热，测体温37.9℃。始到内蒙古人民医院就诊查血RT示：RBC3.5×10^{12}/L，WBC3.6×10^9/L，PLT200×10^9/L，尿RT示Pro（++），24h蛋白定量为1.27g/L，拟诊为"SLE"。为求明确诊断，患者在父母带领下来京到协和医院就诊查ANA（+）、dS-DNA（+），诊为"SLE"。患者不愿服用激素，故寻求中医治疗。诊见患者精神欠佳，双下肢水肿，压之凹陷，双膝关节疼痛，压痛（+）左腕背侧红斑隐隐，舌质红绛，苔薄黄、脉弦数。

治法：治以清热凉血，解毒消斑。

处方：

生地 20g	玄参 20g	赤芍 15g	丹皮 15g
紫草 10g	金银花 15g	白茅根 15g	泽泻 10g
车前子 10g	黄芩 15g	栀子 15g	穿山龙 15g
生甘草 15g	元胡 15g		

14 剂，水煎服。

二诊（2001 年 7 月 25 日）：患者服药后，颊部红斑色转为淡红色，乏力较前改善，双下肢水肿渐消，双腕疼痛不显，轻压痛，左腕背侧红斑已消失。纳食尚可药后大便偏稀，小便正常，舌质红、苔薄白、脉细数，前方加当归15g，鸡血藤30g，方中玄参减为 15g，生地减10g继服。

三诊（2001 年 8 月 10 日）：患者面部红斑消失，双下肢肿胀不显，近 20余天，口腔溃疡未发，饮食睡眠及大小便基本正常，舌质淡红，苔薄白脉细弱，复查尿 RT 示：Pro（＋），24h 蛋白定量 0.5g/L，血 RT 示：RBC 4.0×10^{12}/L，WBC 5.3×10^9/L，PLT 150×10^9/L。患者病情趋于稳定，予补益脾肾方药善后。患者因学业较紧，故带药回家治疗。

【评按】　西医认为 SLE 患者多有机体免疫功能紊乱，急性期 SLE 患者多表现为免疫机能亢进。中医认为红斑狼疮病起于素体虚弱，真阴不足，六淫侵袭，郁而化热酿成热毒，本病急性期多表现为气营两燔之象，治疗常以清热解毒，凉血消斑为大法。本病例治疗过程中，即选用大队清热解毒、凉血消斑的药物。现代研究发现许多清热解毒药具有抑制机体异常免疫的作用，这或许是清热凉血解毒药能治疗急性期"SLE"的原因之一。

（唐先平，申洪波）

第二章
类风湿关节炎及 Felty 综合征

类风湿关节炎（rheumatoid arthritis，RA）是一种以对称性、多关节炎为主要表现的慢性、全身性自身免疫性疾病。主要侵犯关节和滑膜，其主要病理变化为关节滑膜的慢性炎症，细胞浸润，血管翳形成，软骨及骨组织的侵蚀，导致关节结构的破坏，功能丧失。然而，病变并非局限于关节组织，其他系统的损害也较常见。早期表现为关节肿胀、疼痛、红、热及运动障碍等，晚期为关节僵直畸形、骨质疏松及肌萎缩等。全身表现有发热、贫血、血沉快、皮下结节、胸膜炎、心包炎、血管炎等。发病原因与感染、内分泌失调、家族遗传、免疫反应等因素有关。本病多发于 30 ~ 50 岁女性，男女之比约为 1∶2，我国患病率约为 0.32% ~ 0.36%。

临床表现起病可隐匿，也可急骤。55% ~ 70% 为隐匿起病，病人先有疲劳、倦怠感、体重减轻、食欲不振、低热、手足麻木等。急性起病者，多有发热，有时可为高热。初发症状可出现于关节症状出现之前数周或数月。其表现早期为一个或两个关节僵硬，运动时疼痛，但关节外观无异常，以后逐渐肿胀。急性发病者可多个关节同时肿胀，自发性疼痛，呈游走性。以后可发展成对称性多关节炎。多数病人关节受累为对称性多关节炎，表现有红、肿、热、痛及功能障碍。关节受累常从四肢远端小关节开始，以后再累及其他关节。近端指间关节最常发病，常呈梭状肿大，其次为掌指（趾）、腕、膝、肘、踝、肩和髋关节等。后期表现则病变发展转为慢性，同时滑膜渗出性变化，也可发展成为增殖性、肉芽肿性病变，从体表可触到增厚的海绵状滑膜。关节活动范围减小，关节周围皮肤萎缩，可见色素沉着，肌肉也萎缩，其他局部表现常见受累关节附近腱鞘炎、滑囊炎。

20%～30%的病人皮肤可出现类风湿结节（皮下结节），多发生于皮下和滑膜。

血常规及血沉检查：白细胞在急性活动期增加，有时嗜酸性粒细胞及血小板升高；有贫血，常为低色素小细胞性贫血；血沉多加快，且与疾病活动性相平行。关节滑液检查：滑液为半透明或不透明，通常呈淡黄绿色，白细胞计数一般为每立方毫米10000～60000或更高。中性粒细胞占50%～90%，细菌培养阴性，相差显微镜下可见类风湿细胞。类风湿因子阳性（滴度＞1：20），C反应蛋白与血沉呈平行变化。免疫学检查：免疫球蛋白电泳，IgG、IgM、IgA均增加。早期IgG、IgM增加明显，以后IgG增加明显。X线检查：可见关节附近软组织肿胀，局部软组织层次不清。关节面骨皮质出现细小的囊状骨质糜烂缺损，具有一定诊断意义。

其中类风湿关节炎的特殊类型有缓和的血清阴性对称性滑膜炎伴凹陷性水肿综合征（RS3PE）、回纹型风湿症、Felty综合征、并发淀粉样变性、类风湿血管炎等。较常见的Felty综合征典型的三联征是关节炎、脾大及中性粒细胞减少，多伴有淋巴结肿大、贫血、血小板减少、发热及体重减轻。大部分患者RF高效价阳性。本病发病机制不清，白细胞减少的原因可能是脾功能亢进，或抗中性粒细胞抗体增加。

类风湿关节炎（RA）属于中医"痹病"之范畴，根据其临床特点与"痹病"中的"历节""顽痹""尪痹"极其相似。《金匮要略》称本病为"历节病"，意即痛历遍身百节，乃痛痹之甚者。对于本病的治则治法，在《金匮要略·中风历节病》中，即提出治疗痹证的桂枝芍药知母汤及乌头汤两首方剂；《医宗必读·痹》中指出："治外者，散邪为急，治藏者，养正为先。治行痹者，散风为主，御寒利湿仍不可废，大抵参以补血之剂，盖治风先治血，血行风自灭也。治痛痹者，散寒为主，疏风燥湿仍不可缺，大抵参以补火之剂，非大辛大温，不能释其凝寒之害也。治着痹者，利湿为主，祛风解寒亦不可缺，大抵参以补脾补气之剂，盖土强可以胜湿，而气足自无顽麻也。"这概括了治疗痹证的原则。现代医家对本病进行了深入的研究，如在病因病机的认识上，由以往强调"风寒湿三气杂至合而为痹"的外邪说，发展到重视内因——正气不足在本病发病中起到重要作用的内因说。如焦树德认为，肝肾亏损，寒邪入骨，复感三邪，内舍于骨而导致本病。根据病机和症状特点，命名为"尪痹"，受到同行学者的公认。朱良春认为本病先有阳虚，肝肾不足，病邪乘虚袭踞经隧，气血被阻，壅滞经脉，深入骨髓，胶着不去，痰瘀互结，凝滞经脉致病，并依其病缠顽难治命名为"顽痹"。谢海洲认为本病由于气血不足，肝肾脾胃亏损，复感于邪而致。在治疗方面，焦树德重视补肝肾，散寒清热；朱良春强调益肾蠲痹；谢海洲重视补气血，调脾胃，扶正培本，兼以祛邪。在治疗方面，多数医家以辨证治疗为主，有的以专病用专方再辨证加药。

（一）类风湿关节炎

1. 张镜人医案

案例一

赵某，男，52 岁。

初诊： 1993 年 10 月 25 日。

主诉： 多关节肿胀疼痛 3 周，伴有晨僵。

病史： 患者于 3 周前，出现右膝关节肿痛，继而累及双踝关节内侧，双肩、左肘与双手指间关节、掌指关节疼痛，喜热恶寒，伴有晨僵，约活动 1 小时缓解。同时双足背肿胀，不红，活动稍受限。在某医院查血常规：白细胞 7.4×10^9/L，中性 70%，淋巴 24%，血沉：32mm/h。抗"O"：1:500U，黏蛋白：65.4mg/L，类风湿因子（–）。诊为"风湿病"，予以青霉素肌注，症状改善不明显，加用肠溶阿司匹林后，关节疼痛轻减，拟"风湿性关节炎，类风关待排"而来我院门诊。目前见关节疼痛而无红肿，伴有晨僵。乃类风湿关节炎之寒证。双足背肿胀，则知兼挟湿邪为患。凡寒湿相合，其性偏寒。痛处一般较固定。得热熨疼痛可暂减。

舌脉： 舌苔薄白，脉浮紧。

检查： 血常规示：血色素 182g/L，白细胞 8.4×10^9/L，中性 81%，淋巴 19%，血小板 323×10^9/L，血沉 40mm/h。

免疫球蛋白：IgG 0.4g/L，IgA 3.4g/L，IgM 0.9g/L。

类风湿因子：（＋）。

补体：C_3 1.22g/L，C_4 0.4g/L，CH_{50} 134g/L。

黏蛋白：80mg/L。

X 线检查：双手正位片示双侧月骨改变，符合类风湿关节炎表现。

辨证：风寒挟湿，痹阻经脉。

诊断：类风湿关节炎。

痹证。

治法：温经散寒，祛风胜湿。

方药：

桂心 1.5g	细辛 3g	羌活 10g	独活 10g
秦艽 10g	当归 10g	白芍 10g	嫩桑枝 15g
海风藤 15g	炒白术 10g	生苡仁 10g	汉防己 10g

14 剂，水煎服。

二诊（1993 年 11 月 10 日）：关节疼痛已减，活动稍利，双足背肿消退，脉紧象渐和，仍守前法。

处方：上方桂心易桂枝 5g，去细辛、防己，加桃仁 10g、红花 3g。

随访：患者初发病，症状尚轻，故服药 4 周，即获好转。但根株未除，应防微杜渐于初起，以期稳定。

【按语】 风寒湿三气杂至合而成痹，今寒湿偏重，故关节疼痛，喜热恶寒，而双足背肿胀，这是辨证的要点。因其病程较短，病情亦浅，蠲痹汤自属首选。

🍅 **案例二**：

叶某，女，42 岁。

初诊：1994 年 9 月 16 日。

主诉：多关节反复肿痛 7 年，加重 1 个月。

病史：患者在 1987 年时无明显诱因下，出现双肩、双肘、双腕、双膝、双踝关节红肿发热,去医院检查发现血沉增快。治疗给予青霉素,当时上述症状好转,但 4 个月后,双膝关节红热肿痛又作,身热亦起,体温在 38℃～39℃,1 个月后病情加重,累及双肩、双肘、双腕、双手指、双膝、双踝关节,均见灼热及剧烈疼痛,昼轻夜重,左右手食指、中指及右肘关节轻度畸形,伴有晨僵,约活动 3 小时缓解。舌苔黄,质红,脉象细数。

检查:血常规示血色素:89g/L,白细胞 4.5×10^9/L,中性 78%,淋巴 22%,血小板 179×10^9/L,血沉 25mm/h。

类风湿因子:(+)。

免疫球蛋白: IgG 11.8g/L,IgA 1.0g/L,IgM 0.7g/L。

补体:C_3 1.03g/L,C_4 0.2g/L,CH_{50} 68g/L。

X 线检查:双手正位片示类风湿关节炎手部 X 线表现,符合类风湿关节炎诊断。

辨证:风寒湿邪郁而化热,邪热壅遏骨节之间,络脉阻滞,此痹之热者。

诊断:类风湿关节炎。

痹证。

治法:清热解毒,活血通络。

方药:

水牛角 30g	生石膏 30g	知母 15g	赤芍 15g
丹皮 10g	桂枝 3g	升麻 3g	桃仁 10g
秦艽 10g	银花藤 30g	徐长卿 15g	怀牛膝 10g

14 剂,水煎服。

二诊(9 月 30 日):前进清热解毒、活血通络之剂,关节红肿已见轻减,疼痛之势亦缓,脉仍细数,舌苔黄腻略化,质红较淡。再宗原方出入。

处方:上方去升麻,加大地龙 15g,嫩桑枝 15g,威灵仙 10g。

随访:患者采用上方,连服 2 个月,关节红肿逐步消退,疼痛轻减,嘱门诊继续随访。

【按语】 类风湿关节炎发作期之热证,临床上并不罕见,且热证的治愈率与有效率均高于寒证。但应迅速控制病情，防止病情进展及反复发作。

（《中国百年百名中医临床家丛书·张镜人》）

【评析】　慢性类风湿关节炎的病变在骨与关节，日久可引起骨关节僵硬畸形，活动障碍，属中医学所称的历节病之范畴。案例一患者证属风寒挟湿，痹阻经脉；案例二风寒湿邪郁而化热，邪热痹阻经络；一寒一热，治疗迥异。张老的用药都是一些根据辨证施治的常用药，并没有应用具现代药理研究证实对类风湿关节炎有针对治疗作用的药物（如雷公藤、青风藤等），但效果亦很显著，机理何在，有待进一步研究。

2. 高辉远医案

🍅 案例一：祛风散寒宣痹法为主治疗类风湿关节炎案

马某，女，36 岁，干部。

初诊：1988 年 1 月 14 日。

病史：患者全身关节疼痛 3 个月，加重 1 个月。缘于 3 个月前因受凉后致全身关节疼痛，经某医院给予"消炎痛""阿司匹林"等药物治疗，未见明显好转。1 个月前全身关节痛加重，伴发双手指关节疼痛、晨僵、活动不灵，曾在某医院门诊查血沉 60mm/h，类风湿因子阳性，诊断为"类风湿关节炎"，经门诊中西药物治疗，效果不佳，遂请高师诊治。证见面色苍白，精神不佳，右手中指、无名指关节肿大变形，自诉疼痛难忍。舌淡，苔薄白，脉弦滑。辨为风寒湿痹。治拟祛风散寒宣痹，佐以扶正。

方药：

生芪 10g	白术 10g	防风 8g	桂枝 8g
白芍 10g	知母 8g	防己 10g	桑枝 15g
炙草 5g	木瓜 8g	苡仁 15g	生姜 3 片
大枣 5 枚			

15 剂，水煎服。

二诊：连服上方 15 剂后，周身疼痛明显减轻，手指关节痛亦缓解，食纳尚可，舌淡苔白，脉细弦。原方去木瓜，加芥穗 8g，羌活 10g。又进药 14 剂，全身及手指小关节痛消失，复查血沉 15mm/h，类风湿因子转阴性。然口干欲饮，舌质红，苔薄黄，脉细数。

方药：

沙参 10g	天冬 10g	生地 10g	砂仁 6g
黄柏 10g	炙草 5g	莲心 5g	骨碎补 8g
葛根 10g	焦楂 10g	桑枝 10g	地骨皮 10g

水煎煮，服 6 剂，诸症皆除，故停药观察。

【按语】 类风湿关节炎，属于中医"痹证"范畴。《素问·痹论》云："风寒湿三气杂至，合而为痹。其风气胜者为行痹，寒气胜者为痛痹，湿气胜者为着痹。"《济生方》亦云"皆因体虚，腠理空疏，受风寒湿三气而成痹也。"这些文献是古人对痹证的病因病机及证候明确认识，给后人提示本病正确的治疗法则。本案患者素体虚弱，因受冷而致病，证见全身及手指关节疼痛、晨僵、活动不灵、舌淡苔白等，显系风寒湿邪乘虚侵袭人体，合而为痹。故高师用祛风、散寒、宣痹，佐以扶正之法，使邪之所入侵者，仍由其路而祛除之，故收效甚速，终以清热滋阴、通络调理善后。

（《高辉远临证验案精选》）

🍅 **案例二：益气健脾除湿、温经活血通络法治疗类风湿关节炎案**

沈某，女，40 岁。1991 年 12 月 6 日就诊。四肢关节反复肿痛 4 年，晨僵明显，畏风寒，双手腕、双踝关节肿痛加重 3 个月，食欲不馨。化验血沉 40mm/h，类风湿因子阳性，滴度 1:80。曾服布洛芬、消炎痛等西药效果不显，特邀高师会诊。观舌质偏淡，苔白稍腻，脉沉细。辨为营卫气血失调、风寒湿邪阻络之证，治宜益气健脾除湿，温经活血通络之法。

药用：

黄芪 15g	赤芍 10g	防风 10g	白术 10g
防己 10g	太子参 10g	木瓜 10g	生苡仁 15g

桑枝 15g　　　　桂枝 8g　　　　炙甘草 5g

24 剂，水煎服。

服上方 24 剂后，关节疼痛明显减轻，肿胀渐消，复查血沉 29mm/h，类风湿因子阳性，滴度 1∶40。又服用 36 剂后，关节肿痛等症基本消失。复查血沉 20mm/h，类风湿因子阳性，滴度 1∶16。患者病情稳定，出院后继续服药巩固治疗。

【按语】　高师治疗类风湿关节炎，强调扶正是根本、祛邪是关键、温经活血是常法的学术观点，喜以王清任《医林改错》之黄芪赤风汤加味主之。故方中芪、参益气固本，防风、防己、木瓜除湿驱邪，白术、苡仁、甘草健脾除湿，赤芍、桂枝、桑枝温经活血通络，经多年临床观察确有疗效，值得细加研索。

（《高辉远临证验案精选》）

【评析】　高老认为正虚邪侵、阳虚血瘀是类风湿关节炎的重要病因病机，治疗多从扶正祛邪、温经活血立法。如案一以祛风散寒、宣痹祛邪为主，佐以扶正；案二治疗则以益气健脾扶正为主，佐以温经活血、除湿通络祛邪之法，辨证用药直切病机，故收效显著。

3. 张沛虬　益气养血蠲痹法治疗类风湿关节炎案

李某某，女，45 岁。

初诊：1980 年 7 月 15 日。

主诉：关节疼痛时轻时重已十余年，手足指趾关节肿胀强直，曾在某医院住院治疗 3 次，诊断为类风湿关节炎，长期服用强的松等西药，关节疼痛未见减轻，形体日见消瘦。

诊查：面色萎黄，腰膝酸软，趾关节肿胀；左侧手指强直畸形，屈伸不利，周围肌肉萎缩，得热则舒，遇寒冷胀痛加重。苔薄白，脉细弦。类风湿因子阳性，血沉 25mm/h。

辨证：风湿痹阻经络，骨骼受损，病延日久，耗伤正气，致气血不足、肝肾亏虚。

治法：益气养血，通络除痹。

处方：

当归 10g	赤芍 10g	制首乌 15g	炙黄芪 30g
鸡血藤 15g	鹿衔草 15g	广地龙 10g	熟地黄 15g
桂枝 6g	炙马钱子 2g	炙全蝎 5g（研吞）	

10 剂，水煎服。

二诊： 服药 10 剂，上肢关节疼痛已缓解，但入夜其痛绵绵，仍影响睡眠。再以上方加强益气养血、虫类搜风通络之品，连服 60 余剂。

三诊： 药后症状明显减轻，其后较长时间用药酒（经验方）与调补气血药间歇服用，再配合针灸治疗。1 年后追询，症状稳定，能参加一般劳动。

（《中国现代名中医医案精华·张沛虬医案》）

【评析】 类风湿关节炎属于中医"顽痹""骨痹"之范畴，该病后期患者多见肝肾气血俱虚，治疗时既要通络除痹治其标，又必须突出补养气血治其本，标本兼顾。张老治疗中晚期类风湿关节炎病情稳定的患者，常以成药（自拟酒剂或丸散药）为主，汤药为辅，并可配合针灸及外治法等综合治疗。其药酒的处方为：白花蛇 1 条，蜈蚣 5 条，全蝎 10g，蟪螂虫 10g，蜂房 15g，蕲蛇 30g，生地黄 30g，羌活 30g，防己 30g，忍冬藤 30g，甘草 30g，金雀花根 30g，桑枝 30g，海风藤 12g，上药研粗末浸入高粱酒 6 斤，两周后可服用，每次 2 匙（约 20 ~ 30mL），日服两次。本方亦可制成丸片剂，用鸡血藤、老鹳草各 150g，苍耳子 50g，煎汤取汁，将上药研末，水泛为丸（或轧片），每服 5g，每日 3 次，连服 3 个月为 1 个疗程。 案例中所用的马钱子，苦寒而不伤胃，长于强壮筋骨，补肾益脑强身，可寒可热，能补能行，实为他药所不及。但本品属中药之剧毒者，故临床应用时应从小剂量开始，渐增至适宜剂量为好。处方中如全蝎、蜈蚣、地龙、蟪螂虫等虫类药在本病中选用颇广，虫类药有通络除痹、活血祛瘀、搜风解毒等作用，为治骨痹之常用药物，疗效显著，但应用时以研吞效著，入煎则力逊。对肝肾亏虚者的治疗，重点在于阴阳气血之调补，佐以搜风通络除痹之品，突出补益药。

4. 刘炳凡医案

 案例一：益气温阳、宣痹通络法治疗类风湿关节炎案

田某某，男，40岁。

病史：患者经西医检查诊断为"类风湿关节炎"，已两年余。两手指关节肿痛变形，爪甲淡紫，四肢大关节疼痛，形寒，下肢作麻，疲乏无力，血压正常，饮食睡眠尚可。

诊查：眼巩膜色青有瘀滞点，爪甲淡紫。舌质淡红，苔润白，脉弦细。

辨证：气虚湿滞，络脉痹阻。

治法：益气温阳，宣痹通络。

处方：

黄芪 15g	白术 10g	土茯苓 15g	苡仁 15g
附片 10g	防己 11g	五加皮 10g	晚蚕沙 12g
地龙 10g	鸡血藤 12g	红花 6g	桑枝 30g（炒）
松枝节 3 个（炒）		杉枝节 5 个（炒）	

10 剂，水煎服。

二诊：服上方药10剂，关节痛缓解，四肢转温。原方去土茯苓，附片改为5g，加丹参15g，当归10g。

三诊：继服上方药30剂后，巩膜及爪甲青紫消失，手足温暖，指关节运动自如，行动如常，能坚持工作。原方去防己、桑枝、杉枝节，继续服20剂以巩固疗效。

（《中国现代名中医医案精华·刘炳凡医案》）

 案例二：健脾益气、祛湿通络法治类风湿关节炎案

李某某，男，35岁。

初诊：1986 年 11 月 7 日。

病史：患者自诉两膝关节疼痛已8年多，从西北高原赴湘进修学习，到湘后因气候潮湿，饮食水土不宜，于1986年11月2日突然全身关节游走性刺痛，尤以手、趾小关节为剧，屈伸不利，身重伴发热汗出，神疲力乏，心烦少寐，腰膝酸软疼痛，脘腹闷胀，食少便溏。试验室检查：红细胞沉降率 50mm/h，类风湿因子乳胶凝集试验阳性。

诊查： 面白少华。舌质淡边有齿痕，舌苔薄白，脉弦细。

辨证： 脾胃虚弱，气虚湿阻。

治法： 健脾益气，祛湿通络。

处方：

党参 15g	白术 12g	土茯苓 15g	甘草 5g
黄芪 20g	防己 8g	白芍 12g	附片 5g
青风藤 15g	五加皮 5g	狗脊 10g	淫羊藿 15g
晚蚕沙 12g	鸡血藤 10g	炒桑枝 15g	

14 剂，水煎服。

二诊： 服上方药后关节疼痛明显减轻，热退汗止，腹胀减轻，饮食增加。效不更方，继服上方药 14 剂。

三诊： 服药后关节疼痛基本消失，精神好转，饮食明显增加，腹胀消失，大便正常，但自觉口干，余无不适。舌质淡红，舌苔薄微黄，脉弦细。

处方： 原方去党参、附片，加养阴清补之太子参 15g，继服 14 剂。

四诊： 诸症消失，复查类风湿因子阴性，血沉恢复正常，追访两年未复发。

（《中国现代名中医医案精华·刘炳凡医案》）

【评析】 案例一患者症见形寒肢冷、手足麻木感。证属阳虚不运，寒凝湿滞络痹。用《金匮要略》防己黄芪汤补气行湿，加附片温经回阳，根据瘀阻症状，再入通络之品如地龙、红花、鸡血藤、桑枝、松节之类，亦是标本兼顾而重在治本。

案例二患者虽出现痹证的特点，但又见面白少华、纳差便溏、腹胀怠倦等脾胃虚弱的症状，故其治法亦应因人制宜，而采用四君子汤加黄芪健脾益气，辅以防己、青风藤、五加皮、狗脊、淫羊藿、桑枝祛湿通络、强筋健骨，佐以鸡血藤、白芍、附片舒全身之经络，晚蚕沙祛内外之湿邪，标本兼顾，药中病机而获显效。

5. 张琪医案

🍅 **案例一：滋阴养血、祛风通络法治疗类风湿关节炎案**

关某，女，16岁，学生。

初诊： 1987年5月14日。

病史： 患病1年余，初起手指足趾关节痛，继则指、趾、腕、踝关节肿胀变形，疼痛甚剧，逐渐发展至膝关节肿胀有积液，四肢肌肉萎缩，小关节呈梭形变，强直不能活动，并反复发烧，体温最高达39℃。曾多次就诊于某医院，诊为类风湿关节炎。用强的松及中药治疗，症状时轻时重，持续不愈。来诊时关节肌肉症状同前，类风湿因子阳性，血沉中等值（60mm/h），舌质红，无苔，脉细数无力。

辨证为肝肾阴虚，营血亏耗，无以濡筋骨利关节，外为风寒湿邪所侵，关节受损。

拟方：

当归20g	仙灵脾15g	生地30g	老鹳草50g
乌蛇20g	蜈蚣1条	全蝎5g	土鳖虫5g
山甲珠15g	白芍40g	秦艽15g	牛膝15g
地龙15g	山龙50g	防己20g	

6剂，水煎服。

服前方6剂，关节肿胀疼痛均明显减轻，诸关节有轻松之感，但仍发热，体温37.8℃。于前方加生石膏50g，苍术15g。继服14剂，关节肿胀疼痛继续好转，手指能伸直取物，手腕较前有力，两下肢有力，能下床站立，精神好转，食量增加，体重增加2kg，体温正常。血沉中等值（42.5mm/h），舌红转浅有薄苔，脉数。继续服药20剂，两手指关节肿胀基本消失，已能持一般物品，双下肢功能有所恢复，能拄拐杖行走，但膝关节仍有积液，血沉正常。于前方减仙灵脾、老鹳草，加苡仁30g，萆薢20g，苦参15g，以加重除湿热之力。服4剂时尿量增多，关节积液减少，继服30剂，除膝关节少量积液外，余基本恢复正常。后疗养半年，精神、食纳、关节功能均恢复正常。

（《张琪临证经验荟要》）

🍅 案例二：透骨搜风、清热养血通络法治疗类风湿关节炎案

姚某，女，55 岁。

初诊：1991 年 1 月 6 日。

病史：患者患类风湿关节炎两年余，手指足趾关节肿胀疼痛变形，左腕及踝关节肿胀有积液、疼痛，周身如火燎样灼热窜痛，筋拘急痛，至夜间则疼痛难忍，难以转侧，不能入睡，脉滑有力，舌质紫红，苔白少津。辨证为风痰湿热交阻，络脉不通，深入筋骨。治以透骨搜风，清热通络，养血润燥，标本合治法。

拟方：

乌蛇 20g	甲珠 15g	全蝎 10g	土元 10g
地龙 15g	僵蚕 15g	生地 20g	白芍 20g
当归 15g	生石膏 50g	大黄 5g	秦艽 15g
防风 10g	桂枝 15g	丹参 20g	片姜黄 15g
甘草 10g			

6 剂，水煎服。

服前方 6 剂，周身窜痛稍减轻，灼热感明显减轻，脉象略呈缓象，舌质红稍润。继服前方 12 剂，指趾关节肿胀减轻，腕踝关节积液亦减轻，夜间已能入睡。继以前方加重温经通络及除痰湿消肿之品，以达透骨搜风、清热除湿、温经通络、养血润燥之功。前方减大黄、秦艽、防风、片姜黄，加黄柏 10g，苍术 15g，防己 20g。连服上方 40 余剂，关节肿胀消失，疼痛不明显，仅值气候转阴时稍有疼痛感，脉缓，舌润。病人已能料理家务。随访半年未复发。

（《张琪临证经验荟要》）

🍅 案例三：清热养阴、祛风除湿法治疗类风湿关节炎案

王某，女，52 岁。

初诊： 1985 年 9 月 15 日。

病史： 患者 20 年前罹病，经常四肢关节疼痛，反复发作，经久不愈。1 年前开始两手食指及小指关节肿胀，呈轻度梭形变，西医诊断为"类风湿关节炎"，曾服用消炎痛、布洛芬等药治疗，虽可暂时缓解，但停药后病情易复发。近日因过劳后病情加重，周身关节均觉酸胀疼痛，尤以两腕及手指小关节更剧，灼热肿痛，活动不利，伴五心烦热，口干咽燥，大便干结，小便短少，舌质红，苔薄黄，脉弦细。血沉：32mm/h，抗"O"500U 以下。根据脉症，立清热养阴，祛风除湿之法。

拟方：

当归 25g	白芍 30g	生地 30g	知母 20g
苡仁 30g	防己 20g	防风 15g	秦艽 15g
羌活 15g	甘草 15g		

9 剂，水煎服。

服上方 9 剂，关节疼痛减轻，周身较前轻松，继以上方随症加减服药 20 余剂，手指及腕关节肿胀基本消除，五心烦热及口干咽燥诸症均减轻。继以调理气血，通经活络之品间断服药三月余，病情稳定，仅于过劳及气候变化时稍觉关节疼痛，血沉亦转正常，病获缓解。

（《张琪临证经验荟要》）

【评析】 由于类风湿关节炎痼结根深，难以驱除。故张老善用虫类药以透骨搜风，通络止痛。其中乌蛇性善走窜，能内走脏腑，外达皮肤，透骨通络，搜风胜湿；全蝎、蜈蚣驱风通络止痛；穿山甲、苏土元活血化瘀，通络止痛。数种虫药相伍，透骨搜风，通经止痛，势如破竹。然案一之患者病程绵长，气血亏耗，肝肾不足，故复加白芍、当归、生地、仙灵脾补肝肾益气血，荣筋骨利关节；另用秦艽、牛膝、防己、老鹳草祛风除湿。医案二患者以周身疼痛似火燎样灼热，脉滑，舌红等为主症，临床表现以热象为主，且痹证病程绵长，气血亏耗，肝肾亏损，证属风痰湿热交阻，络脉不通，深入筋骨。治当以透骨搜风，清热通络，养血润燥。故方中用乌蛇、甲珠、全蝎、土元、地龙、僵蚕等虫类药透骨搜风，通络止痛；生石膏、大黄清热泻火；秦艽、防风、片姜黄、桂枝祛风除湿治其标；

白芍、生地、当归、丹参养血活血以治其本。诸药合用，标本兼治，切合病机。医案三患者罹病日久，周身关节灼热肿痛，伴五心烦热，口干咽燥，大便干结，小便短少，舌红苔薄黄等，此乃阴虚湿热痹阻关节之证。故用当归、白芍、生地滋阴补血以治其本；知母、苡仁、防己、防风、秦艽、羌活祛风除湿，清热通络以治其标。总之，张老治疗痹证在应用祛风除湿散寒等祛邪法的同时，亦视患者体质，病程长短，邪正虚实等情况，适量配伍参、芪、归、芍等益气养血之品，或配伍熟地、狗脊、续断等补肝肾之品以扶正。

6. 焦树德 补肾祛寒、散风活络法治疗尪痹（类风湿关节炎）案

任某，男，48 岁，工人。

初诊： 1971 年 10 月 28 日。

病史： 患者关节疼痛、肿大变形、僵化，肢体不能自己活动 1 年有余。患者于 1970 年 9 月间，因挖地道而长时间在地下劳动。一日突然高烧 40℃以上，继而出现左膝、左踝关节红肿疼痛，行走不便，虽经治约半年，但病情日渐加重。两手腕、食指关节亦相继红肿疼痛，变形，僵化，活动严重受限，晨起伸不开。两膝关节肿大、变形，不能自由屈伸，左腿较重。两踝关节肿大如脱。经某医院检查，诊断为类风湿关节炎（当时血沉 55mm/h），即转该院中医科诊治，服中药 80 剂，症状未见改善，血沉增快（118mm/h），遂来本院就医。查除上述两膝、两踝及两手腕、手指关节肿大、变形、疼痛、不能自由活动外，两髋关节亦强直僵化，固定呈一种位置（大腿与躯干成 120°，不能屈伸），两肩、肘关节亦僵化不能活动，故来诊时需人背抬。有间断发烧，身体畏冷，心中烦热，食欲不振，时有恶心，大便每日 1～2 次，小便黄赤，舌苔白腻，脉象弦数。经本院放射科 X 线拍片，仍诊断为类风湿关节炎。证属风寒湿三邪侵袭致痹，肾虚而寒邪入骨，骨失所养之尪痹。治拟补肾祛寒、散风活络之法。以补肾祛寒治尪汤加减。

处方：

| 制附片 10g | 骨碎补 12g | 桂枝 10g | 炙虎骨 6.25g（另煎兑入） |
| 赤白芍各 10g | 麻黄 6g | 知母 10g | 防风 12g |

威灵仙 12g　　　白术 10g　　　炙山甲 10g　　　生姜 10g

甘草 6g

6 剂，水煎服。

　　药后诸症均减轻，仍守上方又加伸筋草 30g，虎骨改为 12g，嘱可常服。至 1972 年 3 月 10 日来诊时，已能自己行走，不用扶杖。两手腕及指关节虽仍有变形，但可用力活动，手按之亦无疼痛，膝关节尚有肿胀，予上方加黄芪 30g。3 月 17 日已能骑自行车上街，仍守上方。

　　1972 年 5 月 3 日来诊时，食欲很好，仅腕、背、踝部有时发胀，偶有轻痛，腕、指、膝、踝关节虽外观尚变形，但均不影响活动。先后共诊 22 次，服药 100 多剂，病情已稳定，改用粉剂常服。

处方：

制附片 45g　　　骨碎补 54g　　　川断 60g　　　桂枝 36g

炙虎骨 60g　　　赤白芍各 60g　　知母 36g　　　防风 45g

苍白术各 30g　　威灵仙 120g　　麻黄 36g　　　细辛 12g

松节 45g　　　　伸筋草 120g　　炙山甲 36g　　地龙 45g

皂刺 21g　　　　泽泻 30g

共研细末，每次服 3g，每日 2 次，温黄酒送服。

　　1973 年 1 月 27 日来诊，膝肿消退，关节明显变小，仍守上方，加归尾 36g，焦神曲 30g，片姜黄 30g，红花 36g，改川断为 90g，研为细末服。

　　1973 年 5 月 29 日，四肢功能明显好转，可以自由蹲下、站起，站立 1 小时多也不觉得疲累，能骑自行车上街几十华里。脉亦较前和缓有力，舌苔正常。惟左腕及踝关节尚有轻痛。仍予原方以资巩固。1975 年夏天追访：已上全天班工作年余，腕、指、左膝关节外形虽未恢复正常，但能活动，能工作，无痛苦。1979 年夏天复查：血沉 13mm/h，类风湿因子仍为阳性。但能坚持上班，并能胜任比较繁重的工作。

（《现代名中医内科绝技》）

　　【评析】　本案患者因久处寒潮之地而发病，以关节疼痛、肿大变形、僵化为主症，脚肿如脱，温温欲吐，呈尪羸之状。脉症合参，当属尪痹。焦老认为，尪痹多因久处寒湿而受风寒湿邪侵袭所致。寒湿最易伤肾，肾虚不能御邪，寒湿乘虚深侵，致使风寒湿三邪深侵至肝肾、筋骨而成尪痹。而且，内外之邪如寒湿、痰浊、瘀血、贼风，互为影响，凝聚不散，经络闭阻，血气不行，常可加重病情发展。这是尪痹病机之复杂所在。具体治疗又当以辨证为先。尪痹的治疗大法是以补肾祛寒为主，辅以化湿散风，养肝柔筋，祛瘀通络。肝肾同源，补肾亦能养肝、荣筋。祛寒、化湿、散风，使风寒湿三邪从内出外。活血通络可祛瘀生新。肾气旺，精血足，则髓生骨健，关节筋脉得以淖泽荣养，可使已失去正常功能的肢体、关节渐渐恢复功能。总之，在治疗时要抓住补肾祛寒这一重点，再随症结合化湿、散风、活血、壮筋骨、利关节等治法，标本兼顾。此外，要注意调护脾胃，以固后天之本。据此焦老用自拟方——补肾祛寒治尪汤治之：川续断 12 ～ 15g，补骨脂 9 ～ 12g，制附片 6 ～ 12g，熟地 12 ～ 15g，骨碎补 9 ～ 12g，淫羊藿 9 ～ 12g，桂枝 9 ～ 15g，独活 10g，赤白芍各 9 ～ 12g，威灵仙 12g，炙虎骨 6 ～ 12g（现用其他骨代用，另煎兑入），麻黄 3 ～ 6g，防风 6 ～ 10g，伸筋草 20 ～ 30g，松节 15g，知母 9 ～ 12g，炙山甲 6 ～ 9g，苍术 6 ～ 10g，牛膝 9 ～ 12g，水煎服，每日 1 剂，分 2 次服。本方以《金匮要略》桂枝芍药知母汤合《证治准绳》虎骨散加减而成。方中以川断、补骨脂补肾壮筋骨，制附片补肾阳祛寒邪，熟地填精补血、滋养肝肾为主药。以骨碎补、淫羊藿、虎骨温补肝肾、强壮筋骨，桂枝、独活、威灵仙搜散筋骨风寒湿邪，白芍养血缓急舒筋为辅药。又以防风散风，麻黄散寒，苍术祛湿，赤芍化瘀清热，知母滋肾清热，山甲通经攻结，伸筋草舒筋活络，松节专利关节为佐药；牛膝活血补肾、引药下行为使药。诸药合用，补肾祛寒，散风活络。此为焦老对难治之尪痹治疗经验之总结，值得借鉴。

7. 颜正华 祛风除湿通络、养血滋阴法治疗类风湿关节炎案

霍某，女，49 岁，教师。

初诊： 1992 年 2 月 20 日。

病史：患者因久居潮湿，经常咽痛，致关节痛 3 年。1990 年 6 月去医院诊治。诊为类风湿关节炎。血沉 25mm/h，抗链"O"1：200U，类风湿因子阳性，血铁、血钙偏低。经服中药治疗好转。1991 年 8 月复发，血沉 34mm/h，抗链"O"1：800U。全身关节痛，颈部及膝关节尤重，遇冷或着凉水加重。X 线平片示颈椎增生。经多方治疗效果不佳，且致便秘，遂来求治。刻下除见上症外，又见咽痛，遇热或食辛辣加重，饮食正常，尿不黄，绝经 4 年。查指、趾小关节略膨大变形，膝、踝关节膨大不明显，均不红不肿。舌尖红，少苔，脉弦细数。证属风湿入络，阴血亏虚。治以祛风除湿，通络止痛，兼以养血滋阴。

药用：

秦艽 10g	防风 10g	防己 10g	威灵仙 10g
木瓜 10g	草薢 15g	桑枝 15g	桑寄生 30g
牛膝 15g	当归 10g	赤白芍各 10g	

7 剂，水煎服。

忌食辛辣、油腻及生冷，慎避风寒，忌着凉水。

二诊：关节痛未加重，咽痛减，大便仍干。原方增当归量至 15g，加银花藤 30g，络石藤 15g，再进 7 剂。

半年后（8 月 17 日）第三次来诊，云连服上方 20 余剂，诸症基本消失，再加上工作忙，未来复诊。近日因天气变化，关节痛加重，并伴心悸，失眠多梦，眼干、口干、乏力，食炒花生等即咽干发憋，舌红少苔，脉细滑。证同前而阴虚明显，以二诊方去木瓜、桑枝，加干地黄 12g，夜交藤 30g，连进 14 剂，诸症缓解而又未续诊。至 1993 年 1 月 28 日又来就诊，云旧病复发，再以三诊方加减，连进 20 余剂。

4 个月后（1993 年 6 月 14 日）第 7 次就诊，云服上方后关节痛好转，近因食炒花生米，感受风热，而致喉头水肿。咽微红而痒，微咳，胸闷不畅，舌红苔薄黄，脉弦滑。证属热毒上攻，肺失清肃。治以清热解毒利咽，清肃肺气，兼以理气宽胸。

药用：

桔梗 6g	生甘草 5g	银花 12g	连翘 10g
川贝母 10g	杏仁 10g（打碎）	芦根 30g	赤芍 10g
丹皮 6g	通草 5g	郁金 10g	枳壳 6g

7 剂，水煎服。

药进 7 剂，咽痒、咳嗽已止，咽痛减，又见手指关节痛。手臂发麻，便稀，脘腹隐痛。血沉 27mm/h，抗链 "O" 800U。治以解毒利咽，祛风除湿，兼以理气和中。

药用：

桔梗 6g	生甘草 5g	银花藤 30g	络石藤 15g
丹皮 6g	赤芍 6g	生白术 10g	茯苓 20g
生苡仁 30g	陈皮 10g	香附 10g	苏梗 6g

7 剂，水煎服。

药进 7 剂，喉头水肿除，脘腹隐痛已消，余症如前。上方去丹皮、赤芍、陈皮、香附、苏梗，加秦艽 10g，豨莶草 12g，桑寄生 30g，牛膝 12g，桑枝 15g，防己 12g，连进 20 余剂，诸症基本消失，血沉与抗链 "O" 接近正常，类风湿因子转阴。

（《颜正华临证验案精选》）

【评析】　颜老认为痹证病程较长，常表现为邪实正虚之候，故颜老治疗本病主张祛邪与扶正兼施。他认为引发本病的邪气主要是风寒湿三种，并常兼血瘀或化热，临证治疗始终要将祛风寒湿邪、化瘀通络止痛放在重要的地位，若有化热倾向或已化热者，当配寒凉清热之品。本病的正虚在不同的患者或同一患者的不同时期可有不同，气血阴阳虚均可见到，不能一概而论，究竟是补气、养血，还是滋阴、助阳，或者兼而用之，当据具体病情而定。若在治疗中患者又感新疾，又当按轻重缓急另作处理。颜老在对本案一年半的治疗过程中，始终贯彻了这一思想。治疗大概可分为 3 个阶段：第一阶段包括初诊、二诊，初诊主以祛风湿通络止痛，兼以养血滋阴。二诊增当归用量，一为增强补血化瘀止痛之力；二为润肠通便，以治便秘；加银花藤、络石藤，一为增强祛风湿通络止痛之力，二为清热凉血以治疗咽痛。第二阶段包括三至六诊，守方加减进剂，巩固疗效。其中，三诊时去木瓜、桑枝，加干地黄、夜交藤，一为增强滋阴养血之力，二为安神治心悸失眠。然干地黄性寒滋润滑肠，患者便干投生品，而便稀投炙品。第三阶段即七诊之后，先时主要是针对患者新患火毒上攻、肺失清肃之证展开治疗，待新病愈后即转为专治关节痛之旧疾。如此环环相扣，方方见功，终使顽疾基本治愈。

8. 胡荫奇医案

案例一：清热解毒利湿法治疗类风湿关节炎急性期

王某，男，60岁，干部。

初诊：2001年1月7日。

病史：患者双手掌指及近端指间关节肿痛3月余，加重1周。3个月前患者劳累后出现双手掌指关节疼痛，后渐累及双手近端指间关节，并出现肿胀。在北京某医院诊为"类风湿关节炎"，给予尪痹冲剂口服，疼痛剧烈时加服芬必得。1周前，诸关节疼痛明显加重。患者由其女扶入病室，表情痛苦，起坐困难。患者双手腕、掌指、近端指间关节肿痛较甚，活动欠利。双侧肩、肘、膝关节疼痛，自诉晨僵持续达3小时以上，双手腕关节触之发热，压痛（+）。测体温38.1℃。口干、口渴，但不欲饮，大便尚可，小便黄、量少。舌质红，苔黄厚腻，脉滑数。

实验室检查：ESR：66mm/h，RF：78.12IU/mL，CRP：10.76mg/L。

治法：以清热解毒利湿为法。

处方：

忍冬藤 30g	青风藤 15g	虎杖 15g	连翘 15g
蒲公英 30g	砂仁（后下）6g	炒栀子 15g	元胡 10g
穿山龙 15g	车前子（包）10g	木瓜 15g	苦参 20g
威灵仙 15g	当归 10g	赤芍 15g	川芎 15g

10剂，水煎服。

二诊（2001年1月14日）：患者服药10剂（每日服药1剂半）后自觉诸症明显减轻，双手腕、掌指、近端指间关节轻度疼痛，肿胀不显。肩、肘、膝关节活动较前改善，晨僵持续约 1 小时，大便偏稀、小便调。舌质红，苔薄黄，脉弦滑，前方减虎杖，另加丹皮 15g 继服。

三诊（2001 年 2 月 7 日）： 患者诸关节疼痛大减，肿胀已消，活动基本如常，晨僵持续约 30 分钟，自觉活动后腰腿酸困乏力，二便调，舌质淡红，苔薄黄，脉弦缓。患者此时湿热渐清，虚象已显，方药转为调补为主，服药 20 余剂后患者来诉，诸症基本消失，生活如常。

【按语】 多数类风湿关节炎急性期的患者在临床上多表现为湿热或热毒阻络证，此时治疗不应拘于《素问·痹论》"风寒湿三气杂至，合而为痹"的论述，一见痹"辄投祛风散寒除湿之品"。在本病案中，胡老即以症、舌、脉为据投以清热解毒利湿之品，十余剂即获良效。

🍅 案例二：补益肝肾治疗中晚期类风湿关节炎

刘某，女，54 岁，干部。

初诊： 2001 年 3 月 6 日。

病史： 患者患类风湿关节炎 10 余年，近两月双手腕关节、掌指关节疼痛不适，活动欠利，晨僵持续约 1 小时左右，饮食睡眠及二便均正常。诊见面色少华、神疲、双手近端指间关节梭形变，舌质暗淡，苔薄白腻，脉沉细。查 ESR：37mm/h，RF：37.4IU/mL，CRP：8.02mg/L。

治法： 以补益肝肾为主，佐以活血祛风通络。

处方：

淫羊藿 20g	山萸肉 15g	肉苁蓉 15g	当归 10g
鸡血藤 30g	生芪 20g	鹿角（镑）10g	威灵仙 15g
青风藤 15g	穿山龙 15g	全蝎 3g	蜂房 5g
木瓜 15g	元胡 10g		

30 剂，水煎服。

二诊（2002 年 4 月 8 日）： 患者服药 1 月余，双腕关节、掌指关节疼痛改善，晨僵持续 20 余分钟，饮食、睡眠尚可，大便偏干，2 日一行，小便正常，舌质淡红，苔薄白，脉细弱。原方中肉苁蓉增至 30g，当归增为 20g，另加熟地 15g 继服。

三诊（2002 年 5 月 6 日）：患者自诉双腕、掌指关节疼痛基本消失，晨僵数分钟，活动后即改善，复查实验室指标仅 RF 值稍高于正常，其他均正常，嘱患者服益肾蠲痹丸调理善后。

【按语】 中晚期类风湿关节炎患者多有肝肾不足的表现，从西医角度来看处于这一阶段的类风湿关节炎患者多有免疫功能低下的表现，易于外感。针对这一特点，中医治疗以补益肝肾为主，现代研究发现多数补益肝肾的药物有调节机体免疫功能的作用。胡老在治疗肝肾不足类风湿关节炎患者时多选用温而不燥、滋而不寒、平补肝肾的药物，如山萸肉、肉苁蓉、淫羊藿、黄精等，全面调整肝肾阴阳，对改善类风湿关节炎患者体质，减少和防止类风湿关节炎的复发是大有裨益的。

（二）Felty 综合征

1. 张镜人　芳香宣化、苦寒清泄法治疗 Felty 综合征案

张某，女，21 岁。

初诊：1983 年 9 月 8 日。

主诉：全身大小关节焮红肿痛伴发热、皮疹 1 年。

病史：患者自 1982 年 8 月起，全身大小关节焮红肿痛，僵硬不适。症情逐渐加重，至 10 月，出现间歇性发热，体温多在 38℃左右，面部可见红色皮疹。4 次住院均诊断为"类风湿关节炎"。曾应用强的松、地塞米松、消炎痛、阿司匹林等治疗，未见好转，因而转来我院。目前身热起伏，面部皮疹殷红，头晕乏力，关节疼痛，步履艰难，生活不能自理。

舌脉：舌苔黄腻，脉细滑。

检查：T 37.6℃。肝区压痛明显，肝肋下约 3.5cm，质中。脾肋下可及。右肘关节伸侧触及一黄豆大小皮下结节。

实验室检查：血色素 88g/L，红细胞 2.68×10^{12}/L，白细胞 1.5×10^{9}/L，血沉

60mm/h，血小板 40×10^9/L。类风湿因子阳性。皮下结节活检属风湿性皮下结节之病理改变。超声波检查示肝、脾肿大。两手指关节摄片符合类风湿关节炎临床表现。

辨证： 风湿之邪感染，湿郁化热，侵营入络，损及肝肾。

诊断： Felty 综合征。

痹证。

治法： 芳香宣化，苦寒清泄。

方药：

桑叶枝各 9g	陈佩梗 6g	青蒿梗 9g	赤白芍各 9g
炒黄芩 6g	连翘 9g	银花藤 15g	炒牛膝 9g
生白术 9g	生米仁 9g	香谷芽 12 克	益元散 9g（包）

7 剂，水煎服。

二诊： 9 月 15 日。

身热已减，皮疹渐消，仍感胸闷胁胀，关节疼痛，脉细滑，舌苔黄腻略化，客风尚未尽撤，营分湿热逗留，仍从前方增入祛风湿而利气机之品。

处方： 上方加防风己各 9g，八月札 15g，佛手片 6g，7 剂。

三诊： 9 月 22 日。

热退疹隐，关节红热疼痛亦较缓和，右肘部结节已见缩小，喉间有痰，口渴不欲饮，毛发脱落，脉细滑数，舌苔黄腻质胖。风邪虽解，湿热挟痰瘀痹阻，肝肾内伤。治宜清湿热，逐痰瘀，兼益肝肾。

处方：

苍白术各 9g	防风己各 9g	炒桑枝 15g	独活 9g
茅莓根 30g	乌梢蛇 9g	炒当归 9g	秦艽 9g
络石藤 15g	陈胆星 3g	制半夏 6g	生熟苡仁各 9g
制狗脊 15g	仙灵脾 9g	香谷芽 12g	

7 剂，水煎服。

随访： 服药 3 个月，热退，皮疹与结节均消失，关节疼痛缓解。体检：肝肋下刚及，脾未及。查血常规：白细胞 5×10^9/L，血小板 210×10^9/L，血沉：24mm/h，症状缓解。

（《中国百年百名中医临床家丛书·张镜人》）

【评析】 本案明确诊断类风湿关节炎，同时伴脾大，周围血象示白细胞减少，可诊断为 Felty 综合征。中医辨证认为，肝主筋，肾主骨，风湿之邪外袭，邪郁日久，渐从热化，传于营分，厥少之阴受烁，故临床表现为颜面疹点色红，右胁隐痛，遍体关节酸疼，皮下结节隆起，证属"热痹"。昔贤论湿热证，尝谓："其挟内湿者，清热必兼渗化之法，不使湿热相搏，则易解也。"余颇信奉其说，以疗风湿挟热致痹常先主疏风化湿，风去湿除，热势必孤，何难清彻。然本案尚因痰瘀凝聚形成结节，且邪热久稽，戕及肝肾，自当兼祛痰瘀益肝肾，亦标本同治之意耳。

2. 胡荫奇　滋补肝肾、清热利湿、活血通络法治疗 Felty 综合征案

窦某，女，职员。

初诊： 2009 年 6 月 1 日入院。

主诉： 周身关节疼痛 10 年余，加重 1 个月。

病史： 患者 10 年前无明显诱因出现周身多关节疼痛，伴近端指间关节、掌指关节、腕关节、膝关节肿胀，晨僵，多次以"类风湿关节炎"住院治疗，症状时轻时重。2009 年 5 月开始出现多关节疼痛、屈伸不利伴低热，下午为甚，最高体温 37.9℃，伴恶寒、纳差、恶心，时头晕心悸，小便少，大便溏。

舌脉： 舌质黯红，苔黄腻，脉沉细滑。

查体： 贫血貌，双手近端指间关节、掌指关节肿胀、压痛，双腕关节、双肘关节压痛，不能伸直，双肩、双膝关节活动受限，左膝活动度 15° ～ 120°，右膝活动度 10° ～ 130°，左膝轻度肿胀，髌下压痛。左手握力 5mmHg，右手握力 5mmHg。

辅助检查： 血常规示 WBC：2.4×10^9/L，RBC：2.95×10^9/L，NEUT：62.20%，HGB：53g/L，CRP：57.30mg/L，ESR：96mm/h，RF：212.70IU/mL。腹部彩超：

脾大。胸片：双上肺淤血征，两肺纹理增多模糊，散在多发点状钙化灶，气管向右偏移，心脏左房、左室大。双膝正侧位 X 线片：关节间隙明显狭窄，诸骨关节面骨质增生、硬化，双侧关节囊肿胀。双髋关节正侧位 X 线片：双侧股骨头内骨质密度欠均匀，左侧股骨头边缘皮质欠光滑。

诊断： Felty 综合征。

痹病。

辨证： 肝肾不足，湿热瘀阻。

治法： 滋补肝肾，清热利湿，活血通络。

方药：

杜仲 15g	怀牛膝 20g	土茯苓 20g	黄柏 10g
知母 10g	虎杖 15g	地骨皮 15g	青蒿 20g
生黄芪 30g	莪术 15g	苏梗 12g	元胡 12g
白薇 30g	当归 10g	制鳖甲 20g（先煎）	

7 剂，水煎服，日 1 剂。

外用方：

公英 30g	金银花 30g	夏枯草 30g	红花 15g
威灵仙 30g	伸筋草 30g	桂枝 15g	芒硝 60g

4 剂，每剂煎至 1000mL，泡洗用。

二诊（2009 年 6 月 8 日）： 患者诉双手近端指间关节、双腕关节、双肘关节、双肩关节疼痛较前减轻，双膝、双髋仍疼痛，且屈伸不利，低热，最高体温 37.5℃，无畏寒、恶心。纳眠可，二便调。查：BP：125/80mmHg，WBC：2.05×10^9/L，RBC：2.97×10^9/L，NEUT：61.50%，HGB：53g/L。具体处方调整如下：

杜仲 15g	怀牛膝 20g	土茯苓 20g	黄柏 10g
知母 10g	虎杖 15g	地骨皮 15g	青蒿 30g
生黄芪 30g	半枝莲 15g	苏梗 12g	炒白术 12g
白薇 30g	当归 12g	石韦 20g	连翘 15g

| 薏苡仁 30g | 女贞子 12g | 旱莲草 15g | 生甘草 6g |

7 剂，水煎服，日 1 剂。

外用方：

| 公英 30g | 金银花 30g | 土茯苓 30g | 红花 15g |
| 威灵仙 30g | 伸筋草 30g | 桂枝 15g | 芒硝 60g |

4 剂，每剂煎至 1000mL，泡洗用。

三诊（2009 年 6 月 15 日）：患者诉双手近端指间关节、双腕关节、双肘关节、双肩关节疼痛较前减轻，双膝、双髋疼痛，屈伸不利，仍低热，纳眠可，二便调。查体：舌质黯红，苔黄腻，脉沉细滑，双膝肿胀，压痛。WBC：6.52×10^9/L，RBC：3.60×10^9/L，NEUT：64.30%，HGB：65g/L，CRP：4.20mg/L。患者白细胞升至正常，CRP 降至正常，血红蛋白较前升高，病情明显好转。综观舌脉，证属肝肾不足，湿热瘀阻，继予滋补肝肾、清热利湿、活血通络中药汤剂口服，同时予清热利湿、活血消肿中药泡洗，具体处方调整如下：

杜仲 15g	怀牛膝 20g	土茯苓 30g	黄柏 12g
知母 10g	虎杖 15g	地骨皮 20g	青蒿 30g
生黄芪 30g	半枝莲 20g	苏梗 12g	炒白术 15g
白薇 30g	当归 12g	石韦 30g	连翘 15g
薏苡仁 30g	女贞子 15g	猪苓 20g	生甘草 6g

14 剂，水煎服，日 1 剂。

外用方：

| 公英 30g | 金银花 30g | 土茯苓 30g | 红花 15g |
| 威灵仙 30g | 伸筋草 30g | 桂枝 15g | 芒硝 60g |

8 剂，每剂煎至 1000mL，泡洗用。

四诊（2009 年 6 月 29 日）：患者诉上肢诸关节疼痛减轻，双肩偶有窜痛感，双膝疼痛、僵硬、屈伸不利，以左侧为著，无发热恶寒，无恶心腹痛，纳眠可，二便调。查体：舌质黯红，苔黄腻，脉沉细滑，双膝肿胀、压痛。WBC：4.40×10^9/L，RBC：4.14×10^9/L，NEUT：64.30%，HGB：91g/L，ESR：60mm/h。

患者各项指标恢复正常，症状减轻，中药处方调整如下：

杜仲 15g	怀牛膝 30g	土茯苓 30g	黄柏 12g
知母 10g	虎杖 15g	地骨皮 15g	青蒿 30g
生黄芪 30g	半枝莲 20g	苏梗 12g	炒白术 15g
白薇 30g	当归 12g	忍冬藤 30g	连翘 15g
伸筋草 12g	生甘草 6g	猪苓 30g	桑枝 30g

7 剂，水煎服，日 1 剂。

2 个月后随访，患者病情平稳，坚持服用中药汤剂治疗。

【评按】　患者类风湿关节炎反复发作 10 余年，伴白细胞减少、脾大，确诊为 Felty 综合征，本案患者由于年逾四十，肝肾逐渐亏虚，肝主筋，肾主骨，筋骨失养，易致邪侵，加之患者形体肥胖，体胖多痰湿，痰湿内郁日久化热，痰浊湿热之邪痹阻，气血运行不畅，痹阻经络，故出现四肢关节肿痛、舌质黯红、苔黄腻、脉沉细滑等湿热痰瘀痹阻之象。证属肝肾不足，湿热痰瘀痹阻，治疗从滋补肝肾、清热化痰、活血利湿通络立法，标本兼治，由于药证相符，故收效显著。

（唐先平，申洪波）

第三章
成人斯蒂尔病

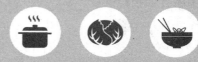

　　斯蒂尔病本是指系统起病的幼年型慢性关节炎（JCA），但相似疾病若发生于成年人，则称之为成人斯蒂尔病（adult onset Still disease，AOSD），以往国内长时间应用"变应性亚败血症"一名，1987年以后统一使用"斯蒂尔病"这一病名。本病是一种较少见的综合征，其临床特点为：起病急骤，主要有长期持续性或间歇性发热，体温多高于39℃，每日至少1次体温可达正常；反复出现一过性皮疹，呈多型性，多见于躯干和四肢，但也可见于面部，皮疹随体温的升降而出现或隐退；游走性关节痛及淋巴结肿大，肝脾肿大；周围血白细胞明显增高，核左移，血沉增速，血培养阴性；抗生素治疗无效，皮质类固醇激素能使症状缓解，但减量或停用激素症状常可复发。

　　现代医学对本病病因尚未完全阐明，多数患者发病前有感染史，尤其是链球菌和葡萄球菌感染，由于血培养阴性，故一些学者认为与感染性变态反应有关。本病的诊断主要依据临床特点，由于本病尚无特异性诊断方法，只有排除其他疾病后才能肯定诊断。本病应与败血症、风湿热、淋巴瘤、系统性红斑狼疮、皮肌炎、类风湿关节炎、少年类风湿关节炎等疾病相鉴别。现代医学对本病主要采用糖皮质激素及非甾体类抗炎药治疗，近年来对某些难治性患者有人用生物制剂如TNF-α阻断剂等治疗。

　　中医学尚未有本病的确切记载，对本病的认识目前尚有分歧：一是认为本病属"温病"范畴，主要依据是症见壮热，发热时烦躁不宁，口不甚渴，斑疹时隐时现，舌质红绛，脉细数等，病势在气营之间徘徊，或是气营两燔之象。二是认为本病应归属"痹症""历节风"的范畴，结合本病关节病变以疼痛为主，间有游走或肿胀等特点，认为是寒邪为主，其病机为寒湿内闭，侵袭肌骨，阻滞经络，格阳于外，迫阴于内，久之化热伤阴而成本病。其临床分型也并非固定不变，常常是热盛时为气营两燔之势，热降之后呈气阴两虚之象，故在治疗时祛邪必须顾及扶正，扶正必须顾及祛邪。本病临床辨证多以正虚邪恋、风湿热毒痹阻及血瘀证为主，治疗多采用扶正达邪、甘温除热、凉血化瘀及散风除湿之法。

1. 祝谌予　清解少阳、调和营卫、宣肺泻热法治疗斯蒂尔病案

阚某，男性，20 岁，工人。

初诊：1982 年 9 月 20 日初诊。

主诉：间断寒战、高热伴咽痛、关节痛 10 个月。

病史：患者于 1981 年 11 月无诱因出现寒战、高热，体温高达 39 ～ 41.6℃，伴有咽痛、头痛及全身关节疼痛，持续 20 余日。曾住某医院拟诊为"斑疹伤寒"，予静滴氯霉素和氟美松治疗，体温暂时下降。8 天后再次出现高热及关节痛，用氟美松治疗无效。嗣后每隔数日或数周上述病情复作，持续 2 ～ 3 日体温下降。1982 年 6 月来我院内科检查：柯兴面容。咽部充血，双侧扁桃体 II 度肿大，无化脓渗出。心肺正常，肝脾未及。血白细胞 57×10^9/L，血沉 7mm/h。肝肾功能、LE 细胞、ANA、抗 DNA、抗 ENA 均正常。嘱停用氟美松，改为强的松 45mg/d 口服。但 3 个月来仍间断高热，体温 38 ～ 40.4℃，伴咽痛、关节疼痛。每次持续 2 周左右。此次已发热 11 天，经内科确诊为青年类风湿（斯蒂尔病），就诊中医。

现症：每日先有寒战，继之高热，伴咽痛、四肢关节疼痛，两三小时后大汗淋漓，自行退热，翌日诸证复作。口干思冷饮，咳嗽胸痛，白黏痰不易咳出，小便黄赤，大便干燥。舌红，苔黄腻，脉浮滑数。

辨证立法：少阳郁热，营卫不和，肝火犯肺。治宜清解少阳，调和营卫，宣肺泻热。方用柴胡桂枝汤合泻白散加减。

处方：

| 柴胡 10g | 黄芩 10g | 沙参 15g | 清半夏 10g |

桂枝 10g	白芍 20g	炙甘草 6g	钩藤 10g（后下）
薄荷 10g（后下）	芦茅根各 30g	桑枝 30g	桑白皮 15g
地骨皮 20g	生姜 3 片	大枣 5 枚	

6 剂，水煎服。

二诊（10月11日）：药后咳嗽、胸痛、咽痛、白黏痰均消失，体温趋于正常。但10天前受凉后寒战、高热又发。刻下口干思饮，咽痛咽痒，大便干燥，小便黄赤，舌红苔黄，脉滑数。

辨证与治法：为邪热久踞少阳，化燥伤阴，易用大柴胡汤加减和解少阳，泄热存阴。

处方：

柴胡 15g	黄芩 15g	半夏 10g	白芍 15g
枳实 10g	生大黄 5g（后下）	生姜 3 片	大枣 5 枚
芦茅根各 30g	青蒿 15g	白薇 15g	秦艽 15g
防风 10g			

14 剂，水煎服。

服药14剂，未再寒战、高热，体温一直正常，口干咽痛告愈，二便如常。以后再用小柴胡汤和芦茅根、羌活、桑枝、桑叶等治疗半年，病告痊愈，随访数年，未曾反复。

（《祝谌予临证验案精选》）

【评析】 高热一症多属中医伤寒、温病范畴。本案虽病程已达10月之久，但并无热入营血之斑疹昏谵之见证，亦无耗气伤阴之动风虚象。故辨证为邪热久踞少阳，正邪分争，相持不下，外出太阳则咽痛、咳嗽、肢节酸楚；内合阳明则口干思饮，便秘溲黄。祝老治疗先予柴胡桂枝汤合泻白散两解太少，清热泻肺；次用大柴胡汤清泻少阳阳明之热，通腑退热；终用小柴胡汤和解表里，清透少阳，以清余热，药证合宜，而获良效。祝老善于运用经方而融汇贯通，堪称佳案。

2. 高辉远　甘温除热法治疗气虚发热（Still 氏病）案

刘某，女，45 岁，高热，体温 39.0℃，曾诊断斯蒂尔病，应用强的松、硫唑嘌呤、抗生素及口服清热解毒中药等治疗近 1 个月，仍无好转。高老会诊时，仍发热，以上午为甚，体温 38.7℃，倦怠懒言，虽发热而近衣被，触之手心热甚，且愈来愈热，食纳呆滞，面色萎黄，脉细数无力，苔白，舌质淡。高老辨为气虚发热，阳火上乘。治拟甘温除热，方用补中益气汤加味。

药用：

炙黄芪 15g　　　西洋参 6g（另煎兑入）　　　　　陈皮 8g

川芎 10g　　　白术 10g　　　柴胡 5g　　　　　甘草 5g

升麻 3g　　　生姜 3 片　　　大枣 5 枚　　　　当归 10g

6 剂，水煎服。

服药 6 剂，体温降至 37.5℃，食欲好转，脉虚缓。二诊效不更方继服 6 剂，体温正常，余症大减。

（《高辉远临证验案精选》）

【评析】　内伤气虚发热与外感发热，途殊治异。本案为自身免疫性疾病，从外感论治，口服清热解毒中药等治疗近 1 个月，治疗无效，患者虽发热而近衣被，触之手心热甚，且愈来愈热，食纳呆滞，面色萎黄，脉细数无力，苔白，舌质淡，高老辨为气虚发热，阳火上乘。以甘温除热获功，很有见地，值得后学效法研索。

3. 张伯臾医案

🍅 **案例一：清热凉血法治疗变应性亚败血症**

陈某，女，53 岁。

初诊： 1975 年 5 月 14 日。

病史： 患者发热、皮疹、关节痛反复发作两载，经某医院住院治疗，诊断为变应性亚败血症，出院后仍经常发热关节痛。现早晚先寒后热，热势渐高，得汗热退，五日来胸背发出红斑，间有疱疹，如灌浆状，脉细涩，舌光边黯，口干便软。阳证阴脉，正虚邪热化毒，侵犯营血。拟犀角地黄汤加味。

处方：

广犀角 9g（先煎）	鲜生地 30g	炒丹皮 9g	赤白芍各 30g
银花 30g	带心连翘 15g	炙升麻 9g	白花蛇舌草 30g
生黄芪 12g	生甘草 9g	红藤 30g	败酱草 30g

7 剂，水煎服。

6 月 4 日二诊：疱疹红斑已退，体温亦退四日，惟仍感烦热如火迫，舌光质黯，便软脉小。仍拟原法出入，从热毒施治，佐以化瘀之品。

处方：

广犀角 9g（先煎）	大生地 18g	炒丹皮 12g	赤白芍各 9g
银花 15g	连翘 15g	汉防己 12g	生黄芪 12g
生甘草 9g	红藤 30g	败酱草 30g	杜红花 6g

7 剂，水煎服。

6 月 11 日三诊：4 日来身热又起，体温达 38℃，前发红斑渐回，但又有新红斑出现，纳呆口干苦，大便不爽，舌光红边青，二便均有热感，脉细。正虚邪实，前法宜参益肾之品。

处方：

仙灵脾 15g	仙茅 15g	炒知柏各 9g	全当归 15g
广犀角 9g（先煎）	大生地 18g	炒丹皮 9g	赤白芍各 6g
白花蛇舌草 30g	炙黄芪 12g	土大黄 30g	败酱草 30g

14 剂，水煎服。

7 月 2 日四诊：身热一周未发，胸背红斑已回，但右手臂红斑尚未退净作痒，怕冷汗多，二便均利，脉细，苔薄边质黯。再拟前法出入。上方去全当归、大生地、白花蛇舌草、土大黄、败酱草，加大地龙 9g，紫草 12g，白鲜皮 12g，生甘草 9g，广犀角粉改为 4.5g（分吞），本方稍作加减连服 30 余剂。停药半年随访，平时偶有低热，一二日即退，皮疹及关节痛等未复发。未服激素类药物。

（《张伯臾医案》）

案例二：甘温除热法治疗变应性亚败血症案

陈某，女，17 岁。

初诊： 1976 年 10 月 6 日。

病史： 一年半以前，患者因反复高热、皮疹、关节游走性酸痛，血沉 120mm/h，血白细胞 34.3×10^9/L，在某医院确诊为变应性亚败血症，用激素、抗生素及中药治疗，症状好转出院。近半年来经常低热，两周来高热，日晡恶寒，入夜身热渐高，可达 39℃ 以上，天明热退不净，面色㿠白，四肢不温，无汗，作恶，纳减，脉细数无力，舌红苔薄白而润，口不干。病久正虚邪恋，书有甘温除热之法，今宗之。

处方：

潞党参 12g	炙黄芪 12g	生白术 9g	全当归 9g
熟附片 6g（先煎）	炙甘草 4.5g	软柴胡 4.5g	炒黄芩 4.5g
制半夏 9g	菟丝饼 15g		

7 剂，水煎服。

10 月 13 日二诊： 高热已退，恶寒亦解，稍有恶心，面色白，舌红转淡，苔薄脉细。前法合度，毋庸更张，原方 7 剂。

10 月 27 日三诊： 身热退后未发，肢节稍有酸痛，皮疹作痒，脉细舌淡苔薄，前方加祛风化湿之品。

处方：

潞党参 12g	炙黄芪 12g	生白术 6g	全当归 9g
熟附片 6g（先煎）	炙甘草 4.5g	炒黄芩 9g	防风己各 9g
菟丝饼 15g	鹿角片 9g（先煎）		

7 剂，水煎服。

11 月 10 日四诊： 指趾关节痛微肿，皮疹仍有，苔薄润，脉小数。

处方：

制川乌 6g（先煎）	生麻黄 4.5g	炙黄芪 15g	炒白芍 12g
全当归 12g	防风己各 9g	仙灵脾 15g	菟丝子 12g

蜜糖 30g（分冲）

7 剂，水煎服。

11 月 24 日五诊：指关节及足背痛减，皮疹已除，纳增，脉细数苔薄。原方生麻黄改炙麻黄 4.5g，加潞党参 12g，虎杖 15g，鹿角片 9g，14 剂。病情逐渐稳定，再用上方治疗观察三月余，未见反复而出院。门诊随访 1 年余未见复发。

（《张伯臾医案》）

【评析】 对变应性亚败血症张老常常从痹证着手，进行辨证论治。案一患者证属正虚邪热化毒、侵犯营血，先拟凉血解毒，以犀角地黄汤加味治疗。继而在热毒病邪减轻后，加入化瘀、补肾之品，效不更方，缓缓调之，使病情得到有效控制。案二患者，表现为高热，日晡恶寒，入夜身热渐高，天明热退不净，伴面色㿠白、四肢不温等气虚阳虚症状，说明此为久病正虚邪恋之证，故张老宗甘温除热之法，以补中益气汤加味治之，7 剂即热退，后继用温阳散寒之乌头汤加减治其关节肿痛，后又加补肾益气之品扶其正以巩固疗效。因此，通过本例可知，对于正虚邪恋之热，勿清之、泻之，免犯虚虚之戒。

4. 钱远铭　清利湿热、搜风疏络法治疗变态性亚败血症案

辜某，女，22 岁。

初诊：1979 年 8 月 25 日。

病史：患者四肢肌肉关节游走性疼痛 1 年余，恶寒发热，疼痛加剧 8 个月。自 1978 年 6 月出现双下肢疼痛，行走不便。经本单位医院用强的松、消炎痛等药可缓解。至 1978 年 12 月，症状加剧，全身肢体疼痛，活动受限，不能转侧，并见恶寒发热、精神疲乏、食欲不振、四肢肌肉和关节游走性疼痛、步履维艰。住入武昌某医院治疗。体温波动于 38℃～ 40℃，白细胞 21×109/L，中性粒细胞 0.82，血沉 100mm/h。经用大剂量抗生素、激素和中药治疗近半年之久，证情反复，并经某医院全科会诊，诊断为变态性亚败血症，因久治无效动员出院。于 8 月 5 日初诊。

诊查：其面如满月（服激素反应），全身肌肉、关节走痛，行动需予扶行，

午后发热，有时体温高达 39℃以上，口渴不多饮，月经不潮，舌红而苔黄腻，脉来濡数。

辨证：据其全身关节游走性疼痛数月不解，午后发热而苔黄腻，脉来濡数，证属湿热久蕴、脉络痹阻之候。

治法：清利湿热，搜风疏络为法。

处方：

灵仙 15g	防己 15g	苍术 15g	黄柏 15g
地龙 10g	蜈蚣 3 条	青风藤 15g	海风藤 15g
虎杖 15g	桂枝 10g	桑枝 20g	淫羊藿 15g
僵蚕 15g	青木香 15g		

每日 1 剂，连服 10 天。

二诊：药后潮热渐退，疼痛大减。嘱其逐步减去激素，步上方去桂枝继服药 10 剂。

三诊：潮热退尽，疼痛基本消失。于 9 月 15 日停用激素，精神胃纳正常。复查血沉：30mm/h，白细胞数 9×10^9/L，中性粒细胞 0.72。坚守上方去桂枝先后约服药 40 余剂，蜈蚣共用百余只。次年元月恢复工作，后随访 3 年未见复发。

（《中国现代名中医医案精华·钱远铭医案》）

【评析】 本案患者以四肢肌肉关节游走性疼痛，午后发热、口渴不多饮、舌苔黄腻、脉来濡数为其临床表现特点，属于中医"痹证"范畴，证属湿热内蕴、痹阻脉络，采用清热利湿、疏通经络之法，但由于本案患者日久入络，病情顽固，非一般草木之品所能奏效，故重用虫类逐风搜剔之品以建殊功。

5. 施赛珠 养阴清热、祛风化湿法治疗变应性亚败血症案

程某，女，35 岁。1981 年 9 月 5 日入院。

患者于 1979 年 5 月 26 日骤起高热，体温达 39℃，呈弛张型，持续数日不退，伴有咽痛，腹部皮肤见有一过性斑丘疹，全身关节酸痛，以两膝关节最甚，局部无明显压痛。曾在内蒙古某医院诊治，血白细胞（20～30）$\times 10^9$/L，血沉增快，

多次血培养阴性，经多种抗生素治疗无明显疗效，改用肾上腺皮质激素治疗后发热减退，皮疹消失，但停用激素后发热又起，关节痛及皮疹亦伴随而起。1979年10月18日转来上海，由我院传染病房收治。入院时体温40℃，一般情况尚好，全身皮肤无明显瘀点和皮疹，全身淋巴结不大，肝肋下一指，剑突下二指，质中等，脾刚扪及。血白细胞 11.45×10^9/L，血沉22mm/h，黏蛋白163mg%，血免疫球蛋白 IgA 110mg%，IgG 96mg%，IgM 90mg%，血培养阴性。骨髓穿刺涂片示粒细胞有明显退行性变，幼红细胞增生。诊断为变应性亚败血症。给予静滴氢化可的松 100mg/d，口服强的松 30mg/d。三日后发热渐退，改用强的松 30mg/d，继而发热消退，观察1个月后出院，回当地治疗。回家后患者屡次因强的松减量过快而引起病情反复，1981年7月又因激素减量而发热。强的松维持量最低不能少于17.5mg/d。1981年9月再次来沪，由我院中医病房收治入院，患者要求停用激素。入院时发热、皮疹已消退，但四肢关节常有游走性酸痛，胸前部皮肤常有瘙痒，化验除血黏蛋白225mg%仍高于正常范围外，余无明显阳性发现。入院后先以养阴清热、祛风化湿法治之。

处方：

生地 30g	山药 12g	泽泻 30g	生甘草 12g
土茯苓 30g	地肤子 12g	蒲公英 30g	秦艽 10g
苦参 10g	威灵仙 12g	陈皮 6g	

7剂，水煎服。

服药7剂，改用下方治疗以滋阴补肾。

处方：

生地 60g	山药 30g	菟丝子 15g	补骨脂 10g
肉苁蓉 10g	仙茅 10g	仙灵脾 12g	党参 10g
秦艽 12g	徐长卿 15g	苍耳草 15g	陈皮 6g
土茯苓 30g	生甘草 6g		

14剂，水煎服。

服上方2个月后，全部撤除激素治疗，出院时复查血黏蛋白为60mg%。随访 2 年余，未见病情复发。

（《中医杂志》1984；25（4）：41）

【评析】 本案患者由于以壮热、发斑为特征，病情日久，则热损阴液，且久用激素亦常加重阴液耗损，进而出现阴虚内热之证。因此，为防止在撤退激素时病情复发，应以滋阴补肾为治。同时，在应用激素过程中，肾阳受遏，撤减激素时，激素的助阳作用渐减，而自身肾阳又未恢复，故应使用部分温补肾阳之药。阴阳同补，为撤退激素保驾护航，病情即可得以控制。

6. 宋绍亮 清热解毒、祛瘀散结法治疗成人斯蒂尔病案

患者男，27 岁。

初诊：2010 年 11 月 20 日初诊。

病史：患者 2 个月前无明显诱因出现发热，伴关节疼痛，于某省级医院诊断为成人斯蒂尔病，持续服用泼尼松治疗，3 天前激素减量后发热复现，体温最高 38.4℃，双腕关节肿痛，发热时上臂部、腹部可见红色皮疹，咽痛，色红。查体：双腕关节肿胀，局部皮温升高；下颌部可触及 2 枚肿大淋巴结，直径约 1cm，质软，压痛，活动度可，无红肿及粘连。舌质红，苔黄腻，脉滑数。

辨证：热毒炽盛，痰瘀互结。

处方：升降散合清瘟败毒散加减。

僵蚕 12g	蝉蜕 12g	片姜黄 9g	熟大黄 6g
生石膏 45g	知母 15g	羚羊角粉 1g（冲）	生地黄 30g
牡丹皮 15g	赤芍 15g	金银花 15g	黄连 3g
黄芩 12g	栀子 12g	桔梗 12g	生甘草 12g
玄参 15g	淡竹叶 12g		

水煎服，日 1 剂。

患者服药 2 剂后热退。

二诊：10 日后复诊，皮疹、咽痛、肿大淋巴结消失，双腕关节肿痛明显减轻，仅 2 日前午后发热 1 次，体温 37.4 ℃，舌质红，少苔，脉细数，方以竹叶石膏

汤加减，水煎服，隔日 1 剂以资巩固。

（《宋绍亮运用升降散临证经验举隅》）

【评按】 叶天士将卫气营血和三焦理论融于痹症的辨证之中，提出了"营中热""热入血分"等证候诊断，如"今痹痛多日，脉中筋急，热入阴分血中，致下焦为甚，所谓上焦属气，下焦属血耳。"患者素体阳热，外感邪气，从阳化热，热入阳明则高热不退；热毒壅于咽喉则咽痛、色红；"热盛则肿"，热毒痹阻骨节则关节肿胀疼痛，皮温升高；热炽营血，热壅血瘀则皮肤发为红色皮疹，融合成片；热毒炽盛，炼津为痰，瘀于皮下，则见下颌部淋巴结肿大。方中用僵蚕、蝉蜕祛风化痰涤热，片姜黄、熟大黄行气散瘀泻热；生石膏、知母清热保津，达热出表；黄芩、黄连、栀子直泄三焦之火；羚羊角粉、生地黄、赤芍、牡丹皮凉血散瘀、清热解毒；桔梗、生甘草清热利咽；连翘、玄参、淡竹叶清心散结，"解散浮游之火"；使以甘草以和胃。全方以升降散化痰散瘀、条达气机，使郁开火散、痰去瘀除，配以清瘟败毒散清热解毒，凉血泻火，正对《温热论》之"在卫汗之可也，到气才能清气，入营犹可透热转气，入血就恐耗血、动血，直须凉血、散血"的治疗大法。诸药合用，药到症减。热病解后，大热虽去，然气津两伤，余热未尽，需防灰中有火，故以竹叶石膏汤收尾，以清解余热，益气生津。

7. 胡荫奇　清热利湿，活血通络法治疗成人斯蒂尔病案

王某，女，46 岁。

初诊： 2003 年 8 月 16 日。

病史： 患者 2 个月前因受凉出现双膝关节疼痛，以后逐渐出现双踝关节、足跗趾关节、近端指间关节、掌指关节、腕关节对称性疼痛，伴发热，曾在当地医院就诊，经检查后未确诊，给予雷公藤多苷片 10mg 每日 3 次口服，青霉素、地塞米松（起始量为 10mg，后渐减，共用 10 天）静点，症状缓解。但停激素 3 天后诸症加重，伴有发热、咽痛、脱发，近 4 天躯干、四肢出现散在充血性皮疹，皮疹随体温升降而出现或消退，无瘙痒及疼痛。关节疼痛伴晨僵，约 4～5 小时，纳可眠差，小便黄赤，大便干，2～3 日一行。

查体：T 38℃，P 95 次／分，咽部充血，扁桃体无肿大，淋巴结无肿大，躯干散在充血性皮疹，以腹部及双踝部明显。

化验检查：WBC：6.89×10^9/L，RBC：3.20×10^9/L，HGB：71g/L，PLT：290×10^9/L，NEUT：64.4%。ANA、抗 ENA 抗体均阴性。RF：7.5IU/mL，ESR：109mm/h，CRP：128.48mg/L，IgG 8.75g/L，IgA 2.81g/L，IgM 1.77g/L。

舌脉：舌质红，舌薄黄腻，脉弦略数。

诊断：成人斯蒂尔病。

热痹。

辨证：湿热瘀血痹阻。

治法：清热利湿，活血通络。

方药：

黄柏 12g	苍术 10g	薏苡仁 30g	生石膏 30g（先煎）
知母 15g	秦艽 15g	柴胡 10g	路路通 10g
车前子 20g	穿山龙 20g	草薢 15g	紫草 6g
栀子 10g			

水煎服，日 1 剂。

配合清开灵 20mL 静点以清热解毒，氨糖美辛 2 粒，每日 2 次口服以抗炎镇痛。

药后患者虽然仍有发热，以下午及夜间为甚，但发热时的体温峰值较前降低（夜间体温 38℃），皮疹较前减轻，双踝关节、足跖趾关节、近端指间关节、掌指关节、腕关节对称性肿痛无明显改善，舌质红，苔薄黄腻，脉弦滑。中药治疗仍从清热利湿、活血通络立法，中药以上方去生石膏，加连翘 15g、滑石 10g（包）、片姜黄 10g 以加强清热利湿，通络止痛之功。服上方 14 剂后体温降至正常，皮疹消失，但仍感四肢多关节疼痛；继服上方加减（去滑石、紫草，加山萸肉 15g、赤白芍各 30g、老鹳草 30g 以加强滋阴活血通络之功）服用 10 余剂后，关节疼痛明显改善，血沉降至 48mm/h，CRP 降至 18.93mg/L，病情好转出院，出院后继用上方加减调理。

4 年后随访，偶有四肢多关节时有肿胀疼痛之外，未再出现发热及皮疹。

【评按】 此例患者为成人斯蒂尔病发热后期，其反复出现间歇性高热，以下午为著，随发热出现皮疹，偶有肌肤瘙痒，伴四肢关节肌肉酸痛，舌质黯红，苔薄黄，脉细数，辨证属湿热瘀阻。治疗从清热利湿、活血通络立法，方剂选用四妙散合白虎汤加减，病证相符，收效显著。

8. 唐先平　益气养阴、清热利湿解毒法治疗成年型斯蒂尔病案

案例一

范某某，男性，30 岁，于 2008 年 9 月 9 日初诊。

主诉：间歇性高热、四肢肌肉关节疼痛反复发作 1 月余。

现病史：患者 1 个月前无明显诱因出现间歇性发热，最高体温 40.2℃，随发热出现颈胸部皮疹，热退疹消，伴有四肢肌肉、关节疼痛，在当地医院就诊，经检查诊断为"成人斯蒂尔病"，并收入院治疗 2 周余，后因疗效不明显而出院，遂来我院就诊并收入院治疗。刻下症见：间歇性发热，体温波动在 36.2℃~40.2℃，随发热出现颈、胸部皮疹，热退疹消，伴有四肢肌肉、关节疼痛，口苦口干，纳差，时有胃脘部疼痛，体倦乏力，小便黄赤量偏少，大便偏干，每 2 ~ 3 日一行。

既往病史：否认高血压、糖尿病、冠心病等慢性病病史，否认肝炎、结核等传染病病史，否认药物、食物过敏史。

查体：T 38.8℃　　P 120 次 / 分　　R 21 次 / 分　　BP 125/70mmHg

舌质黯红，苔薄黄腻，脉濡细滑。颈胸部及背部散在红色丘疹，压之退色，黏膜无黄染及出血点，全身浅表淋巴结未触及肿大。头颅无畸形，双侧瞳孔等大等圆，耳鼻通畅，无特殊分泌物，口唇无发绀，咽部稍充血，双侧扁桃体无肿大。颈软，气管居中，甲状腺无肿大。胸廓对称，双肺呼吸音清，未闻及干湿啰音。心率 120 次 / 分，律齐，各瓣膜听诊区未闻及病理性杂音。腹软，无压痛及反跳痛，肝脾肋下未及，肝区、双肾区无叩痛。莫菲征（－），麦氏点压痛（－）。双下肢未见指凹性水肿。生理反射存在，病理征未引出。专科情况：颈腰椎活动自如，四肢关节无肿胀及压痛，双侧"4"字试验（－），双侧直腿抬高试验（－），

双侧浮髌征（－）。外院辅助检查：血常规：WBC16.7×10^9/L，LYM 1.31×10^9/L，LYM% 7.8%，NEUT 14.2×10^9/L，NEUT% 85.4%；类风湿因子 20.0 IU/mL，ASO 25.00IU/mL，ESR 61 mm/h。肝功示：ALT 122.70 U/L，AST 89.90U/L，TP 65.0g/L，ALB 30.0g/L，A/G 0.860U/L。抗核抗体、抗ENA抗体均为阴性。

中医诊断： 痹病（气阴两虚、湿热痹阻）

西医诊断： 成人斯蒂尔病

治法： 益气养阴，清热利湿通络，同时予滋阴清热、引火归源的中药双足泡洗用。

方药： 青蒿鳖甲汤加减，具体方药如下：

青蒿 30g	鳖甲 15g（先下）	地骨皮 30g	知母 10g
丹皮 12g	白薇 30g	穿山龙 15g	半枝莲 20g
黄柏 10g	茯苓 30g	炙甘草 6g	葛根 30g
生黄芪 30g	当归 15g	五味子 6g	苏梗 15g
连翘 15g	焦三仙各 15g		

7剂，水煎服，每日1剂。

青蒿 30g	白薇 30g	秦艽 30g	怀牛膝 30g
地骨皮 30g	土茯苓 30g	肉桂 6g	汉防己 15g

4剂，每剂煎取1000mL，双足泡洗用。

二诊日期： 2008年9月17日。

患者近日无发热，体温波动在36.0℃～36.7℃，颈胸部皮疹瘙痒明显，四肢肌肉、关节疼痛好转，咽痛不适，偶有咳嗽，少痰，色黄，口苦口干，纳差好转，偶有胃脘部疼痛，体倦乏力好转，小便黄赤量偏少，大便偏干，每2～3日一行。查体：舌质黯红，苔薄黄腻，脉濡细滑。颈胸部及背部散布红色丘疹，压之退色。继予益气养阴、清热利湿通络的中药内服，同时予滋阴清热、引火归源的中药双足泡洗用，具体方药调整如下：

青蒿 30g	鳖甲 15g（先下）	地骨皮 30g	知母 10g
丹皮 12g	白薇 30g	穿山龙 15g	半枝莲 20g

黄柏 10g	茯苓 30g	炙甘草 6g	葛根 30g
生黄芪 30g	当归 15g	五味子 6g	苏梗 15g
连翘 15g	焦三仙各 15g		

7 剂，水煎服，每日 1 剂。

| 青蒿 30g | 白薇 30g | 秦艽 30g | 怀牛膝 30g |
| 地骨皮 30g | 土茯苓 30g | 肉桂 6g | 汉防己 15g |

4 剂，每剂煎取 1000mL，双足泡洗用。

三诊日期：2008 年 9 月 24 日。

患者近日无发热，四肢肌肉、关节疼痛已不明显，咽痛咳嗽，吐痰症状消失，无体倦乏力，口苦口干，纳差好转，时心悸，小便黄赤好转，量可，大便调。查体：舌质黯红，苔薄黄腻，脉濡细数。综观患者脉症，继予益气养阴、清热利湿通络的中药汤剂内服，同时予滋阴清热、引火归源的中药双足泡洗用，具体方药调整如下：

青蒿 30g	鳖甲 15g（先下）	地骨皮 30g	知母 10g
丹皮 12g	白薇 30g	穿山龙 15g	半枝莲 20g
黄柏 10g	茯苓 30g	炙甘草 6g	葛根 20g
生黄芪 30g	当归 15g	五味子 6g	苏梗 15g
连翘 15g	焦三仙各 15g		

12 剂，水煎服，每日 1 剂。

| 青蒿 30g | 白薇 30g | 秦艽 30g | 怀牛膝 30g |
| 地骨皮 30g | 土茯苓 30g | 肉桂 6g | 汉防己 15g |

6 剂，每剂煎取 1000mL，双足泡洗用。

【评按】 患者青年男性，以发热、皮疹、关节肌肉疼痛为主症，故辨为痹病。患者正气虚弱，感受湿热之邪，客于关节，痹阻经脉，气血运行不利，故出现发热、关节肌肉疼痛。患者因反复发热，日久不愈，耗伤气阴，故出现气短，体倦乏力之症；舌质黯红，苔薄黄腻，脉濡细滑为气阴两虚、湿热痹阻之象。纵观舌脉，四诊合参，本病应辨证为气阴两虚、湿热痹阻。治疗上从益气养阴、清热利湿通络立法，予益气养阴、清热利湿通络的中药内服，同时予滋阴清热、引火归源的中药双足泡洗用，标本兼治，由于药证相符，故收效显著。

案例二

患者刘某某，女性，42岁，2012年3月2日初诊。

主诉：反复发热伴咽痛、皮疹、肌肉疼痛1年余，加重1个月。

现病史：患者于1年前无明显诱因出现发热，体温最高39℃，发热时伴咽痛，胸腹部、背部及面部皮疹，肌肉疼痛，遂至北京中医院诊治。当时考虑为"亚甲炎"，予对症输液、强的松治疗（具体不详）后，体温降至正常。出院后患者自行减服激素，强的松减至5mg时上述症状反复，并出现双膝关节肿痛，活动受限，于2011年6月至北京中医院骨科住院行保守治疗，症状缓解不明显，遂于同年11月至我院骨科行双膝关节镜手术，术后膝关节疼痛减轻。近1个月来发热、皮疹症状加重，体温最高达40℃，于解放军总医院查血清铁蛋白>2000ng/mL。为求中医治疗而来我院就诊。刻下症见：发热，体温最高达40℃，发热时伴咽痛，头面部、胸腹部及颈部红色皮疹，瘙痒，双膝关节疼痛，不肿，表面皮温正常，不能站立行走及蹲起，怕风怕冷，乏力明显，口干，纳差，呕吐一次，为胃内容物，小便黄，大便干，眠差。

既往史：既往有胃溃疡病史多年，未经系统治疗。否认高血压、冠心病、糖尿病等慢性病史；否认肝炎、结核等传染病病史；于2011年11月在我院行双膝关节镜手术；否认外伤、输血史；否认药物食物过敏史。

查体：T 37.5℃　　P 100次/分　　R 20次/分　　BP 120/80mmHg。舌质黯红，苔薄黄腻，脉沉细。头面部、胸腹部及颈部散布红色斑丘疹，压之退色。咽部无充血，双侧扁桃体无肿大。双肺呼吸音略粗，未闻及干湿啰音及胸膜摩擦音。心率100次/分，律齐，各瓣膜听诊区未闻及病理性杂音。专科情况：腰椎生理曲度正常，脊柱棘突无压痛，双膝关节压痛（＋），未见肿胀，膝关节活动受限，不能伸直，双侧4字试验、直腿抬高试验未能配合，双侧浮髌征（－），骨盆挤压、分离试验（－），下肢肌肉轻度萎缩，压痛（－）。

辅助检查：血常规：WBC 17.97×10^9/L，RBC 3.33×10^{12}/L，HGB 95g/L，HCT 0.284，LYM 5.04%，MONO 2.84%，NEUT 89.24%，余项未见明显异常。术前四项：均为阴性。血沉：51mm/h。生化 1+2+RF+ASO+ 免疫球蛋白：AST 116.3U/L，TP 53.6g/L，ALB 26.4g/L，A/G 1，LDH 1467U/L，HBDH 882IU/L，BMG 4.1mg/L，HDL 0.89mmol/L，CHO 2.94mmol/L，LDL 1.89mmol/L，apoA 1 0.63g/L，CRP 48.4mg/L，CA 1.73mmol/L，余项正常。血清铁蛋白：>2000ng/mL。甲功五项：FT3 2.11pg/mL（2.3~4.2）。TT4 14μg/dL（4.5~10.9）。X 线：双膝关节轻度退行性变。骨密度：低骨量。

中医诊断：热痹（气阴两虚，湿热痹阻）

西医诊断：1. 成人斯蒂尔病

2. 双膝关节滑膜炎

3. 胃溃疡

治法方药：中医以益气养阴，清热利湿为法；予益气养阴，清热利湿汤药内服，具体处方如下：

柴胡 12g	黄芩 12g	法半夏 6g	青蒿 20g
鳖甲 15g	地骨皮 20g	丹皮 12g	肿节风 15g
葛根 30g	穿山龙 20g	淡竹叶 10g	芦根 30g
花粉 20g	连翘 15g	赤芍 15g	白术 12g
防风 6g	乌梅 10g	香附 12g	炙甘草 9g
白薇 12g			

3 剂，水煎服，每日 1 剂。

二诊（2012 年 3 月 7 日）：患者近两日无发热，双膝关节疼痛好转，仍不能站立行走及蹲起，坐起时觉胸闷，咽痛，头面部、胸腹部及颈部红色皮疹，瘙痒较前减轻，背部怕冷，乏力，口干，纳差，无呕吐，小便黄，大便干，眠差。查体：舌质黯红，苔薄黄腻，脉沉细。头面部、胸腹部及颈部散布红色斑丘疹，压之退色。腰椎生理曲度正常，脊柱棘突无压痛，双膝关节压痛（＋），未见肿胀，膝关节活动受限，不能伸直，双侧 4 字试验、直腿抬高试验未能配合，双侧浮髌征（－），骨盆挤压、分离试验（－），下肢肌肉轻度萎缩。继予益气养阴、清热利湿汤药内服，同时予滋阴清热、引热下行的中药外洗，具体处方调整如下：

银柴胡 12g	黄芩 12g	青蒿 20g	白薇 12g
地骨皮 20g	丹皮 12g	生地 20g	赤芍 15g
葛根 30g	穿山龙 20g	土茯苓 30g	白鲜皮 12g
荆芥 12g	连翘 15g	赤芍 15g	白术 12g
防风 12g	乌梅 10g	五味子 6g	炙甘草 9g

7 剂，水煎服，每日 1 剂。

| 青蒿 30g | 白薇 30g | 秦艽 30g | 怀牛膝 30g |
| 地骨皮 30g | 老鹳草 30g | 肉桂 6g | 徐长卿 30g |

4 付，每剂煎取 1000mL，泡洗用，每日 1 次。

三诊（2012 年 3 月 14 日）：患者昨日受凉后，出现恶寒、发热，最高体温 38.5℃，发热时伴皮疹，咽痛，咳嗽，吐少量黏痰，背部怕冷，乏力，口干，纳差，无呕吐，二便调，眠差，仍不能站立行走及蹲起。查体：舌质黯红，苔薄黄腻，脉沉细。双下肢散布红色斑丘疹，压之退色。双侧甲状腺肿大。腰椎生理曲度正常，脊柱棘突无压痛，双膝关节压痛（＋），未见肿胀，膝关节活动受限，不能伸直，右侧"4"字试验不能完成，左侧"4"字试验（－），下肢肌肉轻度萎缩。检查回报：血常规：WBC 19.56×10⁹/L，RBC 3.32×10¹²/L，HGB 95g/L，HCT 0.301，LYM 7.02%，NEUT 88.91%。血沉：73mm/h。生化 1+ 心肌酶谱+K、Na、Cl、GLU：ALT 45.80U/L，TP 58.2g/L，ALB 31.50g/L，LDH 492U/L，HBDH 372IU/L，CK 9.00U/L，CRE 31.00umol/L，GLU 3.80mmol/L（空腹），余项正常。血清铁蛋白：>2000ng/mL。予以柴银口服液 20mL po tid 疏风清热、解毒利咽，继予益气养阴、清热利湿汤药内服，中药上方去乌梅、五味子加重楼 12g、半枝莲 15g 以加强清热解毒利咽之功，具体处方调整如下：

银柴胡 12g	黄芩 12g	青蒿 20g	白薇 12g
地骨皮 20g	丹皮 12g	生地 20g	赤芍 15g
葛根 30g	穿山龙 20g	土茯苓 30g	防风 6g

荆芥 12g	连翘 15g	生黄芪 20g	白术 12g
炙甘草 9g	当归 10g	木瓜 15g	重楼 12g
半枝莲 15g			

7 剂，水煎服，每日 1 剂。

继予滋阴清热、引热下行的中药外洗，具体处方如下：

| 青蒿 30g | 白薇 30g | 秦艽 30g | 怀牛膝 30g |
| 地骨皮 30g | 老鹳草 30g | 肉桂 6g | 徐长卿 30g |

4 付，每剂煎取 1000mL，泡洗用，每日 1 次。

四诊（2012 年 3 月 22 日）：患者近日无发热，皮疹减轻，偶瘙痒，无咽痛咳嗽，双膝关节无疼痛，可较长时间站立，短距离行走，纳眠可，二便调。查体：舌质黯红，苔薄黄腻，脉沉细。双下肢散布红色斑丘疹，压之退色。双侧甲状腺肿大。腰椎生理曲度正常，脊柱棘突无压痛，双膝关节压痛（＋），未见肿胀，膝关节活动受限，不能伸直，右侧"4"字试验不能完成，左侧"4"字试验（－），下肢肌肉轻度萎缩。综观脉症，患者证属气阴两虚，湿热痹阻证，继予益气养阴、清热利湿汤药内服，具体处方调整如下：

银柴胡 12g	黄芩 12g	青蒿 20g	白薇 12g
地骨皮 20g	丹皮 12g	生地 20g	赤芍 15g
葛根 30g	穿山龙 20g	土茯苓 30g	防风 6g
荆芥 12g	连翘 15g	生黄芪 20g	白术 12g
炙甘草 9g	当归 10g	木瓜 15g	伸筋草 15g
重楼 12g	半枝莲 15g	怀牛膝 30g	白鲜皮 12g
乌梅 10g	益母草 30g		

7 剂，水煎服，每日 1 剂。

五诊（2012 年 3 月 28 日）：患者诉颈部皮疹伴瘙痒，双下肢时有皮疹，无发热，行走较长距离后觉双膝疼痛乏力，纳眠可，二便调。查体：舌质黯红，苔薄黄腻，脉沉细。双下肢散布红色斑丘疹，压之退色。双侧甲状腺肿大。腰椎生理曲度正常，脊柱棘突无压痛，双膝关节压痛（－），未见肿胀，膝关节活动受限，不能伸直，右侧"4"字试验不能完成，左侧"4"字试验（－），直腿抬高试验（－），双侧浮髌征（－），骨盆挤压、分离试验（－），下肢肌肉轻度萎缩。综观脉症，患者证属气阴两虚，湿热痹阻，继予益气养阴、清热利湿汤药内服，具体处方调整如下：

银柴胡 12g	黄芩 12g	青蒿 20g	枳壳 12g
地骨皮 20g	丹皮 12g	生地 20g	赤芍 15g
葛根 30g	穿山龙 20g	土茯苓 30g	防风 6g
荆芥 12g	连翘 15g	生黄芪 20g	白术 12g
炙甘草 9g	当归 15g	木瓜 15g	伸筋草 15g
半枝莲 15g	怀牛膝 30g	乌梅 10g	益母草 30g

7 剂，水煎服，每日 1 剂。

青蒿 30g	白薇 30g	秦艽 30g	怀牛膝 30g
地骨皮 30g	老鹳草 30g	肉桂 6g	徐长卿 30g

4 付，每剂煎取 1000mL，泡洗用，每日 1 次。

六诊（2012 年 4 月 11 日）： 患者近期无发热。双膝酸痛乏力感较前减轻。双下肢斑丘疹消退。仍感蹲起困难，行走时间长时觉足跟疼痛，自觉口渴，夜间颈部汗出明显。纳寐可，小便调，大便干。查体：舌质黯红，苔黄厚腻，脉弦滑。双侧甲状腺肿大。腰椎生理曲度正常，脊柱棘突无压痛，双膝关节压痛（－），未见肿胀，膝关节活动受限，不能伸直，右侧"4"字试验不能完成，左侧"4"字试验（－），直腿抬高试验（－），双侧浮髌征（－），下肢肌肉轻度萎缩。嘱患者继续加强肌肉锻炼。复查血常规、血沉、肝肾功能、心肌酶谱、CRP、GLU、免疫球蛋白、补体及血清铁蛋白，以观察病情恢复情况。目前仍证属气阴两虚，湿热痹阻证，继予益气养阴、清热利湿汤药内服，同时清热利湿通络中药泡洗，具体处方调整如下：

银柴胡 12g	青蒿 20g	赤芍 15g	连翘 15g
地骨皮 20g	丹皮 12g	防风 12g	白术 12g
葛根 30g	穿山龙 20g	土茯苓 30g	木瓜 20g

炙甘草 9g	当归 15g	半枝莲 15g	虎杖 12g
怀牛膝 30g	益母草 30g	垂盆草 30g	黄柏 12g
苍术 12g			

7 剂，水煎服，每日 1 剂。

青蒿 30g	白薇 30g	秦艽 30g	怀牛膝 30g
地骨皮 30g	老鹳草 30g	肉桂 6g	徐长卿 30g

4 付，每剂煎取 1000mL，泡洗用，每日 1 次。

七诊（2012 年 4 月 18 日）：患者近期无发热。双膝酸痛乏力感较前减轻，仍感蹲起困难，行走时间较长则自觉足跟疼痛，自觉乏力，汗出。纳寐可，二便调。查体：舌质黯红，苔黄厚腻，脉沉细。颈胸部散在皮疹，无瘙痒。双侧甲状腺肿大。腰椎生理曲度正常，脊柱棘突无压痛，双膝关节压痛（－），未见肿胀，膝关节活动受限，不能伸直，右侧"4"字试验不能完成，左侧"4"字试验（－）。检查结果回报：血常规：WBC $6.43×10^9$/L，HGB 106g/ L，HCT 0.377，血沉：19mm/h。血清铁蛋白 >2000ng/mL。肝肾功 +CRP+GLU+ 心肌酶谱：ALT 114.4U/L，AST 121g/L，LDH 989U/L，HBDH 633IU/L，CK 19U/L，TP 60.30g/L，CRE 33.00μmol/L，CRP 21.2mg/L。综观患者脉症，属气阴两虚、湿热痹阻证。予中药上方去虎杖、黄柏、苍术，加黄芩 12g、五味子 6g 以加强清热利湿降酶之功，同时予滋阴清热、引热下行中药泡洗。具体处方调整如下：

银柴胡 12g	黄芩 12g	青蒿 20g	白薇 12g
地骨皮 20g	丹皮 12g	生地 20g	赤芍 15g
葛根 30g	穿山龙 20g	土茯苓 30g	防风 6g
荆芥 12g	连翘 15g	生黄芪 20g	白术 12g
炙甘草 9g	当归 10g	木瓜 15g	伸筋草 15g
重楼 12g	半枝莲 15g	怀牛膝 30g	五味子 6g

7 剂，水煎服，每日 1 剂。

青蒿 30g	白薇 30g	秦艽 30g	怀牛膝 30g

地骨皮 30g　　　老鹳草 30g　　　肉桂 6g　　　　徐长卿 30g

4 付，每剂煎取 1000mL，泡洗用，每日 1 次。

八诊（2012 年 4 月 25 日）： 患者双膝酸痛乏力感较前好转，蹲起困难较前改善，能独自行走 300 米左右。自觉腹胀，面部瘙痒。无发热，无咽痛，无汗出，无恶心呕吐，纳眠可，二便调。查体：舌质黯红，苔黄厚腻，脉沉细。无皮疹，双侧甲状腺肿大。腰椎生理曲度正常，脊柱棘突无压痛，双膝关节压痛（－），未见肿胀，膝关节活动受限，不能伸直，右侧"4"字试验不能完成，左侧"4"字试验（－），直腿抬高试验（－），双侧浮髌征（－），骨盆挤压、分离试验（－），下肢肌肉轻度萎缩。相关检查回报：血常规：WBC 6.2×10^9/L，HGB 102g/L，HCT 0.331。血沉：10mm/h。血清铁蛋白 >381ng/mL。肝肾功 +CRP+GLU+ 心肌酶谱 + 补体 C_3、C_4：ALT 67.1U/L，AST 43.9g/L，TP 55.5g/L，ALB 33.8g/L，LDH 491U/L，HBDH 371IU/L，CK 14U/L，TP 60.30g/L，CRE 38.00umol/L，余项未见异常。复查结果提示，患者病情明显好转，予针刺治疗以行气通络止痛，缓解双膝酸痛症状。综观患者脉症，属气阴两虚、湿热痹阻证，仍予益气养阴、清热利湿汤药内服，具体处方调整如下：

银柴胡 12g　　　黄芩 12g　　　青蒿 20g　　　白薇 12g

地骨皮 20g　　　丹皮 12g　　　生地 20g　　　赤芍 15g

葛根 30g　　　　穿山龙 20g　　土茯苓 30g　　防风 6g

荆芥 12g　　　　连翘 15g　　　生黄芪 20g　　白术 12g

炙甘草 9g　　　当归 10g　　　木瓜 15g　　　伸筋草 15g

重楼 12g　　　　半枝莲 15g　　怀牛膝 30g　　枳壳 15g

桑叶 12g

7 剂，水煎服，每日 1 剂。

九诊（2012 年 5 月 2 日）： 患者双膝酸痛乏力感较前好转，蹲起困难较前改善，能独自行走 300 米左右。患者无发热，无咽痛，无汗出，无恶心呕吐，纳眠可，二便调。查体：舌质黯红，苔薄黄腻，脉沉细。周身无皮疹，双侧甲状腺肿大。腰椎生理曲度正常，脊柱棘突无压痛，双膝关节压痛（－），未见肿胀，膝关节活动受限，不能伸直，两侧"4"字试验（-），继予补气养阴、清热利湿中药汤剂内服，具体方药如下：

银柴胡 12g	黄芩 12g	青蒿 20g	白薇 12g
地骨皮 20g	丹皮 12g	生地 20g	赤芍 15g
葛根 30g	穿山龙 20g	土茯苓 30g	防风 6g
荆芥 12g	连翘 15g	生黄芪 20g	白术 12g
炙甘草 9g	当归 10g	木瓜 15g	伸筋草 15g
重楼 12g	半枝莲 15g	怀牛膝 30g	枳壳 15g
桑叶 12g			

7 剂，水煎服，每日 1 剂。

【评按】 本案患者为中年女性，以间断发热，关节疼痛、咽痛、皮疹为主症，故辨为痹病。患者正气虚弱，感受湿热之邪，客于关节，痹阻经脉，气血运行不利，郁而化热，故发热、关节肌肉疼痛。患者因反复发热，日久不愈，耗伤气阴，故出现体倦乏力之症；舌质黯红，苔薄黄腻，脉沉细为气阴两虚、湿热痹阻之象。纵观舌脉，四诊合参，本病应辨证为气阴两虚、湿热痹阻，治宜扶正祛邪为主。中医以益气养阴，清热利湿为法；予益气养阴，清热利湿汤药内服，同时予滋阴清热、引热下行中药外洗，药证相符，收效显著。

9. 王晓栋　气营两清、利湿解毒法治疗成人斯蒂尔病案

李某，女，25 岁，教师。

病史： 患者于 1996 年 11 月出现散在红色皮疹，未予诊治，自行消退。1997 年 1 月中旬，出现咽痛，但无恶寒发热、鼻塞流涕、头痛等外感症状，仍未诊治。1 周后，出现双踝关节红肿疼痛，渐及膝、掌、指、肘、肩关节，呈对称性、游走性，痛处觉灼热，颈及躯干部散在红色皮疹，形态不一，高出皮肤，微有痒感。体温每日波动在 38.5 ～ 40℃。在某院就诊，查血象不高，诊为风湿热，予泼尼松、青霉素、阿司匹林治疗。服药 15 天后，发生再生障碍性贫血，诊为成人斯蒂尔病，予泼尼松口服。之后，多次于咽痛后即发高热，体温 39 ～ 40℃，持续 1 ～ 2 周。

12月初，咽痛又现，再度发热，体温 39℃，关节疼痛及皮疹加剧，再收入院。症见：身热夜间为甚，不恶寒，汗出热退，退而复升，脸似满月，色红，四肢关节红肿疼痛，热增痛加，热减痛轻，热退如常人；关节呈对称性、游走性疼痛，触之灼热；面、颈、躯干、四肢近端散在多形性红色皮疹，微痒，浅表淋巴结不大，头痛较剧，周身困重，精神萎靡，烦躁不安，口干咽燥，渴不欲饮，脘痞腹胀，纳呆眠差，大便溏而不爽，小便黄短，舌质红绛，苔中部黄腻，脉滑数。先予清营汤合四妙散加减，日服 2 剂。5 日后热势有增，体温 40.5℃，持续不降。鉴于其体若燔炭，汗出而散，午后热甚，斑疹隐隐，舌质红绛，苔黄腻，口唇焦裂，证当属伏火温病之湿火，治宜气营两清，利湿解毒，宣畅气机。药用：

玄参 30g	丹参 30g	水牛角粉 15g（分冲）	金银花 30g
连翘 15g	淡竹叶 10g	生地黄 30g	麦冬 10g
赤芍 15g	知母 10g	生石膏 60g（先煎）	黄连 10g
牡丹皮 10g	生薏仁 30g	白豆蔻 10g	砂仁 6g
秦艽 18g	地骨皮 10g	滑石（包）15g	

水煎服，日服两剂，3 天共服 6 剂。

二诊：热势渐减，体温 38.6℃，皮疹从面部开始消退，关节红肿热痛亦减，时有恶寒，便溏不爽，效机已现，上方去地骨皮，加芦根、茅根各 30g，青蒿 15g，水煎服，每日 2 剂。1 周共服 14 剂。

三诊：热势渐平，诸症显减，但有神疲乏力，少气懒言，头晕昏蒙，时自汗出，舌体胖大有齿痕，舌质由绛转红，苔薄白且润，呈现一派邪却正虚之象，故加黄芪 30g、太子参 15g，以气阴双补，匡扶正气，为湿热毒邪外出创造条件，改为每日 1 剂，共服 15 剂。

四诊：全身症状消除明显，关节湿热痹阻症状显居首要，原方去丹参、滑石、淡竹叶，加苍术 15g、黄柏 10g、川牛膝 10g，生石膏减为 30g，加强清热燥湿、通利关节之效。出院时带药 30 剂，每日 1 剂，以善后调理。半年后随访，化验正常，病已获愈，恢复工作。

（《王晓棣验案》）

【评按】 本案患者，发病之始实无外感证据可查，且起病隐匿缓慢，病情缠绵，表现毒热燔灼营血、湿火痹阻关节经络的证候，参以舌脉，为肝肾阴虚、夹湿夹热、化火化毒之故。证属伏火温病之湿火，予清瘟败毒饮，取犀角地黄汤清热解毒、凉血散瘀，取法白虎汤清热保津，仿黄连解毒汤意通泻三焦火热，三仁汤清利湿热，使湿去热无所伏。方中重用石膏配水牛角，气血两清，外透内降，以透营转气，合"入营尤可透热转气"之旨。重用芦根、茅根，泄肺胃之热，不专在乎发表，而在乎开其郁闭，宣其气血，引邪热由气出卫。金银花、连翘、竹叶、地黄、赤芍、知母、黄连、丹皮等共奏清热解毒凉血之功。诸药合用，切中要点，故其显效。

（唐先平，申洪波）

第四章
干燥综合征

干燥综合征是一种侵犯外分泌腺体尤其以唾液腺和泪腺为主的慢性自身免疫性疾病，故又称为自身免疫性外分泌腺体病。它可同时累及其他器官造成多种多样的临床表现。在受累的器官中可以见到大量淋巴细胞的浸润，血清中也可出现多种自身抗体。本病可以单独存在，亦可以与其他已肯定的自身免疫病如类风湿关节炎等疾病并存。主要表现为口、眼干燥症，亦可有皮肤黏膜、关节肌肉、消化、呼吸、泌尿、神经等系统的症状。根据干燥综合征的临床特点，常分为两型：①原发性干燥综合征，即单纯性干燥综合征，主要累及唾液腺和泪腺等。②继发性干燥综合征，即指与某种肯定的弥漫性结缔组织病并存的干燥综合征，例如类风湿关节炎及系统性红斑狼疮皆约有 20%～30% 的患者合并有干燥综合征。

本病多见于中年以上女性，起病隐袭，病程较长，以眼结合膜、口腔咽喉干燥为主要症状，唾液腺（以腮腺为主）肿胀发酸，淋巴结、肝脾肿大，皮肤干燥脱屑，毛发稀疏变脆，部分患者有雷诺现象。继发性干燥综合征患者常伴有类风湿关节炎、系统性红斑狼疮、系统性硬皮病、多发性肌炎、结节性多动脉炎等。本病患者同时可并发慢性活动性肝炎、网状细胞瘤等恶性淋巴瘤以及变应性血管炎。

本病病因尚未明了。现代医学有内分泌紊乱、遗传易感性、免疫学异常、病毒等学说。实验室检查表明，本病是一种慢性炎症性自身免疫病，患者常有体液，细胞免疫异常，如血沉增速，血清丙种球蛋白、免疫球蛋白 G 显著增高，70% 类风湿因子阳性，90% 抗核抗体滴度升高，补体低下，部分患者体内有甲状腺球蛋白抗体，约有 80％的患者抗 SS-A 抗体阳性，约 40％的患者抗 SS-B 抗体阳性。关于本病的治疗，目前尚无特效疗法，对症用人工泪液改善干眼症状，甲基纤维素、山梨醇等改善口干症状，但效果并不理想，强的松等皮质类固醇激素可减轻症状，但非特异性治疗方法，不宜长期大剂量使用。

在古代中医文献中，无本病记载，但根据其临床表现可归属于中医的"燥证""燥病""内燥证""燥毒证"等范畴。早在《黄帝内经》中，即有"燥胜则干"的记载。刘完素《素问玄机原病式》曰："诸涩枯涸，干劲皴揭，皆属于燥"。对其病因病机，多认为阴虚津亏、气虚失运、瘀血阻络、燥毒、虚劳而致。从干燥综合征的证候看，本病所涉及的脏腑以脾、肝、肾三脏为主，间或涉及心肺。其辨证，大致可分为湿热证、风热证、气阴两虚证、阴虚内热证及肝肾亏虚证、痰瘀痹阻证等，分别应用清热化湿、祛风清热、益气养阴和养阴清热、补益肝肾、化痰祛瘀等不同治法。

1. 方药中医案

🍅 案例一：温中健脾益气法治疗干燥综合征案

刘某，女，50 岁。1985 年 6 月 10 日初诊。

患者自 1975 年起，出现口舌干燥，无唾少津，渐至眼鼻干涩，无泪无涕，确诊为口眼干燥综合征，曾用多种中西药物治疗，均无明显疗效。就诊时症状如上而加重，口干不思饮，进食咀嚼吞咽需以水相助，食量因此而减少，大便干结，三四日一行，状若羊粪，神疲乏力。舌淡苔少而干，脉沉细稍缓。中医辨证为气阴两虚型凉燥。治以温中健脾益气为法，佐以养阴润燥，选陈修园加味理中汤：

党参 30g，苍白术各 15g，干姜 6g，甘草 6g，天花粉 45g。

14 剂后口干明显好转，大便每日一行而质软，舌淡边尖稍红，苔薄白，脉沉细。拟方仍宗前法，加白芍 15g，生地 30g。服 8 剂后，各症续有好转，除口干、便结基本消除外，双眼在情绪激动时已有湿润感，余大致如前。仍宗前法，改加味理中汤为附子理中汤合益胃汤，以增强药力。

处方：

制附片 20g	党参 15g	南沙参 15g	玉竹 15g
苍白术各 10g	天麦冬各 10g	干姜 6g	甘草 6g
生地 30g			

12 剂，水煎服。

服药 12 剂后，口干、便结消除，眼鼻干燥现象日有好转。此后一直以附子理中汤加减治疗，间断服药 40 余剂，症状完全消失而停药。1986 年 12 月 22 日因外感咳嗽来诊，自述口、眼、鼻湿润有津，大便正常，疗效巩固，完全治愈。

(《浙江中医杂志》1987；22（8）：363）

【评析】 本案患者尽管诸窍干涩似属阴虚，但追询病史，十余年间屡服滋阴润燥剂均无显效，结合口干不思饮、神疲乏力、舌淡等症状，说明非独阴虚，其气亦虚，且以气虚为主，因气虚无以生化而致阴虚，定性属于气阴两虚型凉燥。故用加味理中汤温中健脾益气，加天花粉以养阴润燥，白芍、生地柔肝扶脾，收效明显。因此，阳虚内寒之凉燥当用温阳法治疗，不应单纯固守养阴生津法，而应法随证立，灵活施治。

🍅 案例二：助脾益肺、化湿法治疗干燥综合征案

娄某，女，53 岁。

1988 年出现胸闷、憋气、咳嗽、干咳少痰，继而出现口干、目干涩。外院诊断为肺纤维化，干燥综合征。住院治疗数月，先后用川芎嗪、丹参片，以及养阴生津之中药治疗，未见好转。1993 年 3 月求治于方老。就诊时胸闷憋气，口干、目干涩、涕泪少，口渴引饮、饮不解渴，纳可，小便正常，大便溏，睡眠差。检查：舌质淡、苔薄白，脉沉细弱。化验结果：血沉 29mm/h，类风湿因子（＋）。

诊断： 干燥综合征。病位在肺脾。

辨证： 证属气虚，湿邪内蕴。

治法： 助脾益肺，化湿。

处方： 加味理中汤。

党参 15g　　　　苍白术各 10g　　干姜 3g　　　　甘草 6g　　　　天花粉 30g

4 剂，水煎服。

二诊：服前方 4 剂，药后口干目涩好转，饮水量减少，仍有胸闷气短。查体：舌淡稍润，苔白，脉细。治法：仍宗前法，增强温补散寒之性。

处方：桂附丁蔻理中汤加味。

丁香 6g　　　　白蔻仁 6g　　　桂枝 10g　　　　制附片 15g

党参 15g　　　　苍白术各 10g　　干姜 3g　　　　甘草 6g

天花粉 30g　　　黄连 3g

6 剂，水煎服。

三诊：服前方 6 剂，药后口干明显好转，饮水量正常。偶有胸肋窜痛，咳嗽偶作，腹胀，头晕。治法：寒邪已化，中病即止，改为平调，巩固疗效。补助肺脾，佐以疏肝。

处方：香砂六君子汤、疏肝饮加味。

木香 6g　　　　砂仁 6g　　　　党参 15g　　　　苍白术各 10g

茯苓 30g　　　　甘草 6g　　　　法半夏 15g　　　青陈皮各 10g

柴胡 10g　　　　姜黄 10g　　　　薄荷 3g　　　　天花粉 30g

水煎服。

嘱隔日 1 剂，以巩固疗效，恢复机体自身功能。

（王凤岐《中华名医特技集成》方药中医案）

【评析】　　方老认为干燥综合征属中医燥病门。其病理特点为干燥枯涸、涩滞坚敛。《黄帝内经》言"燥胜则干"。干于外则皮肤皲折，干于内则精血枯涸。气血不能得以濡润流通故涩滞收敛。然而何以生燥病乎？其原因诸多，各不相同。本患者目涩口干，燥渴引饮，饮不解渴。说明非炎灼津伤之饮水自救，乃为津不上承之故。病人又有大便溏薄、小便正常、舌淡苔薄白、脉沉细等一派脾虚湿停之候。说明此燥源于肺脾气虚，水湿内停，阻遏气机，津不四布。本属病理结果，又为致病因素。肺脾气虚、寒湿阻滞、燥邪内生是本病的主要病理机转，阳虚气弱、寒湿内阻是目前疾病的实质，前医单纯润燥养阴生津不效的原因在于没抓住主要矛盾而治其皮毛。方老重用理中汤温运肺脾，以治其本。药证相投，立竿见影。二诊则温阳散寒并用，以大温大热之品集中优势攻逐阴寒，祛邪以扶正。待邪衰后第三诊改为平调。方老认为本病证情复杂，机转多变，不能陈守一法一方，视病变过程中各阶段的主要病机，辨证论治为是。

2. 赵绍琴　祛风胜湿通络止痛为主治疗燥痹案

赵某某，女，23 岁。

初诊：病发半年余，一身关节入夜作痛，晨起即愈。曾查得类风湿因子阳性。口腔溃疡经常发作，此起彼伏，经某医院检查，认为属干燥综合征。诊脉弦滑，按之沉数，舌红且干，心烦急躁，夜寐梦多。肝胆郁热已久，先用清泄肝胆方法。

处方：

荆芥 6g	防风 6g	柴胡 6g	黄芩 6g
丹参 10g	茜草 10g	木瓜 10g	川楝子 6g
黄连 2g	桑枝 10g	丝瓜络 10g	

7 剂，水煎服。

二诊：药后疼痛略减，心烦稍平，夜梦亦稀，脉仍弦滑数，舌红且干，继用前法进退。

处方：

荆芥 6g	防风 6g	柴胡 6g	黄芩 6g
川楝子 6g	丹参 10g	茜草 10g	木瓜 10g
大豆卷 10g	秦艽 10g	丝瓜络 10g	桑枝 10g

7 剂，水煎服。

三诊：药后疼痛续减。近日感冒，午后低烧，体温 37.2℃，一身乏力。周身酸困，胯膝关节疼痛加重。咽喉作痒，欲咳。诊脉浮滑且弦，舌红苔白。新感外邪，先以宣法退热为要。

处方：

| 淡豆豉 10g | 炒山栀 6g | 大豆卷 10g | 桑枝 10g |

| 苏叶梗各 10g | 前胡 6g | 杏仁 10g | 荆芥 6g |
| 生甘草 6g | 防风 6g | 苦桔梗 10g | 茅芦根各 10g |

3 剂，水煎服。

四诊： 药后发热即退，身感轻松。入夜关节仍痛，口腔溃疡又起。感冒之后，余热未清，仍以清化方法

处方：

荆芥 6g	防风 6g	前胡 6g	淡豆豉 10g
丹参 10g	茜草 10g	炒山栀 6g	生地榆 10g
桑枝 10g	丝瓜络 10g	茅芦根各 10g	

7 剂，水煎服。

五诊： 口腔溃疡已愈，再以疏风通络方法以止其痛。

处方：

荆芥 6g	防风 6g	白芷 6g	独活 6g
威灵仙 10g	秦艽 10g	丝瓜络 10g	桑枝 10g
海风藤 10g	络石藤 10g		

7 剂，水煎服。

六诊： 疼痛渐减。再以前法进退。

处方：

荆芥 6g	防风 6g	独活 6g	威灵仙 10g
大豆卷 10g	秦艽 10g	丝瓜络 10g	桑枝 10g
海风藤 10g	络石藤 10g	炙乳没各 2g	

7 剂，水煎服。

药后疼痛基本消失，原方继进 7 剂，以善其后。

【按语】 本案患者以关节疼痛为主症，故辨为痹症。经言"风寒湿三气杂至合而为痹。"其风气盛者为行痹，寒盛为痛痹，湿盛为着痹。虽有如此分辨，但总属外邪入侵，留而未去，痹阻经络，故令疼痛，所谓不通则痛是也。今治疗以祛风胜湿、通络止痛为主。因患者年纪尚轻，病程未久，故不必责求肝肾之虚

而投补药。治疗中因新感发热，即先疏卫以退其热，热退复治其痹。亦《金匮要略》所谓"痼疾加以卒病，当先治其卒病，而后治其痼疾"之法也。

（赵绍琴《赵绍琴临证验案精选》）

3. 高辉远　益气养阴、清热生津法治疗干燥综合征案

张某，女，48 岁，干部。主因反复发烧 5 年余，西医确诊为干燥综合征。服养阴清热之中药效果不佳。高老诊时仍低热。体温 37.8℃，口干咽燥，五心烦热，头昏倦怠，气短自汗，纳少便溏，关节酸痛。血沉 30mm/h，舌红少苔，脉细数。高老辨为阴虚发热，治拟益气养阴，清热生津。方用生脉散加味。

药用：

太子参 10g	麦冬 10g	白术 10g	茯苓 10g
石斛 10g	葛根 10g	木瓜 10g	赤芍 10g
白芍 10g	炙甘草 5g	生地 15g	五味子 5g
山药 15 克	鳖甲 12g	丹皮 12g	

18 剂，水煎服。

依上方连服 18 剂，体温正常，诸症明显好转。后去鳖甲、丹皮，加黄芪15g，继服 1 个月，复查血沉正常，诸症基本消失。

【按语】　干燥综合征以"燥热"象为主要特征，但患者服养阴清热之剂效果难彰。高老则非见燥热论燥热，以益气生津，养阴清热奏功。犹如风助浪行，渠成水到，而使阴津自充而燥热自解，其探索创新的风格，实为后学师范。

（《高辉远临证验案精选》）

4. 张启基医案

陈某，女，42 岁，工人。

因关节酸痛 4 年，口舌燥 2 年，面红力乏 1 年，于 1979 年 9 月 27 日来我院会诊室求诊。

患者病始于 1975 年夏，两膝关节酸痛，阴雨天尤甚，时或波及肩、踝，下午有低热，体温徘徊于 37.5 ～ 38.1℃，午后膝关节酸痛加重。化验血沉 33mm/h，类风湿因子阴性，用中西药抗风湿治疗罔效，嗣后关节酸痛波及周身，甚则步履不便。两年来自觉口干乏津，唇舌干燥，伴有牙痛，间或干咳，声音嘶哑。大便燥结难解，5 ～ 6 天一次，血沉升高达 88mm/h，抗 "O" 正常，多方治疗仍然无效。近年来病情更重，骨节酸楚，四肢乏力，不能操劳家务琐事，面部烘热，色泛樱红，皮肤干燥，形体消瘦，颧骨显露隆凹，两目久视则昏糊欠清，口干无唾液分泌，舌面龟裂破碎，涩痛难忍，牙龈时有溃破，作滤纸试验 5 分钟，右眼 15 毫米，左眼 25 毫米，角结膜荧光素染色阴性。腮腺造影示分支导路减少，小叶间导管及部分小叶导管显示管腔变细，肝功能正常。曾用胸腺素、胚胎组织液、维生素 E、复合维生素 B 等治疗，病情反复不愈，效果不彰。

9 月 27 日：病经四载，初起低热，关节酸痛，继之口干，舌裂燥痛，苔燥津少，唇红皲襞，便艰难解，肢软力乏，形体干瘦，面色泛红，肤干不润，脉沉弦细，化验血沉 35mm/h。治用滋阴布津法。

药用：

金刚刺 12g	生地 10g	天花粉 10g	石斛 10g
玉竹 10g	黄精 10g	茺蔚子 10g	太子参 10g
山药 10g	荷叶 5g		

水煎服。

10 月 25 日：经治 1 个月以来，舌干有所好转，肢力亦有恢复，但仍存有低热，近日稍事操劳，关节疼痛又作，舌边尖红而糙，舌裂深似刀痕，脉来弦细不数，治以润燥养阴柔络。

药用：

金刚刺 15g	土茯苓 15g	太子参 12g	鹿衔草 10g
威灵仙 10g	玄参 10g	黄精 10g	生地 10g
赤芍各 10g	玉竹 6g	宣木瓜 6g	

水煎服。

11月15日：复治3周，低热已罢，周身痹痛减轻，体力精神转振，大便较前润，口唇尚有燥感，舌红津少苔干，裂纹较前浅细，面色泛红如樱，脉来弦细，治拟滋阴和血，润燥通络。

药用：

金刚刺15g	北沙参12g	丹参12g	麦冬10g
玉竹10g	黄精10g	天花粉10g	石斛10g
威灵仙10g	茺蔚子10g	甜柿霜6g	桃仁泥4g

水煎服。

（《疑难病案讨论集》）

【评析】 干燥综合征是现代医学之名称，今人付宗翰谓之"燥毒症"。有关燥病的论述，《素问》首先提出"燥胜则干""诸涩枯涸、干劲皴揭，皆属于燥"。《结缔组织病中医治疗指南》认为："叶天士说'上燥治气，下燥治血'，具体言之……在治疗上，既要本着上燥治肺，下燥治肾，保存津液的原则，又要依证分别结合清营、解毒、益气、蠲痹、化瘀、化痰诸法。诚如喻嘉言所说：'若但以润治燥，不求病情，不适病所，犹未免涉于粗疏耳'"。本案治疗过程中曾围绕内燥的病因病理来阐明本病的病机，进行名医专家大讨论，结果认为，燥是主因，病位在脾与肾，同肺胃有关，即脾胃燥热兼见脾肾阴虚，肺燥津伤。立法以甘寒清润，滋阴和血，润燥生津为原则。原方去金刚刺、甜柿霜、土茯苓、鹿衔草等，加用滋养肾阴之黑芝麻、何首乌、大黑豆复治一月，明显好转，后间断用药以至痊愈。因理法切合实际，方证合拍，用药灵活，故而药效得彰。

5. 陈树森 滋养肝肾、育阴生津法治疗干燥综合征案

汪某，女，43岁。

初诊：1986年12月26日。

主诉：口干10余年，眼干1年，伴间断发热、关节痛，加重1个月。

病史：患者口干10余年，时轻时重，近1年来间断发热、眼干、泪少，烧灼及异物感，伴关节痛。曾于1986年6月住院检查，当时口、眼津液少，眼结

膜充血，口腔多个龋齿，牙龈出血红肿。心肺（－），肝右肋下 1.0 厘米，脾 2.0 厘米，质中。各关节无红肿，PT（＋），RNP（＋），球蛋白 36%，双眼荧光染色（＋），唇腺活检有慢性炎症表现。诊断为干燥综合征。给予对症治疗。1986 年 6 月 25 日出院后继续门诊治疗，并复查. ANAl：10，ADNA 30%，结合病人有多系统损害，血象亦低，考虑合并红斑狼疮。1986 年 9 月 23 日请中医会诊。

现证：病情如上述，口干咽燥，眼干泪少，烧灼及异物感，视力模糊，鼻衄，牙衄，四肢关节疼痛。舌质红苔薄，脉细数。

辨证：证属肝肾阴虚，虚火上炎。

治法：滋养肝肾，壮水之主以制阳光。

处方：

熟地 15g	杞子 10g	山萸肉 12g	乌梅 15g
北沙参 15g	白芍 15g	甘草 9g	黄精 15g
天麦冬各 10g	当归 10g	知母 10g	元参 10g
陈皮 9g			

每天 1 剂煎 2 遍，早晚分服。

二诊（1986 年 9 月 29 日）：前方初服有效，近来口干频饮不多，鼻燥、眼干、泪少、皮肤燥涩又有反复，经停 2 月。诊见面色黧黑、口唇紫黯，舌红绛无苔，脉细数。乃肝肾阴虚，津无以生，致血热而冲，冲任失调，拟方滋阴生津，凉血活血而调冲任。

处方：

生地 15g	元参 12g	麦冬 12g	丹参 15g
丹皮 12g	赤芍 15g	当归 12g	知母 10g
石斛 10g	甘草 9g	陈皮 9g	生山楂 10g
天花粉 10g			

3 剂，水煎服。

三诊（1987 年 1 月 24 日）：病情同前，无明显好转，舌红苔少、脉细略数。仍以滋养肝肾，育阴生津增液汤加味。

处方：

生地 15g   元参 15g   天麦冬各 12g   杞子 12g

玉竹 12g   石斛 10g   知母 12g   菊花 12g

甘草 10g   北沙参 12g

水煎服。

四诊（1987 年 2 月 14 日）：上方连服 3 周，病势趋缓，口干鼻燥、眼干均明显减轻，关节疼痛亦减。舌质淡红而润，苔薄，脉细数。仍予原方继续服用。

（《陈树森医疗经验集粹》）

【评析】　干燥综合征是一种侵犯外分泌腺尤其以唾液腺和泪腺为主的慢性自身免疫性疾病，临床表现以口腔干燥、干燥性角膜结膜炎和风湿样关节炎为特征。肝开窍于目，肾主五液，肝肾阴虚故目干涩泪少，视物模糊，口干咽燥。肝主筋，肾主骨，肝肾阴虚，津液不能濡润筋骨故关节疼痛。滋养肝肾，育阴生津，方中杞子、山萸肉、沙参、黄精、天麦冬、元参滋阴润燥，熟地、当归、白芍补益精血，乌梅生津止渴，知母清热润燥，陈皮理气使滋而不滞。诸药相伍使肾水渐充，津自内生，木得滋荣，故上述诸症得以渐减。以笔者临床经验，此类患者适当用一些太子参或党参之类气阴双补之剂，因气能生津，气能行津，气能化津，津液的存亡离不开气，可作借鉴。

6. 张志礼　养阴益气、润燥解毒法治疗干燥综合征案

治某，男，33 岁。

初诊：1993 年 2 月 23 日。

病史：患者 7 周前因"上感"双面颊红肿疼痛，在外院诊为"腮腺炎""颌下腺炎"，予肌注青霉素治疗后颊部红肿消退。此后渐感口干舌燥，眼涩无泪，遂于 2 周前往某院作口腔涎腺检查，诊为"继发性涎腺萎缩"，经治疗症状无缓解。近日因口舌干燥，需随身携带水瓶频频饮水以解无涎之苦，同时伴双眼干涩无泪、乏力、尿浊、便干。

诊查：口腔、唇、舌黏膜干燥，唾液全无，两眼干燥，不时闭眼，舌红苔少，

中心剥苔，脉细。

西医诊断： 干燥综合征。

辨证： 外感毒邪，阴液耗竭。

治法： 养阴益气，润燥解毒。

处方：

干生地 30g	元参 15g	石斛 30g	南北沙参各 15g
女贞子 30g	旱莲草 15g	白术 10g	茯苓 15g
苡米 30g	扁豆 10g	枳壳 10g	双花 15g
连翘 15g	板蓝根 30g	重楼 15g	

14 剂，水煎服。

二诊： 服上方 14 剂，口腔分泌液增多，口眼干燥症状有减轻。诊查：舌红苔薄白，中心苔少，脉细。辨证属气阴两伤，血脉瘀阻。立法养阴益气，解毒治血。上方去双花、连翘，加丹参 15g，红花 10g。

三诊： 服上方 14 剂，口眼干涩症状完全缓解，再经某医院检查，涎腺分泌液量恢复正常，治法不变，再服 14 剂痊愈。

（《张志礼皮肤病医案选粹》）

【评析】 中医古代文献中虽无干燥综合征之病名，但在《素问·阴阳应象大论》首先提出了"燥胜则干"的论点。金·刘河间在论《黄帝内经》病机十九条中加入论燥一条："诸涩枯涸，干劲皴揭，皆属于燥。"他认为：燥病的形成，或由寒凉收敛，气血不通利所致；或由"中寒吐泻，亡液而成燥"，但更多见的是"风能胜湿，热能耗液，阴液不足则气行壅滞，不得滑泽通利，故皮肤黏膜干燥。治宜开通道路，养阴退阳，凉药调之。"本病特征是干燥，属中医燥证范畴，称"燥毒证"。它的产生，与"毒邪"外袭密切相关。本案发病前有外感史，毒邪外袭内攻，以致热灼脏腑，阴精耗竭，究其内因，则病人素体虚弱，禀赋不耐，有显著的气、血、阴、阳的虚损，其中以阴虚血燥最为突出。因其临床表现为口干舌燥、两眼干涩，中医认为"胃开窍于口，肝开窍于目"，故此例乃肝肾阴虚所致。张老抓住这一主证，重用石斛、沙参养胃生津，再用女贞子、旱莲草益肝肾之阴，以生地、元参清热滋阴。《黄帝内经》云五脏相关，故以上六药共成滋养脾胃肝肾之阴、润燥生津之功。因毒邪内攻，正气已伤，而余毒未尽，故以双花、连翘、板蓝根、蚤休清热解毒，祛除毒邪，同时用白术、茯苓、扁豆、苡米健脾益气，以达扶正祛邪之效。实乃祛邪而不伤正，扶正而不滞邪，攻补兼施之妙法。

7. 周仲英　滋补肝肾、益气生津法治疗干燥综合征案

周某，女，40 岁，工人。

初诊：1998 年 5 月 1 日。

病史：口咽干燥 3 年，先后于多家医院检查，拟诊为干燥综合征，多方治疗，效果欠佳。诊见：口干，咽干，口涩，视物模糊，双目畏光，毛发干枯，皮肤干燥，大便时溏，舌黯红、苔黄腻，脉细。

辨证：证属肝肾不足，津气两虚。

治法：治以滋补肝肾，益气生津。

处方：

生地黄 15g	石斛 15g	山茱萸 10g	牡丹皮 10g
泽兰 10g	天冬 10g	麦冬 10g	枸杞子 10g
黄芪 12g	葛根 12g	山药 12g	北沙参 12g
乌梅 3g	甘草 3g		

14 剂，每天 1 剂，水煎服。

二诊：药后症状改善，但时有心慌，胸闷，舌黯隐紫、苔薄黄腻，脉细。仍从肝肾阴虚、津气两伤论治，但虑及久病络瘀，在原方基础上加泽兰、炙鸡内金各 10g，以活血化瘀、布气生津，坚持服药 2 个月，因夏季炎热，稍作停药。

三诊：近来口咽干燥又较明显，咽痛有痰，有时咯血，饮水量多，目干畏光，肌肤干燥，下肢散见瘀斑，关节不痛，口中有气味，舌质黯、苔薄黄腻，脉细。辨证为肝肾阴虚，瘀热内蕴。处方：生地黄、天花粉、旱莲草各 15g，天冬、麦冬、玄参、知母、石斛、水牛角、牡丹皮、赤芍、炒阿胶珠、炙女贞子各 10g，生甘

草 3g。14 剂。

四诊：药后口咽干燥减轻，口中黏腻，有气味，烘热，潮红，易汗，大便欠实，舌质黯、苔薄黄腻，脉细。证属肝肾亏虚，热郁湿阻。

处方：

生地黄 15g	天花粉 15g	天冬 10g	麦冬 10g
玄参 10g	知母 10g	石斛 10g	佩兰 10g
鸡内金 10g	枸杞子 10g	旱莲草 10g	炒山药 12g
黑栀子 6g	甘草 3g		

水煎服。

上药断续服用，至 1999 年 3 月 10 日。

五诊：病情稳定，稍有口干，精神良好，大便正常，舌质黯、苔淡黄腻，脉细。以补益气阴法调治，原方加太子参、炒阿胶珠各 10g。患者自行根据病情间断服药，日前病情较为稳定，口干不著，各项检查基本正常。

【评析】 本病初起，病者常以异常口干、咽干、唇干、眼干、肤干等各种干燥症状为第一主诉而求诊，审症求因，病之根本乃在于阴津亏耗，化生、输布异常，不能正常滋养濡润脏腑筋骨、四肢百骸、经络九窍。究其病因多因先天不足，素禀薄弱，复加感受外邪，或后天调摄失当所致。任何原因导致的阴津损伤、亏耗都会影响其濡养作用，而产生一系列病理反应。周老认为，本病治疗宜养阴生津，但需区分肺胃、肝肾阴液亏耗之主次。一般而言，病程短，口咽干燥为主，无明显系统损害者，病位主要在肺胃，治疗以甘寒培补、养阴生津为主；病程久，体弱，多脏同病，真阴受损者，病及下焦肝肾，当予咸寒滋润，补肾填精。然人体是个有机整体，五脏之阴液皆相互联系，相互影响，肺胃之阴赖于下焦肝肾先天之阴的培补，下焦肝肾之阴亦有赖于肺胃之阴的滋养，肺胃阴伤易于下及肾阴。肝肾不足必然累及其他脏腑，故在临床应用时甘寒、咸寒每多兼顾，只是有所侧重而已。此外，酸甘能化阴，在遣方用药时若合以白芍、乌梅等酸敛之品，常可收到较好的疗效。

（《新中医》2002，34（9）：7 ~ 8）

8. 胡荫奇 运脾升津法治疗干燥综合征案

崔某，女，50 岁，干部，2001 年 6 月 15 日初诊。

患者口干、眼干 3 年余，吃干粮时需饮水方能咽下，眼干涩，有砂粒感。曾到协和医院就诊，经查 SSA（+）、SSB（+）、ANA（+）、RF（+），诊为"干燥综合征"。在北大口腔医院行腮腺造影示"符合干燥综合征改变"，患者常出现口角干裂，口腔溃疡。近半年来患者自觉双肘关节酸痛不适，屈伸欠利，食欲欠佳，眠差、多梦，大便干，二日一行。小便黄，诊见舌质红，苔黄腻欠津，脉弦滑。

据患者舌脉症辨证为湿邪困脾，脾不升津，津液不能上承，故有口干、眼干等上窍失濡之象。湿蕴生热、湿热上蒸，可出现口角干裂、口腔溃疡等病变，因此主张施以运脾升津之法。

处方：

苍术 10g	佩兰 15g	桔梗 10g	砂仁 6g（后下）
葛根 15g	柴胡 10g	升麻 10g	石斛 15g
麦冬 10g	蚕沙 10g	乌梅 10g	生甘草 10g

水煎服。

二诊（2001 年 6 月 30 日）： 患者服药 14 剂后，自觉眼干、口干症状明显减轻，口角干裂亦较前好转，口腔溃疡近 10 天来未发，双肘关节略感酸痛，阴雨天时酸痛较重。诊见舌质红，苔薄黄腻，脉弦滑，原方中去柴胡、苍术，加白术 15g、木瓜 15g，继服 14 剂。

三诊（2001 年 7 月 16 日）： 患者自觉口干、眼干已不显，唯吞咽干粮时略感困难，口角干裂、口腔溃疡未再发，又肘关节偶有酸痛，饮食睡眠尚可，大小便正常，诊见舌质淡红、苔薄黄、脉弦细。湿浊渐化，津液尚亏。

处方：

白术 15g	佩兰 10g	知母 15g	升麻 10g
葛根 15g	桔梗 10g	石斛 15g	麦冬 15g

玉竹 15g　　　　当归 15g　　　　生甘草 10g

水煎服。

四诊（2001 年 8 月 9 日）：患者诸症基本消失，自诉 8 月 4 日在协和医院查泪液及唾液分泌均接近正常，予健脾生津丸药善后。

【评按】　干燥综合征是一自身免疫性疾病，由于患者体内产生了针对自身外分泌腺的抗体，导致外分泌腺受损，其中泪腺、唾液腺受损最为常见。干燥综合征属中医"燥痹"范畴，临床治疗多从养阴生津入手。而本病案中的患者来诊时却以湿盛脾困为主要表现，据此，胡老以运脾化湿升津为治疗大法，获效甚捷。中医强调辨证施治，在对一些较特殊病例施治时，舍常法而取变法，恰恰是中医辨证施治原则的具体体现。同时也告诉我们辨证论治在疑难病、慢性病治疗中的重要作用，往往能给医者曲径通幽的感觉。

（李亚平）

第五章
多发性肌炎和皮肌炎

多发性肌炎（polymyositis，PM）和皮肌炎（dermato myositis，DM）是一组病因尚不明确、以横纹肌为主要病变的非化脓性炎症性肌病，是一种自身免疫性结缔组织疾病。多发性肌炎临床上主要表现为对称性的肢体近端肌肉无力、疼痛、触痛，表现为下蹲、起立、上楼、举物、梳头、抬头困难；皮肌炎除有 PM 表现外，尚伴有特征性皮疹，如上眼睑紫红色斑和眶周为中心的水肿性紫红色斑，掌指关节和指关节伸面的 Gottron 丘疹，甲根皱襞毛细血管扩张性斑，肘膝关节伸面及上胸"V"字区鳞屑性红斑皮疹和面部皮肤异色病样改变等。病理上则以骨骼肌纤维变性和间质炎性改变为特征。作为系统性疾病，多发性肌炎和皮肌炎还常累及多种脏器，伴发肿瘤和其他结缔组织疾病。

现代医学认为本病病因不明，可能和自身免疫与感染或感染变态反应等因素有关。本病的诊断主要依据对称性近心端肌肉乏力、疼痛和触痛，特征性皮肤损害，如眼睑部紫红色水肿性斑疹、手指背部高登征及甲皱襞毛细血管僵直。实验室检查，24 小时尿肌酸排出量明显增加，血清中肌酸磷酸激酶和醛缩酶等酶的显著增高有诊断价值。肌电图检查，肌肉呈肌源性改变可协助诊断。现代医学对本病主要采用皮质类固醇激素、免疫抑制剂和其他辅助治疗方法。对伴有肿瘤者，应予以彻底治疗；对儿童患者有时需要采用抗生素合并皮质类固醇激素治疗。当病情缓解时，还可酌情选用透热电疗、推拿、按摩等物理疗法。

中医古文献中虽无多发性肌炎及皮肌炎的明确记载，但有不少与之相近的描述。从文献的论述中分析，多发性肌炎和皮肌炎的临床表现，与"痹证"，特别是"肌痹""著痹"相似，而晚期的某些症状，则与"痿证"相似。如

《素问·长刺节论》曰："病在肌肤，肌肤尽痛，名曰肌痹，伤于寒湿"。《素问·痹论》谓："脾痹者，四肢解堕""肌痹不已，复感于邪内；舍于脾"。"痹……在于筋则屈不伸，在于肉则不仁"。《薛氏医案》指出："手足软者，脾主四肢，乃中州之气不足，不善营养四肢，故肉少皮宽，饮食不为肌肤也"。《张氏医通》谓："著痹者，肢体重着不移，疼痛，麻木也。盖气虚则麻，血虚则木，治疗当以利湿为主，祛风解寒亦不可缺，更需参与利痹除湿之剂，盖土强自能胜湿，气旺自无顽麻也"。总之，本病与脾的关系最为密切，全身肌肉、四肢均赖脾来营养。若脾失健运，除出现纳差、便溏、倦怠等症状外，尚可见肌肉消瘦、四肢萎弱无力等表现。因此，治疗本病多以调理脾胃，益气养血为主。

1. 张志礼医案

案一：清营凉血解毒、理气活血通络法治疗皮肌炎案

李某，女，43 岁。

初诊：1989 年 9 月 2 日。

病史：患者因近 3 个月面部、胸背起红斑，伴四肢肌肉疼痛无力，被诊为"皮肌炎"，给强的松每日 60mg 口服并静注氨甲蝶呤治疗，病情不稳定。近 2 周受凉后突发高热，烦躁不安，胸闷气短，不能平卧，心悸多汗，全身关节肌肉疼痛，抬头、举手、下床均十分困难，自主运动基本丧失，卧床不起。诊查：体温 39.1℃，急性热病容，双眼睑及其周围呈水肿性紫红色斑，头面、胸背、上臂可见类似皮损，四肢肌肉疼痛，肌力仅 Rose 标准 5 级，手足末端可见甲周火焰状黯红斑，血象、血沉、血清酶、24 小时尿肌酸排泄量均增高，抗核抗体阳性，心电图示心肌损伤。舌质红绛，苔黄厚腻，脉细数。

辨证：毒热蕴结，气血瘀滞。

治法：清营凉血解毒，理气活血通络。

处方：

羚羊角粉 0.6g（冲服）	双花 30g	连翘 15g	黄连 10g
板蓝根 30g	败酱草 30g	生地 15g	丹皮 15g

| 白茅根 30g | 赤芍 15g | 薏仁 30g | 赤苓皮 15g |
| 白花蛇舌草 30g | 元胡 10g | 川楝子 10g | 重楼 15g |

每日 1 剂，水煎服。

配合应用抗生素及输液等综合疗法治疗，同时继续服用强的松 40mg/d。

二诊： 服上方 7 剂后体温降至 37.7℃，精神食纳好转，肌力稍恢复，红斑变淡。嘱继服上方。

三诊： 再服 14 剂后体温基本正常，可扶人起床活动。上方去羚羊角粉、元胡、川楝子、双花，加南北沙参各 15g、女贞子 30g、旱莲草 15g。

续服 1 个月后，病情明显减轻，激素开始减量。此后以养阴益气、凉血解毒通络为治法辨证加减。服药 4 个月，激素减至强的松 20mg，肌痛显著减轻，四肢肌力接近正常，化验除抗核抗体偏高外基本恢复正常。继续门诊中西医结合治疗，随访 4 年，病情稳定。

（《张志礼皮肤病医案选萃》）

🍅 案二：健脾益肾，活血通络法治疗皮肌炎案。

庞某某，女，48 岁。

初诊： 1999 年 1 月 22 日。

主诉： 患者 8 个月前眼周起红斑，全身乏力，肌痛，在外院诊为"皮肌炎"。给日服强的松 60mg 治疗，3 个月后虽症状有减轻，但仍乏力纳差、腰膝酸软，肢体抬举困难，曾在当地服"补肝肾汤药" 1 个月，厌食等症状加重且口苦恶心，口舌生疮，肌肉疼痛，卧床不起。

诊查： 眼睑、额际、头皮呈黯红色水肿性红斑，项背上臂有类似皮损，四肢肌肉疼痛，肌力下降，活动受限，手足末端发凉呈青紫色。舌淡苔微黄腻，脉沉细。

辨证： 脾肾不足，经络阻隔。

治法： 健脾益肾，活血通络。

处方：

| 黄芪 10g | 党参 10g | 白术 10g | 茯苓 10g |

女贞子 15g	菟丝子 15g	丹参 15g	鸡血藤 15g
陈皮 10g	枳壳 10g	桂枝 10g	木香 6g
草河车 15g	白花蛇舌草 30g		

水煎服。

二诊：服上方药 14 剂，精神食纳好转，恶心口干缓解，苔薄白。前方加当归 10g、秦艽 30g，续服并减激素量。1 个月后三诊，病情显著减轻，肌痛明显缓解，手能举过肩，激素减至每日 15mg 维持。继以健脾益肾、养血活血法调理。

（《张志礼皮肤病医案选萃》）

【评析】　皮肌炎中医称为"肌痹"，多因七情内伤，使气隔血聚，瘀阻经络，郁久化热；或因肾阳虚衰、阴寒偏盛、风寒湿邪侵犯肌肤而致病。《素问·长刺节论》曾有"病在肌肤，肌肤尽痛，名曰肌痹，伤于寒湿"之说。本病为自身免疫性疾病，体内阴阳气血失衡、气滞血瘀、毒邪犯脏是根本病因。案一患者人到中年，病久虚弱，偶感凉邪，诱发夙疾，正气本虚而致邪盛无以制约，故又以邪实为标，热毒壅盛，扰及心神，心气虚损，故见高热，烦躁不安，胸闷气短，心悸多汗，气虚无以运血濡养肌肉，故见全身关节肌肉疼痛，抬头举手、下床均困难，又热邪迫血妄行，故双眼睑及其周围呈水肿性紫红色斑，手足末端可见甲周火焰状黯红斑，舌质红绛，苔黄厚腻，为实热有瘀之象，脉细数又为阴虚有热。可见本患者病情复杂，虚实均有，阴阳俱虚，治当以急则治其标、缓则治其本为原则，所以应先清营凉血解毒，理气活血通络治其标。双花、连翘、黄连、板蓝根、败酱草清热泻火解毒，生地、丹皮、赤芍凉血活血，白茅根凉血兼以止血，元胡、川楝子理气止痛，白花蛇舌草调整免疫。待体温恢复后，原方去元胡、川楝子、双花，重用南北沙参以滋养肺胃阴津，伍女贞子、旱莲草滋补肾阴，使阴阳调和，病情稳定。案二患者素体虚弱，脾胃虚寒，某医家虽给予补肝肾之药，但忽略了其病在脾的重要因素，故而取效不显著。张老着重健脾益肾，佐以活血通络之品，故收到较好效果。方中黄芪、党参、白术、茯苓健脾益气；熟地黄、当归、女贞子、菟丝子养血益肾；鸡血藤、首乌藤、丹参养血活血通络；更用桂枝、秦艽、木香温散寒湿；陈皮、枳壳疏通气机。此外，此类疾病多与外受毒邪有关，故以草河车、白花蛇舌草解毒，而收到良好疗效。

2. 祝谌予 滋阴凉血、清热利水法治疗皮肌炎合并妊娠肾炎案

庞某，女，29 岁。患者于 1970 年因居处潮湿发现四肢浮肿，乏力，步履不稳，继之全身暴露处皮肤紫红肿痛，脱皮，脱发，某医院查尿肌酸、肌酐增高，确诊为皮肌炎。几年来经用激素及中药治疗，病情转好，皮损恢复，但遗有面部及上肢肌肉轻度萎缩。患者于 1978 年 10 月结婚，婚后 4 个月妊娠，出现双下肢浮肿，尿色发红、混浊不清，镜检尿蛋白（＋＋）~（＋＋＋），白细胞 5 ~ 10/HP，红细胞满视野。经我院皮肤科、妇产科和内科会诊，考虑皮肌炎系结缔组织疾病，且又并发急性肾炎，不宜于妊娠，劝其中止妊娠，为患者拒绝，乃于 1979 年 4 月 20 日求治于中医。现症：腰痛腰酸，下肢无力，轻度水肿，小便混浊，甚则黄赤，乏力纳差，晨起恶心，偶或呕吐。尿检蛋白（＋＋＋），红细胞大量。每日服强的松 15mg。舌边红，苔薄黄，脉弦滑。辨证立法：肾虚血燥，水湿内停，内热灼络，络伤血溢。治宜滋阴益肾，利水清热，凉血止血。方宗六味地黄汤合四生丸化裁。

处方：

大生地 10g	怀山药 10g	五味子 10g	丹皮 10g
茯苓 20g	泽泻 10g	生荷叶 10g	生艾叶 10g
生侧柏 10g	川断 10g	菟丝子 10g	生黄芪 25g

水煎服。

服药 14 剂，腰痛膝软明显减轻，尿色转清，但胃失和降，脾不健运，妊娠恶阻，晨起泛恶、呕吐加重，镜检尿蛋白（＋），白细胞 0 ~ 7/HP，红细胞大量，乃易以和胃安胎、补益脾肾之剂。

处方：

黄芪 15g	黄芩 10g	白术 10g	竹茹 10g
陈皮 10g	白扁豆 30g	大生地 10g	怀山药 10g
五味子 10g	丹皮 10g	茯苓 15g	泽泻 10g

水煎服。

再服 6 剂，恶阻控制，镜检尿蛋白微量，白细胞 0 ～ 4/HP，红细胞大量。以后用上方为主加减化裁，补肾则加川断、桑寄生、菟丝子，利尿则加汉防己、生苡仁，止血则加生荷叶、生侧柏、生艾叶、黑芥穗、小蓟。治疗两月余，患者泛恶、呕吐已除，水肿消失，激素停用。尿检正常，至当年 10 月，足月顺产一女婴，母女均安。

（《中国名老中医药专家学术经验集》）

【评析】 本案患者病情严重，祝老辨为肾虚血燥、水湿内停、内热灼络、络伤血溢之证。因此，从滋阴益肾，利水清热，凉血止血立法。方中以大生地、菟丝子、川断、五味子等滋阴补肾；生黄芪、茯苓、怀山药、白扁豆、白术益气健脾；生荷叶、生艾叶、生侧柏、大生地凉血止血；丹皮清热凉血；竹茹、陈皮和胃安胎。由于方药合证，故收效显著。

3. 顾伯华　清热解毒养阴法治疗皮肌炎案

虞某，男，22 岁，工人。

初诊：1971 年 10 月 8 日。

病史：患者 10 月 3 日夜自觉怕冷、发热、头胀痛、胸闷不适。10 月 7 日来院急诊：体温 39℃，白细胞 $4.2×10^9$/L，中性 59%，淋巴 40%，嗜酸性 1%，小便中白细胞 0 ～ 2/HP，红细胞 0 ～ 2/HP。给口服金霉素、补液等，高热不退。8 日复查：白细胞 $2.9×10^9$/L，中性 70%，淋巴 30%。血中未找到疟原虫。因病情加重，收治入院。

检查：体温 39.9℃，脉搏 100 次 / 分钟，血压 110/70mmHg。 神志清，浅表淋巴结不肿大，心、肺、肝、脾无异常发现。咽喉充血，两上眼睑红斑、水肿，全身散在淡红色充血性斑丘疹，压之退色，两肩臂三角肌压痛明显。血沉、肝功能、血清蛋白电泳、抗 "O" 均在正常范围内，24 小时尿肌酸 731mg，3 次找红斑狼疮细胞均阴性。

治疗：患者开始高热不退，咽喉疼痛，两上眼睑红斑水肿，全身散在充血性斑丘疹，压之退色。苔薄黄、舌质红，脉洪数。证属热毒蕴于肌肤。内服清热解毒之品为主，辅以养阴清热。

处方：

蒲公英 30g	银花 30g	连翘 15g	板蓝根 30g
生地 30g	茅根 30g		

水煎服。

同时给氢化可的松 150mg/d 静脉滴注。

二诊： 两日后，高热、皮疹均渐退，唯口干喜饮、四肢肌肉酸痛渐显，全身乏力。苔薄舌红，脉小弦。热毒虽解未清，而有风湿入络见症。方用养阴清热、活血通络之品。

处方：

生地 30g	茅根 30g	银花 15g	连翘 9g
赤芍 12g	鸡血藤 30g	木瓜 12g	丝瓜络 9g
生甘草 6g			

水煎服。

氢化可的松减至 50mg/d，口服强的松 5mg/ 次，每日 4 次。

三诊： 入院第 6 日，体温正常，但出汗较多，神疲乏力，肌肉酸痛，入夜眼睛模糊，前方加益气固表、滋阴明目之品。

处方：

生熟地各 12g	黄芪 12g	玄参 9g	赤芍 9g
鸡血藤 30g	络石藤 15g	怀牛膝 12g	决明子 9g
密蒙花 9g			

水煎服。

四诊： 1 个月后，患者仍有全身肌肉酸楚，胸前、两下肢仍有小红斑。苔薄，脉濡数。按 "脾主肌肉" 之意，拟健脾祛风化湿。

处方：

潞党参 12g	怀山药 9g	赤白芍各 6g	鸡血藤 12g
羌活 9g	桑寄生 9g	左秦艽 9g	威灵仙 12g

虎杖 15g　　　　土茯苓 30g

水煎服。

强的松减为每日 15mg。

五诊： 2 个月后，体温控制在 37.2 ～ 37.3℃，无其他不适，红斑全退。24 小时尿肌酸 0，仍以前方出入。

处方：

党参 9g　　　　焦白术 9g　　　　怀山药 9g　　　　羌独活各 9g

制川乌 9g　　　　虎杖 15g　　　　防己 9g　　　　大茯苓 30g

仙灵脾 12g　　　　仙茅 12g

水煎服。

强的松 5mg/ 次，每日 2 次。患者基本痊愈而出院门诊治疗。

以后门诊服中药以健脾活血、补益肝肾、化湿通络为主，6 个月后逐渐减停激素。患者健康，参加工作。常服中药：党参、焦白术、怀山药、当归、杜红花、川桂枝、制川乌、菝葜、虎杖、川断、仙灵脾等。

（《外科经验选》）

【评析】　皮肌炎是一组病因尚不明确、以横纹肌为主要病变的非化脓性炎症性肌病，是一种自身免疫性结缔组织疾病，中医一般将其归属于"肌痹"范畴。本案患者初诊时，高热不退，咽喉疼痛，两上眼睑红斑水肿，全身散在充血性斑丘疹，证属热毒蕴于肌肤，予以清热解毒、佐以养阴清热，6 日后高热皮疹虽退，但四肢肌肉酸痛更显，伴全身乏力，入夜眼睛模糊，说明热毒虽减，但出现热伤气阴之象，故又在前方的基础上加用益气养阴之品治之。后期诸症缓解，唯肌肉酸楚无力不减，宗"脾主肌肉及四肢"的宗旨，以健脾活血、补益肝肾、化湿通络巩固。此类疾病症状重，多系统受损，早期采用中西结合治疗，尤其是激素的应用，对于控制症状是很有必要的，但是要严格掌握用量及方法，待症状缓解后要逐渐减量以至停服激素。

4. 秦万章　健脾益气、活血化瘀法治疗皮肌炎案

陈某，女，35 岁。

初诊： 1986 年 5 月 28 日。

病史： 患者发热、肌痛、皮疹伴关节痛半年。近半年来面部及手背红斑时起时伏，时有不规则发热，一般多为低热，发病来有明显肌肉疼痛，以四肢近端肌肉为主，肢体怠惰，萎软无力，行动困难，伴关节肿痛，头晕面浮肿，腹胀纳呆，夜不安眠，体重减轻，易出汗，闭经，小便清长，大便溏薄。曾在外院怀疑结缔组织病，用消炎痛、昆明山海棠片等药治疗，症状有所改善，半月前因感冒发热和过度疲劳，肌肉疼痛和肌无力加重，面部皮损更为明显，故来我院诊治。查：体温 37.5℃，颜面部有紫红色水肿性红斑，尤其是上眼睑更为明显，并伴有毛细血管扩张，颈、胸、背区有色素沉着和脱失呈异色病样，两手指关节背部均有对称性紫红色斑，被覆鳞屑，四肢近端肌肉压痛明显，两手握力差，两臂抬举乏力，两下肢蹲下困难。颈部及腋部有淋巴结肿大。肝肋下一指，轻度压痛。血常规：白细胞 10.2×10^9/L，红细胞 2.5×10^{12}/L，血沉 32mm/h，尿常规正常，谷草转氨酶 72 单位，谷丙转氨酶 48 单位，乳酸脱氢酶 80 单位，肌酸磷酸激酶 50 单位，24 小时尿肌酸 720mg，肌电图为肌原性改变，心电图及胸透未见异常。舌苔薄白腻，舌质紫、有齿痕，脉濡细。西医诊断：皮肌炎。中医诊断：肌痹（脾虚血瘀型）。治拟健脾益气，活血化瘀。用八珍汤合活血方加减。

处方：

党参 15g	黄芪 15g	白术 9g	地黄 15g
红藤 15g	鸡血藤 15g	雷公藤 25g	

每日 1 剂，水煎服。

面部及手背皮损处外搽确炎舒松霜剂，每日 2 次。未服皮质类固醇激素。

两周后发热、关节疼痛、肌痛改善，皮疹渐减淡，但乏力依然，苔薄舌紫，脉细软，上方加当归 12g，黄芪加至 30g，继续服用。1 个月后，颜面部红斑减淡，肌痛及肌压痛有明显改善，肌无力好转，白细胞下降至 8000/mm³，血沉下

降到16mm/h，谷丙转氨酶40单位，原方继续服用。8周后肌肉疼痛、肌无力及肌压痛基本消失，颜面部紫红斑消退，上眼睑水肿性紫红斑减淡，颈部、腋部淋巴结未触及，舌象及脉象均无特殊异常。血、尿常规正常，血沉恢复正常，谷草转氨酶40单位，谷丙转氨酶、肌酸磷酸激酶均转为阴性，24小时尿肌酸下降为100mg，停用上方，改服雷公藤糖浆10mL，十全大补丸9g，每日3次，巩固疗效。半年后随访，病情未见反复，雷公藤糖浆间断服用，已恢复正常工作。

（《中医药学临床验案范例》）

【评析】　本案患者由于发热日久不愈，耗气伤阴，加之过度疲劳，复感外邪，使病情进一步加重。肌肉乏力，肢体怠惰，面目浮肿，纳呆腹胀，大便溏薄，舌苔白腻，边有齿痕，脉细弱等，为脾失健运，气血生化乏源，肌肉四肢失养之象；肌肉疼痛、肌肉压痛，骨节酸痛、舌质紫、闭经、皮肤紫红斑等为气虚血瘀之征，故本病证属脾虚血瘀，从健脾益气、养血活血立法，以八珍汤合活血方加减治之。方中以八珍汤健脾益气、养血活血，属于辨证用药；以鸡血藤、雷公藤、红藤养血活血止痛，清热解毒；其中雷公藤清热解毒，活血消肿止痛，且有免疫抑制作用，正好切中本病的病机，属于辨病用药。辨证辨病相结合，立法用药丝丝入扣，故获得理想疗效。

5. 曹鸣高　清热祛风、活血通络法治疗皮肌炎案

王某某，男，33岁。

初诊： 1973年5月16日。

病史： 低热，全身肌肉、关节游走性酸痛已逾半年，皮下有散在结节，左小腿有红斑。血沉71mm/h。4个月前在某医院病理活检诊断为"皮肌炎"。住院期间用大量激素治疗，效果不著，渐减量，出院后来院门诊。

诊查： 全身肌肉、关节游走作疼痛，皮下有散在性结节，左小腿红斑，均有压痛。午后低热，二便正常。舌苔薄黄，脉细弦。

辨证： 风热痰瘀，痹阻营络，脉道不利。

治法： 祛风清热，活血通络。

处方：

威灵仙 9g	左秦艽 15g	虎杖根 15g	乌梢蛇 9g
白芥子 6g	制胆南星 4.5g	豨莶草 9g	漏芦 9g
凌霄花 9g	鸡血藤 15g	大生地黄 15g	京赤芍 9g

水煎服。

二诊：上方共服 15 剂，激素已撤，低热未净，左手臂皮下结节消失，但右腋下又出现结节，左小腿红斑如前。关节酸痛，活动后为甚，腰酸乏力。舌尖红，苔薄黄腻，脉细弦。风热入营，痰瘀阻络。再拟清热化瘀，活血通络：

处方：

鸡血藤 15g	紫丹参 15g	全当归 9g	土鳖虫 15g
制僵蚕 9g	乌梢蛇 9g	海藻 9g	昆布 9g
夏枯草 15g	杜红花 9g	左秦艽 15g	凌霄花 9g
漏芦 9g	生黄芪 15g		

水煎服。

三诊：上方加减续服两个月，体温已正常，关节肿痛减轻，唯左膝关节及右上肢肌肉疼痛，脉细弦，苔白微腻。血沉 13mm/h。营中热毒渐化，治守前方出入。

处方：

全当归 9g	昆布 9g	凌霄花 9g	紫丹参 15g
海藻 15g	红花 9g	生黄芪 15g	漏芦 9g
怀牛膝 9g	左秦艽 12g	防己 9g	

水煎服。

上方服 20 剂，全身关节肿痛已愈，皮下结节及红斑均已消失，唯两臂肌肉偶有刺痛。11 月 12 日查血沉 18mm/h。后带原方回部队服用，随访迄今，身体健康。

（《中国现代名医医案精华·曹鸣高医案》）

【评析】 本案患者以全身肌肉、关节疼痛，发热，肌肤肿胀，皮下结节、红斑，血沉快为临床表现特点，属于中医"皮痹"之范畴。其主要病机为风邪热毒侵入营血，痰瘀络阻。故除常规选用祛风活血、化痰软坚等药之外，还选用了凌霄花与漏芦两药，以加重清热凉血解毒之功。凌霄花能清热解毒、凉血祛瘀，可治"血气刺痛，疬风恶疮"，曹老常用以配伍清热解毒、疏风通络的漏芦，治疗某些血分热毒疾患，如皮肌炎、红斑性狼疮、白塞病及部分皮肤病，有一定效果。秦艽有苦泄辛散、祛风除湿、和血舒筋、退骨蒸潮热之功，且驱风湿而不伤阴，故古人谓"秦艽为风药中润剂"，此案用之尤为恰当。

6. 边天羽　疏肝清热、益气养阴法治疗亚急性皮肌炎案

刘某，女，16岁。1964年2月8日入院。

病史：患者发冷发热，面部红斑肿胀，四肢肌肉疼痛无力，吞咽团难已二十多天。开始为发冷发热，面部发红，咳嗽，咽痛，周身肌肉疼痛无力，诊断为扁桃体炎，采用APC与青霉素治疗。1周后面部出现红斑及肿胀性皮疹，以上眼睑为最明显，颈部、肩部与上肢有轻度指凹性肿胀。肌肉疼痛与无力日渐严重而不能起床活动。吞咽时呛水，从鼻孔流出，语音有鼻音，小便赤红，大便干，口中有臭味，曾按"风水证"，用越婢汤、白虎汤、五苓散与赤小豆汤等治疗，效不明显。查体：体温38℃，急性病容，卧于床上，神志清楚，查体合作。无全身淋巴结肿大。面部发红肿胀。颈与上肢、躯干均有轻度指凹性水肿，以眼睑为最，眼缝明显缩小，眼睑与鼻围有弥漫性潮红，边缘不明显。面无笑容，全身肌肉疼痛与压痛，活动则疼痛加剧，故自己不能从床上坐起。四肢屈伸乏力，两手握力很小。平卧时，两下肢不能抬举，两上肢亦不能抬举，颈部肌肉也因无力而不能把头部举起。吞咽呛水，说话有鼻音。瞳孔对光反射正常。咽稍充血，扁桃体稍肿大。颈软，心尖部有一吹风样收缩期杂音。心率120次/分，律整。舌质红，苔黄糙，脉浮滑数。化验：血红蛋白12g%，红细胞3.6×10^{12}/L，白细胞10.2×10^9/L，中性80%，淋巴20%，尿肌酸24小时排出量100mg，血沉40mm/h，LE细胞阴性。皮肤肌肉活检：表皮有基底细胞液化变性，真皮浅层有水肿与灶性炎性单核细胞浸润。横纹肌肉：有肌纤维肿胀变性，横纹消失，肌纤维间有单核细胞浸润。

　　西医诊断：亚急性皮肌炎。中医诊断：肝热阴虚型痿证。治疗初期，被认

为是"温毒证"，用清热解毒药加西洋参、紫金锭、羚羊角、犀角等治疗，疗效不明显。2 月 15 日，发热 37 ～ 38℃，有恶心，易生气，咽干，口苦，脉弦数，舌质嫩红，苔黄腻，诊断为肝热阴虚证，采用甘麦柴胡汤治疗。

处方：

浮小麦 60g	大枣 10 枚	炙甘草 6g	柴胡 9g
黄芩 9g	天花粉 9g	石斛 9g	生地 15g
生黄芪 15g	升麻 3g		

水煎服，早晚各 1 剂。

从第 3 日开始，体温降至正常，精神良好。肌肉疼痛与压痛已明显减轻。至第 10 日，吞咽已不呛水，头已能抬起，面有笑容，皮肤红肿减退。脉细弱，舌质淡红，苔薄黄。继续用甘麦柴胡汤加补益药治疗。一直服用半年，8 月 30 日痊愈出院。该时血沉 20mm/h，尿肌酸 24 小时排出量 3.1mg。1972 年随访，无复发。

（《中医药学临床验案范例》）

【评析】 本案患者发病初期发冷发热、咽痛、咳嗽而被误诊为"扁桃体炎"，后又因指凹性肿胀而又以"风水证"论治均不效。方考虑皮肌炎并以皮肤、肌肉活检得以确诊。因发热、面部发红肿胀等，用清热解毒法，疗效亦不明显，并出现易怒、口苦咽干、脉弦数、舌质嫩红、苔黄腻等阴虚肝热之证，改用疏肝清热、益气养阴之甘麦柴胡汤而获效。可见，在诊治疾病过程中，应密切观察病情变化，及时调整治疗方案，方可收到事半功倍的效果。

7. 胡荫奇　健脾益气法治疗中晚期皮肌炎案

钟某，女 56 岁，干部。

初诊：2001 年 5 月 21 日。

病史：患者患上皮肌炎 10 年余，多年来口服强的松维持治疗。现每日服强的松 15mg。近日来患者自觉周身乏力较明显，四肢无力，尤以双上肢为甚，抬举困难，思睡、食少、大便偏稀，日 2 ～ 3 行，小便正常，右上脸及双侧颈部淡紫色斑，舌质淡红，苔白腻，脉濡细。

治法：健脾祛湿，益气升阳。

处方：

党参 15g　　　炙黄芪 15g　　　炒白术 15g　　　升麻 15g

柴胡 10g　　　炙甘草 10g　　　木瓜 15g　　　　茯苓 15g

野葛根 10g　　当归 15g　　　　五加皮 15g　　　杜仲 15g

穿山龙 15g　　蒲公英 15g　　　桂枝 10g

水煎服。

二诊（2001 年 5 月 28 日）：服上药后，患者自觉疲乏感较前改善，四肢也较前有力，右上睑紫红斑基本消失。仍以原方加减，升麻减为 10g，蒲公英减为 10g，另加鹿角（镑）10g，菟丝子 15g。

三诊（2001 年 6 月 20 日）：患者疲乏感已明显改善，右上脸、双侧颈部淡紫红斑消失，纳食较前增加，大小便正常，复查肌酶谱均正常。嘱患者服补中益气丸、金匮肾气丸善后。

【评按】中晚期皮肌炎多属中医痿症范畴，此期的患者热毒之象已不显。而脾肾亏虚成为主要临床表现，治疗上应以健脾益肾为法。根据临床实际或以健脾益气升阳为主，少加补肾之品，使患者疲乏感、四肢无力的症状明显改善，主要实验室指标也恢复正常。

8. 张谷才　追风通络、化瘀解毒法治疗皮肌炎案

黄某，女，15 岁。患皮肌炎 8 个月，由济南转来南京住院治疗。西药先用抗风湿治疗无效，后用激素治疗，由于肌肤溃破、剧痛，常注射镇痛剂（杜冷丁），病情逐渐加剧，卧床不起。中药先后用过越婢汤、白虎加桂枝汤、仙方活命饮等，均无效果。症见全身皮肤呈散在性红斑，以面部为甚，关节破溃，肌肉萎缩，剧烈疼痛，不能屈伸活动，脉象濡数，舌红唇白。证属风热内伏营血，络脉瘀阻不通，瘀腐化脓破溃。治宜追风通络，化瘀解毒。方拟加味五虫汤。

药用：

全蝎 4g　　　　地龙 12g　　　　赤芍 10g　　　　土鳖虫 12g

僵蚕 10g	忍冬藤 15g	蜈蚣 6g	乌梢蛇 10g
鸡血藤 15g	穿山龙 15g		

水煎服。

东风片（马钱子制剂），每服 1 片，每日 2～4 片。

服药 5 剂后，关节疼痛大减，西药镇痛剂已停止使用，精神转佳，仍用原方加当归 10g，再服 15 剂。另以九一丹 3g 外搽破溃处。药后疼痛基本控制，面部红斑消退，肌肤破溃渐愈，能扶棍行走，饮食增多，形体渐丰。营血风热渐衰，血瘀渐化，病情逐渐向愈，治当原方更进。继服 15 剂。关节疼痛消失，肌肤破溃全敛，活动自如，出院继续调治。

（《江苏中医杂志》1984；5（2）：45）

【评析】　张老认为，本病证似热痹而实非热痹，所以单纯清热解毒从热痹施治无效。治疗方法当追风化湿，清热解毒，活血化瘀，镇痛消肿。方用五虫汤加味，更重要的是用东风片剧毒药镇痛通经、以毒攻毒，外用九一丹生肌长肉，终获比较满意的疗效。本病虽风寒外侵，但日久不解化热，热伤经脉，瘀血阻络为病，非一般祛风除湿、温经止痛所能治疗。故用大毒之马钱子制剂及全蝎、蜈蚣、土鳖虫、穿山甲等虫类药搜风剔络，兼以破血化瘀，才能达到镇痛目的。皮肤出现红斑肿痛溃烂，多为热毒所为，治宜清热解毒。但是本证由于风湿化热，热伤经脉，瘀血痹阻，皮肤坏死所致，非清热解毒所能治愈。所以治疗主以通经活络，破血化瘀。兼以解毒凉血，方能消斑散肿敛疮。

（李亚平）

第六章
混合性结缔组织病

1972年Sharp等人把临床上具有系统性红斑狼疮（SLE）、多发性肌炎（PM）、进行性系统性硬化（PSS）、类风湿关节炎（RA）等多种疾病的症状，但又不能独立诊断其中任何一种疾病，肾损害轻，且血清学检查有高滴度的斑点型抗核抗体（ANA）和高滴度的抗nRNP抗体，对肾上腺皮质激素治疗反应良好，预后较佳的结缔组织病，称为混合性结缔组织病（mixed connective tissue disease, MCTD）。本病发病率高于多发性肌炎，而低于系统性红斑狼疮。发病年龄在4～80岁，女性多发，约占80%。病因及发病机制不清，病理改变特征是广泛增殖性血管性病损，包括动脉和小动脉内膜的增殖和中层肥厚，而血管的炎性浸润不明显。本病的典型临床表现主要包括：多关节炎，雷诺征，手指腊肠样肿胀或指（趾）端硬化，肺部病变，炎症性肌病和食管运动减弱。此外也可有发热、淋巴结病变、非瘢痕性脱发、颧部红斑、紫红眼睑、甲周毛细血管扩张、浆膜炎和心肾疾病，但较为少见。

混合性结缔组织病在中医学中无相似的病名，但与属于中医的"皮痹""肌痹""阴阳毒""历节病"等有相似之处。如《济生方·诸痹门》云："皆因体虚腠理空疏，受风寒湿气而成痹也"。本病是一组综合征，病因病机较为复杂，一般认为是由于先天禀赋不足，所感六淫之邪，自皮毛乘虚而入，客于肌肤经络之间，营卫不和，气血凝滞，血瘀痰阻，血脉不通，皮肤受损，渐及肌肉筋骨，则病变由表入里，损及脏腑而发本病。

1. 秦万章　补肾壮阳、活血化瘀法治疗混合性结缔组织病案

朱某，女，45 岁，工人。

初诊：1984 年 7 月 30 日。

病史：患者 1 年半前时感关节疼痛，以大关节为主，腰关节尤甚，但不红不肿；同时接触冷水时常见手指发白发紫，有发麻的感觉，此种情况发展迅速且逐渐加重，手指经常发紫，恢复甚慢，过去冬季频繁发作，目前至夏季亦不断发生，并伴有指端疼痛，手指及手背肿胀。近 1 年来面部亦觉绷紧感，除关节疼痛外，四肢近端肌肉亦感疼痛。发病后常有低烧，乏力明显，吞咽不爽，动即汗出，平素怕冷，肝区常感疼痛，下肢间断出现红色结节及瘀斑，大便溏薄，小便清长，头发易脱落。曾怀疑胶原病，应用消炎痛、长效阿司匹林、氯喹等药物治疗未获疗效，近来病情仍在发展中。查：面色苍白，手、面硬肿，指端尖削，呈腊肠样手指，四肢近端肌肉及腓肠肌明显压痛，下肢散在十余枚弹子大红色结节，雷诺现象明显，颈、腋及腹股沟均可触及蚕豆大之淋巴结，有压痛，头发稀疏，肝肋下二指。舌胖嫩带紫，边有齿印，脉沉迟，尺脉虚弱。化验：血、尿常规正常，血沉 26mm/h，LE 细胞阳性，类风湿因子阳性，抗核抗体强阳性，核型为斑点型，抗 dsDNA 抗体阴性，抗 RNP 抗体阳性，抗 Sm 抗体阴性。食管钡餐提示蠕动缓慢。

西医诊断：混合性结缔组织病。

中医诊断：肾阳虚血瘀。

治则：补肾壮阳，活血化瘀。

方药：方用二仙汤合活血方加减。

益母草 30g	桂枝 9g	仙茅 9g	仙灵脾 9g
补骨脂 9g	川芎 9g	肉苁蓉 9g	黄柏 9g
丹参 30g	雷公藤 15g	鸡血藤 30g	生甘草 6g

水煎服，每日 1 剂。

未内服皮质类固醇激素。两周后关节及肌肉疼痛减轻，乏力好转，精神转佳，

肝区已无疼痛，手、面绷紧感觉松动些，无自汗，淋巴结缩小，雷诺现象发作较少，苔薄白，脉沉细，尺脉弱。上方继服。

2个月后关节疼痛消失，四肢肌肉有轻压痛，雷诺现象无发作，手、面硬肿明显改善，面部转红嫩，吞咽好，淋巴结未触及，下肢结节消退。LE细胞阴性，类风湿因子阴性，血沉14mm/h，抗核抗体滴度明显减低。舌淡红，脉细软。原方改为三藤糖浆（雷公藤、鸡血藤、红藤）服用，每日3次，每次10mL。

4个月后手、面硬肿已不明显，雷诺现象表现指、趾仅遇冷水有发白发麻，无紫绀现象，一般情况好，无特殊主诉，抗RNP抗体弱阳性，舌苔薄白，脉有力。三藤糖浆改为间断服用。

1988年5月随访，偶有轻度关节疼痛外，无不适主诉，一直在正常工作。

（《中医药学临床验案范例》）

【评析】 本患者关节疼痛，手面硬肿，腊肠样手指，肌肉压痛，下肢散在红色结节，频繁发作的雷诺现象；且实验室检查血沉较快，抗核抗体强阳性，核型为斑点型，类风湿因子阳性，LE细胞阳性，抗RNP抗体阳性，抗Sm抗体阴性，抗dsDNA抗体阴性；食管钡餐提示蠕动缓慢。根据上述表现，不能对其作出单一的结缔组织病的诊断，因此，确定为混合性结缔组织病是正确的。结合脉症分析，患者有腰痛、脱发、月经紊乱、怕冷、肢凉、大便溏、舌胖嫩、尺脉弱等肾阳虚证，同时伴有手面硬肿、下肢结节及瘀斑、指端及肝区疼痛等血瘀证。因此治宜温肾壮阳，活血化瘀为主。方用二仙汤温补肾阳，自拟活血方以活血化瘀。如此应用，肾阳得充，气血运行通畅，虚实夹杂之证自消。方中运用仙茅、仙灵脾、肉苁蓉、补骨脂补肾壮阳；益母草、川芎、丹参、桂枝养血活血通阳；鸡血藤、黄柏养血润燥。此病例有多种抗体阳性和免疫功能异常，秦老研究三藤糖浆有较好的抗炎和调节免疫功能作用，故选用三藤糖浆作常规药服用，从其功效来看，它亦有活血化瘀、抗炎消肿作用，符合治疗指征。可见，本病患者不采用皮质类固醇激素，而选用活血壮阳的方药和三藤糖浆可以使其病情获得满意的缓解，本病案当是辨证用药与辨病用药相结合的治疗成功的范例。

2. 祝谌予　益气活血、祛寒除湿、补益肝肾法治疗混合性结缔组织病案

郭某，女，34 岁。

初诊：1992 年 11 月 17 日。

病史：患者因右臂腊肠样肿胀 3 年，面部、四肢及躯干部皮肤红斑伴近端肌肉疼痛 3 个月，发热 10 天，于 1992 年 10 月 16 日住当地省医院，确诊为混合性结缔组织病。入院后经予氢化可的松、雷公藤多苷、胸腺肽等治疗近 1 个月，病情有所改善，遂邀祝老会诊。现症：午后低热，体温波动于 37.3 ～ 37.6℃。面部、胸背及双上臂、左腿部皮肤均有多处黯红色斑片状皮损，四肢近端肌肉疼痛，双臂不能上举，行走后肌痛加剧。肩背发凉，但遇热则灼痛难忍。周身酸软无力，神疲纳差，入睡困难。月经提前 1 周，色黯。舌苔薄白，脉沉弦。化验检查：血 Hb 80g/L，WBC $3.8×10^9$/L，血小板 $110×10^9$/L。尿蛋白（＋），血沉 50 mm/h，AST 80.2IU/L（正常值 <34IU/L），LDH 257IU/L（正常值 >133IU/L），CPK 389IU/L（正常值 <192IU/L），ANA（＋），LE 细胞（－）。肌电图示：双上肢肌源性损害。现每日用氢化可的松 200mg 静脉滴注，口服雷公藤多苷片 30mg/ 日。

辨证：气虚血瘀，寒湿阻络，肝肾两亏。

治法：治宜益气活血，祛寒除湿，补益肝肾。

方药：方用补阳还五汤合四藤一仙汤加减。

生黄芪 30g	当归 10g	川芎 10g	赤芍 10g
桃仁 10g	红花 10g	生地 15g	知母 10g
川断 15g	枸杞 10g	丹皮 10g	紫草 10g
赤小豆 15g	鸡血藤 30g	络石藤 15g	海风藤 15g
钩藤 15g			

每日 1 剂，水煎服。

服药 14 剂后，体温降至正常，皮肤红斑部分消退，肌痛消失，四肢活动行走自如，纳食增加。复查血、尿常规正常。血沉 33mm/h，AST l4.5IU/L，LDH l26.3 IU/L，CPK 66 IU/L。静滴氢化可的松减至 150mg/d。守方连服 50 余剂。

1993年1月18日再诊时皮肤红斑基本消失，近端肌痛不明显，精神、体力、食纳均好，化验各项免疫指标及肌酶谱恢复正常。停用氢化可的松及雷公藤多苷片等，改用强的松15mg/d维持。病愈出院。守方加羌独活各15g，继服2个月，病情稳定，未再反复。

（《祝谌予临证验案精选》）

【评析】　本病案病因病机为正气不足，腠理疏松，寒湿入络，血脉痹阻；阳气虚弱，复感寒湿，血凝于肤则出现片片紫斑；气虚不运，寒凝血滞，不通则痛，故四肢肌痛，触之痛剧；瘀血内阻，久则化热，故午后低热。祝老选补阳还五汤益气活血为主，加四藤以散寒除湿，以枝达络，川断、枸杞补肾益元；生地、知母、丹皮、紫草、赤小豆凉血清热化斑，且生地配知母又可拮抗激素治疗之不良反应，收效颇佳。补阳还五汤本为王清任治疗气虚血瘀之中风偏瘫而立，祝老常用其加减治疗结缔组织病，乃取异病同治之意也。

3. 汪达成　凉血清营、疏风泄热法为主治疗重叠综合征案

戴某某，女，37岁。

初诊： 1988年2月。

主诉： 患者3个月前因咳嗽发热，全身关节肿痛，面、颧、背部出现结节、红斑，肝脏肿大而住某医院。经查诊为自身免疫反应性重叠综合征。予激素及免疫抑制剂治疗五旬而好转，出院时强的松维持服用。近日来四肢关节肿痛又见，肌肉窜痛难忍，伴发热高达40℃，面色潮红，剧咳而痰中带血，头昏目眩如坐舟车，口燥咽干不思饮食。

诊查： 舌质红，苔淡黄厚腻，脉左细弦右软数，免疫球蛋白G 320.5g/L，免疫球蛋白A 340.3g/L，免疫球蛋白M 1.02g/L，补体C_3 320g/L，循环免疫复合物阳性。尿检：蛋白（＋），红细胞（±），尿酸278mg/24h。

辨证： 风邪郁于营分，湿热阻遏经络，日久化燥化火，上刑肺金，窜扰清空。

治法： 凉血清营，疏风泄热，清肃肺气，通利关节。

处方：

细生地黄 30g	地骨皮 30g	橘叶皮各 10g	牡丹皮 15g
赤芍 15g	紫草茸 12g	徐长卿 15g	生牡蛎 30g
紫菀 6g	白前 10g	广地龙 10g	乌梢蛇 15g
防风 10g	防己 10g		

水煎服。

并嘱将强的松逐步减量以至停服，改予昆明山海棠片替代。

二诊（2月13日）： 药后身热衰减，体温37.5℃，关节肿痛得减，面红略退，咳呛仍剧，舌质较红，苔薄黄腻。证情略见改善，再守原方加减。

处方：

细生地黄 30g	地骨皮 30g	丹皮 15g	赤芍 15g
防己 10g	防风 10g	紫草茸 12g	青风藤 30g
苦参 10g	白薇 10g	白前 10g	乌梢蛇 12g
徐长卿 15g	银花藤 30g		

水煎服。

三诊（4月6日）： 连服凉血清营、泄热解毒之剂1个月后，关节肿痛、头眩、口干诸症渐减，面部潮红、结节红斑转为褐斑沉着，痰血消失而尚有干咳。于上方去苦参、紫草加桑白皮 30g，蛇舌草 30g。

四诊（8月13日）： 上方连服3个月，关节肿痛、肌肉窜痛均已瘥，头昏眩晕显减，干咳消失，体温正常，面部褐斑消退。舌苔化薄，质红转淡。强的松已停服30个月，诸症未复。再按上方间断服药以资巩固。

半年后追访，诸症消失，精神食欲如常；复查血循环免疫复合物阴性，血清免疫球蛋白G 16.7g/L，补体C₃ 860g/L，证实告愈。

（《中国现代名中医医案精华·汪达成医案》）

【评析】 本案患者以骨骼疼痛、肌肤出现红斑结节为主症，据现代医学免疫检测结果，诊断为自身免疫反应性重叠综合征，属顽固难治之证。其证属血燥化火之热痹，汪老治此种免疫性疾病，常辨证结合辨病，在辨证论治基础上，加用具有抑制免疫反应作用的中药，如青风藤、鸡血藤、徐长卿等，多能获得满意疗效。

4. 张锡君　温补肾阳、化瘀通络法治疗系统性硬皮病、皮肌炎案

张某，男，23 岁，学生。

初诊：1980 年 7 月 27 日。

病史：患者四肢末端发冷、溃烂，冬季加剧已 2 年，两上肢乏力 1 年。患者于 2 年前不明原因面部起红斑，四肢末端发冷，以上肢为甚。继之双手指发生溃疡，同时两上肢乏力。1 年前曾先后在中、西医院就诊，并服"扩张血管药"和中药，疗效不显。20 天前赴渝治疗，在市某医院检查：鼻及两颊部隐见蝶状分布红色斑点，见毛细血管扩张，双上眼睑浮肿，面额及胸上部有蜡样光泽，胸及上腹部广泛毛细血管扩张，腹部系裤带受压处见一带状褐色色素沉着，皮肤触之稍硬。双手指甲苍白，湿度较正常人低，指端皮肤僵硬，两小指尖有溃烂愈后瘢痕损害，指呈尖削，双足皮肤及趾甲苍白。诊断：系统性硬皮病；皮肌炎。除上述体征外，常感四肢不温，手指疼痛，肢体倦怠，精神不振，大便溏薄，小便清长，舌淡苔白，脉象沉涩。证属肾阳虚弱，血瘀脉络所致。治以温补肾阳，化瘀通络。以煎剂、散剂、针剂等配合治疗。

药用：

仙茅 10g	仙灵脾 30g	巴戟 10g	桂枝 10g
熟地 15g	香附 10g	丹参 15g	鹿角胶 10g（蒸化）
蜂房 9g	鸡血藤 30g	虎杖 30g	

10 ～ 30 剂，水煎服。

毛冬青注射液每次肌注 2 毫升，每日 2 次。复方丹参针每日肌注 4 毫升。归芪蜂王浆上下午各服 1 支。

二诊（1980 年 9 月 9 日）：服用上方药 30 余日，怕冷减轻，大便稀溏，日 2 次，余症同前。

药用：

仙茅 10g	仙灵脾 30g	巴戟 10g	桂枝 10g
熟地 15g	当归 10g	鸡血藤 30g	乌梢蛇 15g
蜂房 9g	丹参 15g	鹿角胶 10g（蒸化）	

水煎服。

当归针剂，每日上午肌注 4 毫升。丹参针剂，每日下午肌注 4 毫升。归芪蜂王浆，每日上下午各服 1 支。龟龄集 4 瓶，共分 24 包，每天服 1 包。并嘱每天练习太极拳 1 小时以上，禁生冷，注意保暖。

三诊（11 月 4 日）：用上方药 50 日后，四肢渐温，手指疼痛减轻。舌质淡，苔薄白，脉细。药用：上方加阿胶 10 克，香附 9 克，再进 1 个月。鹿茸针剂 3 盒，每日肌注 1 支。当归针剂，每日肌注 4 毫升。参芪蜂王浆，1 支分 2 次服。

四诊（1981 年 2 月 16 日）：用上方药 30 余日后，自觉肢体冷进一步好转，皮肤弹性有所恢复。

药用：

仙茅 9g	仙灵脾 30g	巴戟 12g	桂枝 9g
鹿角胶 10g（蒸化）		黄芪 30g	黄精 30g
当归 10g	山楂 30g	鸡血藤 30g	红藤 9g

水煎服。

丹参针剂，每日肌注 4 毫升；参芪蜂王浆，每日服 2 克；龟龄集 3 瓶，分成 36 包，每日服 1 包。

五诊（9 月 25 日）：以上方药连续服用半年，病情改善较大。因患者上学，看病不方便，故改以丸剂和酒剂。

药用：

仙灵脾 200g	鹿角胶 150g	乌蛇肉 200g	制附片 100g
三七粉 100g	黄芪 200g	九香虫 100g	土鳖虫 100g
桂枝 100g	蝉衣 60g	当归 150g	红花 100g
蜂房 100g	僵蚕 100g	丹参 200g	

共研细末，蜂蜜为丸，每丸重 10g，每次服 1 丸，每日 3 次。感冒期间停服。

药酒方：

麻黄 30g	桂枝 50g	川乌 30g	骨碎补 30g
细辛 30g	土鳖虫 30g		

共研细末，泡白酒 1 公斤，1 周后每天用酒擦患处 10 余次，禁内服。每次擦前先将患肢用热水浸泡，然后用棉签浸药酒涂擦，涂后用手心摩擦 50～100 次。鹿茸针剂，每两天肌注 2 毫升。当归针剂每日肌注 4 毫升。以上两种针剂交替注射。

六诊（1982 年 4 月 24 日）（信函）："自服丸剂和注射针剂后，手冷明显减轻，冷的范围缩小，腰部褐色基本消失。胸部毛细血管扩张亦消失，精神转佳，体力增加"。遂嘱仍以五诊丸剂和酒剂加减治疗，针剂停用。

七诊（8 月 13 日）（信函）："现情况更好，精神较佳，饮食睡眠均正常，手指已转红润，胸部毛细血管扩张完全消失，皮肤已恢复正常。"仍处以丸药善后。

药用：

党参 100g	麻黄 100g	桂枝 100g	三七粉 100g
当归 100g	细辛 100g	乌梢蛇 150g	蜈蚣 50 条
全蝎 30g（米炒）		土鳖虫 50g	鹿角胶 150g
枸杞 200g	鸡血藤胶 100g	仙灵脾 150g	

共研细末，蜂蜜为丸，每丸重 10 克，每日服 3 丸。

（《名中医临证精华》）

【评析】 混合性结缔组织病是一组同时或不同时具有红斑狼疮、皮肌炎和硬皮病等有关部分临床表现，血清具有高滴度抗 RNP 抗体为特征的一组疾病。但不能单以某种结缔组织病解释清楚而必须同时以两种结缔组织病予以解释者。本案患者：鼻及两颊部隐见蝶状分布红色斑点，手指疼痛，有类似系统性红斑狼疮的表现；四肢不温，末端发冷，指甲苍白，雷诺征明显；面额及胸上部有蜡样光泽，裤带受压处皮肤触之稍硬，有类似硬皮病的表现；面部毛细血管扩张，双上眼睑浮肿，双上肢乏力等，又有类似皮肌炎的表现。故可诊断为混合性结缔组织病，张老诊为硬皮病、皮肌炎，乃以其二者症状更为明显之故。在治疗上，张老找病因抓主症，从"肾阳虚衰"找出路，肾阳为一身阳气之根本，是"生命之火"，所以肾阳虚多表现出全身之阳气衰弱，"命门火衰者，虚象百出"；脉象沉涩，乃血瘀脉络之象。所处方药无论煎剂、散剂，抑或针剂，不管内服还是外搽，皆以温通为旨：二仙、巴戟、桂、鹿角胶温肾通督，振奋全身阳气；熟地填精补髓，暗寓阴中求阳之意。丹参、蜂房、鸡血藤、虎杖活血养血化瘀。血活则易流通，化瘀则百脉无碍。归芪蜂王浆补气养血，血以濡润，气以温煦，故畏寒已见减轻。龟龄集中鹿茸、附子、苁蓉温肾壮阳，配合海马、蚕蛾、麻雀脑等血肉有情之品以温肾填精，并以生熟地黄、天门冬等滋阴以配阳。针对肾阳虚衰助一臂之力。至三诊时已四肢温暖，疼痛减轻。最后收功仍用辛温发散，活血化瘀通络，补肾填精。自1922年夏普第一个报道混合性结缔组织病以来，西医治疗本病一直以皮质类固醇激素为首选，而本例自始至终，一直用中医治疗，症状全部消失，这说明，中医中药在治疗本病方面是极有潜力可挖的。

5. 张镜人　养阴生津、养血润燥法治疗混合性结缔组织病案

方某，女，55岁。

病史： 全身关节疼痛20余年。患者20余年前无明显诱因出现全身关节疼痛，伴发热，关节疼痛，甚则活动不利，肌肉疼痛。近年来，肌肉萎缩，指、趾末节雷诺现象和关节肿胀，口干舌燥，两目干涩，大便艰结。双手指关节肿大畸形。血沉94mm/h，γ球蛋白29.5%，类风湿因子（＋），抗核抗体（＋），抗核糖核蛋白抗体（＋），尿肌酸0.46/24h，抗核糖蛋白抗体（－）。舌光无苔，质黯红，脉濡散。

西医诊断： 混合性结缔组织病。

辨证： 肝肾阴虚，虚热内生。

治法： 养阴生津，佐以养血润燥。

方药：

| 南沙参9g | 北沙参9g | 川石斛15g | 炒生地黄12g |
| 枸杞子9g | 桑葚子9g | 制首乌9g | 赤芍9g |

白芍 9g	鬼箭羽 9g	秦艽 5g	地龙 5g
川牛膝 9g	忍冬藤 30g	浮小麦 30g	地骨皮 15g
炙甘草 3g			

每日 1 剂，水煎服。

该方连续服用 4 个月后，症状明显好转。

（《辽宁中医药杂志》2002，（2））

【评析】 混合性结缔组织病乃诸种痹证的综合，其发生主要为人体正气虚弱，遭受风、寒、湿三气侵入合而为痹也。如久病不愈，入络则血脉凝滞，瘀血阻络，正如《素问·痹论篇》所云："五脏皆有合，病久而不去者，内舍于其合也。""脉痹不已，复感于邪，内舍于心。""肌痹不已，复感于邪，内舍于脾。……""皮痹不已，复感于邪，内舍于肺。"正气不足是发病的内因，风寒湿邪为外因。益气和营，温阳通络，兼补肝肾为其治疗原则。本例证属肝肾阴虚，虚热内生，故治以养阴生津，佐以养血润燥，疗效肯定。

（李亚平）

第七章
硬皮病

　　硬皮病（scleroderma）是一种临床上以局限性或弥漫性皮肤增厚或纤维化为特征，并影响心、肺、肾和消化道等多器官的全身性自身免疫性疾病。临床上分局限性和弥漫性系统性硬皮病两种。局限性者硬化只限于皮肤，呈片状、带状或点点损害，多发生于头额、面颊及四肢等部位。系统性者根据病情轻重，又分肢端性和弥漫性两型，实质上两者属同一病，主要不同点在于肢端性硬皮病开始于手、足、面部等处，受累范围相对局限，进展较缓，预后较好。

　　本病的临床表现，早期皮肤紧张变厚，皱纹消失，呈非凹陷性水肿，皮色苍白或淡黄。随着病情发展，皮肤变硬，表面蜡样光泽，不能用手捏起，患处皮肤无汗，毛发脱落，色素沉着，间有感觉异常，并可产生手指伸屈受限，面部表情固定，口眼张闭困难，胸部紧束感。病至晚期皮肤萎缩变薄，如羊皮纸样，甚至皮下组织及肌肉亦产生萎缩及硬化，紧贴于骨骼，指端及关节处易出现难愈性溃疡。内脏受累则有吞咽困难、呕吐、腹泻、心律不齐、心力衰竭、呼吸困难、肌肉萎缩而无力、关节炎、高血压等症状，严重时可因急性肾衰竭而死亡。现代医学认为本病属自身免疫性疾病，可能与遗传因素、血管运动神经障碍、胶原代谢异常、病灶感染有关。本病诊断主要依据皮肤硬化、萎缩，特殊面容，吞咽困难，肺脏受损等。实验室检查有部分患者抗核抗体阳性。病理检查示胶原纤维肿胀，增殖硬化，小血管内膜增厚，管腔狭窄或闭塞，汗腺位置上移，毛发、皮脂腺减少或消失。X线检查可见肺、食管及骨关节异常。

　　现代医学对本病尚无特效疗法，治疗措施主要为抗纤维化、扩血管、免疫调节和免疫抑制及对症处理，主张去除感染灶，加强营养，注意保暖，加强体育锻炼。还可酌情选用按摩、推拿、蜡疗、水疗、音频、电疗等物理疗法。

根据本病的临床表现，其应归属于中医"痹证"的范畴，尤其与"皮痹""风湿痹"相近似。由于有着多种不同的临床表现与类型，且就诊时病情处于不同的阶段，故辨证施治的重点很不一致。但根据肌肤甲错，皮色灰黯，毛细血管瘀斑，肢端皮肤苍白、青紫，关节不利，舌紫黯或瘀斑、脉细迟涩等临床表现，符合中医的血瘀证。

1. 邓铁涛　补肾健脾、活血散结法治疗硬皮病案

张某，女，35 岁，已婚，工人。

因皮肤硬如皮革 3 年余，于 1971 年 11 月 3 日入院。患者于 1968 年 5 月起，出现低热、乏力、面部及两上肢浮肿，后又延及两下肢。三至四个月后，皮肤逐渐变硬如皮革样，颈部出现白色脱色斑，手、腕关节活动不灵，1969 年 5 月在某医院皮肤科确诊为"硬皮病"。经用西药（强的松等）治疗 1 年，无明显好转，但仍能坚持骑自行车上班。1970 ～ 1971 年又先后在两所医院进行中医中药治疗，但病情仍继续发展，皮肤发硬及脱色斑的范围继续扩大，并觉心跳，失眠，开口困难，胃纳差，全身肌肉萎缩，手足麻木，下半身无汗，四肢关节疼痛。查体：慢性病容，面部缺乏表情，四肢及面部、颈、肩部皮肤发硬，呈蜡样光泽，不易捏起，颜色加深呈棕色，并夹杂有大片的脱色斑，四肢闭汗，无明显体毛脱落现象。心尖区闻及二级吹风样收缩期杂音。肺部正常。肝脾未扪及，手指关节、腕关节呈轻度强直僵硬，无病理神经反射。诊见：舌质淡瘦嫩，伸舌不过齿，苔薄白，脉细，两寸脉弱。

实验室检查：血、尿、大便常规及肝功能检查均属正常，红细胞沉降率 27mm/h；血浆总蛋白 6.16g%，白蛋白 3.64g%，球蛋白 2.52g%。胸透：心、肺正常。

诊断：系统性硬皮病（硬化期及萎缩期）。

辨证：肺、脾、肾俱虚（阴阳俱虚）。

治则：补肾健脾，活血散结。

处方（一方）：

鹿角胶 6g（烊化）	阿胶 6g（烊化）	鳖甲 30g（先煎）	熟地 24g
怀山药 15g	杞子 9g	仙茅 9g	巴戟天 9g
红花 4.5g	桂枝 9g	党参 15g	白术 12g
赤芍 12g	炙甘草 6g		

水煎服。

上方加减服药 1 个月后，关节疼痛减轻，但月经来潮量多。舌瘦、嫩红，苔黄，脉虚。证以阴虚为突出，乃改用六味地黄汤加行气活血药物。

处方（二方）：

山萸肉 9g	怀山药 18g	云苓 9g	熟地 18g
丹皮 6g	泽泻 6g	杞子 9g	麦芽 15g
党参 15g	黄芪 12g	当归 12g	丹参 15g
鹿角胶 4.5g（烊化）			

水煎服。

上方加减，服至 1972 年 4 月出院。出院时手足麻痹感减轻，皮肤较松弛，颜面及左手皮肤可见皱纹并可捻起，指腕关节活动较前灵活，精神转佳。出院后仍照第二方加减。以滋养肾阴、健脾益气为原则。

处方（三方）：

黄芪 15g	熟地 15g	怀山药 15g	云苓 9g
山萸肉 6g	当归 12g	白芍 15g	鹿角胶 6g（烊化）
丹皮 6g	泽泻 9g	杞子 9g	谷芽 12g

水煎服。

以后按上方或去当归、白芍，加巴戟，或以阿胶易鹿角胶，连服约 4 个月。在这 4 个月中，间或炖服吉林参，每次三钱。病情日趋好转。后因故停药 10 个月，病情有些反复。

1974 年 8 月再来诊，仍继用前法。用六味地黄汤加黄芪、党参、杞子、云苓之类。服药数月后胸部、腿部紧束感已除，稍能下蹲，全身皮肤除手指外均能捻起，两前臂已有汗出。

1975年下半年起仍用前方加减，每周服药3剂。每周加服东北产之田鸡油3g炖冰糖一次，或以海南产的沙虫干约30g，煮瘦肉汤吃，以代替短缺之阿胶与鹿角胶，时或炖服白糖参五钱。总的治疗原则，仍然不离养阴益气。至1976年9月，患者身体较前肥胖，体重增加，精神食欲均好，能胜任一般家务劳动。颜面有表情，颜面至臂及手的皮肤可以捏起，能下蹲，各关节灵活，但两手的末节指关节活动欠佳，原来皮肤颜色黯黑已转为接近正常颜色。除颈部隐约可见白色的脱色斑外，背及臂部的脱色斑已全部消失，张嘴活动灵活，舌可伸出唇外，舌尚瘦嫩，苔白浊，脉细。

【按语】 从这例病人的临床表现来看，属中医的虚损证。患者皮肤如革，全身肌肉萎缩，纳呆，舌质嫩、瘦而短，色淡，脉细而两寸甚弱。肺主皮毛，肺之气阴亏损，失却"熏肤充身泽毛，若雾露之溉"的作用，故毛肤失其柔润；脾主肌肉、四肢，脾气虚亏，失其健运，气血衰少，肌肤失养，故肌肉萎缩而四肢活动困难，肾主骨，病已数年，所谓病久"穷必及肾"，肾阴亏损，故骨质受害。符合中医所谓虚损之重证。《难经》说："损脉之为病奈何？然！一损损于皮毛，皮聚而毛落；二损损于血脉，血脉虚少，不能荣于五脏六腑；三损损于肌肉消瘦，饮食不能为肌肤；四损损于筋，筋缓不能自收持；五损损于骨，骨痿不能起于床，殆此者，至于收病也。从上下者，骨痿不能起于床者死；从下上者，皮聚而毛落者死。"此患者先起于皮毛而后及于骨，是从上损及于下之证。病虽先起于肺，但已损及后天之本的脾和先天之本的肾，故考虑以治肾为主，健脾为辅，活血散结以治皮。按这一原则用第一方治疗一个时期之后，舌由淡嫩转为嫩红，苔色黄，是肾阳虚有所恢复，故转而以补肾阴为主，拟第二方用六味地黄汤加补气活血药。出院后仍按此原则治疗而逐步减去活血药，加用补益元气之吉林参，使肺气内充，皮毛得养。田鸡油、沙虫干与阿胶、鹿角胶同属"血肉有情之品"，这是根据吴鞠通所说的填阴塞隙，必须用血肉有情之品之意。据病人反映，此二味服后感觉甚好，睡眠亦佳。此病前后治疗达数年之久，虽然期间有10个月的耽搁，疗效缓慢，足见前人把这类病名为虚损是有道理的。而虚损病的治疗，后天之本脾，与先天之本肾，是重要的关键。脾不健运则虽补肾亦不能受纳，但不补肾则病必难愈，补肾对于本病尤为关键中的关键也。

（《老中医医案医话选》）

2. 娄多峰　益气养血、活血通络法治疗系统性硬化症案

贾某，男，36 岁。

初诊： 1991 年 6 月 20 日。

病史： 肌肤板硬萎缩、关节疼痛一年余。1990 年 5 月不明原因渐感全身困乏无力，手指麻木不适。3 个月后渐出现肌肤困胀微肿，皮肤变硬，不能捏起，关节僵硬疼痛。在某省级医院诊为"系统性硬皮病"，治疗半年余（用药不详），病情日渐加重。来诊时，全身困乏无力，肌肤困胀，面部及四肢皮肤变硬萎缩，皮肤紧贴于骨，不能捏起。面纹消失，无表情，张口困难，鼻尖呈鹰嘴样，口唇变薄。双手指尖细，僵硬如鸡爪样，双手指、腕、肘、膝等关节疼痛僵硬，皮肤欠温。纳差，乏力，畏寒。舌质淡黯，苔薄白，脉沉细弦。化验：血白细胞 10.1×10^9/L，N 0.6，L 0.4；血沉 60mm/h；RF 阳性。证属气血亏虚，肌肤失养，寒凝血瘀。治宜益气养血，活血通络。

处方：

黄芪 60g	当归 30g	赤芍 30g	桃仁 12g
红花 30g	首乌 30g	生地 30g	地龙 30g
桂枝 15g	甘草 9g		

水煎服。

二诊（10 月 14 日）： 服上方 60 剂后，身感有力，关节疼痛减轻，皮肤较前稍变软，余症同前。上方去生地、首乌，加元胡 15g，水蛭 20g，陈皮 12g，水煎服。

三诊（1992 年 1 月 24 日）： 上方服 60 剂，皮肤出现皱纹，扪之较前变软。面部有润色，稍丰满。双臂及下肢僵硬、屈伸受限明显好转，可提水行走，生活自理。畏寒乏力症状消失，精神状态大好。嘱按 1991 年 10 月 14 日方共为细末，

每服 4 ~ 6g，每日 3 次，连服 6 个月。1993 年 6 月 10 日随访，停药已 1 年，面部皮纹清晰，面容改观，表情较丰富，面色红润，四肢等处皮肤变软，可捏起，各关节功能活动正常，已能从事正常劳动。

（《中国名老中医药专家学术经验集》）

【评析】 本患者初诊时证属气血亏虚、肌肤失养、寒凝血瘀，故从益气养血、活血通络立法治疗。辨证用药均正确无误，但疗效却不明显，实乃病重药轻之故。二诊时在前方的基础上稍作加减，加用大剂量的活血破血药水蛭，及理气活血的陈皮、元胡后，收效明显，从而提示瘀血痹阻是本病的重要发病机制。临床治疗时在辨证施治的基础上合理应用活血化瘀之品，可显著提高治疗效果。

3. 朱仁康医案

案例一：朱仁康治疗弥漫性硬皮病案

石某，女，27 岁。

初诊日期： 1964 年 4 月 25 日住院治疗。

主诉： 脸面、肢端皮肤发硬，紫绀 5 年。

现病史： 1958 年患者第一胎足月顺产后，约经半年，当时适居东北，气候寒冷，双手指关节肿胀，但未见紫绀。1960 年每遇寒冷肢端即现紫绀，握拳时不能紧握，且肢端皮肤亦见发硬。1962 年指端皮肤发硬，扣衣扣亦觉困难，且脸部皮肤发紧，伴有轻度浮肿。1963 年第二胎分娩后，病情加重，脸部皮肤发硬缺乏表情，尤以脸下半部为明显。当时某医院诊断肢端性硬皮病，雷诺征。经用青霉素、普鲁卡因、维生素 B_{12}、EDTA 等药治疗，未见明显改善。

入院时检查： 脸面部皮肤紧张、发硬、光泽、失去弹性，举眉时前额尚见皮肤皱纹，鼻及双颊下面部肌肉活动受限制，脸部缺乏表情，上唇变薄但尚可闭口，耳廓皮肤亦现紧硬，双手握拳不紧，双手背、前臂、上臂伸侧发硬不能捏起、有蜡样光泽。脉沉细，舌质淡，苔净。

西医诊断： 弥漫性硬皮病。

中医诊断： 皮痹。

证属：风寒湿之邪，阻于经络，以致痹滞不行；营卫失和，阳气虚不能达于四末，以致肢端凉而发紫，脸面、手臂等皮肤发硬。

治则：温经通络，和营活血。

药用：

桂枝 9g	干姜 3g	白芥子 3g	羌独活各 9g
桑寄生 9g	炒白术 9g	伸筋草 9g	防风己各 9g
桑枝 15g	丹参 9g	炒赤芍 9g	怀牛膝 9g

水煎服。

后以上述基本方加减，如当归、鸡血藤、连翘、桃仁等。住院 3 个月，服药 80 余剂，同时外用桂枝 30g，松节 30g，炒赤芍 15g，细辛 9g，桑枝梗 30g，煎水 2000mL，乘热浸渍患处，每日 2 次，每次 20 分钟。出院时病情已有好转，笑时脸部皱纹增多，加深，且较前自然。双前臂及手背部皮肤亦较前软润，双手握手正常，能从事正常工作。1974 年复查皮肤已基本变软，参加工厂工作已多年。

（《朱仁康临床经验集》）

🍅 案例二：朱仁康治疗局限性硬皮病案

王某，女，34 岁，1974 年 10 月 30 日初诊。

主诉：左小腿屈侧皮肤发硬 1 年。

现病史：患者于 1 年前先从左大腿屈侧上端 1/3 处皮肤肿胀，后向小腿至足踝部伸展，呈带状，皮肤发紧发硬。平卧时，躯体转侧不利，伴有腰痛，日常行走不便，影响工作。

检查：从左大腿屈侧上端起，伸向足踝部有 50cm×10cm 大小皮肤硬化光泽之损害，捏之皮肤发紧，不能上提，大腿屈伸困难，皮肤未见萎缩。脉细滑，舌质红，苔白腻。

中医诊断：皮痹。

西医诊断：局限性硬皮病。

辨证：风湿着于肤腠，气血痹滞。

治则：祛风除湿，通络和血。

药用：

独活 9g	当归 9g	赤芍 9g	桑寄生 9g
桂枝 9g	杜仲 9g	川断 9g	狗脊 9g
地骨皮 9g	红花 9g	仙灵脾 9g	仙茅 9g

水煎服。

二诊（1974 年 12 月 3 日）：服上方 30 剂后，左下腿硬化皮损 渐见软化，但仍见腰痛，转身不利，肢倦无力。脉弦细，苔薄白。治拟益气活血，补肾扶腰。

药用：

当归 9g	川芎 6g	党参 9g	赤白芍各 9g
红花 9g	地骨皮 9g	川断 9g	狗脊 9g
怀牛膝 9g			

水煎服。

三诊（1975 年 1 月 3 日）：症状较前改善，但仍感下肢乏力，宗前方加苍术 9g、五加皮 9g 以健脾益气，仍隔日服一剂。

四诊（1975 年 1 月 19 日）：皮肤渐见软化，从二诊方中加桃仁 9g、伸筋草 9g，水煎服，隔日 1 剂。

五诊（1975 年 2 月 14 日）：腰痛已轻，已能半日工作。左小腿屈侧皮损软化，已趋正常，局部色素加深，脉细弦，舌净。

拟方：

当归 9g	川芎 9g	赤芍 9g	地骨皮 9g
红花 9g	伸筋草 9g	怀牛膝 9g	杜仲 9g
川断各 9g	鸡血藤 30g		

水煎服，隔日 1 剂

六诊（1975 年 4 月 17 日）：左下腿原有皮损除足踝上角有约 3cm×3cm 大小皮肤稍见硬化外，大部分已恢复正常，局部留有色素沉着。嘱继服前方，以竟全功。

（《朱仁康临床经验集》）

【评析】 硬皮病的特征是初期浮肿，继而硬化，后期皮肤发硬，形如制革，萎缩，关节屈伸不利。轻则硬肿成片成条，重则四肢皮肤坚硬如皮革，骨节疼痛，步履艰难，呈皮包骨外观，更有甚者波及内脏，缠绵难愈，危及生命，类似于中医的皮痹。《诸病源候论·风湿痹候》认为"皮肤无所知，皮痹不已，又遇邪，则移入于肺。"说明了本病的特点，更重要的是此病可波及内脏。临床上分为局限性和系统性两种类型，只侵犯皮肤，而无内脏病变者，为局限性硬皮病。若合并内脏病变者，则为系统性硬皮病。《景岳全书》说："痹者，闭也，以血气为邪所闭，不得通而病也。"因为肺脾肾功能不足，气血两虚，卫外失固，外因风寒湿邪乘虚而入，阻于经络肌表血脉之间而发病。案一患者于产后半年发病，是因产后气血两损，受寒受冻，经络痹阻，阳气虚不能达于四末，而现脸面手臂皮肤发硬，肢端紫绀等症。住院三月，始终以温经通络、和营活血图治，以独活寄生汤化裁，益肝肾、补气血、祛风湿、止痹痛。加丹参、赤芍、牛膝之类活血通络，另外用桂枝、松节、赤芍、细辛、桑枝煎水热敷患处，内外合治，收效更好。案二患者以腰痛、左腿屈侧大片皮肤呈带状硬化为主要特征，朱老认为腰为肾之府，肾虚则腰痛，阳虚则卫外失固，风湿之邪乘虚而入。脾主肌肉与四肢，脾虚则肌肉瘦削，倦怠无力。经络痹阻，营卫失和则左下肢皮肤顽硬。在治疗上，首先着眼于祛风除湿，通络行痹，以独活寄生汤加减；后用益气活血，温阳补肾健脾为主，先后用药半年而愈。

4. 张谷才　化痰祛瘀法治疗硬皮病案

彭某，女，47 岁。

初诊：1987 年 2 月 10 日。

主诉：1984 年因发热、肢冷，反复不愈，经某医院检查，确诊为硬皮病。

诊查：面色灰黑，腰以上皮肤黯黑，两耳下颌肿硬，张口咀嚼食物困难，周身关节酸痛，手指皮肤蜡黄、屈伸不利。发热，体温 38℃。舌苔灰黑，脉象微数。

辨证：瘀热痰湿痹阻，经脉不通。

治法：清热化瘀，祛痰除湿。

处方：

青蒿 20g	鳖甲 15g（先煎）	海藻 10g	夏枯草 15g
防己 10g	牡蛎 20g（先煎）	赤芍 10g	丹皮 10g
生地黄 15g	制乳没各 10g	露蜂房 10g	守宫 8g

水煎服。

二诊：上方加减服药 15 剂。药后发热基本控制，耳下腺肿硬减轻，张口咀嚼食物自如。但从腰以上直至头顶，依然黯黑不退。舌苔虽黑，而舌质转红。邪热虽有减退，而痰滞瘀阻犹在，治疗重点当从痰瘀论治。

处方：

桂枝 8g	土茯苓 15g	丹皮 10g	桃仁 10g
海藻 10g	防己 8g	当归 10g	黄芪 15g
夏枯草 15g	露蜂房 12g	守宫 10g	地鳖虫 12g

水煎服。

三诊：上方加减服用 20 剂，发热未曾出现，腰以上皮肤黯黑逐渐消退。舌苔灰黑完全剥脱，质转鲜红。耳下肿硬消失。精神转佳，食欲好转。惟手指足趾逆冷，蜡黄未退。痰瘀渐衰，血虚阴寒未复，改用当归四逆汤加味，养血温阳，活血化瘀。

处方：

当归 10g	桂枝 10g	赤芍 10g	细辛 10g
木通 3g	黄芪 20g	蜂房 10g	地鳖虫 10g
土茯苓 15g	川牛膝 10g	红花 8g	

水煎服。

上方加减服用 20 剂，手指、足趾逆冷有所减轻，活动比前顺利。皮色蜡黄渐退，面色转为红润，精神亦佳。诸症缓解，病情稳定，继用原方加减调治，防止病情变化。

（《中国现代名中医医案精华·张谷才医案》）

【评析】 本病的病机为久病瘀热侵袭皮肤，痰湿痹阻经脉。治疗宜清热化瘀，祛痰除湿。方选青蒿鳖甲汤加减，药后发热基本控制，余症均减，惟从腰以上至头顶，皮肤依然黯黑不退，邪热虽有减退，惟瘀滞痰阻犹在，治疗重点改从痰瘀论治。方选桂枝茯苓丸加减，药后发热未曾出现，腰以上皮肤黯黑逐渐消退，舌苔灰黑完全剥脱而质转鲜红，耳下肿硬消失，唯手指、足趾逆冷，皮肤蜡黄未退，瘀痰渐衰，血虚阴寒未复，改用当归四逆汤加味，重点在于养血温阳、活血化瘀。加减服药后手指、足趾逆冷有所减轻，皮肤蜡黄渐退，面色转为红润，精神亦佳，诸证缓解，病情稳定，继用原方加减调治，防止病情反复。

5. 林庆祥 温阳通络活血法治疗硬皮病案

郭某某，男，36 岁。

初诊：1991 年 11 月 23 日。

主诉：四肢远端痹痛僵硬 1 年。

病史：患者 1 年来四肢末端痹痛僵硬，进行性加剧，曾住本市某医院，经活检诊为硬皮病，住院期间用过肾上腺皮质激素、雷公藤多苷片、丹参液静脉滴注等，效果甚微。患者要求出院改用中药治疗。

诊查：四肢远端，特别是趾指关节僵硬痹痛，活动明显受限，并可见红斑。舌淡红，苔薄白，脉弦带涩。

辨证：阳气亏虚，寒凝气滞。

治法：温阳散寒，活血通络。

处方：

炮附子 9g	炒白术 9g	京三棱 9g	蓬莪术 9g
紫丹参 15g	茯苓 15g	杭白芍 15g	野葡萄藤 30g
生甘草 3g			

4 剂，水煎服。

二诊（11 月 27 日）：四肢痹痛稍减，僵硬明显减轻。前方加蕲蛇 9g，7 剂。

三诊（12 月 4 日）：关节疼痛基本缓解，僵硬感大部分已除。

处方：

蕲蛇 10g	炮附子 10g	全当归 10g	野葡萄藤 30g
紫丹参 15g	赤芍药 12g	熟地黄 12g	川红花 6g
酒川芎 6g			

5 剂，水煎服。

四诊（12 月 8 日）： 僵硬已除，痹痛十去其九。化验复查已恢复正常。

处方：

蕲蛇肉 10g	炮附子 10g	全当归 10g	野葡萄藤 30g
赤芍药 12g	川红花 6g	酒川芎 6g	细辛 5g
生黄芪 20g			

水煎服。

以上方药多剂以巩固疗效。

【按语】 硬皮病一证，属中医顽痹范畴，不论中医或西医，皆视为痼疾，治疗不易奏效。林老认为本病阳气亏虚为本。虚则寒凝气滞，导致血脉枯涩，经络不通，凝聚成肿，肿则为标。今仿仲景真武汤意，增入活血通络之品，集辛热雄健之气，起推陈出新之主导作用，辅蕲蛇以外达皮肤、内通经络，起活血通络之效。阳气生，血脉行，阴寒散，痛痹除，更入野葡萄藤以增通络解毒之力，其效更捷。临床疑难诸证，贵在辨证得当，立法有序，遣方用药丝丝入扣，任何顽疾都可治愈。

（《中国现代名中医医案精华·林庆祥医案》）

【评析】 林老为福建名医，擅治消化系统疑难杂症。对于常见病慢性胃炎，根据东南地域温暖潮湿的气候特点，创苦辛坚胃治法，用加味苏连汤治疗，常收显效。林老在本案中的用药配伍，颇有新意，值得借鉴。在大队温阳散寒、活血通络之品中，加用一味甘凉的清热解毒、通经达络的野葡萄藤，既可以制约辛燥太过，防止伤阴，又可加强诸药的活血通络之功。另外野葡萄藤还具有良好的凉血消斑、通络止痛的作用，江南民间常用来治疗痹痛。上海名医张镜人常在养阴凉血剂中加用野葡萄藤 1～2 两，治疗肝肾阴虚，湿热挟瘀留滞营分，所致的肢节酸楚，头面、口唇、耳轮、颈项部散发的盘状红斑，或手指出现殷赤疹点，颇获灵验。

6. 张志礼 宣肺健脾、利水消肿、活血软坚法治疗系统性硬化症案

刘某，女，44岁，1989年3月2日初诊。

病史：患者3个月前受凉后自觉低热乏力，食纳减退，轻咳吐少量稀薄白痰，胸闷气促，全身不适，继之手足发凉，关节肿痛。近3周面、胸、背起大片与正常皮色相同的水肿性斑块。

诊查：体温38.1℃，面、胸、背可见大片不规则形水肿性硬斑，表面坚实发亮，压之凹陷，双手背发紧肿胀，握拳困难，触之稍硬。舌淡体胖，苔薄白，脉细。

西医诊断：系统性硬化症。

中医诊断：皮痹。

辨证：肺脾两虚，兼感风寒湿邪，气血凝滞。

治法：宣肺健脾，利水消肿，活血软坚。

处方：

麻黄3g	杏仁10g	炙甘草10g	生黄芪30g
白术10g	茯苓15g	桑白皮15g	冬瓜皮15g
白芥子15g	泽泻15g	桂枝10g	车前子15g（包）
秦艽30g	丹参15g	鸡血藤30g	

每日1剂，水煎服。

外用伸筋草30g，透骨草30g，艾叶15g，乳香、没药各6g煎水外洗。

二诊：服上方14剂后，胸闷气短，明显减轻，关节疼痛大减，躯干及面部肿胀斑块明显消退。去杏仁、炙甘草、冬瓜皮，加红花15g、刘寄奴15g、夏枯草15g、赤芍15g，继服1个月后症状基本消退，唯手足仍发凉。此后因患者未坚持服中药，1990年冬因受寒冷症状复发，遂去某西医院以激素、654-2及静脉封闭疗法等治疗，症状逐渐加重，消瘦乏力，心悸气短，畏寒肢冷，关节疼痛，食纳减退，吞咽困难，腹胀便溏，月经滞涩，于1992年8月16日又来我院诊治。

诊查：周身皮肤板硬，手足尤甚，皮纹消失，面少表情，鼻尖耳薄，眼睑不合，口唇缩小，舌短难伸，四肢皮损黯褐色，有蜡样光泽，手指皮肤不能捏起皱褶。舌质淡体胖有齿痕，苔白，脉沉伏。

辨证：脾肾不足，气血两虚，经络阻隔，血脉瘀滞。

治法：健脾益肾，养血益气，温经通络，活血软坚。

处方：

黄芪 30g	白术 10g	茯苓 15g	党参 15g
木香 10g	枳壳 10g	苡仁 30g	桂枝 10g
白芥子 15g	僵蚕 10g	丹参 30g	红花 10g
鸡血藤 30g	赤芍 15g	当归 10g	秦艽 30g
白人参 10g（另煎服）			

每日 1 剂，水煎服。

外用正红花油按摩局部至温热感。

二诊：服上方 14 剂，精神食纳好转，关节疼痛减轻，腹胀稍缓解，大便正常，局部皮损稍变软。去枳壳、苡仁、白人参，加鹿角胶 10g（烊化），女贞子 30g，附片 10g，肉桂 3g。

又服 1 个月，症状大减，张口较前大，吞咽已无困难，有时局部微微出汗，皮损仍硬，月经来潮量少色淡。此后随症加减，曾用过女贞子、山萸肉、仙灵脾、首乌藤、伸筋草、丝瓜络、鬼箭羽等。共服药 3 个月，全身情况明显好转，精神食纳正常，局部皮肤明显变软，外观已接近正常，继以阳和丸、人参归脾丸调理，随访 1 年无复发。

（《张志礼皮肤病医案选萃》）

【评析】 本案开始发病时因素体虚弱，风寒湿邪侵袭，累及脏腑，出现肺卫不宣，邪郁化热，经络痹阻症状，故用麻黄、杏仁、桑白皮以宣肺利水开鬼门而益气消肿。方中麻黄、杏仁宣肺平喘，麻黄还可助桂枝、白芥子宣肺散寒利水，黄芪、白术、茯苓健脾益气，茯苓又助桑白皮、冬瓜皮、车前子、泽泻等利水消肿；辅以丹参、鸡血藤、秦艽活血化瘀通络，故获显效。可惜患者不愿长期服中药，以至病情迁延，西医药治疗疗效不稳定。3 年后已进展至硬化萎缩期，出观食管、心、肺之硬化症状。此时辨证为脾肾不足，气血两虚，经络阻隔，血脉瘀滞，但患者食少纳差、腹胀便溏等脾虚症状突出，故张老首先从健脾益气入手，待症状缓解、精神食纳好转，进而用鹿角、附片、女贞子、仙灵脾等温肾壮阳、温经散寒之品，从而使单纯西药治疗 3 年而迁延加重的顽症经治疗 3 个月后，病情显著改善。

7. 黄振鸣 补肾健脾、温经散寒、活血通络法治疗系统性硬化症案

欧某某，女，35 岁。

初诊：1981 年 9 月 10 日。

病史：患者于 1971 年冬发现四肢关节肿大、疼痛，伴有全身不适，继而面部和上肢呈实质性水肿，按之无凹陷，皮肤呈淡褐色，以后渐硬化而干燥，面部皮肤紧贴如木板样硬化，毛发脱落，出汗障碍。经某医院检查，诊断为"硬皮病"及"类风湿"。中西药治疗无效。1 年前转他院治疗 1 个多月（用药不详），均未见效，后转我科治疗。

来诊时，患者四肢关节肿大变形，持续性疼痛，上肢及面部皮肤硬化，口及眼睛张闭受限，咀嚼困难，手指不能屈伸。时头晕心跳，腰酸脚软，精神疲乏，气短胸闷，口淡，四肢不温，恶寒畏风，食欲不振，大便溏泄，每日 2 ~ 3 次，夹有完谷不化。

检查：血压 148/82mmHg，呼吸 76 次 / 分。形体消瘦，慢性病容，面部皮肤僵硬，皱纹消失，呆板无表情。上肢皮肤发硬，以前臂到手腕部显著，变硬的皮肤呈褐色。面部及上肢无汗，四肢关节肿大，活动不利，指关节、腕关节呈轻度强直僵硬。舌质淡，苔白，脉细。化验：血沉 60mm/h。

辨证：脾肾阳虚，卫外不固，风寒外袭，经血痹塞不通。

治法：补肾健脾，温经散寒，活血通络。

处方：

黄芪 30g	白术 18g	淫羊藿 12g	仙茅 12g

| 丹参 18g | 全蝎 6g | 土鳖虫 12g | 蜈蚣 3 条 |
| 三棱 18g | 莪术 18g | 制川乌 12g | |

水煎服。

药渣用白醋半碗同煎，敷患处。

二诊（1981 年 9 月 17 日）：服药 7 剂，病情稳定，四肢关节疼痛减轻，患部皮肤转淡褐色，饮食稍增，全身乏力已好转，但仍头晕心跳。守原方去全蝎，加川芎 18g，水煎服，并继续用药渣外敷，方法同前。

三诊（1981 年 10 月 3 日）：再进上方 15 剂后，患部皮肤褐色再减，渐松弛，活动时局部微微汗出，指、腕关节活动较前灵活，但月经期后头晕眼花、心跳、腰酸脚软。拟以补肾固精，活血通络之剂。

处方：

黄芪 30g	白术 18g	熟地 30g	淫羊藿 12g
仙茅 12g	丹参 18g	制川乌 12g	炙甘草 15g
土鳖虫 12g			

水煎服。

上方服 20 多剂后，精神转佳，患部皮肤较前松弛，面部及上肢皮肤有皱纹可捻起，皮肤由褐色渐渐变为接近正常肤色，四肢关节活动较灵活，但手指的末节关节活动尚未恢复正常，头晕心跳、腰酸等症状均已好转，大小便自调。嘱其继续服上方十余剂，并作门诊随访，病情稳定。

（《奇难杂症》）

【评析】 硬皮病的发病机制主要是由于脾肾阳虚，卫外不固，腠理不密，风寒之邪乘虚外侵，阻于皮肤肌肉，以致经络阻隔，气血凝滞，营卫不和，而痹阻不通。脾主肌肉、主运化水谷之精微，以营养肌肉、四肢，若脾虚运化功能失职，营卫不足，卫外不固，腠理不密，则易感受外邪而得病；肌肉和四肢得不到水谷精微濡养，而见肌肉消瘦，日渐萎缩，四肢活动不利。肾藏精，主骨生髓，病久及肾，损及肾之精髓，致精神衰败，骨质病变。治疗上以补肾健脾，温经通阳，活血通络为主。方中黄芪、白术益气健脾，二仙温补肾阳，丹参、三棱、莪术活血通络，软坚散结，全蝎、土鳖虫、蜈蚣功善走窜，活血祛风通络，川乌入骨搜风通络。后加补肾益精血之熟地，以增功效。硬皮病是一种比较顽固的病证，治疗颇为棘手。黄老治疗的本例患者虽未能彻底治愈，但临床疗效尚属满意。说明运用中医辨证论治来治疗本病，能够缓解病情，值得今后进一步深入研究和探讨。

8. 边天羽　温补脾肾、活血化瘀法治疗系统性硬化症案

张某，男，39 岁。

初诊：1978 年 6 月 9 日入院。

病史：患者手足发凉，四肢、面部皮肤发硬一年半。患者于 1976 年冬天开始手足发凉，遇冷则手部皮肤苍白、青紫、疼痛。以后渐渐手、面部皮肤肿胀、发硬，手部活动比较困难。前臂、颈部、前胸皮肤也有发硬、肿胀，深吸气感到困难，夏日减轻。吞咽无困难，饮食及一般情况尚好。曾服用"活血化瘀"药物治疗 20 剂，无效。查见：营养发育良好，面部皮肤肿胀、发亮、发硬，无笑容，鼻尖突起，口唇瘦小，张口困难。手足、上臂、前臂、小腿与前胸皮肤均有弥漫性肿胀、发亮、发硬，以手、前臂为最明显。无指凹性水肿，无疼痛，手指活动受限，握拳困难。舌质淡，少苔，脉滑。

西医诊断：系统性硬化症。

中医诊断：皮痹（脾肾阳虚血瘀证）。

治法：温补脾肾，活血化瘀。

方药：

黄芪 30g	肉桂 10g	桂枝 10g	附子 9g
首乌 16g	鸡血藤 24g	元胡 12g	郁金 12g
乳香 6g	没药 6g	泽兰 24g	银花 24g
丹参 24g	夏枯草 15g	元参 24g	

水煎服，每日 1 剂。

另毛冬青 2mL，肌注，每日 1 次。用药 2 周后，四肢已开始发温，雷诺征未发作，且发硬的皮肤已开始变软，有少量出汗。以后坚持用药半年，皮肤基本正常而出

院。出院后服用该方剂的丸药数月。两年后随访未见复发。

（《中医药学临床验案范例》）

【评析】 边老认为本案病人有手足发凉，怕冷，雷诺征，手足面部皮肤肿胀发硬等，脉沉滑，舌体胖而少苔，其证属"脾肾阳虚血瘀证"。从温补脾肾、活血化瘀立法，方药对证，故疗效显著。用药两周后，四肢开始发温，雷诺征消失，且发硬的皮肤已开始变软，后坚持用药半年余，终获痊愈。

（唐先平，申洪波）

第八章
系统性血管炎

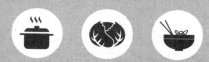

系统性血管炎（systemic vasculitis）系指以血管壁（主要是动脉）发炎和坏死为基本病理所引起的一组系统性疾病。临床表现因受累血管的类型、大小、部位、炎症病期和病损的特点而异，组成多种临床综合征。其共同特性为发热、关节肌肉疼痛和血沉加快；具体表现则取决于血管炎的部位和性质，如在皮肤为各种皮疹或干性坏死，在肾脏则为肾小球肾炎，在肺可形成结节，在主动脉则可发生无脉症。由于对本病病因缺乏深刻的了解，目前尚无满意的分类方法。比较提倡的是 Jennette 等在 1994 年提出的按受累血管的大小而划分的分类命名法：大血管性血管炎，包括巨细胞动脉炎、大动脉炎；中等血管性血管炎，包括结节性多动脉炎、川崎病；小血管性血管炎，包括韦格纳肉芽肿、过敏性紫癜、冷球蛋白血症性血管炎及皮肤白细胞破碎性血管炎（变应性皮肤血管炎）等；大、中、小动脉、静脉均可受累，如贝赫切特综合征。

（1）大动脉炎又称高安病、无脉症、主动脉弓动脉炎，是指主动脉及其分支的慢性进行性炎症引起血管不同部位的狭窄或闭塞，主要累及主动脉、主动脉弓及其分支，升主动脉、腹主动脉、锁骨下动脉、肾动脉、肺动脉等，为全层动脉炎。

（2）结节性多动脉炎是一种主要影响中小动脉的坏死性、炎症性疾病，因受累动脉出现炎性渗出及增殖形成节段性结节，全身各组织器官均可受累，以皮肤、关节、外周神经最为常见。

（3）韦格纳肉芽肿是一种坏死性肉芽肿性血管炎，病变累及小动脉、静脉及毛细血管，主要侵犯上、下呼吸道及肾脏，临床常表现为鼻炎和鼻窦炎、肺病变和进行性肾功能衰竭，病理改变是小动脉、小静脉血管炎，在炎性血管的周围伴有细胞浸润形成的肉芽肿，最常侵犯部位是鼻窦旁、鼻咽腔、气管黏膜、肺间质和肾小球，亦可侵及皮肤、眼、心脏、关节及神经系统等。

根据其临床表现，这类疾病属于中医学的"瓜藤缠""臁疮""坏疽""脱疽""痹痛""脉痹"等范畴。中医学认为本病多因气血失调，卫外不固，腠理不密，风寒湿热六淫之邪，乘虚而入，客于血脉经络之间，营卫失调，气血凝滞，而成痹阻，血得热而瘀滞，血得寒则凝泣，瘀血凝于脉络所致。以寒凝瘀滞经脉型多见，治以散寒化瘀、温通经脉为主。

（4）贝赫切特综合征又称白塞病，为眼、口、生殖器综合征，是一种原因不明的以血管炎为病理基础的慢性多系统疾病，以口腔和（或）生殖器溃疡，皮肤及眼病变最常见，但关节、心血管、胃肠道、神经系统、肺、肾及附睾等均可累及。本病在临床上最常见的损害表现为舌、齿龈、腭或颊黏膜的痛性浅溃疡；其次是皮肤损害，以小腿的结节性红斑多见，也可呈痤疮样、毛囊炎样损害或多形性红斑样损害，而疾病的发作期针刺反应往往阳性；生殖器的病变以阴囊、阴唇上的溃疡常见，也可发生在宫颈、阴道，龟头、阴茎等处；眼部病变一般为虹膜炎、前房积脓、视网膜炎（出血）、视神经炎（萎缩）等。此外患者还可发生关节红、肿、疼痛（多见于膝，腕、踝关节），消化系统的功能紊乱（腹痛、腹泻、呕吐、便泌等），循环系统的血栓性静脉炎与动脉内膜炎等。亦可伴有全身症状，如发热、寒战、淋巴结肿大等。从白塞病的症状特点来看，与中医的"狐惑病"相类似。张仲景《金匮要略》中云："蚀于喉为惑，蚀于阴为狐，……蚀于上部则声嗄，甘草泻心汤主之，蚀于下部则咽干，苦参汤洗之。"多数医家认为其与感受湿热毒邪有关。因此，本病早期多以湿热实证为主，病程较久，湿热或实火耗伤气血，损及脏腑，形成正虚邪实，出现心脾两虚、气阴两虚、肝肾阴虚、阴阳两虚等虚证兼湿热或血瘀等实证的虚实相兼证。实证以清热解毒除湿为主，虚证则根据不同脏腑、阴阳及气血虚损的辨证，分别采用不同的扶正治法。

第一节　大动脉炎

大动脉炎（takayasu arteritis，TA）是指主要累及主动脉及其重要分支的慢性进行性、非特异性炎性疾病，又称非特异性主动脉炎、缩窄性大动脉炎、无脉症等。病变多见于主动脉弓及其分支，其次为降主动脉、腹主动脉和肾动脉。主动脉的二级分支，如肺动脉、冠状动脉也可受累。受累的血管可表现为全层动脉炎，弥漫性血管内膜增厚，从而引起病变部位血管管腔狭窄或闭塞，少数患者因炎症破坏动脉壁中层，弹力纤维及平滑肌纤维坏死，而导致动脉扩张、假性动脉瘤或夹层动脉瘤等。本病多发生于年轻女性，男女比例约为 1∶4，发病年龄多为 5 ～ 45 岁（平均 22 岁），30 岁以前发病约占 90%，40 岁以后较少发病，国外资料显示患病率为 2.6/100 万。

大动脉炎在中医古籍中并无相同病名，根据其不同的临床表现分属于"脉痹""血痹""无脉症""眩晕""痹证""虚损""痿证"等范畴。分析其病因病机，主要包括外因和内因两大因素：本病的外因多为寒湿之邪侵袭机体，致使内脏功能紊乱，气血运行失常，导致气滞血瘀，脉络痹阻所致。本病的内因主要是先天禀赋不足或后天失养，引起气血阴阳不足，风、寒、湿等外邪乘虚而入，致使气血亏虚、脏腑功能失调，瘀血、痰浊内生，痹阻经络，导致脉络运行不畅，气血不能达于四肢，脏腑经络失养而发病。总之，本病总属本虚标实之证，本虚指气血阴阳不足，标实指瘀血、痰浊、寒湿之邪，因虚致瘀或因邪致瘀为其根本病机。可见，瘀既是病因，又是疾病的结果，故本病既是以瘀滞为病因而发生，同时随着瘀滞加重又会进一步加重病情，引起许多临床症状。

1. 吉良晨　益气通阳、行痹活络法治疗多发性大动脉炎案

杨某，女，40 岁。始由左足挫伤，疼痛拘急，继而右腿及上肢疼痛且有麻感，遇寒加重，得暖则舒，头晕不清，月经错后，色黑量少，白带较多，苔白根

厚，脉极细弱，微不可寻，略有涩象。病已四月，西医诊为"多发性大动脉炎、动脉痉挛"，因多方医治无效，由东北来京求治。四诊合参，此为外伤经络，寒凝瘀滞，形成痹痛。治拟益气通阳，行痹活络。

处方：

| 生黄芪 30g | 川桂枝 12g | 黑附子（先煎）30g | 全当归 6g |
| 鸡血藤 30g | 广陈皮 6g | 生姜片 9g | 炒谷麦芽各 9g |

6 剂，水煎服。

服药 6 剂，疼痛即有减轻，精神好转，按原方再加野台参 15g 以助中气，共服药 12 剂，自觉四肢舒畅，心情振奋，身轻神爽，只有轻微疼痛，手足已温，脉力有增。此为阳气已通，瘀滞渐畅之证，再拟益气温通，养血荣络为主以巩固疗效。

处方：

生黄芪 60g	野台参 15g	川桂枝 15g	黑附子（先煎）45g
全当归 9g	广陈皮 9g	鸡血藤 30g	首乌藤 30g
炒谷麦芽各 9g			

水煎服。

另加人参须、当归须各 9g 煎水当茶饮服。因其证缓脉亦有力，患者在京长期治疗不便，已携方回籍续服，巩固疗效。

（《临证治验禄》）

【评析】　多发性大动脉炎又称无脉症，是大动脉多发性、慢性进行性、非特异性炎症，引起管腔狭窄与闭塞，产生器官缺血。由于炎症可破坏动脉中层，会形成动脉瘤。属于中医脉痹之范畴，其主要病因病机为阳虚寒凝血瘀，治疗多从温阳活血通络立法。本案患者证属外伤经络，寒凝瘀滞痹阻血脉，吉老治疗时除应用温阳活血通络的川桂枝、黑附子、鸡血藤、全当归等之外，还宗"气为血之帅，血为气之母"之旨，加用了补气行气之黄芪、陈皮。由于辨证立法用药丝丝入扣，故收效显著。

2. 王再谟 温阳散寒法治疗多发性大动脉炎案

赵某，女，23岁。1972年2月22日初诊。

患者于1969年6月下水田劳动后，感觉小腿发胀，逐渐麻木疼痛，以右腿为甚，行走困难。同年9月又突然出现脐左腹痛，呈持续性，夜间加重，曾先后按风湿病、过敏性紫癜医治，疗效不佳。1970年3月右前臂开始麻木、发凉，剧烈疼痛，自肘关节以下，肤紧，苍白，指甲发绀，并出现散在血泡。1970年6月右食指末节发生坏死，两侧肱动脉及桡动脉搏动消失，血压测不出，右侧足背动脉搏动亦消失。后经某医院诊断为多发性大动脉炎。经几个月的住院，用中西药治疗，腹部仍痛，呈阵发性，饭后和夜间加重。每晚需注射芬太尼1～4次才能控制。

就诊时四肢发凉、麻木、疼痛，恶心，腹部剧痛，按之腹软，脐左有压痛，痛处固定，两侧肱动脉搏动消失，血压测不出，两寸口及趺阳脉均不清。此属风湿病之脉痹，阴寒内盛，寒凝血瘀，痹阻脏腑经络之证。用大建汤加味治之。

处方：

炒川椒 15g	干姜 20g	人参 10g	川芎 10g
当归 5g	元胡 15g	饴糖 20g	

水煎服。

大建中汤属益气补虚、温中散寒、缓急止痛之峻剂，为治中阳虚衰，阴寒内盛所致脘腹绞痛之良方。加入川芎活血行气，当归补血活血，元胡活血散瘀行气，则兼能理气化瘀，疏络通脉。连服20余剂后，大寒渐消，腹痛渐减，病情既已稳定，遂停用芬太尼，中药改服小建中汤养正祛邪。

处方：

桂枝 15g	白芍 30g	甘草 15g	生姜 10g
大枣 4个	饴糖 25g		

水煎服。

小建中汤温中补虚，柔肝缓急止痛，用于治疗脾胃虚寒所致之腹痛有较好疗效，且方中白芍"通顺血脉"，桂枝温经通络，全方则有温通经脉、缓急止痛作用。连服 30 余剂后，腹痛、肢麻、肢痛消除，四肢转温，食欲增加，体力增强，两寸口脉稍沉细，趺阳脉指下明了，临床痊愈。

经 5 年随访，情况良好，未见复发。

（《实用中医风湿病学·王再谟验案》）

【评析】 经云："血气者，喜温而恶寒，寒者泣而不能流，温则清而去之。"因而寒凝血瘀是脉痹的主要病机，温经散寒通脉是其治疗的常法。本案患者的病机亦是如此，王老治疗时巧妙地运用了《伤寒论》中治疗脘腹疼痛的大小建中汤，治愈了患者的脉痹，活用经方理应如此。

3. 翁维良　平肝潜阳、活血通络法治疗大动脉炎案

张某某，23 岁，工人。

1972 年 1 月开始头晕头痛，口干烦躁，失眠多梦，视力减弱，颜面及下肢浮肿，既往曾患颈淋巴结结核。1974 年 1 月 8 日突然抽搐、昏厥，被送至某医院急诊，测上肢血压 29.26/19.95kPa（220/150mmHg），经抢救后清醒。检查：在腹部脐上方可闻及收缩期吹风样杂音；尿蛋白（++++）；脑电图轻度偏离正常；血流图示左右脑血管紧张度高，弹性差，提示有脑动脉痉挛倾向，左右前臂及手轻度动脉痉挛，左右下肢血流图基本正常；肾图示左肾功能正常，右肾功能低下；主动脉造影示右肾动脉根部未显影，但远端隐约可见，各分支不具体，左肾动脉根部局限性狭窄，腹主动脉自左肾动脉开口处以下变窄，长约 5cm。诊断为大动脉炎，建议手术治疗，但患者不同意。同年 7 月来本院门诊治疗。舌质黯红，苔薄黄，脉弦细。

诊断：中医诊断：脉痹。

西医诊断：大动脉炎。

辨证：阴虚阳亢型。

治法：平肝潜阳，活血通络。

处方：

紫贝齿 30g	紫石英 30g	生磁石 30g	珍珠母 30g

鸡血藤 25g	元参 25g	枸杞子 18g	菊花 15g
白芍 15g	生地黄 15g	牛膝 15g	赤芍 10g
归尾 10g	泽泻 10g		

水煎服。

治疗经过：1 年后临床症状明显减轻，浮肿消失。复查：脑电图恢复正常；脑血流图好转，表现为脑血管痉挛解除；尿蛋白（＋）；肾图：左肾功能正常，右肾功能稍差，与以往肾图比较有好转。此后长期服丸药，间断服汤药，以巩固疗效。

1979 年 4 月随访：除偶有腰痛、血压偏高外，无其他不适，由于病情稳定，已恢复全日工作。

（《周围血管病效方验案》）

【评析】 本案为中国中医科学院西苑医院翁维良教授治疗的医案，患者病之初感头晕头痛，口干烦躁，失眠多梦，视力减弱，颜面及下肢浮肿，后病情加重突然抽搐、昏厥，经抢救后清醒。查：尿蛋白（＋＋＋＋），舌质黯红，苔薄黄，脉弦细。证属肝肾阴虚、肝阳上亢，治疗从平肝潜阳、活血通络立法，处方中用紫贝齿、紫石英、生磁石、珍珠母诸多矿物药重镇潜阳，同时配伍枸杞子、白芍、生地黄、牛膝滋补肝肾、引血下行，药证相符，故收效显著。

第二节 结节性多动脉炎

结节性多动脉炎（polyarteritis nodosa，PAN）又称多动脉炎，是一种主要累及中、小动脉的坏死性血管炎，因受累动脉常出现炎性渗出及增殖形成节段性结节，故命名为结节性多动脉炎，全身各组织器官的中小动脉均可受累，以皮肤、关节、外周神经、肾脏、心脏和胃肠道受累最为常见，肺最少受累。临床表现复杂多样，病情轻重程度差异很大。PAN 可以是原发的，也可继发于类风湿关节炎、干燥综合征等自身免疫病。本病不常见，任何年龄均可发病，中年人多见，平均发病年龄为 40 ~ 60 岁，发病高峰为 50 岁；男性发病率稍高，男女比例为 2 : 1。

中医学中虽无本病病名，根据其临床特征，可归属于"脉痹""血痹""瘀血流注""痹证"等范畴。其病因病机多认为以邪客经脉为主，风、寒、湿、热、痰等邪气客于经脉，邪气与血气相搏，致血流不畅，瘀阻血脉，最终导致血管闭塞、血流障碍而发本病。一般本病根据病情可分为3个时期。病之初期，邪气壅盛，阻遏脉道，气血受阻，血行迟缓，甚或凝滞不行，致筋脉失养，则患肢出现间歇性疲劳或疼痛、麻木、感觉减退，皮温低，肤色苍白等症；病到中期，邪气滞留加重，形成瘀血，邪气与瘀血相兼，血循愈艰，乃至瘀阻血脉，脉道渐闭，患肢失荣，疼痛加重。若热毒壅盛，则肢体红肿热痛，甚或肉腐化脓；若痰湿阻滞，则患肢肿胀沉重，局部坏疽，甚或创面黏滞不洁，迁延难愈；病至后期，正气受损，瘀滞加重，积于脉管内壁，逐渐阻遏脉道，血道壅涩，血脉凝滞，症状迁延难愈，甚则使人致残。总之，本病是以邪为主因，由邪致瘀，由瘀致正气亏损之证，临床上三者的动态变化致疾病呈急性或亚急性进展，或病情迁延或病情缓解。久之，正气大伤，五脏受累，可致多种变证的发生。

1. 朱仁康医案

案例一：通络活血、软坚散结法治疗结节性动脉炎案

张某，女，38岁。

初诊：1974年7月17日。

病史：两大腿出现结节疼痛一年多。患者在1973年3月下旬发现右大腿内侧疼痛，并出现玉米大小的皮下结节，1个月后又增多一个。病理组织检查，诊断为结节性动脉炎。曾口服强的松未见效果。半年后又出现4个触痛性结节且逐渐增多。结节疼痛呈阵发性，活动后即加重，甚至影响睡眠。于同年11月30日在新疆某医院治疗，当时检查两大腿内侧，均触及黄豆大的皮下结节多个。心前区可闻及Ⅲ级收缩期吹风样杂音，血压148/108mmHg。胸透、心电图正常。再次活检，确诊为结节性动脉炎。住院3个月，口服强的松每日30mg及氯化喹宁等。检查：两大腿内侧可摸到散在黄豆大之皮下结节多个，压痛明显。脉弦细，舌苔薄白。

西医诊断：结节性动脉炎。

中医诊断：瓜藤缠。

辨证：证属营卫不和，气滞血瘀，瘀阻脉络，不通则痛。

治法：治宜活血软坚。

药用：

归尾 9g	赤芍 9g	昆布 9g	海藻 9g
北豆根 9g	夏枯草 15g	草河车 9g	桃仁 9g
红花 9g			

7 剂，水煎服。

二诊（7 月 24 日）：两腿疼痛减轻，按之可摸到结节，行动不利。继以前方加理气药香附 9g，陈皮 6g，水煎服，6 剂。

三诊（8 月 3 日）：仍诉疼痛，结节缩小如绿豆大。上方加地龙 9g，牛膝 9g，10 剂。

四诊（8 月 13 日）：症情日见稳定，疼痛已轻，结节已不明显。继服前方 10 剂。

五诊（8 月 23 日）：近日又觉两腿内侧疼痛，走路欠利，结节不明显。仍以通络活血，软坚消肿为治。

药用：

当归 9g	赤芍 9g	地龙 9g	桃仁 9g
红花 9g	海藻 9g	香附 9g	牛膝 9g
夏枯草 9g	蚤休 9g		

7 剂，水煎服。

药后减轻，患者要求回新疆继服上方。1975 年 5 月 1 日，患者之妹来京之便，称其姐回家后继服上方 50 余剂，腿肿已消，外观正常，触之仍存小结节未完全消退，但未见新的结节发生。遵照前方配成蜜丸，继续使用，以资巩固。1975 年 12 月追踪随访，本人回信称经去年在京治疗后，有较好效果。即于 1974 年 9 月重返工作岗位，按服带回处方 50 余剂，后因结节已小，疼痛亦不甚而停服。1975 年入冬后左大腿稍感坠痛，劳累时为甚，原有小的结节尚存在，压痛不明显。

（《朱仁康临床经验集》）

案例二：补气活血，通络止痛法治疗结节性动脉炎案

苑某，男，21 岁。

初诊： 1967 年 2 月 15 日。

病史： 患高血压 4 年，左足第四、第五趾坏死近 2 个月。患者有高血压 4 年，近 1 年来全身浮肿，尿少，近 2 个月左足第四、第五趾出现豆大结节发红疼痛，继之皮肤呈黑色，患趾呈阵发性剧烈疼痛，经常痛得大汗淋漓，四肢厥冷，心慌心悸，而于 1967 年 1 月 13 日在某医院住院治疗。检查：血压 180/120mmHg，平卧，无呼吸困难，心界向左扩大。心尖区 1 级吹风样收缩期杂音，主动脉区收缩期吹风样及 3 级舒张期隆隆样杂音，心率 80 次 / 分。肺无异常发现。肝肋缘下 4.5cm，剑突下 10cm。下肢可凹性水肿阳性，左足第四、第五趾及右跖面呈部分坏死，无压痛，足面发凉，周围红色浸润。双足背动脉搏动良好。治疗经过：经用利血平、洋地黄毒苷和通脉液等药物，全身症状有所好转，但足趾坏死日趋严重，曾作腰交感神经封闭无效，需用杜冷丁等麻醉药才使疼痛缓解。左足第四、第五趾呈干性坏死，趾间亦侵及，第二趾间跖面呈点状坏死。经院内外会诊，认为目前疼痛剧烈，左足趾功能已丧失，如果不手术，可能继发感染，蔓延越广。鉴于以上适应证，需手术治疗从踝关节截除。由于患者家属不同意手术，先作局部切开排液，在左足背第四趾跖骨近趾骨处横切，切除较多坏死组织和排出稠脓，因引流不畅作纵形切开，使成丁字口，大部脓液排出。用凡士林纱布填塞。次日请中医会诊。脉虚大，舌淡而胖，苔薄腻。

西医诊断： 结节性动脉炎。

中医诊断： 脱疽。

辨证： 证属气虚血滞，瘀阻络脉，不通则痛，热胜肉腐。

治法： 治宜补气活血，通络止痛。

药用：

黄芪 30g	炙乳没各 9g	香附 9g	赤芍 12g
桃仁 12g	红花 9g	干地龙 9g	参三七 3g（研冲）

每日 1 剂，水煎服。

另服醒消丸，每日 3 次，每次 3g 内服。

二诊（2 月 24 日）： 经内服中药和局部切开排脓后，全身症状及足趾疼痛均见明显减轻，脓液培养为大肠杆菌，外用链霉素、氯霉素溶液湿敷，连续用药 9 天，伤面肉芽新鲜，特别明显的效果是右足第二趾色黑处已转红，有少量黄色脓液分泌物，有臭味。上方去参三七，10 剂。

三诊（3 月 3 日）： 病情渐有好转，已少汗出心悸。四肢转温，浮肿减退。伤面肉芽红活，生长良好，换药时疼痛已不显，二足趾干性坏死处较前干燥。

药用：

黄芪 30g	当归 30g	炙乳没各 9g	香附 9g
党参 15g	赤芍 12g	桃仁 9g	红花 9g
干地龙 9g	鸡血藤 30g	金银花 15g	怀牛膝 9g

水煎服。

另服醒消丸每日 3g。

四诊（4 月 17 日）： 两足趾坏死，一个已脱落，一个尚未脱落，疮口不大，未觉疼痛，偶有心跳出汗，脉舌如前，尚有气虚血滞之象，拟益气行血，清解余毒。

药用：

生炙黄芪各 15g	当归 15g	赤白芍各 9g	忍冬藤 15g
生甘草 9g	党参 12g	红花 9g	鸡血藤 15g
怀牛膝 9g	香附 9g	络石藤 9g	

水煎服。

患者连续服药 20 剂，诸症平稳，伤面愈合出院。

（《朱仁康临床经验集》）

【评析】 案一患者为气血瘀滞于经脉络道所致。瘀为有形之物，故临床上出现大小不等的结节，气血瘀滞不通则痛，故出现疼痛症状。治疗本病以活血化瘀、通经活络为主。方中当归、桃仁、红花、赤芍活血化瘀，佐以香附、陈皮理气，气为血之帅，气行则血行；牛膝、地龙通经活络；昆布、海藻、山豆根、夏枯草、蚤休等软坚散结。案二属于"脱疽"范畴。方用大量黄芪补气回阳，固表止汗，利水退肿；并用当归、牛膝、地龙、鸡血藤、桃仁、红花通行经络，活血祛瘀；佐以三七、乳没，配合醒消丸，活血止痛，使瘀血去，经络通，通则不痛，药后病情明显好转，肢冷转温，疼痛缓解，坏死局限，转危为安。

2. 梁月俭　清热解毒、凉血活血通络法治疗结节性多动脉炎案

黄某，男，52岁，农民。

患者四肢皮下结节，灼热肿痛半年，曾在当地诊断为"风湿病"，予中西药治疗（具体不详），病情未见好转，疼痛日渐加重，渐至四肢活动受限，生活不能自理，伴发热、纳少、失眠。检查：体温38.7℃，双小腿及双前臂以下肌肤黯红灼热浮肿，沿动脉走向可触及多个皮下结节，呈玫瑰红色，指头大小，有触压痛，结节与皮肤粘连，四肢末端静脉怒张，皮肤多处溃烂，伤口黯紫。化验：血沉48mm/h，白细胞10×10^9/L，中性粒细胞0.85，SS-DNA（-）。院外血管造影显示：四肢中等大小动脉可见1.0cm左右大小的动脉瘤性扩张。舌黯红苔黄，脉弦数。

　　诊断：中医诊断：脉痹。

　　　　　　西医诊断：结节性多动脉炎。

　　辨证：热毒阻络证。

　　治法：清热解毒，凉血活血通络。

　　处方：

生地黄 15g	玄参 15g	牡丹皮 10g	赤芍 15g
牛膝 15g	金银花 15g	知母 10g	当归 8g
丝瓜络 12g	鸡血藤 20g	甘草 6g	

水煎服。

连服7剂。同时每日口服强的松片5mg×10片，分3次口服。1周后患者出现面红耳赤等激素不良反应，中医属阴虚阳亢之象，中药改用滋阴降火为

主，方以知柏地黄汤为主加减：知母 15g，黄柏 15g，牡丹皮 10g，山萸肉 10g，泽泻 10g，生地黄 15g，金银花 10g，丝瓜络 10g，水牛角 10g，茯苓 12g，赤芍 10g，甘草 5g。每日 1 剂，水煎服。患者服药 2 周诸症消除。2 周后激素开始减量，每周减治疗量的 10%，至维持量每日 10mg 顿服。患者经治 1 个月好转出院。

（《周围血管病效方验案》）

【评析】　本案是梁月俭治疗医案，初诊时先以清热解毒、凉血、活血通络为法治疗，在出现激素的不良反应之后，改以滋阴降火为法，既保证了在急性期时激素的大剂量使用，减少了激素的不良反应，又保证了激素较快、安全地减少用量，使症状很快缓解，疾病痊愈。

3. 梁贻俊　清热解毒、活血通脉法治疗结节性动脉周围炎案

刘某某，女，25 岁，工人。1975 年 8 月 25 日初诊。

病史： 5 个月前患高血压，血压 18.6/14.6kPa（139/109mmHg）。1 个月前左腿起硬结，色红疼痛，继之右臂、左腿均起硬结，行路困难，每日下午发热（体温 38.4 ~ 38.7℃），多汗，消瘦，曾住锦州某医院，经病理切片诊为"结节性动脉周围炎"。现在头重、头痛、发热，夜间尤甚，多汗，身疲无力，关节疼痛，稍活动关节即僵直，四肢均有红色结节，行路则腿胀痛难忍，饮食尚可，二便尚调，多眠，常做噩梦。体温 38.7℃，面色红，有散在的粉色丘疹。右臂、左臂、左下肢、右下肢分别有 3 个、2 个、3 个、6 个结节，结节均红肿而硬，触之疼痛。血压双臂均测不出，血沉 100mm/h。切寸口脉，右脉无，左脉沉，似有似无。舌质稍红、苔白。

诊断： 中医诊断：脉痹。

西医诊断：结节性动脉周围炎。

辨证： 热毒瘀血痹阻证。

治法： 清热解毒，活血通脉。

处方：

当归 15g	生地黄 20g	桃仁 15g	红花 10g
赤芍 15g	甘草 5g	姜黄 15g	银柴胡 25g
蒲公英 50g	银花 50g	连翘 25g	川连 10g
乳没各 15g	牛膝 15g		

水煎服。

二诊： 服上药 27 剂后，发热退，上肢结节消退，下肢结节变粉色，仍硬，痛势减轻，但身疲明显。血沉 76mm/h，血压仍测不出。左脉细数，右脉无。热毒虽减，但正气已虚。上方酌减活血清热解毒之量，加补血养血，少佐温通经络之品。

处方：

当归 15g	生地黄 20g	桃仁 5g	红花 10g
赤芍 15g	银柴胡 25g	川连 5g	川芎 10g
银花 40g	连翘 20g	蒲公英 50g	地丁草 25g
元参 40g	乳没各 15g	地龙 10g	黄芪 50g
桂枝 10g			

水煎服。

三诊： 服上方 66 剂后，体力日渐恢复，下肢结节色不红，结节较前缩小，但仍硬，尚有疼痛，已可上楼下楼和骑车等。右脉沉弱，左脉沉细。血压左16/12kPa（120/90mmHg），右仍测不出。毒热已衰其大半，经加用补气养血、佐以温通经络之品，已有复脉之象。于上方中加附子，取其通行十二经之阳以复脉。上方加附子 10g，鸡血藤 50g，改桂枝 40g。

四诊： 服上方 54 剂，于 1976 年 1 月 29 日前来诊查。身无所苦，体温正常，结节消退，左下肢尚可触到两个很小硬结，在零下 20℃以下室外工作时仍有痛感。血沉 11mm/h。切脉左沉滑细，右沉细。血压左 16/12kPa（120/90mmHg），右16/9.3kPa（120/69mmHg）。已于 1976 年 1 月 3 日上班恢复工作。

（《周围血管病效方验案》）

【评析】 本案是梁贻俊治疗医案，本案患者单纯用中药治疗，在近 5 个月的治疗过程中，以血府逐瘀汤为基础，从开始的清热解毒、活血通脉为法，到随后的清热解毒、补血养血，少佐温通经络之品，到最后的使用附子通行十二经之阳以复脉，使疾病得愈，贯穿了中医辨证论治的思想。

4. 董振华　清热解毒、祛湿活血法治疗结节性多动脉炎案

周某，女，54岁。

初诊： 2008年5月20日。

病史： 手足遇冷变白、疼痛20年，面部红斑3年，手足溃疡1年。患者自20年前每受凉或精神紧张后即出现双手指、双足趾皮色变白、皮温减低，伴麻木疼痛，未予治疗，症状逐渐加重。2004年4月双足内踝皮肤散在小出血点；2005年面部出现散在红斑；2007年3月双手指甲旁出现红色皮疹、结节，随后指端破溃，疼痛剧烈；双下肢出血点增多，由内踝部至膝关节以下连接成片，伴肌肉肿胀疼痛、乏力明显。现患者面部赤丝红缕，肢端麻木发凉，下肢肌肉胀痛。双踝皮肤溃烂、渗液，脓液淡黄清凉，疮面周围红肿发热、疼痛剧烈，乏力、食欲不振，口干不喜饮，活动后气短，多汗怕冷，急躁易怒。下腹隐痛，尿黄，大便干。舌质黯红有齿痕，苔中央黄腻微厚，舌下脉络迂曲，脉细滑。

检查： 血清ANA 1:640，血沉10mm/h，血、尿、便常规，肝肾功能，抗ds-DNA抗体，抗ENA抗体，抗心磷脂抗体，抗中性粒细胞胞浆抗体，狼疮抗凝物，免疫球蛋白，C反应蛋白，肌酶谱，心电图均正常。HBsAg、HBeAg、HBcAb均（+）。双下肢动脉彩超：右侧胫前动脉管腔节段性狭窄，远心段及足背动脉血流显示欠清，考虑闭塞；双侧颈动脉、双肾、肠系膜上动脉彩超正常。肌电图示：双下肢周围神经源性损害（感觉纤维受损为主）。皮肤科取疮面皮肤活检病理：真皮内血管周围散在淋巴组织细胞及核尘，符合皮肤血管炎表现。考虑PAN诊断成立，以皮肤损害为主要表现，无内脏受累。

诊断： 中医诊断：脉痹。

　　　　西医诊断：皮肤型结节性多动脉炎。

辨证： 湿热瘀毒，气阴两虚。

治法： 根据急则治其标原则，以清热解毒、祛湿活血为法。

处方： 四妙勇安汤加味。

金银花 30g	紫花地丁 15g	紫草 30g	蒲公英 30g
蛇舌草 30g	连翘 15g	苍术 15g	黄柏 15g
薏苡仁 30g	赤芍 15g	紫丹参 15g	牛膝 10g
玄参 30g	当归 12g	生地黄 30g	白术 15g
茯苓 30g	甘草 6g		

水煎煮，每日 1 剂，分两次服。

二诊： 2 周后双下肢足踝部皮肤疮面周围红肿消退，破溃、渗液、疼痛明显减轻，疮面渐干燥、结痂，舌苔黄腻减轻，苔较前变薄。前方加牡丹皮 10g、土茯苓 30g、鬼箭羽 15g，祛湿解毒、清热凉血。再服 10 剂。

三诊： 患者感胃脘胀满，纳少，舌淡有齿痕，苔白微黄腻，脉细滑。守方去鬼箭羽，加佛手片 6g、神曲 12g，继服 1 周，下肢破溃处结痂，疮面完全干燥。

【评析】 本案患者既往喜食肥腻厚味，饮食不节，损伤脾胃，脾失健运，水聚成湿，日久郁而化热。湿邪阻遏气机，阳气不达四末，不能推动血行，血滞成瘀则指端麻木发凉，肌肉胀痛；湿热下注，湿热之邪相互搏结，瘀血凝滞于经络化为热毒，损伤脉络，血败肉腐，故见局部破溃渗液，治疗予四妙勇安汤加味。本方为清代鲍相《验方新编》所载，由金银花、玄参、当归、甘草 4 味药组成，具有清热解毒，活血通络止痛之功效。方中重用金银花清热解毒为君，玄参泻火解毒为臣，清热兼能滋阴，并助金银花清热解毒；当归活血散瘀为佐，为血中之气药，与大量金银花、玄参同用可避其温燥，且有活血之长，有去瘀生新之意；生甘草为使，配金银花加强清热解毒的力量。现代药理研究表明，当归、牛膝等活血化瘀药有显著的抗凝、扩血管、降低血小板黏聚性，改善血液流变学和血管神经功能的作用。金银花对各型链球菌、多种杆菌和病毒有抑制作用，甘草有肾上腺皮质激素样作用，抗炎解毒疗效显著。本例经治疗后取效满意，因疗程尚短，故远期疗效有待于长期随诊。

第三节　变应性血管炎

变应性血管炎（allergic vasculitis）是比较常见的一种疾病，其组织病理有白细胞核破碎的血管炎表现，有皮肤损伤，也有多个内脏损伤。本病有许多名称，为了防止混乱，Ruiter 认为本病称为变应性血管炎比较合适，本名称体现了由变态反应引起血管的炎性改变。本病轻重不一，轻者仅有皮损数周可愈，严重者可有多脏器受损，甚至危及生命。

刘沛然　益气温阳、解表透毒法治疗变应性血管炎案

王某，男，34 岁。1980 年 10 月 2 日由开滦煤矿医院转诊我院。发病已 11 个月之久，遍体脱皮，有的变黑坏死而溃烂，伴痛、痒、刺激感。素质尚好，病后经常头晕、少眠、多梦、纳少、易腹泻。四肢乏力，自觉疲惫，无发热，但恶寒，身痛楚，饮热不知热。查：慢性病容，表情痛苦，斑点颜面 11 处，两上肢 80 余处，前胸腹近 60 处，后背部 30 余处，右下肢 200 多处，左下肢 180 多处。斑点大小约 0.7 ~ 2cm²，有白，有红，有黑，有的坏死溃烂，有的外凸，有的凹陷，未溃者直抵皮下黑陷，中有微尖，顶如楮实形，有的塌陷灰白不起，无坏死者干涸，或有小脓疱的中心部外凸。脉小微，舌体薄，无苔，质红绛如牛肉。化验：血白细胞 $14 \times 10^9/L$，中性 75%，淋巴 25%；血沉 4mm/h；肝功能、二便常规、胸透、心电图均正常。由右小腿内侧取组织作病检：镜下见表皮轻度角化过度，棘皮层次减少，真皮血管周围有大量炎细胞浸润，间质胶原纤维增多。天津某医院诊断为变应性血管炎。患者曾用多种抗生素、激素、镇痛剂、脱敏剂及中药活血通瘀、消风解毒等 80 余剂罔效，病情逆转增剧。脉症合参，此乃正气衰惫，表毒不解。用益气温阳，解表透毒之法。以人参固肌汤加减。

处方：

党参 10g	当归 12g	桂心 3g	炙甘草 10g
黄芪 60g	白术 10g	枣仁 12g	银花 30g

连翘 20g	芥穗 10g	防风 10g	白芷 6g
柴胡 15g	川羌活 6g	鹿角霜 30g	附子 20g（先煎）

水煎服，每日 1 剂。

上方连服 20 剂后，皮肤已无红、黑溃烂及灰白干涸点，病情稳定，未出新斑点，痛、痒、刺激感消失，食欲渐佳，精气恢复，效果彰然，可继而守之。上方又继服 10 剂，仅患处残存色素沉着，表皮光滑正常，已停药痊愈上班。一年半后复查，一直未再复发，体重增加 10 公斤。

（《中医杂志》1982；23（6）：30）

【评析】 刘沛然认为本病虽非痘症，但临床表现颇有相似之处。正气亏虚是主证，尤以阳气虚为重，致使表毒不解，气之不鼓，苛毒客于经脉，瘀久正伤，气血阻滞，斑烂不能收靥。当用黄芪、党参、白术、甘草以益气升阳，使正气足则鼓邪外出；鹿角霜、附子温肾助阳以散寒；羌活、白芷、芥穗、防风辛温发散之品，以散在表之毒邪；柴胡可以宣透表邪；当归辛温，能散能行，可助上药解毒，又可活血化瘀；银花、连翘清热解毒。诸药合用，共奏益气温阳，解毒透毒外出之功。

第四节　韦格纳肉芽肿

韦格纳肉芽肿（Wegener's granulomatosis，WG）是一种坏死性肉芽肿性血管炎，属自身免疫性疾病。病变常累及小动脉、静脉及毛细血管，偶尔可累及大动脉。其病理改变以血管壁的炎症为特征，主要侵犯上、下呼吸道和肾脏。本病通常以鼻黏膜和肺组织的局灶性肉芽肿性炎症起病，逐渐进展为血管的弥漫性坏死性肉芽肿性炎症。临床表现主要为鼻炎和副鼻窦炎、肺病变和进行性肾功能衰竭，另外还可累及关节、眼、皮肤以及心脏、神经系统和耳等。本病男性略多于女性，各年龄段均可发病，40 ～ 50 岁是高发年龄段。本病可归属中医"鼻渊""肺积"等范畴。肺主气，司呼吸，开窍于鼻。平素肺气虚无以推动血液运行，鼻窍血瘀不畅，日久凝结成块，而发鼻腔肿物；外感风热邪毒或风寒侵犯，久郁化热，热郁肺经，肺失清肃，邪热循经上蒸，灼伤鼻窦，或湿热邪毒，郁困脾胃，运水失常，清气不升，浊阴不降，湿热痰浊停聚鼻窦内或肺内，均可致热毒痰浊蕴阻鼻窍或痰热壅肺，则流腥臭脓涕或咳吐粘痰；故气血虚衰、湿热痰浊阻络是本病的基本病机。

张镜人　和营化瘀、清热通络法治疗韦格纳肉芽肿案

郑某，女，30 岁。

初诊： 1984 年 2 月 24 日。

主诉： 反复发热，关节疼痛一年余。

病史： 1983 年起发热，关节疼痛，伴浮肿，胸痛，咳嗽，指趾有少许皮疹，尿检有蛋白尿，曾拟诊慢性肾炎，给予激素治疗。1984 年 2 月以来，咳嗽气急加重，两手肿胀，左手尤甚，肤色青紫，自感牵跳疼痛，左足背亦见浮肿，色略青紫。咳嗽严重时，曾咯血，血色鲜红，心悸，汗多。

舌脉： 舌苔薄黄腻，质偏红而胖，脉细数。

检查： 尿常规：蛋白（++++）。X 线胸片示：左上肺浸润，中有空洞，左中下肺亦有大片浸润影，伴胸膜改变，右下肺纹理多，心影增大。

辨证： 脾肾不足，湿热挟瘀，留阻络脉，营血痹滞，心气亦虚。

诊断： 韦格纳肉芽肿。

　　　　痹证。

治法： 和营化瘀，清热通络，佐以养心。

方药：

丹参 9g	毛冬青 15g	炒赤芍 15g	炒丹皮 9g
连翘 9g	银花藤 30g	生甘草 5g	豨莶草 30g
炒桑枝 15g	茅莓根 30g	炒牛膝 9g	水炙远志 3g
水炙桑皮 15g	浮小麦 30g		

3 剂，水煎服。

二诊（2 月 27 日）： 下肢肿胀略减，两手肿胀红紫，左手指端紫黑，余情如

前，脉细滑数，舌苔薄腻，瘀热阻络，络气痹滞，拟化瘀通络。

处方：上方去丹皮、桑枝、浮小麦，加路路通9克，5剂。

三诊（3月3日）：左手红肿见减轻，指端仍紫黑，无名指及小指间有萎缩现象，右手肿胀红紫稍好转，右足肿胀红紫较甚，心悸气急，口干，脉细数，苔薄黄少润，仍守上法。

处方：

丹参 12g	毛冬青 15g	炒赤芍 15g	茺蔚子 9g
炒丹皮 12g	生甘草 5g	水炙远志 3g	淮小麦 30g
炒枣仁 9g	茅莓根 30g	豨莶草 30g	连翘 9g
银花藤 30g	炒牛膝 9g	水炙桑皮 15g	干地龙 9g

12剂，水煎服。

四诊（3月16日）：咳嗽气急，痰中带血，心悸，右手背及右足红肿逐渐好转，左手紫黑肿胀亦见轻减，但指尖干黑，两颧红赤，脉细数，舌苔薄黄少润，瘀热阻络，肺失清肃，络脉不和，拟益气养阴，肃肺止血，调营和络。

处方：

皮尾参 9g（另煎代茶）	大麦冬 9g	北沙参 9g	茺蔚子 9g
水炙桑皮 15g	甜杏仁 9g	黑玄参 9g	菝葜 30g
水炙款冬 9g	紫草 15g	水炙远志 3g	紫地丁 30g
黛蛤散 12g（包）	炒桑枝 15g	野赤豆 30g	炒赤芍 12g

12剂，水煎服。

随访：药后咳嗽、心悸等临床症状逐渐趋于好转，化验指标亦趋于正常，减少激素用量，出院门诊随访治疗，病情比较稳定。

（《中国百年百名中医临床家丛书·张镜人》）

【评析】韦格纳肉芽肿属于中医"痹证"之范畴，证属湿热挟瘀，且邪毒内损脏腑，心、肺、肾多个脏器被累，肢节红肿坏死，病势急迫而凶险。张老初诊治疗时紧紧抓住患者的病机特点，运用清热化瘀、和营通络之法，祛除病邪以治其标，兼予保心、护肺、益肾固其本。随着病情的不断变化，调整处方用药，病情渐趋稳定，后以益气养阴、肃肺止血、调营和络之法固其本，以巩固治疗效果。

第五节　贝赫切特综合征（白塞病）

白塞病（Behcet's disease，BD）又称为贝赫切特综合征（Behqet，syndrome，BS），是一种全身性、慢性、血管炎症性疾病，主要临床表现为复发性口腔溃疡、生殖器溃疡、眼炎及皮肤损害，亦可累及血管、神经系统、消化道、关节、肺、肾等器官，大部分患者预后良好，但累及眼睛、中枢神经及大血管者预后欠佳。本病在东亚、中东和地中海地区发病率较高，被称为丝绸之路病。我国发病率无确切资料，任何年龄均可患病，好发年龄为 16 ~ 40 岁。我国以女性居多，男性患者血管、神经系统及眼睛受累较女性多且病情重。本病属于中医"狐惑"之范畴，由于肝脾肾三脏功能失调，复受外邪侵袭，以致湿热交阻，气血瘀滞而成。劳倦过度，饮食不节，损伤脾胃，脾胃运化水饮功能失调，水湿内停，日久蕴而化热，湿热交阻，内攻脏腑，外蒸肌肤；上灼于口，下蚀于阴。忧思过度，损伤肝脾，肝失疏泄，肝气郁滞，郁久化火；脾失健运，水湿内停，日久蕴而化热；肝火循经，上熏于目。肝火与湿热相蒸，湿热下注，下蚀于阴。劳欲过度，损及肾精。肝肾阴虚，虚热内生。虚火上炎，目赤涩痛，口舌溃烂。虚火下行，阴溃肛蚀。

1. 朱仁康　苦辛通降、清化湿热法治疗狐惑病案

王某，女，19 岁。

初诊日期： 1964 年 4 月 25 日。

主诉： 双下肢出现红色结节 3 周。

病史： 患者 3 周前在两小腿内侧出现结节，皮色发红，疼痛肿胀，渐见结节增多，伴有畏寒、发烧，髋关节、膝关节、踝关节疼痛，胃纳不馨，渴不思饮，在某医院诊断为结节性红斑，服药未效。

检查： 两大腿下端及小腿内侧可摸到 1 ~ 3 厘米大小不等之结节十余个，略

高于皮肤，呈紫红色，按之不退色，有压痛，足踝浮肿。

初诊时曾予清热、通络、活血之法，服药4剂。

二诊（4月29日）：追询病史，有口腔糜烂和阴部溃疡，反复发作已1年。

检查：咽不红，扁桃体不大，颈、下颌及腹股沟淋巴结不肿大，心肺无异常，肝脾未触及，上下齿龈黏膜潮红，可见点状和小片糜烂，间有浅在小溃疡，大阴唇可见4个黄豆及豌豆大小较深之溃疡，边缘不整齐，无明显红晕，表面可见坏死白膜覆盖，作涂片检查为革兰染色阳性球菌，未发现杆菌。脉弦数，舌质红，苔黄腻。

中医诊断：狐惑病。

西医诊断：眼、口、生殖器综合征。

辨证：证属湿热化浊，上下相蚀，湿热阻络，气滞血瘀。

治则：苦辛通降，清化湿热。

方剂：甘草泻心汤加减。

药用：

生甘草9g	川连4.5g	黄芩9g	干姜4.5g
大枣5个	制半夏6g		

5剂，水煎服。

三诊（5月5日）：服药5剂后，齿龈糜烂已轻，溃疡缩小，大阴唇部的4个溃疡明显缩小，结节尚无改变，畏寒、发烧症状已去，仍觉口干不思饮，大便不干，腕关节疼痛。嘱仍服前方6剂，口腔搽冰硼散（成药），阴部撒冰蛤散（蛤粉18g，冰片3g研末）。

四诊（5月11日）：双小腿结节渐趋消退，尚有压痛，皮色黯褐，浮肿见消，口腔溃疡及阴部溃疡均已愈合，只左颊又出现一小脓疱。胃纳欠佳，二便正常。脉弦细，舌质正常。前方干姜改生姜6g。7剂，水煎服。

五诊（5月22日）：称继服上方共9剂，两小腿结节大部消退，小腿屈侧尚各留一个1.5厘米大小结节，黯红色，稍有压痛，行走时有酸胀感。口腔、阴部均未发生溃疡，纳食尚佳，服药时略有恶心，苔脉如前。嘱仍服前方6剂，隔日1剂，以资巩固疗效。

六诊（6月6日）：复查时已基本治愈。隔4个月后来内科门诊治疗胃脘痛，称前症未复发。

（《朱仁康临床经验集》）

【评析】 朱老认为，本病初起不久，如及早认证明确，应用甘草泻心汤辄应；若旷日时久，反复发作，则根治较难。本案用黄连、黄芩苦寒清化湿热，干姜、半夏辛温开通散结，并以甘草、大枣补脾和中，苦降辛通，寒热并用，上下得治。仅用药20余剂而获治愈。本案患者年方十九，正值血气方刚，病程亦短，舌红苔黄腻，脉弦数，均表现为邪盛、湿热为患，故原方去人参以防扶正恋邪、关门留盗之弊，只选用其他六味。可见用者之巧，经方之灵验。

2. 沈凤阁医案

🍅 **案例一： 清热利湿解毒、益气养阴法治疗白塞病案**

陈某，女，46岁，干部。

初诊：1988年3月15日。

病史：患者自诉从1981年起患腹股沟淋巴结核，经服中药告愈。之后不久，又患白塞病，时常口腔破溃，前阴溃疡，发低热。1980年11月发现右眼视力下降，西医诊断为中心性视网膜炎。现症见咽喉肿痛，舌体有溃破点疼痛，发热倦怠，腹胀不适，大便尚调，月经先期，量少色红，舌质偏红，苔薄黄微腻，脉沉细略数。检查：体温38.2℃，咽部充血发红，扁桃体双侧均Ⅱ度肿大，口腔颊部及舌上有小溃烂点如米粒大。辨证为湿热蕴毒，阴液亏虚。治拟清热利湿解毒、益气滋养阴液。用协定处方白塞减消汤化裁。

处方：

细生地 12g	生甘草 8g	黄连 4g	黄芩 10g
法半夏 10g	干姜 2g	太子参 10g	生苡仁 5g
滁菊花 12g	桑叶 10g	芦根 20g	飞滑石（包）10g

水煎服。

二诊（3月19日）：守方化裁，稍作加减，共用14剂，咽喉疼痛及口腔破溃已经痊愈，白带减少，但前阴轻度溃疡，稍痛；右眼视力下降，巩膜发红，舌质转淡，边缘齿痕较深，苔薄黄微腻，脉象沉细。仍仿上方去苡仁、滑石、干姜、芦根，加炒赤白芍各10g，红花6g，黄柏12g，谷精草10g，14剂。

三诊（4月2日）： 晚间低热减轻，右眼视力正常，但左眼视物模糊。近感小便有灼热感，舌质略淡，苔薄黄微腻，脉濡数。湿热未清，仍宜清化。上方去桑叶、太子参，加木通4g，淡竹叶10g，芦根30g，7剂。

四诊（4月9日）： 低热消失，口腔破溃已愈，小便灼热感消失，视力已趋正常，惟乏力，纳差，腹胀不适，舌淡苔薄白，脉象沉弱。正气亏虚，湿热余邪未尽，治拟益气养阴，健脾利湿。

处方：

太子参10g	生甘草5g	法半夏10g	黄连3g
细生地12g	谷精草12g	茯苓12g	白术9g
炒苡仁9g			

水煎服。

守方连进10剂后，诸症悉除，已正常上班。

（《现代名中医内科绝技》）

案例二：清热化湿、养阴解毒法治疗白塞病案

邱某某，男，23岁。

初诊： 1991年11月15日。

主诉： 患者于两年前的夏天持续低热十余天，原因不明，经对症治疗后热退，后出现下唇内侧及舌边尖溃破，口服维生素B6，口疮痊愈，之后不久口舌又溃破，咽喉干痛，同时龟头上侧亦溃破疼痛，经某医院诊为白塞综合征，用激素治疗，症状迅即控制，但时隔不久又复发。服强的松每天20mg已一年余，仍时愈时发，故来宁就诊。

诊查： 咽喉干痛，不肿，左侧口腔黏膜及舌尖、舌边两侧有绿豆、米粒大小溃疡，饮食时疼痛；龟头右上方亦有溃疡．如黄豆大，影响走路；会阴部潮湿作

痒；左膝关节疼痛，不红不肿，亦无凉冷感；右手腕关节外侧有环形红斑，比蚕头稍大，不痛；舌苔白黄而腻，舌质红，脉息正常。

辨证：湿热蕴毒，阴液受伤。

治法：清热化湿，解毒养阴。

处方：

生甘草 8g	法半夏 10g	淡黄芩 10g	川黄连 4g
玄参 10g	土茯苓 30g	雷公藤 12g	

14 剂，水煎服。

二诊：1991 年 12 月 8 日。患者自述，服上药至第 9 剂时，溃疡症状逐渐消失。服完 14 剂后，又在当地自己购服药 7 剂，并自将强的松改为每日 10 毫克，仍咽干口渴，左膝疼痛，腕部红斑消退；会阴部仍潮湿作痒，但较前减轻；舌苔根部薄黄而腻，舌质偏红。湿热邪毒未清，阴伤未复。再予清热化湿，解毒养阴。

处方：

生甘草 8g	法半夏 10g	淡黄芩 10g	炒川柏 6g
炒苍术 6g	土茯苓 30g	玄参 20g	雷公藤 10g
生薏苡 15g	川牛膝 12g		

14 剂，水煎服。

三诊：1991 年 12 月 25 日。口腔及龟头溃疡均未发作，会阴部潮湿作痒及膝关节痛均消除，仍口干，舌苔根部白黄微腻，舌质红。此属湿热未清，余毒未净，阴伤未复，再循原法。

处方：

生甘草 6g	法半夏 10g	淡黄芩 8g	川黄连 3g
玄参 12g	土茯苓 20g	生薏苡 12g	

20 剂，水煎服。

嘱其先每日服药 1 剂，服 10 剂后如症状未有复发，可间日服一剂。后每月函诊一次，情况良好，无任何不适。

【按语】 白塞综合征，类似于《金匮要略》中所载的狐惑病，本例患者因湿热蕴毒，且阴液不足，故取甘草泻心汤加减，以辛开苦泄湿热重用生甘草清热解毒，去参、枣、干姜，嫌其辛甘热恋湿生热；加用玄参以养阴利咽；重用土茯苓、雷公藤，意在利湿化毒，从控制症状看尚属理想，至于远期疗效如何，有待进一步观察。

（《中国现代名中医医案精华·沈凤阁医案》）

【评析】 沈老认为湿热毒瘀为本病病机，故治疗常以清热利湿、解毒活血为治疗大法。沈老摸索出一协定处方白塞减消汤，药用：黄连，生甘草，黄芩，生苡仁，飞滑石，滁菊花，芦根，赤芍，生地，红花，细木通，土茯苓，炒黄柏。方取生地黄、生甘草、滁菊花清热解毒；土茯苓、黄连、黄芩、炒黄柏燥湿解毒；滑石、苡仁、木通渗湿泄浊，配芦根既能利湿热，又可避免伤阴之弊；赤芍、红花活血化瘀，通经活络。诸药合用，清利湿热而不伤阴，渗湿解毒又不伤正，共奏解毒活血、清热利湿之效。使热毒清，湿浊泄，瘀滞除，经络通，诸症悉除。然在临证之际，尚需根据每个患者的具体病情，因人制宜，随证加减。

3. 曹鸣高　清热泻火、凉营解毒法治疗白塞病案

陆某某，女，37 岁。

初诊：1974 年 6 月 8 日

病史：口舌黏膜糜烂 1 周，伴低热。月初发低热，继而口腔黏膜糜烂，阴唇肿痛，眼睑水肿，目痛流泪。在某医院诊断为白塞病（霉菌培养阴性），前来求治。

诊查：口舌黏膜糜腐，疼痛不能饮食；阴唇红肿，满布溃疡，疼痛难以行动，左小指背有紫褐色斑块，微肿，压痛明显。舌质红，脉弦细。

辨证：心肝之火循经上炎，热毒蕴于营血，下注阴部。

治法：清热泻火，凉营解毒。

处方：

大生地黄 20g	京玄参 12g	川黄柏 9g	肥知母 9g
甘中黄 4.5g	金银花 15g	连翘 12g	炒山栀 9g
炙乌梅 4.5g	板蓝根 15g	白茅根 30g	

水煎服。

二诊： 药后口腔溃疡大为减轻，已能饮食。惟阴唇仍红肿疼痛，坐立不安，大便干燥。舌质红，脉细弦。治从原意，参入苦寒淡渗之品。

处方：

大生地黄 20g	天花粉 12g	川黄柏 9q	制大黄 6g
炒山栀 9g	甘中黄 4.5g	土茯苓 15g	板蓝根 15g
块滑石 12g	凤尾草 15g	凌霄花 9g	泽兰泻各 9g

水煎服。

另苦参 9g、黄柏 12g、金银花 15g 煎汤熏洗阴部；养阴生肌散 15g，敷于阴唇破溃处。

三诊： 口舌溃疡基本愈合。阴唇红色又退，水肿约消退 2/3，溃疡亦减少，多汗，胃纳尚可。药尚合机，原方加减。

处方：

大生地黄 20g	关木通 9g	川黄柏 9g	制大黄 6g
炒山栀 9g	甘中黄 4.5g	土茯苓 15g	凌霄花 9g
漏芦 9g	冬瓜皮 15g	泽兰泻各 9g	

水煎服。

上药治疗半个月后，阴唇红肿已消退，溃疡结痂，疼痛消失，汗出仍多。再守原方出入，愈后随访数年，未再发作。

【按语】　白塞病亦称口、眼、生殖器综合征，本例患者以口舌糜烂、阴部肿痛溃疡、目肿流泪、舌红、脉细弦为主症，根据舌为心之苗，肝开窍于目，其经脉络阴器，肾开窍于二阴等观念，认为发病与心肝肾之阴亏损、热毒蕴蒸有关，心火上炎则口舌糜烂，肝火上攻则目肿流泪，湿热下注则阴肿溃烂；用生地、玄参、花粉、知母滋阴降火，大黄、黄柏、山栀、银翘、土茯苓清热解毒，泻火清利，更用甘中黄、凌霄花、漏芦清热凉血解毒，辅以熏洗及散剂外用，内外并治，在较短时间里取得良好的治疗效果。

（《中国现代名中医医案精华·曹鸣高医案》）

4. 周子芳医案

🍅 **案例一：清热解毒、泄火利湿法治疗白塞病案**

徐某某，男，24 岁。

初诊： 1964 年 10 月 18 日。

病史： 患者于 10 月 1 日咽痛，吞咽不利，并有恶寒、发热、头痛，继而咽及口腔溃疡，口角流涎，阴囊有黄色脓头及溃破两处，说话含糊，难以进食，视力模糊。在本地医院治疗十余日未效，故住院治疗。入院后西医诊为白塞病，应用多种抗生素及激素治疗乏效，转邀中医会诊。

诊查： 诊见全身状况较差，发热，咽痛；双蛾赤肿，表面白膜不易拭去；口腔溃疡，颌下结核约蚕豆大；两鼻翼外侧及上唇散见脓泡，如豌豆大；下唇糜烂，皮肤潮润，有脓疱疹散在；阴囊皮肤有如铜钱大溃疡面；脉象弦数，苔薄腻。诊为狐惑病。

辨证： 心火亢盛，湿毒内蕴，心火蚀于咽喉，湿毒腐于阴器，变生狐惑。

治法： 清热解毒，泄火祛湿。

处方：

双花 15g	连翘 15g	天花粉 15g	大贝母 10g
马勃 10g	桔梗 10g	板蓝根 30g	防风 10g
竹叶 10g	滑石 15g	生地黄 20g	川黄连 10g

水煎服。

另用： 大黄 20g、苏叶 15g，煎煮取汁浸纱布湿敷患处，继以锡类散、冰硼散混合外扑。

二诊： 服上方 3 剂，不见起色，湿毒火邪有炽盛之势，仍依前法，加重其剂，以抑其势。前方去板蓝根，加犀角粉 3g、赤芍 15g、丹皮 10g。

三诊： 前方进服 10 剂，病势大挫，体温降至正常，咽痛减轻，口腔及阴部溃疡逐日向愈，脓泡干瘪；惟见舌质微红，口干少津。有毒热耗阴、津液竭伤之象，原方加减，去防风、竹叶、滑石、桔梗，加石斛 15g、元参 20g，送服珠黄散 1 瓶。

服上方 20 余剂后出院，以后追访未见复发。

【按语】 白塞病是现代医学病名，与中医之狐惑病极为相似。此例病人，上部舌糜及口腔溃疡，下部阴囊溃烂渗水，均因心火亢盛、湿毒内蕴所致。拟以清热解毒、泻火祛湿之法，初服轻剂，药不胜病，以后加重其剂，且内外并举，药证相符，随获佳效而治愈。

（《中国现代名中医医案精华·周子芳医案》）

🍅 案例二：养阴清热法治疗白塞病案

沈某某，男，27 岁。

初诊： 1987 年 4 月 6 日。

主诉： 患口腔、生殖器溃疡，反复发作已两年。两年前，一次感冒后口腔出现溃疡。3 个月后，阴茎也出现溃疡，以后经常发作，饮水进食均痛甚，曾去几所医院诊为"白塞病"。经治一年余，仍未能控制复发。

诊查： 体温在 37.5℃ ~ 38℃。内科检查未见异常。口腔内有 6 处溃疡面，直径在 0.3 ~ 0.8 cm，散见于两颊内侧面、牙龈、下唇及舌部；阴茎近龟头部有 3 个圆形小溃疡，直径在 0.2 ~ 0.3cm，溃疡表面有少量分泌物。伴长期低热、体疲乏力、口咽干燥、溲黄便干。舌质红，苔薄黄，脉细数。

辨证： 阴虚火旺，湿热内蕴。

治法： 养阴清热，降火泄湿，佐以益气。

处方：

炙黄芪 15g	生鳖甲 15g	青蒿 15g	地骨皮 12g
北沙参 30g	元参 20g	生地黄 20g	黄连 6g
赤苓 15g	金莲花 12g	锦灯笼 10g	马蔺子 10g

水煎服。

水煎两次分服。口腔溃疡外搽锡类散，每日 3 次；阴茎溃疡用青黛散香油调敷，每日两次。维持以前强的松用量，每次 10mg，每日 3 次。

二诊（4 月 22 日）： 服上方 15 剂后，低热、体乏、咽干均减轻，口腔溃疡明显缩小，食饮痛显减，阴茎溃疡已有两个愈合，另一个亦缩小。舌脉同前。治法改予养阴清热、益气滋肾。上方去地骨皮、黄连、赤苓、锦灯笼，加麦冬、莲子心各 12g，黄精 15g，女贞子 20g，15 剂。强的松改为每次 5 mg，每日 3 次。

三诊（5 月 9 日）：药后低热已退，体倦乏力显减，口腔溃疡多半愈合、不觉疼痛，阴茎溃疡全部愈合。后按上方随症稍予加减又服药 20 剂而病愈。强的松逐渐减量以至停服。随访半年未复发。

【按语】 本病特点为口咽、前后二阴反复发生蚀烂和溃疡，目赤如鸠眼，或下肢起红斑结节。临床以脾肾阴虚、湿热蕴毒居多。本案属脾肾阴虚火旺，内蕴湿热。故方用鳖甲直入阴分，咸寒滋阴以退虚热；青蒿芳香以透热邪外出；生地黄、元参、地骨皮育阴清热，助鳖甲以退低热；沙参伍元参养阴清金以滋肾水；病久必伤阴耗气，故予黄芪以益气；黄连、赤苓清利湿热；金莲花、锦灯笼、马蔺子清热解毒、消肿止痛，此 3 味治口腔溃疡有良效。药后诸症减轻，口腔溃疡明显缩小，虚火湿热已见衰减，故改予养阴清热、益气滋肾之剂。三诊时见低热已退，体乏显减，口腔溃疡大半愈合，阴茎溃疡已愈，又按前方继服药，先后共服药 50 剂而告愈。

（《中国现代名中医医案精华·周子芳医案》）

【评析】 多数医家认为白塞病与感受湿热毒邪有关，本病早期多以湿热蕴蒸之实证为主，病程较久，湿热或实火耗伤气血，损及脏腑，则出现心脾两虚、气阴两虚、肝肾阴虚、阴阳两虚等虚证兼湿热或血瘀等实证的虚实夹杂证。案例一发病时间较短，证属心火亢盛，湿毒内蕴；案例二发病时间较长，证属阴虚火旺，湿热内蕴，虚实夹杂。由于病机证候不同，治法差异甚大，案例一治疗从清热解毒，泄火祛湿立法；案例二治疗则从养阴清热，降火泄湿论治。

5. 廖金标 温建中气、祛除湿毒法治疗白塞病案

潘某，女，31 岁，1981 年 9 月初诊。口腔黏膜糜烂，有黄豆大溃疡 6 块，边缘清楚，伴有红晕，两侧大阴唇黏膜分别有 1 厘米 × 0.5 厘米和 1 厘米 × 2 厘

米溃疡各 1 块，血清康华反应（－），经我院妇、外、内科会诊，诊断为白塞病。用清热利湿、凉血解毒法治疗未效，邀请中医会诊。证见面色萎黄，唇淡，腹痛绵绵而喜按，心悸，汗出，气短乏力，经期如常，但量少色淡，白带甚多色白，大便溏，小便清，脉沉弦带滑，舌质淡，舌苔白滑而润。此乃劳倦伤脾，脾虚生湿，湿毒不化，招致虫毒侵蚀，治宜温建中气，祛除湿毒，以小建中汤加味治之。

处方：

| 黄芪 20g | 桂枝 6g | 白芍 15g | 红枣 7 枚 |
| 生姜 5 片 | 土茯苓 30g | 苡米仁 10g | 炙甘草 10g |

饴糖 60g 分 2 次兑服。

另以土茯苓、苦参、忍冬藤各 30g，水煎 2 次，漱口并坐浴，每天 3 次；锡类散 2 支，外搽患部，每天 3 次。服上药 3 剂，腹痛减；7 剂，腹痛止。调治匝月，口阴溃疡愈合，病证痊愈。

（《名方治疗疑难疾病》）

【评析】 本案患者症见口腔及阴部溃疡，伴有面色萎黄、腹痛绵绵、得按则减、舌淡唇淡等脾胃虚寒之候，故证属脾气虚寒，湿毒内停。湿毒上犯脾窍则口腔黏膜蚀烂，下流前阴则生阴部溃疡。遵"虚者补之，寒者温之"的治则，从温补脾胃立法，加以利湿之品，上下分消，药用小建中汤加黄芪温中补脾，健运中州以杜湿浊之源，复配土茯苓、薏苡仁解毒利湿以治其标，并用土茯苓、苦参、忍冬藤煎汤外洗以清热解毒利湿，内外合治，标本兼顾，故使疾病获愈。

6. 张镜人　益肾滋水法治疗白塞病案

冯某，男，53 岁。

初诊： 1982 年 1 月 7 日。

主诉： 口腔溃疡，下阴溃疡反复发作。

病史： 有白塞病病史，口腔黏膜溃疡，下阴溃疡及目糊反复发作，口干引饮，乏力。

舌脉： 舌红，苔薄黄腻，脉濡细。

辨证：肝肾不足，虚热内蕴。

诊断：白塞病（狐惑病）。

治法：益肾滋水，从阴引阳。

方药：

生地 9g	墨早莲 15g	赤白芍各 9g	炒知母 9g
炒黄柏 9g	连翘 9g	银花藤 30g	佛手片 6g
干芦根 15g	香谷芽 12g	白花蛇舌草 30g	

附桂八味丸 9g（包）。

14 剂，水煎服。

二诊（1月21日）：下阴溃疡好转，口腔黏膜仍有碎痛，目糊口干，腰酸怕冷，脉濡细，苔薄黄，再守上法。

处方：

炒生地 12g	川石斛 9g	炒知柏各 9g	甘中黄 3g
银花藤 30g	连翘 9g	炒丹皮 9g	炒赤芍 15g
水炙甘草 3g	干芦根 30g	炒川断 15g	白花蛇舌草 30g
谷芽 12g	附桂八味丸 9g（包）		

水煎服。

另以锡类散 2 支外用。

随访：连续服药三月余，病情有所好转，程度减轻，外阴溃疡未再复发。

（《中华名中医治病囊秘》）

【评析】　白塞病与《金匮要略》所描述的狐惑病临床表现极为相似。仲景认为该病由湿毒所致，且取上下交病，独治其中之法，用甘草泻心汤以苦、辛、甘合治之。但本案患者口腔溃疡、下阴溃疡反复发作，日久不愈，湿热毒邪耗伤阴精，出现肝肾亏虚、虚火上炎之势，故以益肾滋水，从阴引阳治之。方中生地、赤芍、旱莲凉血滋阴解毒；知母、黄柏、连翘、银花、白花蛇舌草清热泻火解毒；白芍、佛手、谷芽调和胃气，使毒排则正安，胃强则病除，配以桂附八味丸从阴引阳，引火归源；复诊时略作加减，辅以锡类散清热解毒，生肌止痛，专治口腔诸证。病同而证异，因人制宜，不拘一格，才能稳中求效。

7. 高辉远　补土伏火法治疗白塞病案

于某，女，50岁。口腔及外阴部溃疡反复发作长达19年之久，某医院确诊为白塞病，中西医多种治疗，始终不愈，痛苦异常，反复住院治疗。经人举荐求治于高师，证见面色㿠白无华，四肢关节疼痛，视物模糊，眼科诊为虹膜睫状体炎，胃痛纳差，形体消瘦，精神萎靡，疲惫不堪，舌质淡，苔白，脉沉细滑无力，血红蛋白70g/L，血小板60×10⁹/L，血沉110mm/h。高师辨为狐惑病，治用补土伏火，给予新加三才封髓汤治疗。

处方：

太子参 10g　　天门冬 10g　　黄柏 10g　　　知母 10g

赤芍 10g　　　生地 15g　　　去皮桂枝 6g　　砂薏仁各 6g

炙甘草 3g　　　大枣 5 枚

水煎服。

药服12剂后，口腔及阴部溃疡面变小，视物清楚，精神好转，血红蛋白上升至120g/L，舌质已不淡，苔白，脉沉细微滑。宗效不更方，又服85剂后，阴部溃疡消失，口腔亦大部消失，仅有两处小溃疡，复查血沉35mm/h，食欲好转，舌苔薄白有裂纹，脉沉细。原方加莲子心6克，又服30剂后，诸证消失，临床治愈。后随访三年，白塞病未再复发，正常工作。

（《高辉远经验研究》）

【评析】　观此案可知，患者近20年之痼疾，仅治疗3月余，即获痊愈。足以验证新加三才封髓汤治疗白塞病，疗效比较肯定。方中太子参乃气阴双补之佳品，配麦冬养阴之功更佳；黄柏清下焦湿热兼能坚阴，加知母清热坚阴作用益强；生地、赤芍清热凉血解毒；桂枝温经通阳，配芍药以调营卫，甘草、大枣健脾益气，配砂仁理气醒脾，以培补后天之本。实乃千方易得，一效难求，颇值得进一步细加研索。

8. 郭云赓　祛湿解毒、益气养血熄风法治疗白塞病案

李某，男，21岁，工人。

病史：患者于1987年2月因感冒发热，迁延数日，出现双眼红痛，视力明显减退及右耳流脓，就诊于某医院，诊断为虹膜睫状体炎及急性中耳炎。住院治疗应用大量抗生素及皮质激素，症状相继消失，视力从0.1恢复至1.2。不久，症状复发。1987年6月有不规则畏寒、高热，口腔多发性溃疡、疼痛，阴囊溃疡，手指、双膝关节等肿痛，运动障碍。躯干部及四肢皮肤散在斑丘疹数十处。伴阵发性腹痛及腹泻，日排不成形大便3～4次，食欲大减。皮肤病灶活检提示"急性及慢性炎症"。拟诊为白塞病。应用大量强的松治疗1个月，好转出院，继续服药。但患者于9月初自行停服强的松，中旬重新出现发热，畏冷，全身关节酸痛，腹痛，阴囊溃疡和大量皮疹。重新加大激素剂量，无法控制症状，于10月1日住入本院。查：体温38℃，慢性重病外观，形体消瘦，步履困难。两眼轻度睫状体充血。躯干、四肢散见直径1cm左右皮下结节，硬度中等，有轻度触压痛和痒感，部分结节中间隆起，呈毛囊性感染。双手食指、无名指关节肿胀，外观呈梭状。舌红，舌体左缘散见小溃疡4处，苔薄白干燥，脉细数无力。临床诊断为狐惑病（白塞病）。此为湿热内蕴，化热酿毒，耗气伤津之证。治宜祛湿解毒，佐以益气养血息风。方用犀角地黄汤加减。

处方：

水牛角30g（先煎）	生地24g	丹皮6g	白芍12g
黄连9g	黄芪30g	党参15g	银花15g
元参15g	甘草3g		

水煎服，每日1剂，连进3剂。

由于患者在院外长期大量应用强的松每日60mg，一度减停，症状立即反跳，加大剂量未能控制症状，但全身消耗显著，皮下脂肪消失，肌肉消耗。为防止医源性肾上腺皮质功能衰竭，暂用维持量强的松10mg，每日3次。

二诊（1987年10月4日）：胃脘不适，轻度腹痛，大便稀，量少，每日

3～4次，有里急后重感。舌淡红，边缘破溃，苔微黄，脉弦滑。上方加减续治。

处方：

水牛角 60g（先煎）	生地 15g	白芍 12g	黄连 6g
黄柏 9g	板蓝根 15g	忍冬藤 24g	元胡 9g
甘草 3g			3 剂，水煎服。

三诊（10 月 7 日）：昨偶发热，体温 38.4℃，仍有腹痛，稀便每日数次，舌溃疡已消失。牙周肿痛，左肩关节疼痛，但无运动障碍。舌淡红苔腻，脉弦滑。续进清热解毒之品，兼施固肠之剂。

处方：

银花 9g	地丁 15g	地骨皮 15g	枯芩 6g
杭芍 9g	黄柏 9g	白头翁 9g	川连 6g
秦皮 6g	葛根 9g	骨碎补 9g	
			3 剂，水煎服。

四诊（10 月 10 日）：腹痛、腹泻见瘥。周身关节酸痛，耳鸣。舌淡红苔腻，脉弦滑。继续采用凉血祛风利湿措施。

处方：

忍冬藤 24g	乌豆 24g	牛膝 9g	木瓜 9g
赤芍 9g	连翘 9g	防己 9g	茵陈 15g
生地 15g	海桐皮 15g	赤小豆 15g	
			3 剂，水煎服。

五诊（10 月 13 日）：前症见减，四肢及额部出现丘疹结节，计数十个，瘙痒。前方加银花 15g。因强的松未能抑制症状，遂决定将剂量再减一半，每日 15mg。

六诊（10 月 17 日）：皮疹发红，斑丘疹增多，有感染，中心出现脓点，疼痛瘙痒。便秘，口干，溲黄，舌红苔少，脉弦滑。

处方：

| 银花 15g | 蒺藜 15g | 生地 15g | 公英 15g |
| 地丁 15g | 地肤子 15g | 土茯苓 15g | 白鲜皮 15g |

枯芩 6g	蛇床子 9g	甘草 4.5g

10 剂，水煎服。

七诊（10 月 28 日）：皮肤症状逐渐好转，舌脉同前。上方继用 10 天，皮疹消失，体力大有改善，行动自如，四肢肌肉关节轻度酸痛。舌红苔白，脉弦细。改用祛风除湿方剂。

处方：

海桐皮 15g	天竹根 15g	绵茵陈 15g	赤小豆 15g
生熟地各 15g	忍冬藤 20g	防己 9g	赤芍 9g
木瓜 9g			

水煎服。

8 剂后关节症状明显减轻，诸恙均瘥，脉舌同前。综合应用凉血解毒方法。

处方：

枯芩 6g	栀子 9g	龙胆草 9g	淡竹草 9g
白花蛇舌草 15g	赤豆 15g	绵茵陈 15g	土茯苓 15g
木通 4.5g			

水煎服。

连服 12 剂后，关节、皮肤症状相继消失，只余胃脘闷痛。上方去木通、栀子，加党参、元胡、枳壳，4 天后自觉良好，12 月 2 日愉快出院。随访半年，全身情况一直较好。

（《中医药学临床验案范例》）

【评析】　本案患者病情复杂，用肾上腺皮质激素治疗，疗效不满意，又有停药反跳现象，因此治疗颇为棘手。患者入院时，津液耗伤，先用犀角地黄汤加减，旨在清热凉血解毒，兼有泻热存阴之效。3 剂以后，针对腹泻、腹痛表现，在前方基础上增加固肠理气之品，一周左右，痛情初有改观。消化系症状大部控制后，继续应用清热凉血药物，兼以祛风利湿。后因皮疹复发，临床用以解毒凉血为主，治疗 20 天左右，结节及皮疹消退。此后用药随证化裁，终于达到撤除激素，临床长期缓解之目的。

第六节 过敏性紫癜

过敏性紫癜又称出血性毛细血管中毒症，是一种小动脉和毛细血管对某些物质过敏而发生的变态反应性疾病，引起血管壁通透性增高及渗出性出血的水肿，可累及皮肤黏膜、胃肠道、关节和肾脏。临床表现最常见的是皮肤紫癜（大出血性的丘疹或红斑，常略隆起，呈黯红色），多分布于四肢伸侧及臀部，对称分批出现，时有起伏。此外，尚有过敏皮疹及血管神经性水肿，关节炎、腹痛和肾病综合征等表现。引起本病的原因很多，但多数患者往往很难确定具体的原因，可以是细菌、病毒、寄生虫、药物及食物等因素。本病诊断的主要依据是皮肤紫癜，部分患者毛细血管脆性试验阳性。出血时间、凝血时间、血小板计数、血块回缩试验及骨髓象检查均正常。如合并感染时白细胞总数升高；合并寄生虫感染时，嗜酸性粒细胞可升高；累及肾脏的可有血尿，蛋白尿或管型尿；累及肠道时大便隐血阳性直至血便。现代医学对本病主要采用去除诱因，避免接触过敏原，消除感染，驱除肠道寄生虫，运用抗组胺药物，肾上腺皮质激素及免疫抑制疗法。

本病在中医属于"斑"、"疹"、"衄血"范畴。对其发病，一般认为是因情志内伤或过食辛辣燥热、膏粱厚味、荤腥动风之物，外感风邪而诱发。巢元方在《小儿杂病诸候·患斑毒病候》指出："斑毒之病，是热气入胃，而胃主肌肉，其热挟毒蕴积于胃，毒气熏发于肌肉，状如蚊蚤所啮，赤斑起，周匝遍体。"就是说各种原因引起的热毒蕴积于胃，是发斑的主要病机。本病好发于四肢，尤以下肢为多见。出血较重者，常伴齿衄、鼻衄。小儿及成人均可罹患本病，但以女性较为多见。辨证分型有多种，以热毒炽盛引起者为多，以清热解毒、凉血化瘀为重要治则。但也有属于虚寒之类。对有热证表现者，采用清热解毒、凉血养阴、止血消瘀等法；表现为虚证者，采用补气养血、健脾宁心、滋养肝肾等法，兼有风热、湿热等证，宜酌加疏风清热和化湿之品。

1. 黄一峰　清热解毒、滋阴凉血法治疗过敏性紫癜案

王某，男，25岁。1957年7月18日初诊。患者于1957年7月1日始中上腹部疼痛，时泛酸水。皮肤、手臂、两足出现紫斑，不痒。7月6日住某医院治疗。以后，仍诉上腹部闷胀，便溏日有数次。有时血便，有时纯血性水样便，或褐色大便中带有血液。检查：血压150/100mmHg，血小板8万/mm³，出血时间1/2～1分钟，凝血时间3分钟，红细胞脆性试验开始0.4%、完全溶血0.28%，血块收缩时间6小时，尿蛋白少许至（＋），颗粒管型（＋～＋＋），白细胞少许至（＋），骨髓涂片无异常发现。钡餐胃肠透视结果：通过空肠迅速，空肠呈分段状有膨胀肠圈，有狭窄肠圈，膨胀空肠呈弹簧状。诊断为过敏性紫癜。经住院连续使用止血剂、抗生素，静脉滴注促肾上腺皮质激素，大量输液、输血等积极治疗，见效甚微。患者日见消瘦萎顿，遂邀黄老会诊。辨为血热壅盛、耗阴动血之证，方取犀角地黄汤加减。

处方：

犀角粉 0.6g（吞服）	鲜生地 30g	丹皮 9g	白芍 15g
生石膏 30g	仙鹤草 30g	槐花炭 15g	阿胶珠 9g
银花炭 15g	茯苓 12g	竹茹 9g	

2剂，水煎服。

二诊：药后手足紫斑依然，大便转为黄色，口腻舌黄，脉濡数。拟育阴凉血、化瘀解毒。

处方：

犀角粉 0.6g（吞服）		丹皮 6g	阿胶珠 9g
鲜生地 30g	仙鹤草 15g	槐花炭 9	生石膏 30g
银花炭 9g	茯苓 12g	竹茹 9g	

2剂，水煎服。

三诊：药后紫斑渐淡。惟脘闷，口腻舌黄，便溏带血，再守前意加减。

处方：

犀角粉 0.3g（吞服）　　阿胶珠 9g　　　鲜生地 20g　　龟板 15g

槐花炭 9g　　　　　　银花炭 12g　　　丹皮炭 9g　　　仙鹤草 15g

鸡内金 9g　　　　　　茯苓 12g　　　　白芍 15g

5 剂（其中 2 剂用犀角，3 剂去犀角）

四诊： 紫斑渐退，口腻舌黄，时觉嘈杂，得食少腹作胀，便溏带血，血热壅盛，迫伤肠络。再拟凉血清热厚肠。

处方：

生石膏 30g　　　黑山栀 9g　　　鲜生地 15g　　牛角腮 15g

丹皮 9g　　　　　槐花炭 9g　　　川连 3g　　　　龟甲 15g

仙鹤草 15g　　　银花炭 12g　　阿胶珠 12g

5 剂，水煎服。

五诊： 胸闷较舒，口腻舌黄，便血已止，下肢紫斑未退，便溏，小溲赤少，拟再原法出入。

处方：

鲜生地 15g　　　丹皮炭 9g　　　阿胶 9g　　　　赤白芍各 12g

银花炭 9g　　　　黑山栀 9g　　　茜草炭 9g　　山楂炭 9g

仙鹤草 15g　　　茯苓 15g　　　　生石膏 30g

4 剂，水煎服。

六诊： 斑点渐见减退。惟晨起大便曾见血块两次。乃血热未清，肠络内损未复也。

处方：

生地 15g　　　　丹皮炭 15g　　黑山栀 9g　　　龟甲 15g

茜草炭 15g　　　阿胶珠 9g　　　仙鹤草 15g　　槐花炭 15g

地榆炭 12g　　　银花炭 9g

4 剂，水煎服。

七诊： 紫斑渐退，便血时有时无，口腻舌黄，脉濡数。再守清热凉血法，用初诊方 2 剂。

八诊： 近五日来未见便血，下肢隐有紫斑，微痒。气闷，口腻，苔白根黄，脉细弦，溲少便难。营分蕴热、兼有风邪，拟再前意增删，参入散风清热之品。

处方：

桑叶 9g	丹皮 9g	防风炭 9g	银花炭 9g
地榆炭 9g	槐花炭 9g	茯苓 12g	山楂炭 15g
大腹皮 9g	车前子 12g（包）		

5 剂，水煎服。

九诊： 患者病情转轻，于 9 月 21 日出院。停用西药，单服中药，前方去地榆炭、山楂炭，加赤白芍各 9g，鲜生地 15g，茜草炭 12g，4 剂。

十诊： 两腿紫斑渐退，口腻舌黄，近以略食荤腻食物，便泻腹痛，溲赤而少。拟再清热凉血，兼理脾胃。上方去赤白芍、槐花炭，加山楂炭 15g，麦芽 9g，鸡内金 9g，仙鹤草 15g，5 剂。

十一诊： 斑点渐退，气闷嘈杂，便溏不实，血热之质，脾运失职，拟再清热凉血运脾。

处方：

川连 1.5g	丹皮炭 12g	黑山栀 9g	银花炭 9g
仙鹤草 15g	山楂炭 15g	鸡内金 9g	茯苓 15g
车前子 12g（包）	槐花炭 9g	阿胶珠 9g	

5 剂，水煎服。

十二诊： 停药一阶段，精神转佳，斑点渐退，口腻舌黄，脉濡数。惟感脘部得食作胀。病延日久，屡生波折，故以丸剂缓图。

处方：

南沙参 20g	丹皮炭 20g	防风炭 15g	阿胶珠 30g
槐花炭 30g	鸡内金 20g	白芍 30g	仙鹤草 30g
白及末 20g	银花炭 30g		

上药共研细末，水泛为丸，早晚各服 6g。

服丸药 20 天后，精神日见好转，未再发现紫斑便血。续服丸药，以善其后。处方加砂仁 15g，服法同上。于 1959 年 9 月 27 日随访，见其身体健康，精神亦佳，偶尔发现紫斑少许，但即迅速隐没，一直在上班工作。注：现在犀角一律以水牛角代替。

（《黄一峰医案医话选》）

【评析】 本案患者出现皮肤紫斑、便血，此乃血热壅盛，迫伤肠络之故。急当清热解毒、滋阴凉血，用犀角地黄汤合黄连阿胶汤加减。且因其紫斑出没无常，具有风邪致病的特点，因此在治疗时，又加入疏散风邪之品。另外，从其临床表现来看，所见之紫斑多发于四肢外侧，便色褐黑，小溲赤少，舌黄脉数等，均属阳证、热证。正如《诸病源候论》中所记载："斑毒之病是热气入胃，而胃主肌肉，其热毒蕴积，毒气薰蒸于肌肉……"。因此，治疗本病时，多从清热解毒入手，往往能收到意想不到的疗效。

2. 朱仁康医案

案例一：清热利湿，凉血止血法治疗过敏性紫癜案

刘某，女，12 岁。

初诊： 1957 年 9 月 11 日。

病史： 两下肢出现紫红色瘀点已两月。首先于两小腿下 1/3 处出现红色瘀点，不久即变成紫红色斑，隔几天渐消退，但不断反复发生，逐渐增多，大腿部亦出现皮疹，稍感关节痛，两腿无力，容易疲倦。大便间日一行。检查：两小腿部可见密集蚕豆大小紫红色瘀点，压之不退色，大腿及上肢亦见散在之少许瘀点。脉细滑，舌质红，苔薄黄。

中医诊断： 紫斑。证属湿热内蕴，热伤营血，血溢发斑。

西医诊断： 过敏性紫癜。

治法： 治宜清热利湿，凉血止血。

药用：

| 赤芍 9g | 生苡仁 9g | 川柏 4.5g | 丹皮 9g |

| 黑山栀 4.5g | 黄芩 4.5g | 知母 4.5g | 生石膏 15g |
| 青黛 1.5g | 忍冬藤 9g | 六一散 9g（包） | |

2 剂，水煎服。

外用： 忍冬藤 30g，豨莶草 30g，地肤子 9g，桑枝 15g，煎水温洗小腿部。

二诊（9 月 13 日）： 紫斑渐退，留有黄褐色色素沉着。脉细滑带数，舌质红，苔薄白。证属湿渐化而热未清，治以凉营清热。

方药：

生地 30g	丹皮 9g	赤芍 9g	知母 4.5g
生石膏 15g	青黛 1.5g	大青叶 9g	黄芩 9g
黑山栀 4.5g	二妙丸 9g（包）	生甘草 3g	

5 剂，水煎服。

三诊（9 月 18 日）： 紫斑消退后偶有新起不多，大便仍间日一行，前方去赤芍、黄芩、山栀，加瓜蒌仁 9g，侧柏叶 9g，板蓝根 15g，水煎服，3 剂。

四诊（9 月 21 日）： 药后未再新起。

（《朱仁康临床经验集》）

案例二：温阳健脾，补火生土法治疗过敏性紫癜案

单某，男，36 岁。

初诊： 1972 年 11 月 14 日。

病史： 双下肢反复起紫癜已年余。一年来，反复于双下肢起紫斑，时轻时重，同时伴有腹痛，便溏，肢凉，活动后加重。检查：双下腿可见散在紫红色瘀点，部分集簇成片，面色萎黄，血弱失华。查血小板计数在正常范围。脉细滑，舌质淡，苔薄白。

西医诊断： 过敏性紫癜。

中医诊断： 紫斑。

辨证： 证属脾肾阳虚，火不生土，运化无权，脾不统血，血溢成斑。

治法： 治宜温阳健脾，补火生土。

药用：

熟附子 12g	炮姜炭 6g	炒白术 9g	仙灵脾 9g
破故纸 9g	茯苓 9g	炙黄芪 12g	升麻 6g
大枣 7 枚	煨肉蔻 6g		

水煎服。

二诊（11 月 27 日）： 服上方 4 剂后，原有皮损色渐趋淡，但陆续有新皮疹出现。近日因感冒发热，下肢紫斑加多，腹痛阵作。脉滑，舌苔薄白。仍从前方增减，原方加香附 6g，荆芥炭 9g。

三诊（12 月 7 日）： 服上方 5 剂后，皮疹大部消退，但仍有少数新皮损，并见咽部红肿疼痛。证属虚火上炎之象，在前方基础上加用银花炭 9g，茜草炭 9g，藕节 5 个，白茅根 15g，水煎服。同时服用青果丸、喉症丸。

四诊（1973 年 2 月 22 日）： 在此期间，病情基本稳定，但尚见少数出血点，并感全身乏力，劳累后皮疹即见加多。仍宗前方加减，原方加艾叶 9g，木香 4.5g，乌药 4.5g，仙鹤草 9g，党参 12g，续断 9g。

五诊（3 月 8 日）： 服药后，病情稳定，偶起少数紫斑，经询问病史，患者有慢性痢疾史，经常大便不成形，纳食不香。从前方加砂仁 3g（后下），焦神曲 9g，陈皮 6g，改为间日服药 1 剂。

六诊（1973 年 5 月 4 日）： 此后间断服药，病情基本痊愈，改服四神丸，以巩固疗效。

（《朱仁康临床经验集》）

【评析】 案一患者为湿热入络，热伤血络，血溢脉外成斑之证，治以清热利湿，凉血止血。方中苡仁、川柏、黄芩、山栀、六一散清热利湿；赤芍、丹皮清热凉血；知母、生石膏、青黛清热泻火；忍冬藤清热解毒通络。诸药合用，湿祛热清，血止斑消。案二患者症见腹痛便溏，肢凉疲倦，面黄纳呆，脉细等一派脾肾阳虚之象。脾肾阳虚，火不生土，运化无权，脾不统血，血溢脉外成斑，以温阳健脾，补火生土立法。故在用药上以熟附子、仙灵脾、破故纸、煨肉蔻温补肾阳；炒白术、炮姜炭、茯苓、黄芪、升麻、大枣益气健脾，升阳助运。诸药合用，温阳健脾，补火生土，脾运得健，脾能统血，紫斑即消。总之，根据本病的临床表现，辨证有虚实之分，虚者有气虚、血虚、脾虚、肾虚之别；实者有热毒炽盛、血热妄行、湿热内蕴、瘀血阻络之证。因此，辨证准确，用药精良，方收奇效。

3. 张伯臾　益气凉血、祛风化湿法治疗过敏性紫癜案

周某，女，49 岁。

初诊：1974 年 12 月 20 日。

病史：四肢紫斑已四月余，刻下遍体皆发，色红，怕热瘙痒，腹痛便溏，脉细涩模糊，舌黯，苔薄白润。脾虚不能摄血，血热迫血外溢，正虚血热，易感风邪，拟益气凉血，祛风化湿。

处方：

生黄芪 12g	生白术 9g	炒防风 9g	生甘草 6g
乌梅肉 9g	炒丹皮 9g	紫草 15g	炒赤芍 12g
旱莲草 12g	紫丹参 12g	大生地 15g	苦参 9g

稍加减服 14 剂。

二诊（1975 年 1 月 3 日）：阵发性紫斑每周发一次，发则烦热，腹痛便溏，刻下虽发而症状较前已轻，脉细涩，舌淡红润。脉舌属虚，症则属实，再拟扶正祛风。

处方：

炙黄芪 18g	炒白术 12g	炒防风 9g	生甘草 3g
乌梅肉 6g	广木香 6g	炒当归 12g	紫草 12g
鸡血藤 12g	炒赤芍 12g		

稍加减服 14 剂。

三诊（1975 年 1 月 17 日）：两周来紫斑未发，腹痛、便溏、烦热亦瘥，纳增，精神转佳，脉细，舌淡红。正气渐复，血热亦清，再拟扶正和营以善后。

处方：

炙黄芪 18g	炒防风 9g	炒白术 12g	乌梅肉 9g

炙甘草 3g   全当归 9g   炒白芍 12g   仙鹤草 30g

大枣 7 枚

7 剂，水煎服。

（《张伯臾医案》）

【评析】 本例"过敏性紫癜"就中医辨证而言，属于脾虚不能摄血，血热迫血外溢，而又见腹泻腹痛，皮肤瘙痒，此乃风邪为患，故给予玉屏风散合痛泻要方加凉血清热之品。西医认为本病属于过敏性疾病，故辨证与辨病相结合，又选用乌梅、防风、苦参、甘草等具有抗过敏作用之中药，收效显著而病愈出院。

4. 冯祝祥　清营解毒、凉血止血法为主治疗过敏性紫癜案

🍅 案例一

某男，1 岁 9 月。

初诊：1973 年 6 月 30 日。

病史：患儿以双下肢反复出现大片出血性紫斑近 4 个月为主诉就诊，患儿于 3 月中旬突然发烧，随即双下肢膝关节及踝关节出现红色和黯红色斑块，关节微肿而疼痛，甚则不能行走，未见呕吐与便血，口渴，溲黄，烦躁，经某医院检查后确诊为过敏性紫癜，服抗过敏药和强的松，发烧和疼痛数日控制，紫斑似有减少，但经数日后又见增多，逐渐漫延到臀部，随后加服中药（不详）亦不显效。患儿形体健壮，精神尚可，面色红润，双下肢特别是膝、踝关节周围呈现大片红色、紫色或棕色斑块，间有细小疹点，压不退色，扪之碍手。口渴，纳可，大便正常，小便微黄，舌质红，苔薄黄。血常规：红细胞 420 万 /mm³，血色素 12.8g/mm³，血小板 13 万 /mm³。

诊断：过敏性紫癜。

辨证：此为热毒伤营伴湿热之证。

治法：治宜清营解毒，凉血止血，渗湿和中。

处方：以犀角地黄汤加味。

水牛角片（先煎）12g   生地 12g   赤芍 9g   丹皮 9g

仙鹤草 12g　　　　　　旱莲草 12g　　　　地肤子 21g　　　萆薢 15g

大枣 6g

水煎煮，每日 1 剂（嘱停西药）。

二诊（8 月 22 日）：患儿因感冒来诊。其父母叙述，自服上方后，紫斑日见隐退，共服 8 剂而愈，后未见复发。

（《成都中医学院老中医医案选》）

案例二

关某，女，8 岁半。

初诊：1976 年 12 月 8 日。

病史：患儿素来体健，于 1976 年 10 月 25 日不明原因双下肢浮肿，出现黯红色紫斑，大小不等，不高出皮面，逐渐增多，延及大腿及双臀部，关节偶有疼痛，运动略有障碍，发痒，不觉明显发烧，不吐不泻，亦无腹痛，余无特殊不适。病后曾在某院门诊服化斑汤效果不佳，于 11 月 3 日收入院，诊断为过敏性紫癜。住院期间曾用青霉素、扑尔敏、维生素 C 等西药，同时用清热解毒、祛风活血、渗湿和中之中药治疗，两周后紫癜消退，带中药数剂于 11 月 27 日出院。次日紫癜复现，坚持服中药数剂不效，于 12 月 8 日就诊。查患儿紫斑形布如前，胃纳尚可，大便正常，溲黄，舌略红，苔薄黄，脉滑数。辨证：血热挟湿。治宜清营解毒，活血止血，渗湿和中。

处方：

生地 12g　　　　玄参 12g　　　　连翘 15g　　　　赤芍 9g

丹皮 9g　　　　　紫草 6g　　　　　仙鹤草 15g　　　萆薢 15g

土茯苓 15g　　　地肤子 30g　　　地龙 15g　　　　大枣 60g

10 剂（停服各种西药），水煎服。

二诊（12 月 17 日）：紫斑逐渐消退，仅脚背偶有稀疏红色小点，近日因外感风热感冒，故宜兼治，拟以辛凉疏解，祛痰止咳，佐以凉血渗湿。

处方：

银花藤 30g	连翘 15g	杏仁 9g	荆芥 9g
紫菀 9g	冬花 9g	玄参 9g	赤芍 9g
丹皮 9g	地肤子 30g	仙鹤草 12g	大枣 60g

水煎服。

三诊（12月21日）：服上方3剂，外感愈，纳差，时有腹胀痛，下肢紫斑不显，细察仍有稀疏细小红点，溲黄，大便正常，舌苔淡黄厚腻，脉弦。治以消食和中，芳香化湿，佐以凉血止血法。

处方：

建曲 9g	楂炭 9g	谷芽 12g	广木香 9g
藿香 9g	玄参 9g	丹皮 9g	赤芍 9g
地肤子 30g	仙鹤草 12g	甘草 3g。	

水煎服。

四诊（12月24日）：上方服2剂，腹胀痛消失，食欲好转，但口腔及舌尖发生红色疱疹，疼痛。双踝关节及脚背部又出现红色斑点，舌质红，苔薄黄，脉滑数。拟养阴清火，凉血渗湿法。

处方：

玄参 12g	木通 6g	淡竹叶 9g	黄连叶 12g
石斛 12g	连翘 21g	赤芍 9g	丹皮 9g
地肤子 30g	萆薢 15g	地龙 6g	仙鹤草 12g
甘草 3g			

水煎服。

五诊（12月28日）：服上方3剂，口腔炎症消失，下肢仅有细小红点可见，舌质略红，苔淡黄稍厚，脉滑。前方去木通，加藿香12g，佩兰6g，建曲9g。

六诊（1977年1月13日）：服上方8剂，斑点隐退，忽于昨晚发现双踝及脚背又出现稀疏红色斑点，脉滑，舌质略红，苔薄黄。

处方：

生地 12g	玄参 12g	丹皮 9g	赤芍 9g
三七粉 3g（分冲）	连翘 30g	地肤子 30g	萆薢 15g
地龙 9g	仙鹤草 12g	大小蓟各 12g	大枣 60g

水煎服。

七诊（2月5日）：患儿两天服1剂药，连服10剂，紫斑完全消失，今因外感风热感冒，拟辛凉疏解，兼凉血止血以巩固疗效。

处方：

银花藤 30g	连翘 30g	杏仁 9g	苍耳子 9g
防风 9g	玄参 9g	丹皮 12g	地肤子 30g
土茯苓 15g	地龙 9g	仙鹤草 15g	三七粉 3g（分冲）
甘草 4.5g			

水煎服。

八诊（2月11日）：患儿两日服1剂药，连服2剂，外感减轻，咳嗽，仍未见紫斑。

处方：

银花藤 21g	连翘 30g	黄芩 9g	杏仁 9g
枇杷叶 12g	玄参 12g	丹皮 12g	地肤子 30g
土茯苓 15g	萆薢 15g	仙鹤草 15g	三七粉 3g（分冲）
甘草 4.5g			

水煎服。

服上方2剂后，咳止，紫斑亦未再复发，因临近春节而停药。4月下旬随访，一直未复发。

（《成都中医学院老中医医案选》）

【评析】 冯老认为过敏性紫癜是由于温热毒邪侵犯营血，迫血妄行所致，治疗首要清热解毒，凉血止血。但临床细察脉症，多兼有湿热之证，因此，在治疗时加入渗湿之品，如地肤子、萆薢、土茯苓等效果较好。现代中药药理研究证明，以上诸药尚有抗过敏作用。湿与热逗留难祛，用清营凉血与化湿法有矛盾，但用清营凉血之品，有滞湿留邪之弊，过用渗湿之品，又易伤阴，不利于凉血消瘀，正确处理清营凉血与化湿二者之间的关系，往往是治疗成功的关键。如案一患者辨证为热毒伤营伴湿热之证，治疗以清营解毒、凉血止血、渗湿和中立法，方用犀角（以水牛角代）地黄汤加味（地肤子、萆薢等），由于较好的处理了清营凉血与化湿二者之间的关系，故疗效显著，仅服 8 剂就获痊愈。而案二则由于出院所带之处方，渗湿之品较少，疗效不显。此患儿因湿热盛，在第五诊时才得以扭转。六诊始用加减清营汤，始得合理治疗，而紫癜日渐消退，从此未再复发。此外，合理应用清营凉血药生地、化瘀止血药三七亦较为重要。

5. 张龑梅　养阴清热止血法治疗过敏性紫癜案

叶某，女，14 岁。

初诊： 1971 年 10 月 12 日。

病史： 患儿全身紫斑已一月半，四肢突发紫斑，为丘疹样出血点，诊为过敏性紫癜。予服强的松稍好转，减至每日 20mg，全身紫斑大发。症见：全身发疹，点点斑斑，色泽鲜红，以下肢为甚。脉弦细带数，舌尖红苔薄。

方药：

生地黄 12g	败龟甲 12g	川黄柏 9g	肥知母 9g
金狗脊 12g	菟丝子 12g	女贞子 12g	旱莲草 30g
鲜藕节 30g	乌梅 4.5g	谷麦芽各 9g	大红枣 6 枚

水煎服。

以上方为基础，或加当归、白芍以养血，或加紫草、仙鹤草以止血。在服用中药过程中，逐渐减强的松用量。于 1971 年 12 月 12 日，完全停服激素，未再发。再以八珍散加减善其后。

（《临证偶拾》）

【评析】　本案之发斑属阴虚血热之证，治以养阴清热止血之法。方以大补阴丸为基本方，将原方熟地易生地，配藕节以凉血止血；知、柏泻火；龟甲配合二至丸以增强滋阴之效；方中用乌梅一味，据现代药理研究有抗过敏作用，用于治疗过敏性紫癜、过敏性鼻炎等过敏性疾病有良效。

6. 黄振鸣　清热凉血解毒、散风消斑法治疗过敏性紫癜案

毕某，女，40 岁。

初诊： 1982 年 5 月 20 日。

病史： 患者自 1970 年起患过敏性紫癜，虽经中西药治疗，但常反复出现，愈后一至二个月即出现一次。1982 年 3 月因用 701 药膏作局部贴敷后，全身出现紫斑，在某医院用强的松、苯海拉明、维生素等治疗未效，而来我科就诊。来诊时症见：倦怠乏力，畏热烦躁，心悸，四肢关节酸楚，口渴引饮，大便干结，双上下肢、臀部可见对称性分布紫斑，大小不一如铜钱，或成片状，压之不退色。化验：血红细胞 370 万 /mm³，白细胞 5800/mm³，嗜酸性粒细胞 4%，血小板 28 万 /mm³。出血时间 2 分钟，凝血时间 6 分钟。尿常规：红细胞（＋），蛋白（±）。脉弦数，舌质红，苔薄黄稍腻。四诊合参，此属实火发斑。治宜清热解毒，凉血消斑。

处方：

生地 30g	当归 12g	川芎 12g	白花蛇舌草 15g（先煎）
赤芍 9g	蝉蜕 3g	僵蚕 6g	丹参 15g
银花 12g	连翘 9g	防风 9g	白茅根 15g

5 剂，水煎服。

二诊（1982 年 5 月 25 日）： 服药后关节疼痛明显减轻，精神好转，小便清长，紫斑已开始减少，但仍口干，便秘，原方继服 4 剂。

三诊（1982 年 5 月 29 日）： 关节痛消失，大便黄软，小块紫斑全消退，大块紫斑明显缩小。尿常规正常。再服原方 2 剂，全身紫斑已消退干净。另予归脾汤 4 剂善后调理。半年后随访，未再复发。

（《活血化瘀治疗疑难病》）

【评析】 本案患者发病十余年，迁延不愈，反复发作，此次表现为畏热烦

躁，口渴引饮，大便干结，舌红，苔黄腻，脉弦数等，均为一派实火之证。应用白花蛇舌草清热解毒；生地、川芎、当归、赤芍、丹参活血凉血，化瘀通络消斑；银花、连翘、防风、蝉蜕、僵蚕清热解毒，散风消斑；白茅根凉血止血。诸药配合，使邪除瘀化，血归经脉，紫癜消退。另用归脾汤健脾益气、摄血归经，以图缓治，而巩固疗效。

（白云静，赵敏）

第九章
脊柱关节病

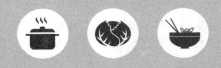

第一节　强直性脊柱炎

　　强直性脊柱炎（ankylosing spondylitis，AS）是一种原因不明、以中轴关节慢性炎症为主的全身性疾病。其病变主要累及骶髂关节，常发生椎间盘纤维环及其附近韧带钙化和骨性强直。发病比较隐匿，早期可有厌食、低热、乏力、消瘦和贫血等症状，而腰痛或不适为最常见表现。疼痛位于骶髂关节处或臀部，逐渐加重并影响腰部活动，伴僵直感，其特点是多在夜间出现，伴翻身困难，清晨或久坐起立时僵直感尤剧烈，但活动后可以明显减轻，随着病情进展，整个脊柱可发生自下而上的强直畸形。约50%的患者以外周关节炎为首发症状，受累关节以髋、膝、踝等下肢大关节为主，呈非对称性分布，主要为少关节或单关节受累。肌腱或韧带与骨附着点炎症，为本病特征性的病理变化。本病亦可伴有心血管、肾脏、前列腺、肺脏、神经肌肉等关节外表现。骶髂关节炎或脊柱竹节样变为其典型的 X 线征象。AS 多发于 10～40 岁，男性好发，且发病症状重，进展快，男女患者比约为（5～10）：1。本病有家族遗传倾向，与 HLA-B_{27} 有相关性。

　　从强直性脊柱炎的主要特点来看，本病属于中医"腰背痛""痹证"范畴，特别与痹证中的"骨痹""肾痹"相类似。《素问·长刺节论》谓："病在骨，骨重不可举，骨髓酸痛，寒气至，名曰骨痹。"《灵枢·寒热病》曰："骨痹，举节不用而痛。"《素问·痹论》说："肾痹……尻以代踵，脊以代头。"《黄帝内经·骨空论》指出："督脉为病，脊强反折。"这些描述，与强直性脊柱炎极为相似。在病因病机方面，外因以感受寒湿或湿热病邪为主，或与外伤后瘀血内阻督脉有关。内因则与禀赋不足，尤其与肾气虚弱有关。如陈士铎在《石室秘录》中指出："背脊骨痛者，乃肾水衰竭，不能上润于脑，则河车之路干涩而难行，故尔作痛。"本病的辨证，大抵早期以实证为主，后期则以虚证常见。但亦可虚实夹杂，并兼有瘀血证候。其治法，寒湿证为主者，治以祛寒行湿、温经通络为主；湿热证为主者，则应清热化湿；肾阴虚证为主者，宜滋阴补肾；肾阳虚证为主者，宜温补肾阳。一般在任何证型中均需酌加活血化瘀之药。

1. 高辉远 益气养阴、活血利湿法治疗强直性脊柱炎案

李某 女，40岁。

初诊：1991年8月20日就诊。

病史：患者患强直性脊柱炎3年余，曾用肾上腺皮质激素半年，因疗效不佳停用。1年前曾用雷公藤片及布洛芬、消炎痛等抗风湿药物治疗5个月，症状有所缓解，因胃肠道副反应较重而停用。近3个月来病情反复，自感腰背僵硬、疼痛，双髋关节疼痛较重，翻身，行走均困难，故不能上班而休病假，舌质黯淡，苔白腻，脉细弦。查"4"字试验阳性，RF阴性，HLA-B_{27}阳性，血沉54mm/h，X光摄片示：双侧骶髂关节骨质疏松，关节面模糊变窄，有虫蚀样破坏。

辨证：气阴两虚，寒湿阻络。

治法：治宜益气养阴，活血利湿。

药用：

生黄芪 15g	赤芍 10g	防风 8g	桂枝 8g
炙甘草 5g	桑枝 10g	川牛膝 10g	苡仁 15g
元胡 10g	当归 10g	生地 15g	木瓜 10g

水煎服。

服上方14剂后，自感症状明显减轻，服至1个月后诸症日渐消失。复查"4"字试验（±），血沉20mm/h，临床治愈，患者正常上班工作。嘱患者守上方继

服 2 个月以巩固治疗。

（《高辉远临证验案精选》）

【评析】 强直性脊柱炎属于中医"顽痹"之范畴，病情比较顽固，缠绵难愈，治疗颇为棘手。高老治疗此类痹证，既不拘于《黄帝内经》"风寒湿三气杂至，合而为痹"，亦不限于吴鞠通"痹之因寒者固多，因乎热者亦复不少"的论述，而是综合病人整体情况进行灵活施治。本案患者证属气阴两虚，寒湿阻络。治疗从益气养阴，活血利湿立法。方中重用黄芪、炙草、生地、木瓜益气养阴以扶其正，更配当归、赤芍、元胡、川膝、桂枝、桑枝、苡仁活血渗湿以祛其邪，相辅相成，活血渗湿不伤其阴，益气滋阴不恋其邪，临床治疗确有独到之处。

2. 张文灿　散寒除湿、通络宣痹法治疗强直性脊柱炎案

周某某，男，28 岁。

初诊：1978 年 4 月 10 日。

主诉：腰背冷痛、不能转侧半年余。患者为汽车司机，曾经外出夜宿车上，因不慎寒湿侵袭肾府，出现腰背冷痛，转侧、弯腰十分困难，遇阴冷天疼痛加重。曾在当地医院就诊，诊断为强直性脊柱炎，给予强的松、消炎痛等西药以及祛风除湿中药十余剂，还配合针灸治疗，仍不效，转我院诊治。

诊查：面色苍青，身体消瘦，腰部冷痛，转侧、弯腰困难，屈伸不利，多汗，脊柱畸形，行动佝偻，四肢清冷，小便多而清。脉沉迟，舌淡红，苔薄白。腰椎 X 线拍片显示：4 ～ 5 腰椎骨质变形、疏松，血沉 30mm/h，类风湿因子阳性。西医诊断为强直性脊柱炎。

辨证：寒痹。寒湿蕴结肾腑，伤及肾阳，筋脉凝滞，气血运行不畅。

治法：散寒除湿，通络宣痹。

处方：

麻黄 6g	川乌头 6g	老鹳草 30g	伸筋草 12g
防己 15g	木瓜 10g	黄芪 30g	生地黄 10g

黄芩 10g　　　　砂仁 10g　　　　甘草 3g

7 剂，水煎服。

二诊（4 月 18 日）：自觉服药后疼痛缓解，出汗减少，腰部屈伸有好转，能参加一些轻体力劳动。上方加狗脊 15g，桑寄生 15g，服用 10 剂。

三诊（5 月 15 日）：腰部疼痛消失，血沉已降至正常，类风湿因子阴性，但脊柱畸形变化不大，病情已基本控制。上方加党参 15g，丹参 15g，扶正固本，活血通络。服用 20 余剂，感觉良好。

（《中国现代名中医医案精华·张文灿医案》）

【评析】　本案患者因不慎感受寒湿之邪，寒湿蕴结肾府而致腰背疼痛转侧不利，治宜散寒除湿，通络宣痹。药用麻黄、乌头逐寒除湿；病在肾府，非皮毛之邪一汗而解，故以黄芪、生地黄补气滋肾培元，缓而图之；以防己、木瓜除湿宣痹；老鹳草、伸筋草祛湿通络；黄芩、甘草以防麻黄、乌头之辛热过散；砂仁燥湿醒脾以防内湿与外湿互结。二诊时腰背疼痛减轻，并能转侧活动，但寒湿着肾府，日久必伤其脏，故加狗脊、桑寄生益肾强脊。三诊时加党参、丹参益气活血通络之品以巩固疗效。

3. 王为兰医案

🍅 案例一：清热解毒、燥湿通络法治疗强直性脊柱炎案

成某，男，16 岁，学生，1998 年 3 月 11 日初诊。

主诉：右髋痛已 1 年余，来京到 301 医院治疗，拍片及腰做 CT 检查确诊为强直性脊柱炎。曾在某医院检查血沉 48mm/h，HLA-B$_{27}$（＋）。有家族史，患病的原因，自觉是由于跑步引起的右髋痛，环跳部位痛，右足跟痛，给予柳氮磺胺吡啶，每日 4 片，芬必得每日 3 片，疗效不显著，故来我院诊治。

现症：腰痛，右髋痛，环跳部位痛，按之剧痛，拒按，右足跟痛，行路不便。舌苔薄黄，脉象弦数。

辨证：肾虚，阴阳失调，内邪与正气相抗，引起督脉瘀滞，故而疼痛。

辨病：强直性脊柱炎早期急性发作。

治法：清热解毒，燥湿通络。

方用：

白花蛇舌草 30g	银藤 30g	土茯苓 30g	白鲜皮 15g
半枝莲 15g	虎杖 20g	苍术 10g	炒黄柏 10g
赤白芍各 10g	防己 15g	桂枝 10g	生甘草 10g

30 剂，水煎服。

二诊（1998 年 4 月 22 日）：右髋及右足后跟疼痛减轻，左肩关节痛，不怕冷，大便正常，舌苔薄白，质淡，脉象沉细，血沉 20mm/h，基本正常，痛的不严重，喜按，证属虚象，热象已消失，当用治本之法。

方用：

鹿角霜 45g	龟甲 45g	山萸肉 45g	大熟地 60g
枸杞子 45g	大蜈蚣 21 条	川乌 30g	仙灵脾 45g
菟丝子 45g	骨碎补 45g	水蛭 30g	红花 30g
元胡 30g	炒白芍 60g	生甘草 20g	生鹿角 45g
没药 30g			

以上诸药共为细末，炼蜜为丸，每丸重 10g，早晚各服 1 丸，嘱 3 个月后验血沉，再来诊治。

三诊（1998 年 8 月 5 日）：膝、腰不痛，偶尔发作也不重，有时膝关节窜痛，颈部隐痛，怕风怕凉，腰微僵，活动后缓解，大便偏干。苔薄白，脉沉细。检血沉 11mm/h。

上方加减：去仙灵脾，加肉苁蓉 60g，川牛膝 45g，木瓜 45g，狗脊 60g，炒黄柏 30g，生葛根 45g，粉丹皮 45g。以上诸药共为细末，炼蜜为丸，每丸重 10g，早晚各服 1 丸。

【评析】 本病例确诊为强直性脊柱炎后，用西药治疗效果不显，遂请王老诊治，因患者正处于早期急性发作期，给予清热解毒、燥湿通络之品治其标；治疗 30 天将病情控制住后，随之治本。3 个月后三诊，疼痛基本缓解，在原方的基础上进行加减，突出治疗主证的药物，增加针对兼证的药物。如大便偏干，便将仙灵脾改为肉苁蓉，因为两药都补肾阳，仙灵脾又能散寒祛湿，治因风湿引起的四肢麻木，筋骨拘挛，而肉苁蓉还有润肠通便之能。本病不是外感寒湿，故第二方不用仙灵脾，改用肉苁蓉助阳润肠；本病腰痛不重，主要膝痛，故减杜仲、川断，加牛膝、木瓜；颈项痛，怕风，怕凉，加生葛根。丝丝入扣，病自痊愈。本病例比较单纯，是先天阴阳两虚，故在补益肾精上下功夫，才使患者顺利治愈。

🍓 案例二：补肾益督法治疗强直性脊柱炎案

刘某，男，33 岁，干部。

初诊：1997 年 9 月 25 日。

主诉：患者自 1984 年当兵时即腰痛，未介意，有晨僵，活动一会儿就好转。因发高烧住某医院检查，血沉特别快，但不知是什么病，复员后停止治疗。差不多每年必腰背痛，吃一点药就好，1997 年在天津检查：血沉 86mm/h，HLA-B$_{27}$（+），诊为强直性脊柱炎早、中期发作。

证候：颈项强硬，前胸痛重，腰骶痛轻，有时头痛但血压不高，喜饥不欲食，脘腹胀满，喜暖畏寒，全身无力，大便溏薄，舌苔薄白，脉象沉弦无力。血沉 25mm/h。

辨证：十余年前就有腰痛症状，每年必发作，未得到及时治疗，最近才确诊为强直性脊柱炎。刻下所见症状都是一些脾肾气虚证，所以认为是脾肾气虚，正邪相搏，督脉瘀滞。

立法：温补脾肾，扶正祛邪，通调督脉。

方药：

生黄芪 30g	白术 10g	陈皮 10g	炙甘草 10g
生川断 30g	生葛根 30g	狗脊 15g	党参 15g
鹿角霜 10g	枸杞子 15g	菟丝子 15g	骨碎补 10g

21 剂，每日 1 剂，水煎温服，每日 2 次。

二诊：服药后颈项前胸痛轻，腰骶隐隐作痛。食欲仍未改善，四肢痠倦，脘满腹胀不愈，舌苔薄白略腻，舌质淡，脉象沉缓无力，血沉 15mm/h。仍属脾肾气虚，胃呆不食，督脉瘀滞。法当温补脾肾，芳香开胃，通调督脉。

方用：

生黄芪 30g	陈皮 10g	砂仁 6g	鸡内金 10g
焦三仙 30g	太子参 30g	菟丝子 15g	炒杜仲 15g
炒莱菔子 10g	厚朴 10g	枳壳 10g	鹿角霜 10g

30 剂，水煎服。

三诊： 食欲大进，能食味香，四肢有力，精神较好，脾胃运化恢复。但腰骶仍隐隐作痛，劳累后加重，舌苔薄白，脉象沉缓。此为肾阴阳虚损，督脉瘀滞，法当补肾为主，少佐通督之品。

处方：

鹿角胶 10g	败龟甲 10g	生川断 30g	狗脊 15g
鹿衔草 15g	炒杜仲 15g	菟丝子 15g	鸡内金 15g
大熟地 20g	山萸肉 10g	骨碎补 10g	川乌 10g
细辛 5g	肉桂 5g	炮附子 10g	

30 剂，水煎服。

四诊： 服药后有点口干舌燥，时有口疮溃疡，腰骶痛有好转，精神尚佳，舌苔薄黄，脉弦沉。此为年轻，虚不受补，辛热药用的多一些，病已基本恢复，当考虑滋阴助阳，佐以通督的药物予以治疗，因路途较远，来往不便，给予丸药以作缓治。

处方：

鹿角胶 45g	龟甲胶 45g	炒杜仲 45g	狗脊 60g
大熟地 60g	枸杞子 45g	生鹿角 30g	水蛭 30g
胆星 30g	炒知母 45g	盐黄柏 45g	生川断 45g
大生地 60g	怀牛膝 45g	大蜈蚣 21 条	净地龙 45g
鹿衔草 45g	杭白芍 45g	生甘草 10g	菟丝子 45g

诸药研为细面，鹿角胶、龟甲胶烊化兑入，炼蜜为丸，每丸重 10g，早晚各服 1 丸。

【评析】 本案患者最初诊为脾肾气虚，从温补脾肾、扶正祛邪、通调督脉论治，颈项前胸痛减轻；但出现饥不欲食，食则不化等胃阳不振之象。二诊重点助消化，养胃阳，使食欲得到改善。三诊认为补火能生土，重用桂附使虚火上炎。四诊补肝肾，清相火，再加通督之剂得到病愈。一波三折，说明为医者辨证要准确，用药要贴切，才能取得满意疗效。

🍅 案例三：清热化湿、解毒通督法治疗强直性脊柱炎案

曹某，男，41 岁。1997 年 5 月 2 日初诊。

病史： 患者患强直性脊柱炎已有 20 余年，经过各个医院治疗均未得效。腰背痛经常发作，吃点止痛药对付，不以为然，日久形成脊柱僵直，功能丧失，不痛比疼痛还难受，身体健康，每日饮酒成性。

现症： 颈项痛，尚能转动，动则有声作响，自觉发硬，后背发紧，腿不痛，发酸，睡眠尚可，舌苔白滑，脉象弦缓。血沉 80mm/h。

辨证： 强直性脊柱炎晚期又急性发作。

治法： 清热化湿，解毒通督。

方药：

生葛根 30g	赤白芍各 15g	生鹿角 12g	白花蛇舌草 30g
威灵仙 15g	骨碎补 15g	土茯苓 45g	白鲜皮 20g
炒苍术 10g	炒黄柏 10g	生薏米 15g	鹿衔草 15g
炒山甲 6g	大蜈蚣 2 条（研末，冲服）		

30 剂，水煎服。

二诊： 服药 1 个月，脊柱强直不能弯曲，颈项尚能活动，面赤鼻红，饮酒不止，腿仍发酸，大便正常，小便发黄赤，舌苔黄厚，质红，脉象弦数滑。证为湿热蒸于上中焦，劝其少饮白酒。

方药：

土茯苓 60g	白鲜皮 20g	白花蛇舌草 30g	银藤 30g
苍术 15g	黄柏 10g	黄芩 10g	防己 15g

| 地龙 15g | 生葛根 30g | 生鹿角 15g | 车前草 30g |
| 胆南星 15g | 水蛭 10g | 大蜈蚣 2 条（研末，冲服） | |

30 剂，水煎服。

三诊： 服药后腿疼有减，舌苔黄厚腻，大便正常，小溲黄，食欲尚佳，胃腹不胀满，自觉身重，四肢拘急，脉象弦沉有力。此为湿热侵入脉络，深及骨骱中，法宜清热除湿，通经活络。

方药：

净地龙 12g	苍术 10g	黄柏 10g	秦艽 15g
威灵仙 15g	海风藤 20g	丝瓜络 10g	苍耳子 10g
生葛根 30g	生鹿角 15g	防风 10g	桂枝 10g
桑枝 30g	大蜈蚣 2 条（研末，冲服）		

14 剂，水煎服。

四诊： 四肢轻松，身重减轻，唯饮酒较多，再次劝其少饮酒，原方加枳椇子 10g，服 20 剂。

五诊： 湿热之证有些好转，脊柱强直未见好转，血沉 40mm/h。治疗将近 100 天，急性发作仍在继续，湿热阻络缓解，舌苔黄厚，脉象弦滑。再予清热解毒，除湿通督之剂。因饮酒不断，为湿热产生之源，再力劝戒酒。

方药：

白花蛇舌草 30g	虎杖 20g	炒苍术 10g	炒黄连 10g
威灵仙 15g	生葛根 30g	桑枝 30g	枳椇子 15g
生鹿角 12g	土茯苓 60g	白鲜皮 20g	海风藤 20g
净地龙 15g	滑石 30g		

30 剂，水煎服。

此病例湿热过重，服药有好转，但脊椎强硬未见疗效，血沉仍 40mm/h，患者不太合作，建议服 30 剂药后暂停治疗。强直性脊柱炎晚期，脊柱僵硬强直，畸形已定，请手术治疗，中药无效。

【按语】 本案属于强直性脊柱炎晚期，药物治疗无效，唯有依靠外科手术，手术可改善功能，但不能使其活动自如，不手术者则强直、畸形无法矫正。无论手术与否要提高生活质量，只有一个方法，即各种体育疗法，如《易筋经》十二式、八段锦等，早起锻炼、竞走、慢跑，虽然形象不好看，但若能生活自理，可以做些力所能及的工作为社会服务，也是好的。千万不能怕吃苦，畏疼痛而自暴自弃，否则疾病进一步发展，出现"踵以代足，脊以代头"是非常可能的。

4. 路志正医案

案例一：温阳益气、养血宣痹法治疗强直性脊柱炎案

张某，男，47岁。

初诊： 2001年5月9日。

病史： 患者于2000年初出现腰髋关节疼痛，动则尤甚，时伴低热。继而病情逐渐加重，而见背部僵硬，疼痛不适。经某医院风湿科确诊为强直性脊柱炎。服用扶他林等西药。刻下症见：背部僵硬，疼痛不适，四肢关节热胀痛，行走不便，站立困难，面色㿠白，恶风畏寒，乏力多汗。化验：尿蛋白（＋），血沉41mm/h。苔腻底白而面黄，脉虚细而涩。此气血亏虚，寒湿痹阻而然。治宜温阳益气，养血宣痹，佐以清热。

处方：

淡附子6g（先煎）	桂枝10g	赤芍10g	白芍10g
生黄芪20g	当归10g	忍冬藤15g	雷公藤10g
夜交藤15g	桑寄生15g	狗脊10g	豨莶草12g
生地黄15g	炒苍术12g	炒黄柏9g	

14剂，水煎服。

另服湿热痹冲剂，每次5g，每日2次。

二诊（5月25日）： 药后四肢关节热胀痛感减轻，余症如前。再以上方去雷公藤、黄柏，加知母10g，鹿衔草18g，7剂。

三诊（6月2日）： 服上药后，四肢关节热胀痛感消失，仍感背部僵痛，畏

寒乏力，苔白腻，脉如前。再以上方去知母，加鹿角胶 6g（烊化），黄芪加量至 30g，淡附子加量至 9g。另服玉屏风颗粒，每次 5g，每日 3 次。

四诊（7 月 25 日）：因路老出国，未能续诊，遂自购三诊方，服药 40 余剂。现病情明显好转，长期依赖的西药，已于 6 月逐渐减停。既往一停西药，疼痛加剧，今停西药，未见增甚。背部僵硬感消失，疼痛亦减轻，行走与站立皆自如。但全身仍感乏力，恶风畏寒。苔薄白、舌质淡嫩，脉沉细。再以三诊方去桑寄生，加姜黄 12g，肉苁蓉 12g，30 剂。

五诊（8 月 24 日）：病情继续好转，诸症均已消失。化验：尿蛋白（−），血沉 19mm/h。舌脉如前。再以三诊方去桑寄生、豨莶草，加姜黄 12g，防风 10g。并嘱长期服药以期巩固。

【按语】　中医认为"气伤痛，形伤肿"，本例患者气血亏虚，筋骨失其温煦，卫外不固，寒湿乘虚而入，郁久生热，寒热错杂，痹阻筋骨，而气机不利，血行欠畅，病久则伤筋动骨，而致背脊僵痛，关节热痛。路老认为，督脉沿背脊循行且主一身的阳气，督脉的病变多为阳虚，故治当以温阳益气、养血宣痹为主。方中桂枝、附子温阳祛湿，当归、黄芪补益气血，白芍调和营卫，共奏温阳益气养血而为君；辅以忍冬藤、雷公藤、夜交藤、鹿衔草、姜黄、豨莶草等宣痹通络；佐以生地黄、知母滋阴清热以防辛燥之品伤阴。患者因长期服用西药和温经祛湿之剂，以致邪有化热之象，故佐用二妙散及湿热痹冲剂以清热祛湿。药后热象见退，再施补益，而加用鹿角胶、玉屏风散，且重用黄芪以增强补虚强督通络之功。组方选药，补攻兼施，寒热并进，灵活变通，因而获效。

🍅 案例二：补益肝肾、强筋壮骨法治疗强直性脊柱炎案

林某，男，29 岁。

初诊：2000 年 8 月 16 日。

病史：患者患有强直性脊柱炎 2 年余。当地医院给予服用柳氮磺胺吡啶等药，腰骶部疼痛能缓解，但不能久立或活动。症见面色萎黄，形体瘦弱，腰骶部疼痛，活动受限，下肢膝关节疼痛，久立或活动后病情加重，大便偏稀，食纳不佳。苔

白、舌质淡，脉沉弦。此肝肾亏虚，筋骨失养。治当补益肝肾，强筋健骨。

处方：

桑寄生 12g	独活 6g	续断 10g	制何首乌 15g
菟丝子 12g	炒杜仲 10g	狗脊 12g	鹿角胶 6g（烊化）
女贞子 10g	怀牛膝 12g	熟地黄 10g	白芍 15g

水煎服。

二诊（2001 年 7 月 25 日）： 腰骶部及膝关节疼痛已消失，活动自如，但久立或剧烈运动后腰仍有酸痛感。苔白，脉弦细。遂以上方制成浓缩丸剂，继服以善其后。

【按语】 本例患者素体虚弱，复加久立劳损，内生寒湿，痹阻筋骨而发病。路老认为，筋属肝，肾主骨，故治当从肝肾入手。选用桑寄生、独活补肝肾祛风湿为君；配以续断、狗脊、菟丝子、杜仲、鹿角胶温补肝肾、强筋健骨为臣；佐以制何首乌、女贞子、熟地黄、白芍滋养肝肾，怀牛膝补肝肾，亦有引药下行之用。诸药相合，肝肾强，筋骨健，风湿祛，故痹痛愈。

（《中医杂志》2002，43（7）：499～503）

【评析】 强直性脊柱炎当属中医"骨痹"之范畴。《医宗必读》描述本病后期出现"在骨则重不能举，尻以代踵，脊以代头"的严重畸形与功能障碍。路老认为本病的发生与一般风湿之痹证有所不同。本病病位多在筋骨，而筋骨有赖于气血之温煦和肝肾之濡养。若气血不足或肝肾亏虚，内生寒湿或寒湿乘虚而入，痹阻筋骨，则易发本病。治则当以补虚为主，兼以祛邪。补虚宜分补气血与补肝肾之别。若病在上，表现在颈椎、胸椎和四末，多属气血亏虚，筋骨失其温煦，治疗重在温阳益气，养血宣痹，可选用桂枝附子汤合黄芪桂枝五物汤加减，辅以上行宣痹通络之品如姜黄、忍冬藤、桑枝、鹿衔草、雷公藤、威灵仙等。若病在下，表现在腰椎、骶椎和下肢，则为肝肾所主，筋骨失其濡养，治疗重在补益肝肾，强筋健骨，可选用独活寄生汤或三痹汤化裁，辅以下行强筋之药，如牛膝、桑寄生、巴戟天、仙茅、续断、杜仲等。祛邪又有风湿、寒湿、湿热、痰瘀等之分。若风湿为患，佐以防风、羌活、独活等祛风胜湿；若寒湿困阻，佐以苍术、威灵仙等，并重用附子散寒祛湿；若湿热蕴结，佐以薏苡仁、黄柏、秦艽等清热除湿；若痰瘀入络，佐以南星、白芥子、穿山甲、土鳖虫等消痰活瘀通络。本病病程多缠绵难愈，只宜缓图，不宜急躁，医患双方都需耐心调治。

5. 娄多峰医案

🍅 案例一：疏风通络、壮督蠲邪法治疗强直性脊柱炎案

郭某，男，42 岁，工人。

初诊：1992 年 3 月 31 日。

病史：患者全身多关节痛，以腰髋为甚 16 年余。1976 年 2 月因打篮球扭伤右膝。1 个月内相继出现右股外侧、肩、髋、腰部疼痛。在当地按关节炎用强的松等药治疗。症状时轻时重。近 4 年病情呈持续进展趋势。来诊时，全身多关节疼痛，以腰、背、髋为甚，疼痛呈游走性胀痛。局部怕风寒。每因劳倦、久坐、久卧而病情加重。伴全身畏寒、肢体困乏、纳呆、胸闷、头痛、口苦、干渴欲热饮、咽干痛、大便秘等，面色萎黄，舌质淡黯，有齿印，苔薄滑微黄，脉弦细。

X 线片：双侧骶髂关节破坏，部分已融合。双髋关节间隙稍变窄。腰椎间小关节模糊。

诊断：肾痹（强直性脊柱炎）。

辨证：证属肾痹风邪偏胜，外伤损及营卫，风寒湿之邪乘虚痹阻经络，扰于督脉。

治法：治以疏风通络，壮督蠲邪。

处方：

独活 30g	羌活 15g	千年健 20g	地风 20g
老鹳草 30g	川牛膝 30g	首乌 30g	丹参 30g
香附 20g	甘草 9g		

水煎服。

二诊（5 月 8 日）：服上药 20 剂。腰髋及其他关节疼痛明显减轻。因出现轻度吞酸，上腹部不适，而自行停药。近几天腰痛又加重，自汗，舌淡胖黯，苔

薄白。

方药：

桑寄生 60g	狗脊 20g	白术 18g	茯苓 18g
陈皮 9g	牡蛎 20g	川牛膝 30g	甘草 9g

水煎服，连服 10 剂。

另嘱此方共为细末，每服 5g，每日 3 次，连服 5 个月以上。

三诊（11 月 23 日）：遵上医嘱坚持服药就诊时。肩、髋等关节疼痛完全消失。腰痛几乎消失，唯久坐、劳倦时腰酸痛。余症全消。嘱上述散剂继服 3 个月，以巩固疗效。

半年后随访，诸症全消，已从事正常工作。

【按语】 本案虽有外伤史，但就诊时一派风湿寒象，以风胜为主，而瘀血征象全无。根据审证求因原则，故也可诊为行痹。因此，对瘀血证的诊断，不能只注意外伤史。当然行痹只是该病在某一阶段的病理表现，其本在督。最后收功，在于壮督蠲痹。

案例二：温补肾阳、活血养血、散寒祛风法治疗强直性脊柱炎案

胡某，女，32 岁，农民。

初诊：1985 年 9 月 27 日。

病史：患者腰腿疼痛 3 年。自 1983 年春不明原因出现腰痛，持续性酸痛。经治不愈。约 2 个月后出现自腰沿双侧坐骨神经向下的放射性疼痛，按腰椎间盘突出症行牵引等治疗，效欠佳。后到外省诊断，按类风湿治疗，用多种中西药物，腰部疼痛减轻，但坐骨神经痛症状不减。来诊时，下腰部及两下肢疼痛，左侧为甚，须服强的松止痛，炎痛喜康可减轻疼痛。行走困难，疼痛沿坐骨神经向下放射至小腿外侧及足面，伴麻木感。上肢小关节亦麻凉，近端指间关节时痛时止。面部时有瘀肿。疼痛遇冷加重，天阴下雨时加重。舌质淡胖，有齿印，少苔。脉沉弦。

X 线片：双侧骶髂关节模糊，边缘不整。左髋关节间隙变窄。

诊断：肾痹（强直性脊柱炎）。

辨证：证属寒凝督脉。

治法：治以温补肾阳，活血养血，散寒祛风。

处方：

羌活 20g	独活 20g	威灵仙 18g	千年健 20g
地风 20g	制川乌	制草乌 9g	木瓜 30g
当归 20g	鸡血藤 30g	白芍 20g	淫羊藿 30g
香附 20g	甘草 9g		

水煎服。

医嘱：避风寒湿邪，勿劳累。

二诊（10月9日）：服上方6剂。腰及双下肢疼痛减轻，畏寒减轻。医嘱：①上方继服10剂；②痹苦乃停片，每服6～8片，每日4次，连服3个月以上。

1987年11月9日随访，停药2年，病未发作，已从事正常劳动。

【按语】 强直性脊柱炎造成坐骨神经痛的不少见。治疗强直性脊柱炎应以补肾为大法。坐骨神经痛呈放射性痛，中医多认为属风邪所致，治之应活血养血兼祛风。结合本案具体情况，以温补肾阳、活血养血、散寒祛风治之，获佳效。

案例三：清热利湿、活血育阴通络法治疗强直性脊柱炎案

张某，男，30岁，农民。

初诊：1981年12月25日。

病史：患者左腰、胯、膝部持续疼痛10余年。10年来症状时轻时重，久治不愈。现腰不能直起，跛行，局部酸凉沉困，伴周身乏力，不能劳动。检查：面色少华，精神欠佳。舌质红，苔黄腻，脉结代。实验室检查：ESR 77mm/h。X线拍片：双侧骶髂关节封闭，腰椎呈竹节样改变。

诊断：肾痹（强直性脊柱炎）。

辨证：证属湿热闭督。

治法：治以清热利湿，活血育阴通络。

处方：

忍冬藤 90g	萆薢 30g	生地 60g	薏苡仁 30g
香附 21g	败酱草 30g	桑枝 60g	丹参 30g

水煎服，嘱其连服 15 剂。

二诊（1982 年 1 月 16 日）：左胯疼痛消失，腰痛也减，虽近两天气候较寒冷，也未发作，仍酸楚重着，不能直起（脊以代头）。舌质红、苔微黄，脉结代。上方加桑寄生 30g，再服 15 剂。

三诊（2 月 15 日）：服上药 15 剂，诸症大减。但脊柱仍有沉困感，仰卧则痛，轻微活动舒适，活动过度则痛增，两下肢沉重，负重力差。舌质、舌苔同前，偶见结脉。上方忍冬藤加至 120g，继服 15 剂。

四诊（3 月 6 日）：腰沉酸痛又减，两下肢沉重也有减，腿较前有力，但腰仍有强硬感。舌、脉同上。上方加威灵仙 30g，继服 10 剂。

五诊（4 月 6 日）：腰部强硬较前减轻，已能直立行走，脊柱两侧于活动过度时有痛感，有时波及到骶髂关节部。舌、脉正常。改服痹证丸，每服 80 粒，每日 3 次，连服 10 日。

六诊（4 月 16 日）：不劳累时腰背无不适，劳累后仍难以直腰。舌、脉正常。继服痹证丸，用法同前。

七诊（4 月 22 日）：腰已能挺直，精神较佳，面色有华。4 月 20 日又因过度劳累，左胯及腰部稍有痛感。继服痹证丸 20 天，服法同上。

【按语】 腰痛 10 年，久病必虚。辨其证属湿热，兼有阴虚，属虚中夹实之证。虑及患者为壮年，体质尚可，故急治其标，以清热利湿为主，兼以补肾。药方在活血清热、祛邪通络的药中，加大量生地，是治热痹经验之一。因热痹火热之邪内燔阴血，必津亏血耗，脉道失濡。用生地，既清热祛邪，又滋养阴血，如增水行舟，使阴血自然流动，而痹行矣。同时生地又可填骨髓，长肌肉，使骨髓满，阴血足，正气复而痹自除。

案例四：活血养血、散寒除湿、壮督蠲痹法治疗强直性脊柱炎案

刘某，男，23岁，农民。

初诊： 1989年9月23日。

病史： 患者腰及髋等关节疼痛4年。4年前因劳累后受凉引起腰、右髋、双膝部游走性疼痛，未介意。后在一次劳动后着凉水病情加重。在当地医院按骨质增生、类风湿等治疗，无效。近1年病情明显加重，不能行走。以腰、双髋、双踝关节疼痛为著，呈固定性刺痛，终日呻吟，难眠。同时还有颈、肩、肘、腕、双指（趾）关节僵痛不适。无发热，乏力，饮食差，大小便正常。检查：神清，强迫平卧，检查不能合作。腰椎各方向活动受限。双侧骶髂关节叩击痛。双髋关节屈曲50°畸形，伸屈受限，"4"字征阳性，双坐骨结节压痛。病变局部皮肤色稍黯。化验：ESR 64mm/h，ASO（＋）。X线示双侧骶髂关节破坏，边缘不整齐。腰椎间小关节模糊。双髋关节间隙变窄，股骨头有小囊性骨质吸收。舌质黯红，苔厚微黄，脉弦细涩。

诊断： 肾痹（强直性脊柱炎）。

辨证： 证属血瘀寒凝，闭阻督脉。

治法： 治以活血养血，散寒除湿，壮督蠲痹。

处方：

当归20g	丹参30g	鸡血藤30g	制乳没各9g
桑寄生30g	独活30g	狗脊20g	白芍45g
炮山甲12g	陈皮9g	甘草9g	

水煎服，每日1剂。

医嘱： 卧床休息，适当做床上关节操，避风寒湿邪，加强营养。

二诊（10月25日）： 服上方30剂，疼痛大减，能下床行走数步。嘱继服上药10剂后上方共为细面，每服5～6g，每日3次，连服6个月以上。

三诊（1990年4月26日）： 腰、双髋等关节无明显疼痛，生活自理，能到室外散步。

化验： ESR 20mm/h，ASO（－）。X线示病变无明显发展，股骨头密度均匀。

舌质淡红，苔薄白，脉弦。嘱上方上法继服 6 个月以上，以巩固疗效。

【按语】 该案症见刺痛，皮色黯，疼痛较剧，属瘀血候。治以大队活血止痛药，如当归、丹参、鸡血藤、制乳香、制没药、山甲等，活血止痛治标，辅以滋补肝肾、养血柔筋药物。使处方攻中寓补，祛邪不伤正，扶正不碍邪。邪去正复，取得疗效。

（娄高峰等《娄多峰论治痹病精华》）

【评析】 强直性脊柱炎属于中医"肾痹"之范畴，肾气亏虚，督脉瘀滞是该病的主要病因病机。案例一患者证属风寒湿（风邪偏盛）之邪乘虚痹阻经络，扰于督脉；案例二证属寒凝督脉；案例三证属湿热闭督；案例四证属血瘀寒凝，闭阻督脉。证候虽有风寒、湿热、寒凝、血瘀之不同，但都与督脉瘀滞有关，所以治疗时，除辨证用药外，还应注意加用一些益督通督之品，以提高疗效。

6. 胡荫奇医案

🍅 案例一：清热祛湿通督法治疗强直性脊柱炎案

李某，男，15 岁，学生。

初诊： 2001 年 7 月 6 日。

病史： 患者腰骶部疼痛 5 月余，右膝关节时疼痛，晨僵（＋）持续约 2 小时，夜间翻身困难。诊见右膝肿胀，行走需人扶持，体温 37.6℃，腰骶部压痛明显，腰部活动困难，舌质红、苔黄腻，脉滑数。查 ESR：45mm/h，RF（－），CRP：9.13mg/L，HLA–B$_{27}$（＋），拍腰骶部 X 线片示：双侧骶髂关节炎，诊为"AS"。

治法： 清热祛湿通督。

处方：

忍冬藤 30g	连翘 15g	半枝莲 15g	黄柏 15g
蜈蚣 3 条	全蝎 3g	僵蚕 10g	狗脊 15g
白芥子 6g	防己 15g	车前子 10g	丹皮 15g

| 青风藤 15g | 川芎 10g | 穿山龙 15g | 威灵仙 15g |

水煎服。

二诊（2001 年 7 月 20 日）：药后患者右膝肿痛渐消，腰骶部疼痛改善，晨僵持续约 1 小时左右，夜间翻身时疼痛亦减轻，颈肩部时痛，舌质红、苔黄腻，脉弦数。原方加虎杖 15g，姜黄 15g，葛根 15g 继服。

三诊（2001 年 8 月 6 日）：患者腰骶部疼痛明显减轻，右膝肿痛消失。无夜间翻身困难，晨僵时间小于 30 分钟。自感活动后腰膝酸困乏力，以益肾通督强腰为法处方 20 余剂，患者诸症基本消失，再嘱患者久服健步强身丸。

案例二：益肾化痰通督法治疗强直性脊柱炎案

王某，男，37 岁。

初诊：2001 年 4 月 15 日。

病史：患强直性脊柱炎 10 余年。近两个月来，腰骶部酸痛，活动欠利，夜间翻身困难，晨僵（＋）持续约 45 分钟。查 ESR：31mm/h，RF（－），HLA−B$_{27}$（＋），CRP：6.43 mg/L。诊见腰骶部轻压痛，弯腰及腰部后伸受限，舌质淡黯，苔薄白腻。

治法：益肾化痰通督。

处方：

淫羊藿 30g	山萸肉 15g	川断 15g	杜仲 15g
狗脊 15g	僵蚕 15g	白芥子 6g	蜈蚣 3 条
炮山甲 10g	皂刺 10g	威灵仙 15g	制南星 10g
当归 15g	鸡血藤 30g		

水煎服。

二诊（2001 年 5 月 10 日）：患者腰骶部酸痛减轻，活动尚可，晨僵持续约十余分钟，无夜间翻身困难，双下肢怕凉，舌质黯淡，苔薄白，脉弦滑。原方加鹿角霜 10g，怀牛膝 15g。

三诊（2001 年 6 月 20 日）：患者自觉腰骶部酸痛已基本消失，晨僵（－），双下肢发凉改善，嘱患者久服益肾蠲痹丸善后。

【评按】 督脉位于人体背部中线处，纵贯上下，总督人体一身之阳气。《黄帝内经》中有督脉为病，脊强反折的论述，强直性脊柱炎病位在督脉。本病的基本病理是肾气亏虚，六淫内侵，舍于督脉，在强直性脊柱炎早期，督脉中阳气尚盛，正邪交争，故临床上热毒实证常见。病变日久，阳气渐耗，正气日亏，则以肾阳不足证多见。在本病治疗中胡老强调不论早期清热利湿，还是晚期补益肝肾，均辅以通督之法，将通督的治疗原则贯穿于强直性脊柱炎治疗的全过程。治疗时常选僵蚕、蜈蚣、全蝎、炮山甲、皂刺来作通督之用，效果很好。

7. 陈纪藩　清热解毒、化湿通络法治疗强直性脊柱炎案

陈某某，男，20 岁，于 1999 年 7 月 18 日入住本院。

病史：患者双膝、双踝、跖趾关节肿胀疼痛、活动受限 3 月余，伴腰骶部时有酸痛。曾在某医院予西药治疗未效（诊断用药不详）。入院时除上述症状外，伴见发热（体温 39℃），神倦乏力，颈项拘急不舒，胃纳可，二便如常，舌黯红、苔白厚微黄，脉浮数。查体：心肺无特殊，双膝、双踝、足背肿胀，尤以踝关节处为甚，疼痛拒按，触之稍热，屈伸不能，压髋试验（＋）。实验室检查：血沉 109mm/h，抗"O"（－），类风湿因子 42.0IU/mL，C 反应蛋白 144mg/L，IgG 22.9g/L，IgA 4.02g/L，人类白细胞抗原 B_{27}（＋）。血白细胞 6.7×10^9/L，血红细胞 4.94×10^{12}/L，血红蛋白 85.8g/L，血小板 399×10^9/L。X 线报告：双膝、双踝关节诸骨边缘骨密度高，未见骨质破坏，关节腔未见变窄，关节周围软组织肿胀；双侧骶髂关节骨质密度高，边缘模糊，有虫蚀样改变；双髋关节未见骨质病变。骨盆 CT 检查：双侧骶髂关节面下见虫蚀状骨质破坏，关节间隙稍窄，双髋关节未见骨质损害。临床诊断：中医：痹证（湿热毒瘀型）；西医：强直性脊柱炎（早期）。

治疗经过：通痹灵 6 片／次，通痹灵合剂 20mL／次，均每天 3 次，饭后服，中药处方：黄柏、苍术、防风、萆薢、威灵仙各 15g，薏苡仁、忍冬藤各 30g，川牛膝 18g，三七（先煎）、泽兰、泽泻各 12g，炙甘草 6g。水煎服，每日 1 剂。

住院期间静脉滴注青霉素 640 万 U/d，共 10 天；静滴穿琥宁 0.6g/d，香丹注射液 20mL/d，以预防感染及加强解毒散瘀。按上述治疗方案，共住院 34 天，诸症消失，因患者要返校读书，于 8 月 21 日出院。出院后未再服中药汤剂，只坚持服通痹灵 6 片/次，通痹灵合剂 20mL/次，均每天 3 次。患者于 2000 年 3 月 22 日来院复诊，精力体力如常人，出院后诸关节诸症未有反复，各肢体关节及脊柱活动功能完全正常。前述各项实验室指标恢复正常。复查 CT 示：双侧骶髂关节间隙较前稍增宽，关节面较平整，原有骨质破坏见好转。

（《新中医》2001，33（2）：10～11）

【评析】　本案患者证属湿热毒瘀型，治疗从清热解毒、化湿通络、活血止痛立法，方用四妙丸加味。方中黄柏清热燥湿；薏苡仁健脾利湿，苍术健脾燥湿；牛膝强腰膝，活血通络。随症加减：湿重者加萆薢、茵陈、泽泻、威灵仙、木瓜之属以除湿；热盛者加忍冬藤、白花蛇舌草、赤芍、生地黄、柴胡、黄芩以清热凉血；风气盛（多关节肿痛、游走痛、怕风）者加防风、羌活、川芎、鸡血藤以活血祛风；疼痛剧烈、瘀阻明显者加三七片、丹参、姜黄、泽兰、穿山甲以活血通络止痛。此方对于消除关节肿痛，改善关节功能疗效颇佳。

8. 杜秀兰　补肾活血、清热解毒法治疗强直性脊柱炎案

某男，18 岁。因腰髋及右膝关节痛半年，加重 1 个月来诊。患者半年前因经常下河洗澡，后出现腰、髋、膝关节疼痛，经服用消炎痛后病情缓解。近 1 个月又见腰髋关节疼痛，腰部有僵硬感，轻微活动后腰部僵硬、疼痛减轻，劳累后加重，弯腰及下蹲活动受限，右膝关节肿胀，阴雨天及受凉后症状加重。查体：舌苔黄，脉滑数，右膝关节肿胀，浮髌试验阳性，局部有发热感。化验：血沉 56mm/h，类风湿因子阴性。骶髂关节 X 线片符合强直性脊柱炎改变。诊断：强直性脊柱炎（骨痹）。证属肾虚邪侵，气滞血瘀，化热蕴毒。用自拟雷公藤复方加减。

处方：

雷公藤 20g	威灵仙 15g	生地 24g	细辛 6g

金银花 24g	蒲公英 24g	独活 20g	葛根 15g
土鳖虫 9g	川牛膝 18g	薏苡仁 20g	补骨脂 15g
白芍 20g	防己 9g	泽泻 20g	

水煎服，每日 1 剂。

服药 6 剂后腰髋关节疼痛明显减轻，弯腰活动较前好转。治疗 1 个月腰髋关节疼痛消失，右膝关节肿消痛止，弯腰及下蹲活动恢复正常，复查血沉正常，类风湿因子阴性。随访两年无复发。

（《山东中医杂志》1995；4（12）：54）

【评析】 本案患者属于虚实夹杂、寒热错杂之证。因腰为肾之府，肾主骨生髓，肾气盛则筋骨强健；肾与膀胱相表里，腰背部又是足太阳膀胱经、督脉、带脉的循行部位，肾气盛、督脉通则卫阳振奋、腠理致密。如果肾气虚、督脉空疏，则易感受风寒、湿热之邪，邪气痹阻经脉，气滞血瘀而致病。又因青少年阳气偏盛，故感邪后易化热蕴毒。所以，在治疗时，应以补肾活血，清热解毒，祛风散寒通络为主。方中威灵仙、独活、细辛、薏苡仁祛风散寒，威灵仙能通行十二经；葛根升发阳气，强壮督脉，细辛散寒止痛；金银花、蒲公英清热解毒；川牛膝、红花、土鳖虫活血通络；生地、白芍、补骨脂补益肝肾、强壮筋骨。方中重用生地，既可逐血痹，又可填骨髓，长肌肉，除寒热积聚；白芍能养血缓急，对关节之拘挛疼痛更为合宜；雷公藤可活血化瘀、清热解毒、消肿散积，现代药理研究证实有免疫抑制及较强的抗炎镇痛作用，与中药配伍，有协同作用，可增强疗效。

第二节　赖特综合征

赖特综合征（Reiter syndrome，RS）是以关节炎、尿道炎和结膜炎三联征为典型特征的疾病。如患者 3 项特征均具备称为完全型 RS，如仅有关节炎和尿道炎或结膜炎两者之一则称为不完全 RS。关节病变病理基础主要为附着点病变。此病与 HLA-B$_{27}$ 有高度相关性，属于血清阴性脊柱关节病中的一种，多数患者在发病前有性病性尿道炎或细菌性肠炎，因此，它是病原菌感染后引起的一种反应性关节炎。RS 发生在不洁性交后称性病型，发生在细菌性痢疾后称为肠病型，与艾滋病相关的称为 HIV 型。任何年龄均可发病，以 15 ～ 35 岁男性性病型多见，女性、儿童则以肠病型多见。本病急性期白细胞可高达（15 ～ 30）×10^9/L，ESR 和 CRP 显著升高，HLA-B$_{27}$ 阳性率高达 60% ～ 80%，RF 多为阴性。

本病在中医文献中无相似的病名记载，因其可累及多脏腑、多器官，出现许多复杂的临床表现，从而归属于不同的疾病范畴，可在眼病、肠炎、痢疾、淋证、狐惑病、痹证等病证中找到相关描述。现大多医家认为本病属于中医"痹证""热痹"范畴。

1. 胡荫奇　滋养肝肾、清热化痰、活血利湿法治疗赖特综合征案

高某，男，52 岁。

初诊： 2009 年 12 月 24 日。

病史： 患者 8 年前无明显诱因出现眼红、尿急尿痛、腹泻等症状，继而出现腰痛，双髋及双膝关节肿胀疼痛，时有发热，在当地医院经化验检查后诊断为赖特综合征，予中药口服治疗，症状逐渐缓解。2 周前生气后出现腹痛腹泻，时有低热，腰背部疼痛，双膝肿痛，无明显晨僵，时咳嗽，稍有憋闷感，纳眠可，小便调，大便干。

舌脉： 舌质黯红，苔薄黄，少津，脉滑数。

查体： 腰椎活动轻度受限，腰椎两侧肌肉压痛，骨盆挤压、分离试验阳性，双侧"4"字试验阳性，双膝关节明显肿胀，双膝内侧压痛，双侧浮髌试验阳性。

化验检查： 血常规示 WBC：4.98×10^9/L，RBC：5.22×10^9/L，HGB：146g/L。CRP：9.10mg/L，ESR：45mm/h。

诊断： 赖特综合征。

辨证： 肝肾亏虚，痰瘀痹阻。

治法： 滋养肝肾，清热化痰，活血利湿。

方药：

花粉 15g	玄参 30g	沙参 15g	浙贝母 10g

黄柏 15g	制鳖甲 30g（先煎）	青蒿 15g	益母草 15g
银柴胡 10g	秦艽 10g	知母 15g	车前子 10g（包）
穿山龙 30g	徐长卿 15g	生石膏 30g（先煎）	
金银花 15g	川牛膝 10g	陈皮 10g	草薢 15g
木瓜 10g	乌药 10g		

7 剂，水煎服，每日 1 剂。

同时予风湿祛痛胶囊 5 粒，每日 3 次口服，祛风除湿止痛；金水宝胶囊 3 粒，每日 3 次口服，补益肺肾。

二诊（2009 年 12 月 31 日）：患者诉腰背部及双髋、双膝关节疼痛明显缓解，偶有干咳，无憋闷感，无尿急尿痛，无恶心呕吐，纳差，眠可，二便调。查体：舌质黯红，苔薄黄，脉滑数。两肺上端少量湿啰音。前方中药加茯苓 30g、白术 15g 继服 7 剂，以加强健脾益气之功。

三诊（2010 年 1 月 6 号）：患者诉诸关节疼痛明显减轻，咽部自觉有痰，无发热，无憋闷感，纳眠可，二便调。查体：舌质黯红，苔薄黄，少津，脉滑数。上方加减继服，具体处方如下：

花粉 15g	玄参 30g	沙参 15g	浙贝母 10g
黄柏 15g	制鳖甲 30g（先煎）	青蒿 15g	益母草 15g
银柴胡 10g	秦艽 10g	知母 15g	车前子 10g（包）
穿山龙 30g	徐长卿 15g	生石膏 30g（先煎）	
金银花 15g	川牛膝 10g	陈皮 10g	草薢 15g
木瓜 10g	乌药 10g	茯苓 30g	白术 15g
山药 30g			

21 剂，水煎服，每日 1 剂。

四诊（2010 年 1 月 27 日）：患者诉右腰部偶有疼痛不适，右膝关节行走时有无力感，夜间翻身较自如，无咳嗽咳痰，无发热胸闷，纳眠可，二便调。化验检查：血常规示 WBC：7.02×10^9/L，RBC：5.58×10^9/L，HGB：157g/L。尿常规：无异常。CRP：5.00mg/L，ASO：183.401U/mL，ESR：28mm/h。调整中药口服汤剂处方，加强养阴清虚热力度，具体处方如下：

花粉 15g	玄参 30g	制鳖甲 30g（先煎）	车前子 10g（包）
黄柏 15g	青蒿 15g	益母草 15g	白术 15g
银柴胡 10g	秦艽 10g	陈皮 10g	茯苓 30g
穿山龙 30g	徐长卿 15g	萆薢 15g	乌药 10g
金银花 15g	川牛膝 10g	木瓜 10g	

水煎服，每日 1 剂。

2 个月后随访，患者坚持服用中药汤剂治疗，病情平稳。

【评按】 赖特综合征以关节炎、尿道炎、结膜炎三联征为典型特征。本案患者以腰痛伴多关节疼痛为主要表现，可辨为痹病。经曰"风寒湿三气杂至，合而为痹"，患者外感六淫之邪，痹阻于筋骨血脉，影响气血运行，气滞血瘀，不通则痛，而见髋关节局部疼痛；外邪久留，内舍脏腑，肝肾渐亏。肝主筋，为罢及之本；肾主骨生髓，腰为肾之府，故见患者腰背疼痛，肢体、腰背活动受限。而外邪郁闭日久，阻滞气血运行，生痰成瘀，痰瘀痹阻四肢脉络，筋脉失养则关节肿胀疼痛。以活血利湿、清热化痰中药口服，药证相符，收效显著。

2. 黄宝英　清热利湿解毒、活血祛瘀通络法治疗赖特综合征案

刘某某，男，44 岁。

初诊： 2005 年 2 月。

病史： 患者主诉左膝关节、双足跟反复肿痛 7 天，曾在多家医院治疗，间断服用非甾体类抗炎药、甲氨蝶呤、柳氮磺吡啶、泼尼松及中成药等，病情反复。发病前曾有尿道炎、龟头炎病史，关节痛 1 天后出现足底皮肤病变，3 天后出现双眼虹膜炎（经专科医院治疗后视力恢复正常）。

查体： T 36.6℃，P 88 次 / 分，R 20 次 / 分，BP 124/70mmHg。神志清楚，心肺无异常，腹平软，肝脾肋下未触及，左膝关节红肿，触痛明显，左足跟触痛明显，左髂前上棘处压痛，双下肢"4"字试验（－）。

辅助检查： 血常规示 WBC 8.1×10^9/L，N 48.8%，L 41.9%。ESR 30mm/h。

尿常规（－）。抗核抗体、抗链球菌溶血素"O"及类风湿因子均阴性。双侧骶髂关节 CT 未见异常，双手、双足及腰椎 X 线片示：骨质未见异常。结合病史、临床表现诊断为"赖特综合征"。

处方：

忍冬藤 30g	土茯苓 30g	牛膝 15g	威灵仙 15g
赤芍 20g	黄柏 15g	防风 10g	苏木 10g
蜈蚣 2 条	丹参 15g	络石藤 15g	桂枝 12g
透骨草 10g			

每日 1 剂，水煎，连服 15 剂。

二诊：病人自觉关节肿痛明显缓解，带药出院，继服 45 剂，症状全部消失，随诊未见复发。

【评按】 本病是因为素体阳盛或阴虚有热，感受外邪从热化或风寒湿痹郁久化热，治宜清热利湿解毒，活血祛瘀通络。方中土茯苓、萆薢、黄柏清热解毒，燥湿消肿；忍冬藤、络石藤、威灵仙、木防己、防风祛风除湿，舒筋止痛，通筋活络；牛膝、赤芍、丹参、透骨草、苏木、全蝎、蜈蚣等具有活血祛瘀、搜风通络止痛的功效。临床药理研究证实，大多数祛风除湿药物具有清热消肿镇痛和抗炎、免疫调节作用；活血祛瘀药具有抗感染、抗炎症反应，改善机体血液循环并参与机体免疫调节作用。

第三节　银屑病关节炎

银屑病关节炎（psoriatic arthritis，PsA）是一种伴有银屑病的炎症性关节病变，主要特征是累及远端指间关节和脊柱关节，发病高峰年龄约 40 岁，男女患病率相似，1/3 患者可急性起病，伴有发热等全身症状。约 2/3 患者现有银屑病，5～10 年以后出现关节炎，13%～17% 患者关节炎表现先于银屑病出现，15% 左右两者同时发病。PsA 的关节受累通常不对称，可出现关节残毁和畸形。皮损常见于头皮、四肢伸侧，尤以肘、膝部位最多见，呈散在或泛发性分布，为丘疹和斑块，圆形或不规则形，表面覆以大量银白色鳞屑，鳞屑去除后显露发亮的薄膜，去除薄膜可见点状出血。另一特征性改变为指（趾）甲顶针状凹陷，甲板增厚，色泽发黑或白甲，表面有横沟及纵嵴，常有甲下角质增生，重时可有甲剥离。实验室检查为非特异性炎症指标升高，少数患者 ANA 阳性，类风湿因子通常阴性。

本病在中医学中又称牛皮癣性关节炎，在历代文献中无相似病名记载，现大多数医家认为本病属"痹证"范畴，有关节疼痛者属于"痹证"；而累及周身者又称为"周痹"；伴有皮肤损害相当于中医之"白疕"，多因正气不足而致腠理虚，风邪侵犯人体，血涩不能荣养肌肉所致。全国中医痹病专业委员会所著《痹病论治学》把合并关节疼痛者归属为"骨痹"，有肝、肾等脏腑损害者归属为"脏腑痹"，疾病晚期出现脏腑气血亏虚的表现，又可归属为"虚劳"范畴。

1. 张志礼　清热凉血解毒、活血通络法治疗银屑病关节炎案

李某，男，42 岁。

初诊：1987 年 9 月 6 日。

病史：患者 11 年前先在双肘、双膝出现散在红斑，表面有白屑，在外地医院诊为"银屑病"，并间断治疗无好转，皮疹逐渐增多，波及头皮及躯干，3 年前又出现手、腕、足部关节疼痛，以指趾关节为重，关节红肿疼痛，活动受限。近年病情加重，遂来京求治。住某医院诊为"银屑病性关节炎"，给双酮嗪、布洛芬等口服。症状减轻，但稍减药症状又加重。1 个月前因"肝功异常、白细胞减少"而停用双酮嗪，2 天后突然高热 39.7℃，全身皮肤广泛潮红肿胀，自觉奇痒，伴大量脱屑，关节红肿疼痛加重，不能端碗持物，活动困难，口干舌燥，不思饮食，大便干燥，小溲黄赤。故又加服双酮嗪：1 周后仍无好转，来我院收住院治疗。

诊查：全身情况差，急性重病容，卧床不起，痛苦呻吟，体温 38.9℃，脉搏 120 次 / 分。全身皮肤弥漫潮红，轻度肿胀，表面有大量污垢脱屑。双手、足、小腿高度肿胀，远端指趾关节肿胀畸形，屈曲困难，指趾甲混浊肥厚，部分脱落。双腋下、腹股沟淋巴结肿大伴轻压痛。舌质红绛，无苔，脉弦滑数。化验检查血沉 94mm/h，类风湿因子阴性，肝功异常，关节 X 线拍片示双手指及足趾远端指、

趾间关节骨质破坏，关节间隙变窄，可见帽状改变及远端骨质侵蚀。

西医诊断：关节型红皮病型银屑病。

辨证：寒湿瘀阻经络，郁久化热，毒热炽盛。

治法：清热凉血解毒，活血通络。

处方：

羚羊角粉 0.6g（冲）	生地 30g	丹皮 15g	赤芍 15g
紫草根 15g	白茅根 30g	忍冬藤 30g	板蓝根 10g
大青叶 30g	重楼 15g	天仙藤 15g	丹参 15g
鸡血藤 30g	白花蛇舌草 30g		

水煎服。

外用普连膏：继续维持入院前已服的双酮嗪每日 0.4g。体温高于 38.5℃时给消炎痛栓 50mg 纳入肛内，静脉输入 5％葡萄糖盐水加维生素 C，加强护理等综合治疗。

二诊：投药 5 剂后体温降至正常，精神食纳好转，大便已正常，关节疼痛减轻，已可入睡。皮疹转黯，潮红肿胀明显减轻，自觉瘙痒。于前方去忍冬藤、天仙藤，加车前子 15g、白鲜皮 20g。

三诊：服上方 21 剂，皮损潮红肿胀基本消退，已露出点片状红斑鳞屑样银屑病皮损，关节疼痛较为突出，尤以晨起及受凉时为著。诊查见手足关节肿胀，活动受限，舌质淡，苔薄，脉沉缓。此乃毒热已解，寒湿之邪仍盛，经脉阻隔，气血瘀滞之象，故投以温经散寒、活血通络，佐以除湿解毒之剂。

药用：

制川乌 6g	制草乌 6g	秦艽 15g	乌蛇 10g
鸡血藤 30g	天仙藤 10g	络石藤 10g	首乌藤 30g
丹参 10g	忍冬藤 30g	紫草根 15g	土茯苓 30g
薏米 30g	重楼 15g	白花蛇舌草 30g	

水煎服。

四诊：服上方 14 剂，关节红肿渐消退，疼痛减轻，不需临时服用消炎痛、阿司匹林等解热镇痛药。复查血沉已降至43mm/h。躯干、下肢红斑丘疹浸润肥厚，有多层银白色鳞屑。拟加强养血活血润肤之品。

处方：

三棱 10g	莪术 10g	桃仁 10g	红花 10g
丹参 15g	赤白芍各 15g	当归 10g	首乌藤 30g
鸡血藤 30g	天仙藤 10g	秦艽 15g	土茯苓 30g
薏米 30g	重楼 15g	白花蛇舌草 30g	

水煎服。

五诊： 服药2日剂，全身皮损消退，仅小腿残留小片皮疹，关节疼痛缓解。以双酮嗪日量0.2克维持，出院巩固治疗。

（《张志礼皮肤病医案选萃》）

【评析】 银屑病性关节炎又称牛皮癣性关节炎。主要侵犯手足小关节，严重者膝、踝、脊椎等大关节亦可受累，造成肿痛变形甚至丧失功能。本病应与类风湿关节炎鉴别。本案为急性进行期伴红皮病样银屑病皮损，关节症状与皮肤表现常同时加重或减轻，指趾末端关节受累最为常见。X线检查受累关节边缘肥大呈帽状改变而无普遍脱钙和尺侧半脱位，血清类风湿因子检查阴性，可资鉴别。中医认为本病多系风、寒、湿毒三气杂至，痹阻经络。急性期多为风湿毒热所致，症见关节红肿疼痛，活动受限，皮损潮红、浸润肿胀，弥漫脱屑，舌红，苔黄，脉滑数。治宜凉血解毒为主。处方选羚羊角粉或生玳瑁、生地、丹皮、赤芍、紫草、白茅根以清营凉血；秦艽、木瓜通利关节；双花、大青叶、板蓝根、土茯苓、重楼、白花蛇舌草清热解毒。缓解期多表现为寒湿痹阻或肝肾阴虚，此时泛发的银屑病皮损或红皮样损害及关节红肿缓解，但关节疼痛较重，筋肉拘紧，活动受限。皮损干燥脱屑，白屑迭起，痒甚，常伴头昏、乏力、腰酸背痛、面色萎黄、舌红苔少，脉细数。治宜滋补肝肾，温经通络。方用独活寄生汤与地黄汤加减。值得注意的是，乌蛇、全蝎等虫类药物破瘀止痛疗效虽好，但可加重银屑病皮损，故血热之象未除时不宜服用。皮屑多时可加重养血药如当归、赤白芍、首乌藤等以润肤止痒，也可配合秦艽丸内服。

2. 娄多峰　益气养阴、清热通络、祛风止痛法治疗银屑病关节炎案

赵某，男，42 岁，教师。

初诊：1990 年 3 月 16 日。

病史：腰及四肢关节疼痛伴银屑病 20 年，加重 5 个月。20 年前不明原因出现腰部疼痛，夜间及晨起僵硬酸痛明显，时轻时重。有时伴不对称性膝肘肩等关节疼痛。同时发现双肘部伸侧银屑病，局部瘙痒，脱屑，皮损约 5cm×5cm。20年来一直间断性治疗，服用多种中西药及外用药治疗，但一直未能治愈。于 5 个月前病情突然加重，腰及双膝、双手多个指关节明显肿胀，疼痛剧烈。卧床不起，生活不能自理。夜间难以入眠。同时，银屑病加重，双肘、背部、颈部等皮肤瘙痒，脱屑。呈大片状皮损，瘙痒难忍。伴低热（38℃），全身乏力，面色苍白，遇寒冷及天气变化时病情加重。饮食差，上腹部不适。大便溏，小便黄。在当地住院治疗，服用消炎痛、阿司匹林、左旋咪唑，肌注祖师麻注射液，行局部理疗等，无明显效果，且出现上腹不适、恶心、反酸等消化道反应。就诊时病人坐在藤椅上，被 4 人抬入诊室。家族史：母亲年轻时腰痛，以后明显驼背。兄妹 4 人无类似病史。检查：端坐于藤椅上，消瘦，面色苍白无光泽。双手多个关节畸形，双膝关节肿大。腰椎强直，无活动度。颈部、背部及双肘部大片状银屑病皮损，瘙痒，用竹签刮掉皮屑，可见鲜红色皮肤。指（趾）甲可见大量斑点状凹陷，甲床不平，可见纵嵴及横沟。双膝关节局部皮肤微热、红。少语懒言，声音低微。体温 38℃，脉搏 100 次/分，呼吸 24 次/分，血压 16/10kPa（116/75mmHg）。脉弦细数，舌质淡、苔薄黄。

化验：Hb 85g/L，WBC $12.1×10^9$/L，N 0.79，L 0.21，ESR 130mm/h，ASO（＋），RF（＋）。

X 线：双侧骶髂关节融合，腰椎及胸椎呈"竹节"样改变。双膝关节间隙变窄，边缘呈唇样增生。

诊断：痹病，银屑病。证属气阴两虚证，血热证。本病属西医的银屑病性关节炎（或称牛皮癣性关节炎）。

治法：治以益气养阴，清热通络，祛风止痛。

处方：

黄芪 60g	党参 20g	茯苓 20g	薏苡仁 30g
石斛 15g	玉竹 15g	忍冬藤 30g	透骨草 30g
焦三仙各 20g	甘草 6g		

水煎服，每日 1 剂。

医嘱：停用抗风湿止痛等西药；加强营养；避外邪；调情志；在疼痛能耐受的情况下，注意保持双膝关节的功能活动。

二诊（3月23日）：饮食明显增加。双手关节及腰部疼痛减轻，僵硬感也减轻。自觉下午身上较前舒服。舌脉同前。嘱：①继服上方60剂，每日1剂或隔日1剂；②痹隆清安片，每服8～10片，每日4次，连服6个月。

三诊（10月26日）：病人步入3楼诊室。面色红润，声音洪亮。自述间断性服用上方60剂，坚持服用痹隆清安片7个月。病情日渐好转。现全身关节及腰部基本不疼痛，唯天气变化时稍感疼痛。全身银屑病已基本痊愈，现只有双肘伸侧留有钱币大小的皮肤病变。脉沉。舌质淡红，苔薄白。嘱：继服痹隆清安片6个月。

四诊（1991年6月9日）：病人来述，疾病已痊愈，已能坚持上班。初诊时体重49公斤，现体重为65公斤。为防止病情复发，病人要求再服痹隆清安片3个月。

1年后随访，病情未复发，已能完全从事正常人的工作。

（《娄多峰论治痹病精华》）

【评析】 本案患者由于先天禀赋不足，感受外邪，阻滞经脉，经脉不通，故见腰及四肢关节疼痛。经脉痹阻，瘀滞不通，日久郁而化热，故见关节热痛。热伤营血，阴液被耗，故低热不退。阴血不足，肤失濡养则皮肤干燥，迭起鳞屑。疾病反复发作，长期不愈，久病热毒耗气伤阴，故出现明显的气阴两虚表现。正气亏虚，更易招外邪，故病情反复发作，日渐深重。治疗本病，紧扣病机，重剂久服，故收效甚佳。

3. 房定亚　清热解毒、滋阴凉血法治疗银屑病关节炎案

尹某，男，64岁。

初诊：2001年6月17日。

病史：患者因反复周身散在皮疹、脱屑20年，加重伴关节疼痛半年入院。患者20年前始见周身散在红疹，某院诊断为银屑病，后每于春秋季节发作。半年前全身红疹面积扩大，脱屑较多，伴右中指关节、腕关节及左肘关节、右肩关节疼痛，活动不利，时有低热。入院后查体：全身散在皮疹，融合成片，头部如积粉，胸背红如虾皮，伴有紫斑，脱屑局部有结痂，右中指、腕关节肿胀明显，活动受限，指甲板浑浊，表面凹凸不平，有纵嵴。查ESR 56mm/h，HLA-B27（-），类风湿因子（-），C反应蛋白（+）。

中医诊断：银屑病（热毒痹阻）。

西医诊断：银屑病关节炎。

治法：清热解毒，滋阴凉血。

处方：

银花30g	玄参30g	当归30g	生甘草10g
蜈蚣1条	生地30g	白芍20g	水牛角20g
虎杖15g	苦参15g	龙胆草6g	蒲公英20g

水煎服，每日服2次，连服15剂。

二诊：患者关节疼痛好转，红肿以中指近端指间关节及双肩关节明显，脱屑减少，行走灵活，局部瘙痒减轻。前方去水牛角、生地、苦参、龙胆草，加豨莶草10g、蝉蜕6g、白鲜皮20g、汉防己20g。以活血止痛，止痒除湿，连服14剂。

三诊：患者关节疼痛明显好转，仅觉右肩关节轻度疼痛，疹色黯，无脱屑现象，苔薄腻，质淡红，脉弦。

处方：

银花30g	当归30g	玄参30g	甘草10g

| 生黄芪 30g | 陈皮 20g | 虎杖 15g | 青风藤 15g |
| 蛇舌草 20g | 山慈姑 10g | 汉防己 20g | |

水煎服，连服 15 剂。

四诊： 患者关节肿痛消失，手指、腕、肘、肩关节活动灵活，全身无红疹，无脱屑现象，复查 ESR18mm/h，C 反应蛋白（－）。

（《房定亚验案》）

【评析】 房定亚认为很多病的急性期治疗，是阻断病情发展的关键。而急性期往往以热毒为主，故治疗当以清热解毒为先。本病例治疗以水牛角、生地、玄参等清热凉血；银花、苦参、龙胆草、蒲公英等清热解毒；辅以当归、蜈蚣等活血通络止痛，取得良效。现代医学的发展证实，许多疾病的发病过程均伴有炎症，和免疫密切相关，不可分割，两者在组织、细胞及分子水平上相互渗透。银屑病关节炎是表皮细胞过度增生的炎性疾病，与免疫异常有一定的关系。房老常用的治疗方药中，银花、当归、甘草都有增强免疫的作用；生地、甘草具有促肾上腺皮质激素样作用，从而抑制非特异性炎症产生；白花蛇舌草、山慈姑、鹿衔草有调节免疫机能的作用，且白芍所含芍药苷具有较好的解痉镇痛作用，诸药配伍，则成为有效的抗炎免疫调节药，从而起到有效的治疗作用。

4. 朱晓鸣　祛风通络、润燥补血法治疗银屑病关节炎案

李某，女，22 岁。

初诊： 1996 年 5 月 25 日。

病史： 患者全身鳞屑红斑反复发作 13 年，关节疼痛 9 年。曾按类风湿关节炎治疗无明显好转，皮疹逐渐增多，关节疼痛加重。后因皮损症状加重时关节症状亦加重，经某医院诊为银屑病关节炎，服用雷公藤、泼尼松等药物治疗后无明显减轻，而来求诊于中医。症见皮疹增多，皮面粗糙，按之涩手，皮损较薄，屑起干燥而痒，关节疼痛加重，左手第 2、第 3 远端指间关节挤压痛，右足第 3 趾间关节挤压痛，但无变形，晨僵，舌淡，少津，略黯，脉略涩。

诊断： 银屑病关节炎。

辨证： 风盛血燥，气血痹阻。

治法： 祛风通络，润燥补血。

处方：

制川乌 12g	川芎 12g	穿山甲 12g	桂枝 12g
丁公藤 15g	透骨草 15g	当归 15g	赤芍 15g
首乌 15g	豨莶草 30g	秦艽 30g	生地 30g
乌梢蛇 30g	白鲜皮 30g		

水煎服，每日 1 剂，连服 15 剂。

二诊： 皮疹及关节疼痛减轻，效不更方，连服 15 剂。

三诊： 皮损渐退，皮损中心出现正常皮肤，关节疼痛基本消除，守方继服 2 个月，半年后复查未再复发。

（《朱晓鸣验案》）

【评析】 朱老认为，治疗本病既要祛风湿、止疼痛，又要消除皮损，才能取效。其中以祛风除湿止痛为先，故重用秦艽、制川乌、川芎、穿山甲、桂枝、丁公藤、透骨草、乌梢蛇等，但若只祛风湿，即使疼痛消除，也会再发。朱晓鸣针对血虚风燥，于方中加入当归、赤芍、首乌、生地等养血润燥类药物，以消除皮损。方中秦艽苦而不燥，辛能宣散，为风药之润剂。《本草徵要》曰："秦艽，长于养血，故能退热疏筋。治风先治血，血行风自灭。"朱老治疗本病疗效显著，与重用秦艽不无关系。

第四节　反应性关节炎

反应性关节炎（ReA）是指近期感染后或感染时出现的关节炎，首先提出于 1969 年。其患病率为 30 ~ 40/10 万，年发病率为 5 ~ 28/10 万，多为年轻人，男女发病比例相近。本病属于脊柱关节病，但仅占所有确诊的脊柱关节病患者的 1.2%。1999 年 34 名专家共识认为与 ReA 相关的有下列 4 个要素：①病原体：主要是肠道和尿路致病菌，典型者有志贺菌、沙门菌、空肠弯曲菌、耶尔森菌、艰难梭状芽胞杆菌、沙眼衣原体和肺炎衣原体，近来 HIV 所致的 ReA 报道增多；②感染与关节炎的发病间隔：出现感染症状和出现关节炎表现之间的时间间隔为数日至数周；③典型的关节炎表现：以主要累及下肢的非对称性单关节炎或少关节炎最为典型；④病程：通常以 6 个月内为急性 ReA，超过 6 个月为慢性 ReA。本病主要受累关节以膝、踝、髋为多见，关节局部红、肿、热、痛，呈自限性；关节外表现以无菌性尿道炎、眼结膜炎、口腔溃疡等较常见。HLA-B$_{27}$ 阳性率多小于 50%。

本病在中医古典医籍中并无明确记载，但根据其临床表现，当属于中医"痹症"中的"湿热痹"、"肠痹"或"淋证"、"带下"等范畴。《素问·痹论》曰："所谓痹者，各以其时重感于风寒湿之气也""风寒湿三气杂至，合而为痹也。其风气胜者为行痹，寒气胜者为痛痹，湿气胜者为着痹也。"明确提出了外感邪气致痹之说，这与反应性关节炎由感染而发病基本相符。

1. 房定亚　养血息风、疏风清热法治疗反应性关节炎案

王某某，女，52 岁。

初诊：1998 年 9 月 14 日。

病史：患者持续发热 5 个月，体温 37.4～38℃，咽痛，自觉手胀，腕、肘、肩、腰、膝关节疼痛，游走不定，身热，汗出，口干思饮，头痛，时有心悸，舌红、苔薄白。曾服中西药乏效。抗链"O"1∶800U，类风湿因子阴性，C 反应蛋白阳性，血沉 48mm/h。诊为反应性关节炎。

辨证：证属正不胜邪，风热之邪久羁，流注经络。

治则：养血息风，疏风清热。

处方：

金银花 20g	当归 15g	川芎 10g	白芍 20g
生地黄 15g	荆芥 10g	防风 12g	白蒺藜 12g
生黄芪 20g	何首乌 12g	徐长卿 20g	海桐皮 12g

水煎服，每日 1 剂。

服上药 7 剂后，体温降至 37.5℃，咽痛、汗出、头痛减轻，惟髋、踝、膝关节疼痛，前方去海桐皮，加秦艽 15g。服 7 剂后，体温正常，关节疼痛减轻。乃以身痛逐瘀汤加减调治月余，关节痛消失，抗链"O"400U，C 反应蛋白阴性，血沉 14mm/h。

（《中医杂志》2002，43（4）：260 ~ 288）

【评析】　反应性关节炎是继发于感染的一种关节局部反应。多因禀赋不足，复受风邪，羁留不去，与血相搏，气血壅滞，阻于关节所致。其关节疼痛，屈伸不利多发生于上呼吸道感染和肠道感染之后，可累及单个或多个关节，而以肩、踝、腕、肘、髋等大关节为主，疼痛常游走不定，或见皮疹、红斑、丘疹、寒热，舌苔薄白或腻，脉多浮数。多见于青年女性。治疗多从养血息风、清热凉血立法。

2. 莫成荣　清热利湿、活血通络法治疗反应性关节炎案

杨某，男，32 岁。

病史： 四肢关节疼痛 2 个月。近日因感冒而疼痛加重，主要以近端指间关节、腕关节、膝关节疼痛为主，伴有肩臂部酸痛不适，周身乏力，咽痛，纳差，大便溏，小便黄。查体：疼痛关节未见明显肿胀，皮色不红，皮温稍高，压痛（+），屈伸尚可。咽部充血，扁桃体Ⅱ度毒肿大，体温 37.2℃，舌红苔黄腻，脉弦滑数。实验室检查：ESR：40mm/h，CRP：26mg/L，ASO：280U/L，抗核抗体阴性。双手 X 线片示：未见明显异常。诊断为链球菌感染后反应性关节炎，中医辨证为湿热痹，治以清热利湿，活血通络为主。

方用：

黄柏 20g	苍术 20g	牛膝 20g	蒲公英 30g
忍冬藤 30g	双花 20g	连翘 25g	海风藤 30g
络石藤 20g	威灵仙 20g	桑枝 20g	路路通 20g
露蜂房 20g	土茯苓 30g	红花 15g	赤芍 15g
马勃 15g	乌梢蛇 20g	甘草 10g	

水煎服，每日 1 剂，连服 30 天。

二诊：咽痛、关节痛基本消失，实验室指标亦明显好转。继以上方去黄柏、马勃，土茯苓改为20g，加黄芪30g以补正气，巩固疗效1个月，达到临床治愈。

（莫成荣验案）

【评析】 链球菌感染后反应性关节炎为临床多见。本案患者中医辨证为湿热痹，以清热利湿、活血通络治疗，开始重用清热解毒药物，清热利咽，治疗链球菌感染引起的扁桃体肿大。待病情好转后，转为扶正祛邪，巩固疗效，防止复发。

3. 薛伯寿　益气活血、疏风清热、利湿解毒法治疗反应性关节炎案

王某，女，26岁。

初诊：2007年9月14日。

病史：患者因发热，四肢关节疼痛、肿胀，下肢皮肤红斑，化验血沉增快，在北京协和医院诊断为反应性关节炎，服甲氨蝶呤7.5mg，每周1次，泼尼松25mg，每日1次。患者低热，体温37.5℃，四肢关节疼痛、沉重，腹胀，便秘，舌胖黯尖红，脉弦滑。证属气虚血瘀，湿热内阻。治以益气活血，疏风清热，利湿解毒。

处方：

生黄芪 18g	赤芍 15g	防风 10g	薏苡仁 15g
木瓜 10g	全蝎 6g	牛蒡子 10g	虎杖 15g
薄荷 6g	连翘 12g	土茯苓 15g	苍白术各 8g
银花 20g	当归 10g	玄参 15g	甘草 12g
白蒺藜 9g	肉苁蓉 15g		

水煎服，每日1剂，连服7剂。

二诊：患者已无发热，下肢红斑消失，关节稍觉不适。去牛蒡子、薄荷、连翘、白蒺藜，加仙灵脾、仙茅、巴戟天。每日1剂，连服3个月。

三诊：激素已撤减，关节无不适，血沉正常，未复发。

【评析】 反应性关节炎属中医痹证范畴。本案病机本虚标实，气虚为本，湿热血瘀内阻为标，故重用黄芪补气；赤芍、当归活血通络；银花、玄参、连翘、

牛蒡子、薄荷、白蒺藜、防风疏风清热；薏苡仁、木瓜、虎杖、土茯苓、苍白术利湿解毒；肉苁蓉温补肾阳。全方标本兼顾，表里同治，共奏益气活血、清热利湿之功。加入肉苁蓉、仙灵脾、仙茅、巴戟天温补肾阳，以协助撤减激素。

（白云静）

第十章
痛　风

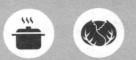

痛风（Gout）是因嘌呤代谢紊乱致血尿酸增高的一种疾病，其临床表现特点为高尿酸血症，特征性急性关节炎反复发作，并有痛风石沉积，常累及肾脏。患者多形体肥胖，常伴有高脂血症、高血压、糖尿病、动脉硬化及冠心病等。本病好发年龄在中年以上，男性约占发病总人数的95%，常有家族遗传史，饮食条件优越者易患。

本病根据临床表现分为：①无症状期。病人仅有血尿酸持续增高或波动性增高，而无临床表现。从血尿酸增高至出现症状的时间可长达数年，十多年，有些甚至终身不出现症状。②急性关节炎期。病人常在半夜突然起病，因关节疼痛而惊醒。初为单侧关节炎，偶有双侧或先后发作，以第1跖趾关节为多见，其次为踝、膝、指、腕等关节，病情反复发作，可发展为多关节炎，出现红、肿、热、痛和活动受限，大关节腔亦可有渗出，少数患者有发热、疲倦乏力、厌食、头痛、白细胞增高、血沉加快，经1～2周后症状缓解。间歇期数月或数年，亦有不再发作，多数在1年内复发。受寒、劳累、感染、关节创伤、手术、饮酒、食物过敏或进食嘌呤含量高的食物、精神刺激等为诱发因素。③慢性关节炎期。表现为多关节受累，发作较频，缓解期缩短，疼痛加剧，可出现痛风石，关节畸形或活动受限。④肾结石。有10%～20%原发性痛风的病人合并肾结石。可有肾绞痛、血尿。⑤肾病变，出现肾间质性炎症和肾血管损害导致肾功能不全。可有高血压间歇性蛋白尿，尿比重降低，血尿素氮及肌酐升高等。

本病根据血尿酸增高的不同原因可分为原发性痛风及继发性痛风两类。原发性痛风的原因，过去认为与进食高嘌呤类食物有关，现认为进食高嘌呤类食物只能在有痛风素质的人才会引起本病，故一般认为原发性痛风是由于先天性嘌呤代谢紊乱所致。继发性痛风常继发于肾脏、血液、心血管等疾病所引起的血尿酸生成过多或排泄减少，导致高尿酸血症所致。本病诊断依据为血尿酸升高，急性期有痛风性关节炎，关节红、肿、热、痛，慢性期有关节畸形、痛风石、肾功能损害等。本病目前尚无彻底治疗办法，对症处理控制症状，可使病情缓解，延长生命。

本病中医称为"痰火毒"，因其发作时局部有红、肿、热、痛而故名。寒邪是病因，病位在经脉，毒邪与寒邪结合化热，蕴热成痰，故而致血运失常，聚于肌肤腠理，郁而化热而成毒，猝然红、肿、热、痛而发病。元·朱丹溪在《格致余论》中云："痛风者，大率因血受热已自沸腾，其后或涉冷水，或立湿地……寒凉外搏，热血得寒，汗浊凝滞，所以作痛，夜则痛甚，行于阴也。"因其走注关节，痛势甚剧，故又名"白虎历节"。治法初起多宜疏散寒湿、开发腠理，但久痛入血、化热伤阴，又当养血活血，清泄而不伤阴津。

1. 朱良春 泄化浊瘀法治疗痛风案

🍅 案例一

夏某，男，55岁，干部，1988年3月14日就诊。

主诉： 手指、足趾小关节经常肿痛，以夜间为剧，已经5年，右手食指中节僵肿破溃，亦已两年余。

病史： 5年前因经常出差，频频饮酒，屡进膏粱厚味，兼之旅途劳顿，感受风寒，时感手指、足趾肿痛，因工作较忙，未曾介意。以后每于饮酒或劳累、受寒之后，即疼痛增剧，右手食指中节及左足拇趾内侧肿痛尤甚，以夜间为剧，即去医院就诊，行风湿性关节炎处理，曾服炎痛喜康、布洛芬等药，疼痛有所缓解，时轻时剧，终未根治。两年前右手食指中节僵肿处破溃，流出白色脂膏，查血尿酸高达918μmol/L，确诊为"痛风"，即服用别嘌呤醇、丙磺酸等药，症情有所好转，但因胃痛不适而停服，因之肿痛又增剧，乃断续服用，病情缠绵，迄今未愈。

检查： 形体丰腴，右手食指中节肿痛破溃，左足大趾内侧亦肿痛较甚，入暮为剧，血尿酸714μmol/L，口苦，苔黄腻，质衬紫，脉弦数。右耳翼摸到两枚痛风石结节，左侧亦有 1 枚。

诊断：浊瘀痹（痛风）。

治疗：泄化浊瘀，蠲痹通络。

处方：

土茯苓 60g	生苡仁 30g	威灵仙 30g	萆草 30g
虎杖 30g	萆薢 20g	秦艽 15g	泽兰 15g
泽泻 15g	桃仁 15g	地龙 15g	赤芍 15g
土鳖虫 12g	三妙丸 10g（包煎）		

10 剂，水煎服。

二诊（3 月 25 日）：药后浊瘀泄化，疼痛显减，破溃处之分泌物有所减少，足趾之肿痛亦缓，苔薄，质衬紫稍化，脉细弦。此佳象也，药既奏效，毋庸更改，继进之。上方去三妙丸，加炙僵蚕 12g，炙蜂房 10g。15 剂。

三诊（4 月 10 日）：破溃处分泌物已少，僵肿渐消，有敛愈之征；苔薄，衬紫已化，脉小弦。血尿酸已接近正常，前法续进，并复入补肾之品以善其后。

上方土茯苓减为 30g，去赤芍、萆草，加熟地黄 15g，补骨脂、骨碎补各 10g。15 剂。

随访（10 月 5 日）：手足指、趾之肿痛，迄未再作。

🍅 案例二

郭某，男，57 岁，农民。2000 年 1 月 7 日初诊。

病史：确诊痛风及类风湿关节炎均已多年。双手十指变形，左手小指有痛风结石，全身关节酸痛，近日足趾突发红肿热痛，故来就诊。纳可，便调，舌红绛、苔黄浊，脉弦。此浊瘀阻络，有化热伤阴之征，治宜泄化浊瘀，养阴清热，通络定痛。

处方：（1）青风藤、土茯苓、泽兰、泽泻、豨莶草、炒延胡各 30g，生地 20g，没药、赤白芍各 15g，炙蜂房、炙地鳖虫各 10g。14 剂。

（2）痛风冲剂 9 包 ×4 袋，每服 1 包，每日 3 次，饭后服。

（3）益肾蠲痹丸 4g×42 包，每服 4g，每日 3 次，饭后服。

二诊（2月8日）：既往曾用激素未相告，用中药后擅自将强的松 4mg/ 日突然停服，故痛反剧，肿不消，口干，痰多，二便正常，苔中白腻，舌红，脉弦。前法损益。

处方：（1）穿山龙 50g，土茯苓、豨莶草、青风藤、泽兰、泽泻、金荞麦、炒延胡各 30g，徐长卿、没药、地龙、赤芍、炙僵蚕各 15g，皂刺、地鳖虫、当归各 10g，甘草 6g。14 剂。

（2）痛风冲剂 9 包 ×4 袋，每服 1 包，每日 3 次，饭后服。

（3）益肾蠲痹丸 4g×42 包，每服 4g，每日 3 次，饭后服。

三诊（3月14日）：药后肿痛缓解，舌红，苔白腻，脉弦滑。激素已撤除，原法出入。

处方：（1）穿山龙 50g，鸡血藤、土茯苓、威灵仙、金荞麦各 30g，徐长卿 15g，制川乌、乌梢蛇、炙蜂房、地鳖虫、广地龙、炙僵蚕、全当归各 10g，凤凰衣 8g。30 剂。

（2）痛风冲剂 9 包 ×4 袋，每服 1 包，每日 3 次，饭后服。

（3）益肾蠲痹丸 4g×42 包，每服 4g，每日 3 次，饭后服。

随访已趋缓解，嘱忌食含嘌呤类食物如各种豆类、海鱼、动物内脏、菠菜等，戒酒，多饮水，每日服益肾蠲痹丸 2 包，以期巩固。

【按语】 长期使用激素者，在改服中药的过程中均需递减，不可骤停。方中用穿山龙，且所用剂量较大，据笔者使用体会，似有替代激素的作用，而无激素的不良反应；金荞麦则为良好的祛痰化瘀、清热消炎药。

🍅 案例三

张某，男，70 岁。1999 年 11 月 10 日初诊。

病史：患者双手指关节肿痛月余，伴晨僵 1 小时，左手中指关节严重红肿热痛，犹如胡萝卜，活动受限，二便调，纳可。查：UA 666mmol/L，ENA 总抗体阳性，WBC $3.67×10^9$/L，ESR 56mm/h，Cr 15.6mg/L，舌红，苔薄白中裂，脉细小弦。

此类风湿关节炎合并痛风，不易速解。治宜蠲痹通络，佐以泄化浊瘀。

处方：（1）穿山龙、鸡血藤、威灵仙、生黄芪、青风藤、泽兰、泽泻、土茯苓各30g，生地黄20g，乌梢蛇、炙蜂房、土鳖虫、广地龙、炙僵蚕、全当归各10g，凤凰衣、甘草各6g。7剂。

（2）益肾蠲痹丸4g×21包，每服4g，每日3次，饭后服。

（3）痛风冲剂9包×3袋，每服1包，每日3次，饭后服。

二诊（11月20日）： 药后关节肿痛减轻，口干，二便正常，但遇寒痛剧，舌脉同前。复检：血尿酸540mmol/L，原法续进。

（1）穿山龙、豨莶草、鸡血藤、土茯苓、威灵仙各30g，制川乌、乌梢蛇、炙蜂房、土鳖虫、广地龙、炙僵蚕、全当归各10g。7剂。

（2）痛风冲剂9包×4袋，每服1包，每日3次，饭后服。

（3）益肾蠲痹丸4g×42包，每服4g，每日3次，饭后服。

三诊（11月27日）： 近有低热，T 37.8℃，便溏，神疲，心悸，夜寐不安，ESR 28mm/h，脉细涩。此症顽固，常有反复，原法续进。

处方：（1）穿山龙、鸡血藤、威灵仙、鹿衔草、萆薢、土茯苓、怀山药各30g，白薇、地骨皮各20g，乌梢蛇、炙蜂房、土鳖虫、广地龙、炙僵蚕、全当归各10g，甘草6g。14剂。

（2）痛风冲剂9包×4袋，每服1包，每日3次，饭后服。

（3）益肾蠲痹丸4g×42包，每服4g，每日3次，饭后服。

四诊（12月11日）： 低热渐除，神疲，纳可，寐不实，舌苔白腻，脉细小数，原法续进。

（1）上方加炒苡仁、夜交藤各30g。14剂。

（2）痛风冲剂9包×4袋，每服1包，每日3次，饭后服。

（3）益肾蠲痹丸4g×42包，每服4g，每日3次，饭后服。

五诊（12月25日）： 肿痛已消除，惟神疲、低热未已，需耐心服药，方能痊愈。

（1）上方30剂。

（2）痛风冲剂 9 包 ×10 袋，每服 1 包，每日 3 次，饭后服。

（3）益肾蠲痹丸 4g×90 包，每服 4g，每日 3 次，饭后服。

随访已愈。

【按语】　此案亦是类风湿关节炎并发痛风，二者都是顽缠难愈的疾病，发生在一人身上，就更显得棘手，前人著作中也鲜有可资借鉴的成例。笔者初诊用乌梢蛇、蜂房、土鳖虫、地龙、僵蚕等蠲痹通络为主，佐以泽兰、泽泻、威灵仙、土茯苓、穿山龙泄浊化瘀。二诊因受寒而痛，加川乌；三诊因发热加萆草、白薇、地骨皮；四诊因寐不实而加夜交藤，都是因证而施，而蠲痹通络，泄化浊瘀的主导方针不动，且汤丸并进，意在加强作用，并鼓励患者耐心服药，结果在五诊时即收肿痛尽消之效。

【评析】　由于痛风之发生，是浊瘀为患，故应坚守"泄化浊瘀"这一法则，审证加减，浊瘀即可逐渐泄化，而血尿酸亦将随之下降，从而使分清泌浊之功能恢复，而趋健复。这也说明：痛风虽然也属于痹证范围，具有关节疼痛、肿胀等痹证的共同表现，但浊瘀滞留经脉乃其特点，若不注意及此，以通常治痹方药笼统施治，则难以取效。朱老治痛风常用的处方用药为：土茯苓、萆薢、苡仁、威灵仙、泽兰、泽泻、秦艽是泄浊解毒之良药，伍以赤芍、土鳖虫、桃仁、地龙等活血化瘀之品，则可促进湿浊泄化，溶解瘀结，推陈致新，增强疗效，能明显改善症状，降低血尿酸浓度。曾取以上药物制成"痛风冲剂"，经多年来系统观察，大多数病例在服药 2～3 天后，症状有显著改善，继续服用，可以获愈。临证加减：对于蕴遏化热者，可加清泄利络之萆草、虎杖、三妙丸等；痛甚者伍以全蝎、蜈蚣、延胡索、五灵脂以开瘀定痛；漫肿较甚者，加僵蚕、白芥子、陈胆星等化痰药，可加速消肿缓痛；如关节僵肿、结节坚硬者，加炮甲、蜣螂、蜂房等可破结开瘀，既可软坚消肿，亦利于降低血尿酸指标。如在急性发作期，宜加重土茯苓、萆薢之用量，并依据证候之偏热、偏寒之不同，而配用生地、寒水石、知母、水牛角等以清热通络；或加制川乌、制草乌、川桂枝、细辛、仙灵脾、鹿角霜等以温经散寒，可收消肿定痛、控制发作之效。体虚者，又应选用熟地黄、补骨脂、骨碎补、生黄芪等以补肾壮骨。至于腰痛血尿时，可加通淋化石之品，如金钱草、海金沙、芒硝、小蓟、白茅根等。

2. 娄多峰　清热解毒、祛湿通络、消肿止痛法治疗痛风性关节炎案

杨某，男，20岁，农民。

初诊：1990年3月22日。

病史：左足趾、足背反复发作性肿痛6年。6年前在一次饮酒后（量约15mL），突然发生左足背、大拇趾肿痛，难以入睡，局部灼热红肿。在当地服用消炎镇痛药物（药名不详），约1周后病情完全缓解。以后，每遇饮酒过量或感冒后即易发作，每次发作都很突然，往往是夜里睡觉时一切正常，第2天早上即发病不能起床。近几年每遇发作，即服保泰松、强的松、肠溶阿司匹林等药。开始时效果明显，近1年来服用上药效果渐差。每次发作需2周至6周治疗才能使病情缓解。疼痛部位固定于左足背及左拇趾。不伴发烧，无腹泻。平素"火气"大，经常口咽干、大便干、小便黄，饮水较多。于2周前又因酒后卧睡受凉而引起本病发作，局部红肿热痛，功能受限，故来我处诊治。

检查：体壮实，面红，跛行，左足背及拇趾红、肿，局部发热，压痛，功能受限。舌质偏红，苔黄腻。脉弦滑数。

化验：Hb 125g/L，WBC 9.3×10^9/L，N 0.77，L 0.23，ESR 80mm/h，血尿酸7.2mg%。

X线：左足第一跖骨头处出现溶骨性缺损，局部软组织肿胀。

诊断：足痹（痛风性关节炎）。

辨证：湿热阻络。

治法：治以清热解毒，祛湿通络，消肿止痛。

处方：

土茯苓 30g	薏苡仁 30g	萆薢 30g	防己 30g
秦皮 20g	海桐皮 30g	丹参 30g	白花蛇舌草 30g
川牛膝 30g	木瓜 18g	香附 20g	甘草 9g

水煎服，每日1剂。

医嘱：少食酒肉厚腻之味，注意休息。

二诊（1990年4月5日）：服上药10剂，症状消失，行走自如，无跛行。舌质淡红，苔薄白。为巩固疗效，防止复发，嘱：①痹隆清安片，每服6~8片，每日4次，连服6个月；②尽量少食酒肉厚腻之味。

随访3年，病情未复发。

【按语】 素体壮实，多进厚腻饮食，易化生湿热。内生湿热之邪阻滞经脉，故出现局部红肿热痛，功能受限。因湿性重着、黏腻，故病变主要固定于下肢，且反复发作难愈。本病消除急性症状较易，控制反复发作较难。控制其反复发作的关键，除了长期服药以彻底清除体内残留的湿热之邪外，更重要的是限制摄入酒肉厚腻之味，以阻断湿热化生之源。

（《娄多峰论治痹病精华》）

3. 印会河　清热燥湿法治疗痛风案

郑某，男，45岁。

初诊日期：1974年1月11日。

病史：患者1959年第1次发病，至就诊时已达15年，开始仅在右足拇跖关节处红肿热痛，以后逐渐累及右足踝关节和左膝关节，且经常反复发作，发作时剧痛难忍，红肿如脱，全身汗如水洗。尤以足拇指关节为甚，日轻夜重，甚至未触即痛增。局部注射吗啡封闭，疼痛也不能缓解。

1966年经西藏自治区医院检查：血尿酸6.12mg%，诊为痛风病，但骨质无异常改变。经服秋水仙碱止痛效果显著，但头晕、恶心等不良反应也大。以后发病症状逐渐加重，发作时间逐渐增长，间隔时间逐渐缩短，仅1973年就发作了5次之多。1973年11月来到北京治疗，12月中旬再次急性发作，经西医查血尿酸7.35mg%，血沉40mm/h。X线拍片示：右足第一跖骨远端骨质蚕食样缺损，并发骨质增生，趾跖关节腔轻度狭窄。确诊为痛风病。当时因患者不能接受秋水仙碱和可的松治疗，经服磺胺治疗未效，改为中医治疗。

初诊：患者痛苦病容，由人搀扶架双拐而来，两下肢关节疼痛，右足大趾和右踝关节及左膝关节红肿热痛，小便黄赤，苔黄黑厚而湿润，脉细数。

辨证：湿热下注。

治法：治宜清热燥湿，以三妙汤加味。

处方：

苍术 15g	黄柏 12g	苡仁 30g	牛膝 12g
木瓜 12g	青黛 6g	滑石 15g	知母 9g
鸡血藤 30g	当归 15g	赤芍 15g	萆薢 12g

6 剂，每日 1 剂，水煎服。

二诊（1974 年 1 月 18 日）：服上药下肢肿痛减轻，黄黑苔见退，已能弃拐行走，但行动还不方便。继用上方，当归加至 30g，再加蚕砂 30g，6 剂，每日 1 剂。

三诊（1 月 28 日）：痛风症状基本消失，舌黄黑苔已退，行走自如。再用前方加木通 15g，丝瓜络 15g，6 剂，每日 1 剂。以后患者病情稳定，一直以原方继服。

3 月 1 日经查血沉 4mm/h，已恢复正常。5 月 7 日检查血尿酸 6.9mg%，也有所降低。以后病情一直稳定，故仍以原方改为丸药观察。

9 月 16 日，复查血尿酸 4.55mg%，已基本正常，行动如常人，仍以丸药巩固疗效。

11 月 12 日 X 线拍片示：右足第一跖骨远端痛风样病理改变 10 个月，与前两次摄片比较其病变明显好转。病变原缺损周围骨质增生较著。痛风基本痊愈。

（《老中医医案医话选》）

【评析】　根据本案患者的临床表现，属于中医湿热痹的范畴，经投燥湿清热之三妙汤加味，效果显著，症状缓解迅速，血沉也很快恢复正常，经过 10 个月的治疗观察，血尿酸基本恢复正常。跖骨病理改变明显好转，病变原缺损周围骨质增生较著，且无不良反应。痛风一病，在中医书上早有记载。但中医的痛风与西医所说的由于嘌呤代谢紊乱、血尿酸升高引起的痛风性关节炎，病名虽同，但概念有差异。中医的痛风是广义的痛风，包括西医的风湿性关节炎、类风湿关节炎、痛风性关节炎等，西医的痛风性关节炎相当于中医痛风中的一个证候（饮酒湿痰痛风）。本例的立法处方，是根据中医传统的辨证论治进行的。因为本病有明显的红肿热痛，属于阳证热证的范畴，但一般阳证热证的痹痛症状多见于上部，惟湿热有向下流注的特性，故本病应从湿热来考虑。再加上病人的舌苔异乎寻常的黄黑厚腻且湿润多津，进一步证明是由湿热下注引起。病因病理既明，则投用燥湿清热的三妙丸做主方更为有据。又因为病由湿热引起剧痛，故以舒筋活络的药来缓解其疼痛。通过标本兼顾，因而收到较为满意的疗效。

4. 吕承全　调补肾气、利湿化浊、活血通络法治疗痛风性关节炎案

刑某，男，57 岁。

初诊：1986 年 3 月 26 日。

病史：患者两足第一跖趾关节肿痛 7 年余，加重 1 周。食醋、饮酒、进食荤腥食物则疼痛加剧，昼轻夜甚，行动不便，伴腰痛，夜尿增多至 3 ~ 4 次。诊查：两足第一跖趾关节处红肿，触之有热感，疼痛拒按。X 线摄片示：左足第一跖骨近端外侧局部骨质有虫蚀样改变，边缘不规则，骨质密度减低，右足第一跖趾关节跖骨端骨缺损性改变。舌质红，苔薄腻，脉沉弦。血尿酸 720 μmol/L。诊断：痛风。

辨证：脾肾两虚，痰湿结聚，经络痹阻。

治法：调补肾气，利湿化浊，活血通络。

处方：

生地黄 30g	熟地黄 30g	炒杜仲 30g	忍冬藤 30g
鸡血藤 30g	土茯苓 30g	川牛膝 15g	赤芍 15g
泽泻 15g	木瓜 10g	红花 10g	当归 10g
炒乳香 10g	仙灵脾 10g	巴戟天 10g	肉苁蓉 10g

水煎服。

二诊：服药 12 剂后，关节肿痛明显减轻，仍感腰酸，夜尿多。舌质微红，苔薄白，脉沉细。血尿酸 437 μmol/L。守方化裁制备成丸剂。

处方：

熟地黄 60g	威灵仙 30g	丹参 60g	肉苁蓉 30g
白芍 50g	赤芍 60g	炒乳香 30g	桂枝 30g
薏苡仁 60g	黄芪 50g	红花 60g	当归 60g
巴戟天 30g	穿山甲（代）30g		

共研细面，炼蜜为丸，每次 10g，每日 3 次，口服，缓图以为效。

三诊： 5 月 26 日。临床诸症悉消，步履如常。

（《北京中医药大学学报》2003，3）

【按语】 痛风患者由于病情反复，迁延难愈，日久往往损伤脏腑气血功能，其中尤以脾肾亏虚为最常见。本病虽为湿浊内蕴，痹阻经络关节为患，但以湿热痹阻为标，脾肾亏虚为本。脾肾亏虚，水液不运，日久影响气血运行，使气血痰湿结聚关节经络而为患。故治当以调补脾肾为主，先后天健旺，则水液行，湿浊化，筋骨坚，气血畅。确立了清热利湿、化瘀痛络、调补脾肾三大治疗法则。临床所见湿聚、络痹、虚损常常互见，因此三法不可偏执，当三法合参，依据脉证而有所侧重。在急性发作期，关节肿痛伴有发热者，当重用生石膏、知母直折其邪热，土茯苓、薏苡仁、猪苓、萆薢、威灵仙清利湿浊，急则治标。现代药理学研究表明，威灵仙能促进尿酸盐的排泄。关节疼痛者，则重用炒穿山甲（代）、郁金、川芎、三棱、莪术、红花、赤芍、络石藤、忍冬藤等破瘀散结通络，以除顽石，畅经络。在慢性缓解阶段，脾肾亏虚尤为突出，需重用巴戟天、仙灵脾、生地黄、熟地黄、肉苁蓉、炒杜仲、白术、薏苡仁、山药等健脾益肾之品，扶正固本，方可做到有主有次，丝丝入扣。

5. 任达然　化浊祛瘀、通络蠲痹法治疗痛风性关节炎案

程某，男，58 岁。

初诊： 1994 年 8 月 17 日。

病史： 患者就诊当天清晨被左足剧烈疼痛惊醒，故来诊。诊查：形体较胖，步履维艰，左足第一跖趾关节红肿发热，触之疼痛难忍。舌质红，苔薄黄微腻，

脉弦滑。血白细胞：$12×109/L$，中性：0.86，血沉：25mm/h，血尿酸：485umol/L。诊断：痛风。任老认为：本患者系浊瘀痹阻，脉络不通。

处方：

土茯苓 60g	虎杖 30g	粉草薢 15g	忍冬藤 30g
薏苡仁 50g	威灵仙 10g	黄柏 10g	川牛膝 10g
木瓜络 10g	丹参 10g	路路通 10g	泽泻 10g
制乳香 10g	制没药 10g		

7 剂，水煎服。

二诊：药后，患者左足第一跖趾关节红肿热痛蠲除，步履稳健。任老虑其复发，在上方中加山萸肉、补骨脂、骨碎补各 10g，连服 2 周。后查血常规、血沉、血尿酸均在正常范围。

（《江苏中医药》2005 年，6）

【按语】 任老认为痛风虽属痹证范畴，病因方面除赞同风、寒、湿、热以外，他认为还与浊瘀有关。若按一般风、寒、湿、热治疗，奏效缓慢，必须化浊祛瘀，通络蠲痹，方可收到较捷之效。由于患者恣食甘肥海鲜，从而湿热内蕴，浊瘀痹阻，脉络不通。任老自拟的化浊祛瘀痛风方，与一般的痹证治疗方法不同。方中重用土茯苓、虎杖、薏苡仁为主药，以冀化浊祛瘀；《滇南本草》认为土茯苓利湿祛风，能治"筋骨挛痛"，现代研究提示，土茯苓有促进尿酸排泄作用；虎杖活血通经，利尿通淋，解毒，《本草拾遗》谓其"主风在骨节间及血瘀"；《神农本草经》记载薏苡仁"主筋急拘挛不可屈伸"。草薢、忍冬藤、黄柏、泽泻、威灵仙、木瓜络佐主药，增强清化湿浊之力；丹参、制乳没活血通经止痛。全方具有化浊祛瘀、活血止痛、标本兼治之功，故收效显著。

6. 齐连仲 益气健脾、清热除湿、化瘀通络法治疗痛风性关节炎案

姜某，男，42 岁。

初诊：2003 年 3 月 20 日。

病史：患者 4 年前患痛风，以后每年春季发病，3 天前与朋友饮酒后，右足

跖趾关节突然红肿疼痛，行走活动受限，夜间痛醒，口服西药，疗效欠佳。诊查：右足内侧跖趾关节处红肿，皮肤灼热，触痛明显。舌质红，体胖边有齿痕，苔黄腻，脉弦。血沉：35mm/h，血尿酸606μmol/L。该患者体胖，平素喜食肥甘厚味，易疲劳，便溏。但近日便干，小便黄赤。

辨证： 脾气亏虚，湿热内蕴，湿瘀交阻，脉络闭塞不通。

治法： 益气健脾，清热除湿，化瘀通络。

处方： 宣痹汤加地龙、土鳖虫、蒲公英、地丁、苦参、牡丹皮、牛膝。

3 剂，水煎服。

二诊： 患处肿痛症状好转，已能行走活动，大便稍溏，小便黄，上方去苦参，加茯苓、焦三仙续服 6 剂。

三诊： 查血沉 15mm/h，血尿酸 254μmol/L，二便正常。上方去蒲公英、地丁，再服 3 剂以善其后。

（《辽宁中医杂志》2004，5）

【按语】 痛风在急性发作之时，常有起病急、疼痛重、入夜尤甚等特点，大量饮酒是其常见的诱因之一。本案患者病程较长，反复发作，且素有脾虚表现，故属本虚标实之证。据其临床表现与李东垣所说"阴火"相似，齐老本着"必伏其主，而先其所因"，"必且调之，乃治他病"的原则，以扶助正气为本，采取攻补兼施的办法，以宣痹汤为基础方剂，取黄芪"泻阴火，解肌热之功效"，并加入清热解毒、凉血消肿之品。用虫类药以增强破血逐瘀、通络止痛的作用，选用少量牛膝引诸药下行，直达病所。本方补而不温，清而不凉，攻补兼施，正复邪退，治愈顽疾。

7. 旷惠桃　清热利湿、祛风通络法治疗痛风性关节炎案

罗某，男，44 岁。

初诊： 2005 年 11 月 17 日。

病史： 患者双踝、双膝关节，左足跖趾关节肿胀、疼痛反复发作 9 年余，加重 1 个月。9 年前开始出现双踝关节肿痛。2000 年出现双膝关节肿痛，左侧尤甚，

曾在外院治疗，查血尿酸增高，确诊为"痛风"。经服西药秋水仙碱、别嘌呤醇片等，症状有所缓解。近 1 个月来复发双踝关节肿痛，左足跖趾关节疼痛，自服西药后不能缓解，故求中医治疗。现症：左足跖趾关节疼痛，左侧踝关节肿痛，双膝关节酸胀，劳累后加重，口干，无口苦。纳可，寐欠佳，二便调。苔微黄腻，脉细弦。诊断：痛风。

辨证：风湿热郁，痹阻经络。

治法：清热利湿，祛风通络。

处方：宣痹汤合四妙丸加减。

黄柏 10g	苍术 10g	牛膝 10g	薏苡仁 30g
防己 10g	蚕沙 10g	滑石 30g	栀仁 20g
连翘 10g	威灵仙 15g	虎杖 10g	甘草 10g
车前子 15g	土茯苓 15g	全虫 5g	

10 剂，水煎服。

二诊：服上药后病情好转，左跖趾、踝关节肿痛已平，但关节内仍有轻度热感，活动尚可。口干，纳少，寐安，二便调。舌质淡红，苔略黄腻，脉滑略数。考虑余邪未尽，故仍用清热化湿、活血通络之法。上方加桃仁 10g、鸡内金 10g，7 剂。

三诊：踝关节无明显疼痛，精神转佳，但感左踝关节无力，酸胀，伴口干，无头晕眼胀、耳鸣等，舌淡红，苔略薄黄，脉濡。患者持续口干，考虑兼有热伤阴津，肝肾亏虚之证，予知柏地黄丸加味。

处方：

生地黄 15g	山茱萸 10g	怀山药 10g	茯苓 15g
牡丹皮 10g	泽泻 10g	知母 10g	黄柏 10g
牛膝 10g	车前子 10g	杜仲 10g	骨碎补 10g
神曲 10g	生大黄 6g	威灵仙 10g	全虫 5g

14 剂，水煎服。

四诊：左足跖趾关节无明显肿胀，但疼痛偶作，活动尚可，微咳，无恶寒发热，无口干，二便自调。舌淡红，苔薄黄，脉弦细数。疼痛时有发作，舌脉呈现热象。因需出差外地，服煎药不便，故用自制痛风克颗粒剂治疗 1 周。

五诊： 双足跖趾关节疼痛已止，因晚上休息欠佳，晨起感头昏、乏力、头胀痛，以太阳穴为甚，偶感心悸，口渴欲饮，无口苦，纳可，二便调。舌苔黄稍腻，脉弦数。BP 160/100mmHg。证属阴虚阳亢，兼夹湿热。治拟滋阴清热平肝，方用知柏地黄丸合天麻钩藤饮加减。

处方：

知母 10g	黄柏 10g	生地黄 15g	枣皮 15g
怀山药 15g	牡丹皮 10g	泽泻 10g	茯苓 15g
牛膝 10g	车前子 15g	麦冬 10g	川芎 10g
何首乌 15g	丹参 10g	土茯苓 15g	石决明 30g

14 剂，水煎服。

六诊： 病情好转，关节痛、头痛均已消失，仍口渴欲饮，余可。上方去何首乌、丹参，加鸡内金 10g、金钱草 10g。14 剂。

（《现代中西医结合杂志》）

【按语】 痛风是尿酸盐在关节周围组织沉积引起的炎症反应，中医亦称痛风，急性发病期多表现为湿热郁阻之证。本案患者以关节疼痛、口干就诊，苔微黄腻，辨为湿热郁滞，痹阻经络，方用宣痹汤合四妙丸加减，病证日减。为便于患者外出时服用，研制成药痛风克颗粒剂。痛风克颗粒剂由防己、栀仁、连翘、地龙、土茯苓、蚕沙、薏苡仁、萆薢、川牛膝、威灵仙、山慈姑等组成。实验发现改制剂可明显降低血尿酸，改善关节腔滑膜炎症浸润。方中防己功能祛风除湿，消肿止痛；薏苡仁淡渗利湿，主利下焦之湿热；萆薢苦平微寒，分利湿浊；土茯苓为"阳明本药，能健脾胃，强筋骨，去风湿，利关节"；蚕沙燥能胜风去湿；威灵仙"性猛烈，善走而不守"；"牛膝屈而能达"，"痿弱痹著，骨痛痉挛诸证，皆不可一日无此也"。有研究发现粉防己碱的作用与可的松相似，强于水杨酸钠；连翘能明显抑制炎性渗出、水肿，还有解热、抗感染作用；山慈姑含秋水仙碱，有明显抗炎、镇痛作用。薏苡仁所含的薏仁内酯对中枢神经有镇静作用，并有一定抗炎作用。诸药合用，共奏清热利湿，通络止痛之功效。

8. 周天礼　清热利湿、活血通络、消肿止痛法治疗痛风性关节炎案

钟某，女，52 岁。

初诊：1998 年 2 月 1 日。

病史：患者不明原因出现左足第一跖趾关节疼痛，日轻夜重，行走疼痛加重。检查：形体胖，神志清，关节局部红肿，触之疼痛难忍，皮肤灼热，关节活动受限，嗜睡体倦，口渴烦躁，舌苔黄厚而干，脉濡弦。查血尿酸 428 μmol/L。X 线检查无骨折，仅见软组织肿胀阴影。

辨证：湿热内阻，血脉瘀滞。

治法：清热利湿，活血通络，消肿止痛。

处方：箭风汤。

黄柏 12g	苍术 9g	丹参 12g	牛膝 12g
穿山甲 12g	龙胆草 10g	金钱草 10g	茵陈 10g
泽泻 10g	车前子 10g	青陈皮各 10g	

10 剂，水煎服。

二诊：药后症状和体征明显减轻，又服 5 剂后步如常人，痛消肿退，自告病愈，查血尿酸 145 μmol/L。

半年后随诊，未见复发。

（《北京医学》，1986，（8）：74）

【按语】　本案方用黄柏为君，清热燥湿；配伍苍术祛风燥湿，二者合用，专治湿热下注之脚膝肿痛；辅以丹参、牛膝、穿山甲凉血活血，清利关节，佐以龙胆草、金钱草清热利湿，泽泻、车前子利水渗湿；青陈皮理气行滞，散结消肿。实验研究表明，金钱草、茵陈、青陈皮等有促进尿酸排泄、保肝、降低血尿酸的作用；车前子不仅能增加水分的排泄，而且能使尿素、氯化物及尿酸的排泄量也同时增加。全方不仅有效，而且安全可靠。

（唐先平）

第十一章
风湿性关节炎

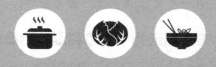

　　风湿性关节炎是风湿热的主要表现之一。 多以急性发热及关节疼痛起病，典型表现是轻度或中度发热，游走性多关节炎，受累关节多为膝、踝、肩、肘、腕等大关节，常见由一个关节转移至另一个关节，病变局部呈现红、肿、灼热、剧痛，部分病人也有几个关节同时发病，不典型的病人仅有关节疼痛而无其他炎症表现。急性炎症一般于 2～4 周消退，不留后遗症，但常反复发作。若风湿活动影响心脏，则可发生心肌炎，甚至遗留心脏瓣膜病变。

　　风湿性关节炎的病因尚未完全明了。根据症状、流行病学及免疫学的资料分析，认为与人体溶血性链球菌感染密切相关，目前注意到病毒感染与本病也有一定关系。 本病诊断主要依据发病前 1～4 周有溶血性链球菌感染史，急性游走性大关节炎，常伴有风湿热的其他表现如心肌炎、环形红斑、皮下结节等，血清中抗链球菌溶血素"O"凝集效价明显升高，咽拭培养阳性和血白细胞增多等。

　　本病属中医"痹证"范畴。中医学认为居处潮湿，触冒风雨等是发生痹证的外来条件；素体虚弱，气血不足，腠理不密是产生痹证的内在因素。风寒热湿之邪乘虚入侵，留滞经络肌肉关节，气血痹阻不通，从而产生肢节疼痛、酸沉麻木、屈伸不利诸症，若以热盛或湿热蕴证为主，则见关节红肿热痛；若寒湿偏盛则关节冷痛，遇寒加重；若久病不愈，还可出现气血不足，肝肾亏虚或病邪深入内脏等变化。中医学对其记载颇详。《素问·痹论》中说："风寒湿三气杂至，合而为痹。"这不但说明痹证的病因与风寒湿三气之邪有关，并进一步说明三气之邪的偏胜偏衰以致其临床表现亦有所不同，故《素问·痹论》又说："其风气胜者为行痹，寒气胜者为痛痹，湿气胜者为著痹也。"《类证治裁》认为痹证"治法总以补助真元，宣通脉络，使气血流畅，则痹自已"。李士材《医宗必读》提出风寒湿三邪致病，虽各有特点，但临床上往往合而为痹，不能截然化分。所以治疗时，行痹以散风为主，佐以散寒理湿，又治风先治血，血行风自灭，更参以补血之剂；痛痹以散寒为主，佐以疏风燥湿，更参以补火之剂，大辛大温以释其凝寒之害；著痹以利湿为主，而佐以祛风散寒，更须参以理脾补气，必土强而能胜湿。对后世影响很大，至今对痹证的治疗仍有很大的指导作用。

1. 施今墨　清热活血、祛风湿法治疗风湿性关节炎案

李某，女，19 岁。病将两周，开始形似外感，发热，身痛，服成药无效，旋即肘、膝、踝各关节灼热样疼痛日甚，四肢并见散在性硬结之红斑。经北京同仁医院诊为风湿性关节炎。体温逐渐升至38℃不退，行动不便，痛苦万分，大便燥，小溲赤，唇口干燥。舌质红绛，无苔，脉沉滑而数。辨证立法：内热久郁，外感风寒，邪客经络留而不行。阴气少，阳独盛，气血沸腾，溢为红斑，是属热痹。急拟清热、活血、祛风湿法治之。

处方：

鲜生地 12g	忍冬花 10g	左秦艽 6g	鲜茅根 12g
忍冬藤 10g	汉防己 10g	牡丹皮 10g	紫地丁 15g
甘草节 4.5g	紫丹参 10g	紫草根 6g	桑寄生 12g
嫩桑枝 12g	黑芥穗 6g	紫雪丹 10g（分 2 次随药送服）	

水煎服。

二诊：药服 2 剂，热稍退，病稍减，拟前方加山栀 6g，赤芍药 10g，赤茯苓 10g。

三诊：前方服 2 剂，大便通，体温降至 37.2℃，疼痛大减，红斑颜色渐退。

处方：原方去紫雪丹、忍冬藤、紫花地丁，加当归 10g，松节 10g，苡仁 12g。

（《施今墨临床经验集》）

【评析】　本案患者病初似外感，后即有关节灼热疼痛，大便燥，小溲赤，

唇干口燥，证属热痹。因内热久郁，外感风寒，邪客经络留而不行，不通则痛。治以清热活血，祛风除湿。方中应用紫草活血凉血治斑疹，利九窍，清血热之毒；芥穗炒黑入血分，能引血中之邪由表而去，并能通利血脉，止筋骨痛，生地、丹参、丹皮、秦艽滋阴清热凉血；忍冬花、忍冬藤、紫地丁清热解毒；汉防己、嫩桑枝、桑寄生祛风湿通经络；尤其加用紫雪丹疗效更速，因紫雪丹中有麝香，无处不达，清热凉血、开窍宣痹止痛颇效。

2. 张伯臾　温阳散寒除湿法治疗风湿性关节炎高热案

刘某某，女，21岁。

病史：患者于1974年10月下旬起发热（38℃以上），匝月不愈，12月1日来我院诊治，以发热待查收入院。入院后经检查，确诊为风湿热、风湿性关节炎、风湿性心脏病二尖瓣狭窄及闭锁不全。遂用中药治疗，方用麻黄连翘赤小豆汤、桂枝芍药知母汤及祛风活血之品，体温一度得退，数日后体温复起，即请张老会诊，辨证用方如下。

初诊（1974年12月10日）：患者发热（39℃），寒战，以傍晚为甚，无汗，面色苍白，左足膝漫肿而痛，不红不热，活动不利，心悸胸闷，口干纳少，四肢不温，舌虽红而苔白腻，脉沉细而数。证属风寒湿为患，痹阻络脉，郁久成瘀，寒热虽高，仍宜温药治之。

处方：

制川草乌各6g（先煎）	炙黄芪12g	净麻黄6g	炒赤芍9g
炙甘草4.5g	净连翘12g	赤小豆12g	全当归12g
防风己各9g	杜红花9g	白蜜30g	木通4.5g

7剂，水煎服。

二诊（1974年12月17日）：寒热见减未清，关节肿痛亦轻，能下床作少量活动，面色仍苍白，心悸未已，舌红转淡，脉如前。风寒湿邪渐祛，治当猛追穷寇，更进一筹。

处方：

制川草乌各 9g（先煎）	炙黄芪 12g	炒赤芍 9g
生甘草 4.5g 川桂枝 6g	木通 6g	熟附片 6g
净连翘 12g 赤小豆 12g	防风己各 9g	灵磁石 30g
全当归 12g		

水煎服。

本方略为加味，服至 12 月 29 日起体温正常，后又连续再服 30 余剂。

三诊（1975 年 2 月 4 日）： 关节痛全然消失，血化验检查亦均正常，脉细苔薄。久病缠绵，正气已虚，气血不足，痹证后期，当予调补气血，以冀巩固。

处方：

炙黄芪 12g	全当归 12g	川桂枝 4.5g	制熟地 12g
炒白芍 9g	炒川芎 4.5g	炒枣仁 9g	鸡血藤 15g
白毛藤 15g	防己 12g		

水煎服。

（严世芸，郑平东等《张伯臾医案》）

【评析】 本案患者初诊时虽然以高热为突出表现，但张老却抓住患者面色苍白，左膝漫肿而不红热，四肢不温，脉沉细，舌红苔白腻等症，不为其高热所迷惑，辨证为风寒湿邪、痹阻经络，遵甘温除热之旨，以自拟通痹汤治疗，温阳散寒除湿。二诊时热减痛轻，风寒湿邪渐祛，药已中的，故守方加减，猛追穷寇。待热退痛消，正气亏虚时，予以调补气血，扶正祛邪，终获痊愈。通过此案，可见治病必求其本的重要性。

3. 王季儒医案

案例一：清热通络法治疗急性风湿性关节炎案

那某某，女，7 岁。

初诊： 1962 年 5 月 15 日。

主诉： 患儿 5 月 14 日由跳绳而扭伤左足踝关节，微有肿痛，至夜间发烧。5

月15日上午除两足踝关节肿痛外，双手腕关节及腰骶部位亦肿痛，至某医院急诊，化验血沉32mm/h，诊断为急性风湿性关节炎。至晚7点肿痛更剧，发展极速，其父抱来求诊。

诊查：患儿痛苦病容，双腕关节、踝关节、腰骶部位均肿痛颇剧，活动受限，体温38.5℃，脉滑数。

辨证：本证系由剧烈活动后，血热沸腾，汗出受风，风热相煽，游走于关节，闭阻于血脉，而成热痹之证。

治法：清热搜风，活血通络。

处方：

生石膏30g	细辛2.4g	麻黄2.4g	羌独活各5g
知母10g	黄柏10g	桑寄生30g	忍冬藤30g
僵蚕10g	栀子10g	赤芍10g	乳香5g
鸡血藤15g	威灵仙10g	羚羊角粉0.6g（分冲）	

水煎服。

二诊：5月16日。据述服第一煎药后约1小时，肿痛大减，即能入睡，半夜醒来，肿消痛止，体温正常。嘱其原方再服两剂，以资巩固。

【按语】 热痹以发病急骤，关节红肿热痛，兼有发烧，脉滑数为辨证要点。本案虽因跳绳扭伤踝关节引起，实则由跳跃活动，鼓动气血，阳气弛张，汗液外泄，腠理失阖，风邪乘虚而入，而汗液之湿随之与体内之阳热搏结，遂成风、湿、热合邪，闭阻于血脉之热痹。王肯堂说："痛属火，肿属湿，兼受风寒而发。"王老所拟热痹镇痛汤，乃辛苦咸寒与辛温微苦之复法，以清热为主之方剂。本方以生石膏、知母、黄柏、栀子之辛苦寒煞其火焰之势，火熄则疼痛自减；麻黄、细辛、羌独活发散风寒，开闭止痛，且风能胜湿，散风即能祛湿，湿去则肿消，虽为热痹，必然兼受风寒而发，故仍须辛温发散之味；寄生、灵仙、忍冬藤、僵蚕疏风清热，宣通经络；鸡血藤、赤芍、乳香活血通络，所谓"治风先治血，血行风自灭"；羚羊角气味咸寒，为厥阴风药，用以清热镇肝，息风通络。黄宫绣《本草求真》中说："历节掣痛，羚羊角能舒之。"张锡纯《衷中参西录·羚羊辨》中称其"最能清大热、兼能解热中之大毒，且既善清里，又善透表，能引脏腑间之热毒，达于肌肤而外出"。故凡痹证之属于热者，服此方，常药下即热减，且收效甚捷。

（《中国现代名中医医案精华·王季儒医案》）

🍅 案例二：清热化湿、化瘀通络法治疗风湿性关节炎案

苏某某，女，36岁。

初诊： 1986年2月5日。

主诉： 素有风湿性关节炎病史，反复发作，近半月因外感后引起病情复发，故来院诊治。

诊查： 四肢关节周围起结节性红斑，红肿热痛，四肢关节疼痛，尤其膝关节疼痛较重，大便正常。舌苔薄白，舌质红，脉弦缓。血象检查：血沉35mm/h，抗"O"正常。

辨证： 风湿化热，瘀血痹阻。

治法： 清热化湿，化瘀通络。

处方：

生石膏 30g	肥知母 10g	草河车 20g	川牛膝 15g
宣木瓜 15g	威灵仙 12g	紫丹参 20g	赤芍药 15g
大生地黄 30g	杭白芍 15g	皂角刺 30g	水蛭 10g

水煎服。

二诊： 服上方药28剂后，红斑完全消失，腿已基本不疼，稍有腰痛。舌苔薄白，舌质正常，脉沉弦。血沉4mm/h。继拟丸药以巩固疗效。

处方：

全当归 10g	大川芎 9g	杭白芍 10g	赤芍药 10g
广木香 10g	金狗脊 12g	大生地黄 15g	鸡血藤 20g
紫丹参 15g	炙黄芪 20g	大秦艽 15g	威灵仙 10g
水蛭 10g			

水煎服。

上药 3 剂共研细末,炼蜜为丸,每丸重 10g,早晚各服 1 丸,温开水送下。后追访 4 年,病未再发作。

【按语】 王老在治疗风湿结节性红斑时,通常在清热解毒、祛风化湿、凉血活血、化瘀通络的药物中加入水蛭。水蛭善入血分,逐瘀血、散癥结、除蓄水,活血化瘀的力量优于一般的活血药,破瘀血而不伤血,散结而不伤气,而且病情复发的机会也很少。这也是经多年临床实践验证的宝贵经验。

(《中国现代名中医医案精华·王季儒医案》)

案例三:温经散寒、通阳透表法治疗风湿性关节炎案

燕某某,男,15 岁。

初诊: 1978 年 2 月 23 日。

主诉: 患儿于 1977 年 5 月,自感两下肢沉重,至 6 月开始腿痛,不肿,不定时发烧,体温最高达 41℃,经治疗 1 个月无效而到县医院住院,诊断为"风湿热""风湿性关节炎",用强地松、保泰松治疗 10 天烧退,出院后继续服药,两周后又发烧,又住县医院。当时腿痛,手关节痛,活动不利,血沉 180mm/h。8 个月来,每隔半月即出现高烧,持续不退,四肢关节肿痛。日渐加重,而激素始终未停,于 1978 年 2 月 23 日来我院门诊,而收入内科病房。

诊查: 体温 39.8℃,心律齐,心率快,心尖部可闻收缩期杂音 1～2 级;两手指关节、腕关节及两下肢各关节肿胀,活动受限,不能站立,手不能握,且手颤动。血沉 64mm/h。心电图:Ⅱ、Ⅲ、AVF、V_6 导联 S-T 段低平,T 波倒置。舌苔白润,脉沉细而数。

辨证: 患儿长期居住、作业于潮湿之地,湿邪自下外侵,致有下肢沉重之感,是湿邪浸渍于先。又以劳累汗出,复感风寒于后,遂使寒湿相搏,瘀阻于经络关节,闭阻于血脉,而发为痛痹。

治法: 温经散寒,通阳透表。

处方:

桂枝 6g   杭白芍 12g   附子 6g   细辛 2g

| 麻黄 3g | 防风 10g | 白术 10g | 忍冬藤 30g |
| 生姜 3g | 甘草 3g | | |

水煎服。

二诊：据述服药半小时后，全身出汗，各关节疼痛明显减轻，可以轻微活动。服药 2 剂后，腕关节肿大明显见消。仍按原方，每日 1 剂。

三诊：连服药 4 剂，膝关节已不痛，舌质红、苔白糙。原方加石斛 20g、麦冬 20g。每日 1 剂。

四诊：前方连服半个月，汗出减少，各关节肿痛大减，能下地轻微活动，惟蹲起时膝关节尚有痛感，手握有力。仍服原方。

五诊：服药 1 周，全身关节肿痛均已消失，活动灵活，走路自如，而脉转滑数。此系久服辛热之味，已有化热化燥之象，故于原方加清热养阴之味。

处方：

生石膏 30g	秦艽 10g	忍冬藤 30g	麦冬 12g
石斛 15g	桂枝 10g	杭白芍 12g	附子 6g
麻黄 3g	细辛 3g	甘草 3g	白术 10g
川草薢 12g	牛膝 10g		

水煎服。

六诊：前方连服半个月，血沉 23mm/h，行动自如，于 4 月 16 日痊愈出院。嘱其继服丸剂，以资巩固。

处方：

生石膏 100g	忍冬藤 60g	桂枝 30g	麻黄 15g
细辛 15g	杭芍 30g	甘草 15g	白术 30g
附子 30g	桑寄生 100g	威灵仙 30g	苏地龙 30g
祁蛇肉 30g	鸡血藤 60g	桃仁 30g	

共研细为蜜丸，每丸 9g 重，早晚各 1 丸。

【按语】 本例即风寒湿三气杂至合而为痹，而以寒湿为主之痛痹。王老治疗痛痹常以《金匮要略》之桂枝芍药知母汤加细辛，以忍冬藤代知母取胜。本方以麻黄、防风散风祛寒，使关节瘀阻之寒湿随发汗而透达于外，以达到消肿之目的。盖四肢关节之肿痛，从汗解则道近而效速，从内消则道远而效迟，故散风祛寒实为消肿止痛之捷径。桂枝、细辛通阳散瘀，流通气血；附子、白术温经散寒，健脾祛湿；附子又可助麻、桂之发汗透邪，病情严重者，非生附子不为功。曹颖甫《金匮发微》治戴姓妇案中，方用熟附子12g，二剂不应，二诊时改用生附子，汗乃大出，两剂肢节便能屈伸，足肿亦消（用生附子必须先煎一二个小时，以去其毒）。观此，本方之发汗非独麻桂之力，实有赖于附子之助也。但麻、桂、辛、附过于辛热发散，且易化燥伤阴，故以芍药、甘草之酸收甘缓，合化阴气，以防辛散之过及伤阴之弊。忍冬藤除有清热解毒、牵制桂附之热的作用外，其有宣通经络之力似较知母为优。本方虽有大量辛热发汗之品，但临床应用，只有肿痛处局部出汗，随着病情的减轻而汗出亦少，及至肿消痛止，虽服原方，亦不出汗。仲景立方之奇，颇有不可思议之妙。盖寒湿瘀阻关节，必须发汗驱之外出，此祛病之捷径也。如本例病延九个月，始终服用激素，而高烧时愈时作，关节肿痛日渐加重，自服中药后，仅服两剂，肿痛明显减轻，据患者之母说，8个月来从未如此见效。服药1个月，肿痛痊愈，血沉恢复正常而出院。

（《中国现代名中医医案精华·王季儒医案》）

【评析】　《黄帝内经》云："风寒湿三气杂至，合而为痹。""其风气胜者为行痹，寒气胜者为痛痹，湿气胜者为著痹也。"然"寒湿风郁阴分，久则化热攻痛。"（《类证治裁·痛风》）或感受湿热之邪或风寒湿痹过用辛温之剂（化燥伤阴生热）而致的热痹亦为数不少。故治疗时应辨证施治，因人制宜。王老所治疗的案一与案二为热痹，治疗时虽以清热搜风或清热利湿为主，但都加用了适量的辛温之品反佐之，以防过用寒凉之品，致湿遏热伏；案三为寒湿为主之痛痹，治疗为防辛热之品化燥伤阴，加用了酸甘化阴及清热之品。王老用药匠心独具，值得借鉴学习。

4. 刘炳凡　养阴息风、清润通络法治疗风湿热案

王某某之女，9岁。

主诉：患儿屡患扁桃体发炎、充血，相继出现长期发热，小关节肿痛，皮肤红斑. 经西医院检查：抗"O"阳性，血沉增快，诊断为"风湿热"，给予抗感染及激素治疗，热退而反复发作，迁延不愈已1年余。就诊时，潮热盗汗，心烦不安，夜梦中惊叫，手足呈舞蹈状，日中也伴有无意识动作，关节游走作痛，皮肤间常出现红斑，食欲差，大便干结，且三四日一次，小便黄赤。

诊查：面虚浮，巩膜青黯、脉络充血，爪甲淡紫。舌质红，舌尖有赤癜，苔薄黄，脉细数。

辨证：阴虚内热，久病在络。

治法：养阴息风，清润通络。

处方：

细生地黄 24g	丹参 15g	赤芍 10g	丹皮 10g
夜交藤 15g	防己 12g	银花藤 9g	红花 6g
桑枝 12g	水牛角片 60g（先熬 4 小时）		

水煎服。

二诊：上方药连服 10 剂，热退，红斑消失，关节痛缓解。梦中仍惊叫，盗汗，大便干。舌上黄苔虽去，舌质红而带干，舌尖仍有赤癜。原方去桑枝、银花藤，加条参 12g、沙参 12g、玄参 12g、白芍 12g、桑叶 10g。

三诊：又服上方药 20 剂，热退后未再反复，盗汗止，睡眠较好，食欲增，面色转红润，巩膜赤脉消失，舞蹈动作已不明显，大便仍两天一次。舌红不干，脉弦细。原方去防己、桑叶、夜交藤、红花，加制首乌 15g、玉竹 12g、甘草 5g。服 20 剂，后复学，疗效巩固。

（《中国现代名中医医案精华·刘炳凡医案》）

【评析】 本案患者为风湿热，表现为阴虚内热，并见络瘀症状，用《金匮要略》之防己地黄汤加减，标本并治，重在治本，治标在于活血通络以清瘀热，治本在于壮水滋阴以制阳光。本方原治"妄行独语不休"，在此用于夜惊舞蹈亦收到满意疗效，可见临床治疗贵在灵活变通。

5. 焦树德　散寒祛风利湿法治疗风湿性关节炎案

陈某某，女，20岁。

初诊：1979年7月14日。

主诉：患者全身关节疼痛两个多月。1978年曾患风湿性关节炎，且并发风湿性心肌炎，当时血沉快（52mm/h），心电图不正常。经在我院服中药治疗数月，关节炎及心肌炎均治愈，血沉已恢复正常，恢复正常学习。最近两个多月来，天多阴雨，全身关节均感疼痛，两膝怕冷，走路膝痛加重，走路吃力，肩部发沉，纳差。

诊查：舌质略红，舌苔白腻，脉象沉弦细。

辨证：据其全身关节痛，遇寒及阴雨时加重，两肩发沉，舌苔白腻，脉有弦象，知为风寒湿三气杂至而致痹阻经络，气血失畅，因其三邪以寒邪较胜，故发痛痹。

治法：散寒，祛风，利湿，佐以和中。

处方：自拟治痹汤加减：

桂枝9g	制附片8g	白术5g	甘草4g
丹参15g	威灵仙12g	羌独活各9g	千年健15g
寻骨风15g	防风10g	黄柏12g	生熟薏苡米各15g
藿香10g	佩兰10g		

6剂，水煎服。

二诊：8月16日。上方药服后有效，即连服22剂，关节及膝腿均已不痛，但于8月13日感到咽喉痛。舌苔略黄，脉数。据此症知已有化热之象，改投清热活络之法。

处方：

元参15g	生地黄15g	桔梗6g	天麦冬各9g
生甘草9g	黄芩9g	板蓝根10g	桑枝30g
威灵仙12g	锦灯笼5g	生石膏30g（先煎）	

6剂，水煎服。

三诊： 9 月 18 日。守上方稍事出入，共进药 20 剂。关节一直未痛，咽痛亦全除。舌苔根部微黄，脉象数而略滑。病邪已退，即改投丸剂，缓治以除根。

丸药方如下：

桂枝 50g	桑枝 100g	白术 25g	千年健 120g
制附片 80g	羌活 60g	威灵仙 70g	炒黄柏 50g
炙甘草 20g	桑寄生 120g	川断 100g	生熟地黄各 50g
川芎 30g	元参 80g	板蓝根 60g	焦四仙各 40g
远志 50g	珍珠母 120g	红花 50g	生石膏 50g

共为细末，炼蜜为丸，每丸 9g，每日服两次，每次服一两丸，温开水送服。

1981 年 1 月追访，关节一直未痛，身体健康，现已参加民航机场工作。

（《中国现代名中医医案精华·焦树德医案》）

【评析】 本例为痛痹。李士材《医宗必读》提出风寒湿三邪致病，虽各有特点，但临床上往往合而为痹，不能截然化分。所以治疗痛痹以散寒为主，佐以疏风燥湿，更参以补火之剂，大辛大温以释其凝寒之害，故焦老治疗时以散寒、祛风、化湿立法。因其舌苔白腻，故加藿香、佩兰以芳化和中。青年人阳气旺盛，服用祛寒的温热药较多时，容易"从阳化热"而出现热象。本例在 8 月 16 日来诊时，即已见热象，故改投清热活络法。最后配丸药时，虽仍守散寒、祛风、化湿之法，但清热活络之品仍保持为重要的佐药，而取得彻底治愈的效果。

6. 颜正华医案

🍅 案例一：风湿入络，湿热中阻型痹证（风湿性关节炎）

季某，女，30 岁。

初诊： 1992 年 1 月 16 日。

病史： 患者一年来全身关节疼痛，四肢关节肿胀，肿处不红，无灼热感。并随天气阴晴变化而加重或减轻。在河北某医院经中西医药治疗乏效，遂专程来京求诊。刻下四肢关节疼痛，两踝及膝关节肿大、不红，指、趾关节未变形。伴胃脘痞满，嘈杂反酸，口干咽痛，尿黄，便干，每 1 ～ 3 日一行。舌黯红苔白腻，脉弦滑。证属风湿入络，湿热中阻，治以祛风通络止痛，清热除湿和中，佐以通肠。

药用：

防风 10g	防己 10g	秦艽 10g	络石藤 15g
萆薢 15g	牛膝 15g	赤芍 15g	银花藤 30g
丹参 30g	当归 6g	法半夏 10g	黄芩 10g
郁金各 10g	全瓜蒌 24g		

10 剂，水煎服，每日 1 剂。

忌食辛辣油腻及生冷，慎起居免着凉及沾凉水。

二诊（2 月 16 日）：口干、咽痛及脘痞嘈杂反酸均已，大便畅顺日一行，关节肿痛见轻，唯感四肢发酸发沉，乏力，舌脉同前。上方去法半夏、黄芩、郁金、全瓜蒌、络石藤、银花藤，加威灵仙 10g，桑枝、鸡血藤、生黄芪各 15g，生苡仁、桑寄生各 30g，赤芍、丹参分别减至 10g、20g。续进 14 剂。

三诊时关节痛减，已能忍受，又见下肢发凉，怕风，触按冰凉。以二诊方加熟附片 6g（先下），续进 10 剂。

四诊时脚已不凉，停药后仍有凉感。踝膝关节肿消，手胀明显好转，上方减附片用量至 4g，再进 14 剂。

五诊时全身已感有力，下肢已不凉，唯关节时痛，腿沉。原方去桑枝、附片，加土茯苓 30g，续进 14 剂，以善其后。

（《颜正华临证验案精选》）

❀ 案例二：风寒湿痹挟热型痹证（风湿性关节炎）

孙某，女，55 岁。

初诊：1992 年 3 月 12 日。

病史：患者全身关节窜痛数年，下肢尤甚，夏轻冬重，变天加重。从 1991 年起明显加重，经多方治疗，效不理想，遂来求治。刻诊除见上症外，又见下肢胀麻微肿，按之微凹，踝、膝关节酸沉发热，行走不便，但不红不肿。全身畏寒，面色萎黄，纳佳，二便调。舌黯红，苔薄白，脉细滑。证属风寒湿痹挟热。治以散风除湿，通络止痛，兼以清热。

药用：

防风己各 12g   秦艽 12g   威灵仙 10g   萆薢 15g

生苡仁 30g   土茯苓 30g   木瓜 10g   忍冬藤 30g

络石藤 15g   生牛膝 15g   当归 6g   赤芍 10g

7 剂，水煎服，每日 1 剂。

忌食生冷辛辣油腻，忌沾凉水及淋雨着寒。

二诊： 下肢发热感大减，疼痛略减，余如前，上方加赤小豆 30g，续进 7 剂。

三诊： 下肢热感基本消失，余症改善不大，上方去络石藤，当归增至 10g，加熟附片 6g（先下），川芎 10g，乌梢蛇 30g。续进 7 剂。

四诊： 腿胀虽减轻但仍肿，又见手胀，臂痛加重，且仍畏寒，着凉诸症加重。上方将熟附片增至 10g，继进 7 剂。

五诊： 四肢凉、胀、痛见轻，口不干，汗多，出汗后全身舒服。上方去忍冬藤加桂枝 6g，炒白芍 10g，海风藤 10g，继进 10 剂。

六诊、七诊： 以上方去附片、海风藤，加鸡血藤 20g，桑寄生 30g，桑枝 15g，连进 20 剂，腿胀等又有减轻。

八诊至十二诊： 以上方加减连进 50 余剂，诸症渐轻。

十三诊： 关节酸沉感基本消失，仍多汗，怕冷，改以黄芪桂枝五物汤加减为治。

药用：

生黄芪 15 克   桂枝 10 克   赤白芍各 10g   川芎 10g

当归 10g   红花 10g   牛膝 15g   秦艽 10g

防风己各 12g   木瓜 10g   萆薢 15g   桑枝 15g

桑寄生 30g   乌梢蛇 30g

连服 30 剂，诸症基本消失。行走方便，面色红润。

（《颜正华临证验案精选》）

案例三：风寒湿痹，血亏气虚型痹证（风湿性关节炎）

刘某，女，24 岁。

初诊： 1993 年 7 月 5 日。

病史： 患者 1993 年 2 月帮同事搬家，因劳累出汗着风寒而致腕、指、膝、趾关节疼痛。经住院治疗，腕、指、趾关节疼痛虽已，而膝关节并跟腱疼痛不已。着凉加重，活动减轻。曾服西药治疗月余乏效，遂来求治。刻下症如上述，又伴膝关节屈曲不利，痛处不红不肿。二便正常，月经按期而行，量少色黑，不痛不胀，白带多，末次月经 6 月 20 日。舌质黯红，苔白腻，脉弦滑。证属风寒湿痹，血亏气虚。治以祛风寒湿，通络止痛，养血益气。

药用：

独活 5g	桑寄生 30g	萆薢 15g	防己 12g
生苡仁 30g	牛膝 12g	千年健 12g	桑枝 15g
鸡血藤 15g	当归 15g	炒白芍 12g	生黄芪 12g

7 剂，水煎服。

二诊： 药后关节疼痛和白带多原已减轻，前日不慎着凉，关节痛又加重。且伴恶寒，无汗，喘咳痰多色微黄，大便稍干。月经将至。证除风寒湿痹和血虚气亏外，又新添风寒袭肺客表之证。治以宣肺发表，除痹通络，养血益气。

药用：

炙麻黄 4g	苦杏仁 10g（打碎）	生甘草 5g	桂枝 6g
炒白芍 10g	白前 10g	竹茹 10g	苡仁 30g
独活 5g	桑寄生 30g	防风己各 10g	生黄芪 10g
当归 15g	桑枝 15g。		

水煎服。

连服 14 剂，咳喘平，膝关节痛大减，月经量增多，色转红，白带减少，唯蹲下困难。舌红苔薄白，脉细滑，再投一诊方加秦艽 10g，连进 10 剂。嘱其忌食生冷，慎避风寒，免着冷水；且适当锻炼，以增强体质。

（《颜正华临证验案精选》）

【评析】　颜老案一的治疗颇具特色。首先，将兼症的治疗放在初诊的重要地位。颜老临证一向注重调护脾胃。本案初诊兼湿热中阻、脾胃不和，如不及时调理，必对主症的治疗不利，故颜老在初诊即将清除中焦湿热、调理脾胃放在重要地位，投入大量的瓜蒌、半夏、黄芩、郁金等。其次，在动态中辨识寒热。初诊患者口干咽痛，尿黄便干，当属邪热较重，故颜老在方中一方面投瓜蒌、黄芩等寒凉清泄之品，专以清热，另一方面又选择既能祛风湿，又药性寒凉的银花藤、络石藤、防己等，以兼顾清热。二诊热邪顿挫，再过用寒凉恐有伤胃伏邪之弊，故颜老去瓜蒌、黄芩、银花藤等，减少赤芍、丹参的用量，并增威灵仙、鸡血藤、桑寄生等性温或性平之品，以降低处方整体的寒凉之性。三诊见下肢发凉怕风，知为阳虚生寒所致，故在方中加辛热助阳之熟阳片。五诊下肢凉感除，知阳复寒去，故又去附片等，以防久用辛热而助火生热。第三，扶正祛邪并用。本案历时年余，颜老认为当属久痹，治疗不能单用辛温燥散，必须扶正祛邪兼顾，至于孰多孰少，当据情而定。颜老治痹证扶正多从补气血、益肝肾入手，补血喜用当归、鸡血藤，因其既补血，又活血通络祛风，且能散寒；补气喜用生黄芪，因其既补气，又行滞利湿，且少甘腻；补肝肾喜用牛膝、寄生等，因其既能补肝肾强筋骨，又能祛风湿通经络。这两种用药思路在本案中都有体现。

案二患风湿痹痛数年，久治乏效，当属中医顽痹，治疗颇有难度。颜老抓住根本，守方化裁，连续进剂，终取显效。纵观颜老对本案的治疗，大约可分为三个阶段。初诊、二诊为第一阶段，此时从整体上说，患者虽证属风寒湿痹，但有化热倾向，故下肢局部有热感，颜老用药重在祛风除湿通络止痛，兼以清热。因热势不甚，限于局部，故其清热作用不是通过专加苦寒清泄之品来实现，而是通过在方中选用大量忍冬藤、络石藤、防己、牛膝、赤芍等寒性祛风湿通经络药来兼顾的。三诊至十二诊为第二阶段，此时下肢局部发热感消失，知化热倾向得以控制，颜老即转以祛风寒湿、通络止痛为治，去掉方中药性寒凉的忍冬藤、络石藤，并加辛热散寒除湿通脉的附片、桂枝等，以增强药力。如此连续进剂，使风寒湿邪终渐去，诸症渐轻。此外，方中所用当归、寄生、白芍、木瓜等又有不同程度的养血益筋作用，合方中其他诸药，实有扶正祛邪之妙。十三诊至治疗结束为第三阶段，此时风寒湿邪虽大半被除，而正气虚衰未从根本上纠正，况且久病又必兼瘀。颜老认为此时若仍按单以祛风寒湿、通络止痛之原则为治，实难进一步取效，故必主以益气养血、化瘀通络，兼以祛风寒湿，方以仲景黄芪桂枝五物汤去姜枣加芎、红花、当归、牛膝、防风、防己、秦艽、寄生、乌梢蛇、萆薢、木瓜、桑枝等。如此扶正祛邪连连进剂，遂使患者气血旺盛，运行有常，风寒湿去，不易再犯，痹证何愁不愈！

案三患者患病正值孟春之际，此时北京天气寒凉，风寒仍然肆虐；患者平日易感冒，月经量少，乃气虚血亏不能卫外之证；白带多乃体内湿盛之兆；再加劳累出汗，致使风寒夹湿侵袭经络及关节，痹阻血脉，故诸关节疼痛，屈曲不利。动则血脉流畅，故痛减；着凉则邪盛，故痛增。颜老治以补虚与祛邪兼施，投独活、萆薢、防己、生苡仁、桑枝、千年健、牛膝等祛风寒湿，通络止痛；寄生、当归、鸡血藤、炒白芍既补血又活血，通络祛风；生黄芪益气通脉，故收显效。二诊药后痹痛之疾本减，又因新感风寒引发表证和痰浊阻肺之疾，颜老又调整治法，原方去鸡血藤、牛膝、萆薢、千年健，加麻、杏、草、桂、白前、竹茹，既祛风散寒，平喘止咳；又通络止痛，养血益气。三诊咳喘平，表证解，又复用原法，投一诊方加秦艽，以增强祛风湿通经络之力，并连连进剂，遂使诸疾向愈。

7. 颜德馨　龙马定痛丹治疗慢性风湿性关节炎案

苏某某，男，60 岁。

初诊：1976 年 1 月 23 日。

主诉：患者四肢关节疼痛多年，反复发作，各大关节肿胀、疼痛且游走不定，每逢天气变化及阴雨连绵时疼痛加剧。查抗链"O"1∶1200，血沉 40mm/h，黏蛋白 470mg/L，诊断为慢性风湿性关节炎（急性发作）。经用青霉素，阿司匹林，激素及中药补益肝肾、祛风利湿药治疗，效果不显，患者肢体疼痛难忍，活动不利，五心烦热，痛甚则夜不安寐。

诊查：肘、膝关节红肿，按之疼痛，活动受限，舌紫苔薄腻，脉弦滑。

辨证：风寒湿邪由经入络，凝滞气血，络道不利，不通则痛。

治法：虫蚁搜剔，活血止痛。

处方：

马钱子 30g　　　土鳖虫 3g　　　地龙 3g　　　　　全蝎 3g　　　朱砂 0.3g

先将马钱子用土炒至鼓胀，再入香油炸之，俟其有响爆之声外呈棕黄色、切开呈紫红色时取出，与地龙、土鳖虫、全蝎共研细末，后入朱砂，制成蜜丸 40 粒。每晚临睡前用糖开水送服 1 粒。

二诊：服药 1 周，关节疼痛减轻；服药 1 个月，关节肿胀消失，疼痛亦平，活动自如，其他症状见退，气候骤变时也未发作。复查抗链"O"、血沉、黏蛋白均恢复正常。续服上方药一料巩固疗效。随访多年，疾病未发。

（《中国现代名中医医案精华·颜德馨医案》）

【评析】　龙马定痛丹由王清任《医林改错》龙马自来丹方加味化裁而来，原方由马钱子、地龙、朱砂三药组成，用治痫证、瘫腿；加入土鳖虫、全蝎，乃取叶桂久病入络，治宜虫蚁搜剔之意，用于治疗风湿性关节炎、风湿性肌炎、类风湿关节炎、坐骨神经痛、腰肌劳损、颈椎病、肩关节周围炎等疾病疼痛较剧者，用之得当，多能奏效。服用本丸，须严格掌握剂量，不可盲目加量，个别患者求愈心切，误服大剂量本药，以致出现中毒症状，如焦虑不安、肌肉强直、口唇麻木，甚至抽搐震颤，此时可予浓糖水口服，或甘草、绿豆各 30g 煎浓汤，频饮即解。个别病例药后白细胞偏低，停药后迅速恢复，余无不良反应。

8. 陈文彬　清热解毒除湿法治疗急性风湿性关节炎、风湿性心肌炎案

李某，男，19 岁。1966 年 2 月 16 日入院。

病史：患者入院前 16 天，严重感冒出现寒战、发热、喉痛、头痛、出汗和食欲减退。于校医院诊断为"急性扁桃体炎"，并用青霉素治疗 3 天无效。入院前 1 周患者开始觉腰、髋和膝关节明显疼痛，但无红肿现象。入院前两天患者突感心悸和心前区剧痛间或发作。病史中无皮肤病灶、消瘦、鼻衄、气促、踝部浮肿和血尿。舌质红，苔白厚，脉沉缓而结代。检查：体温 38℃，脉搏 46 次 / 分，面色苍白，右颌下淋巴结可触及，有压痛。咽充血，扁桃体肿大，其上盖有白色

分泌物。颈静脉明显充盈，心界不大，心率46次/分，律齐。心尖第一心音减弱并可闻及第三心音。心尖部可闻及软性收缩期杂音，向腋部传导。肝于右肋缘下1.5cm处触及伴压痛。未见皮下结节或环形红斑。周身各关节无疼痛、水肿和压痛。化验：血白细胞13.050×10^9/L，血沉33mm/h。心电图示Ⅲ度房室传导阻滞。西医诊断：急性风湿热，风湿性心肌炎和关节炎。中医诊断：热痹。治宜清热，解毒，除湿。用白虎加桂枝汤加减。

处方：

石膏 60g（先下）	知母 15g	桂枝 9g	银花藤 30g
连翘 15g	黄芩 15g	山豆根 15g	木瓜 30g
防己 30g	粳米 15g	甘草 9g	

水煎服，每日2剂。

同时外用冰硼散或梅片0.3g，雄黄0.3g，硼砂0.24g共为细末，以上两药交替涂布咽部，每日2～3次。

随诊所见：治疗两天后患者咽喉痛和心前区疼痛减轻，脉率升达60次/分。6天后体温降至36.5～37.5℃，心律转为整齐。心电图复查见Ⅱ度2型和Ⅰ度房室传导阻滞。舌质淡，苔厚腻，脉迟缓。这些情况提示湿邪仍重，故在前方中加苍术15g，每日2剂服用。治疗两个月后患者出院。出院时患者咽峡炎已恢复，心率74次/分，律齐。白细胞计数、血沉、血清黏蛋白和血清蛋白电泳均在正常范围之内。

（《中医药学临床验案范例》）

【评析】　本案因外邪入侵，由表入里，痹阻经络，造成气血运行不畅，湿热留恋气分，耗气伤阳，引起心阳不足之证，表现为心动过缓和脉弱无力。因风湿热为一种自身免疫性疾病，其发病与反复都与溶血性链球菌感染有密切关系。本例患者亦有溶血性链球菌感染病史，且随之发展累及到心肌，故本病的处理主要在于清除感染灶，切断其变态反应，故选用白虎加桂枝汤进行治疗，以清热解毒和除湿通络。在其基本方基础上加银花藤、连翘、黄芩、山豆根清热解毒利咽（主要针对咽部链球菌感染），同时应用除湿通络之品，如防己、木瓜和苍术等进行综合治疗。因患者病情严重，所用的中药剂量较往常为大，即每日 2 剂。另一方面配合外用药涂布咽部，积极治疗咽峡炎，清除感染灶，预防疾病复发。

（申洪波）

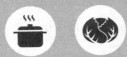

第十二章
风湿性多肌痛

1．胡荫奇医案

案例一

赵某某，女，81 岁，2008 年 12 月 29 日初诊。

主诉：四肢近端肌肉疼痛反复发作 5 年余，加重 2 周。

现病史：患者 5 年前无明显诱因出现四肢近端肌肉疼痛，偶有低热，症状时轻时重，反复发作，曾到北京协和医院风湿科就诊，经检查诊断为风湿性多肌痛，给予激素治疗，病情缓解。近两周患者由于劳累致四肢近端肌肉疼痛加重，由于患者不愿服用激素，遂来我院风湿科就诊。刻下症见：四肢近端肌肉疼痛，以下肢为甚，时有左侧偏头痛，两侧膝关节疼痛，下肢无力，无发热，纳差，尿少，夜尿频，大便偏干，日行一次。

查体：舌质黯红，苔黄腻，脉弦滑。两下肢膝关节以下浮肿，按之凹陷。辅助检查结果：ESR：95mm/h CRP：46.77 mg/L。

诊断：中医诊断：肌痹（湿热瘀阻）

　　　　西医诊断：风湿性多肌痛

治法：清热利湿，活血通络止痛。

方药：

玫瑰花 10g	薄荷 6g	砂仁 10g	川芎 15g
茵陈 15g	炒栀子 10g	车前子 10g	枳实 15g
玄胡 15g	白芷 10g	益母草 15g	地龙 10g

葛根 30g　　　　　虎杖 15g

14 剂，水煎服，每日 1 剂，另予四妙丸（6g po bid）内服。

二诊（2009 年 1 月 14 日）：服上药后，患者自觉四肢近端肌肉疼痛较前改善，但仍感下肢无力，周身肌肉发僵不适，时头痛，两下肢膝关节以下浮肿，按之凹陷，纳眠可，二便调。舌质黯红，苔黄少津，脉弦。辅助检查结果：ESR 86mm/h　CRP：43.69 mg/L。仍以上方减砂仁，加香附 10g、紫草 6g、蒲公英 30g、花粉 20g，炒栀子用量增至 15g，继服 14 剂。

另予湿热痹颗粒（5g po tid）、风湿祛痛胶囊（3 粒 po bid）内服。

三诊（2009 年 2 月 3 日）：服上药后，患者自觉四肢近端肌肉疼痛较前改善，但仍感下肢乏力，两下肢膝关节以下浮肿，按之凹陷，纳眠可，二便调。舌质淡黯，边有齿痕，苔黄腻，脉弦。查：ESR：65mm/h　CRP：26.28 mg/L。仍以上方减虎杖，加生地榆 30g、丹皮 15g、路路通 10g 继服。

四诊（2009 年 3 月 10 日）：服上方加减 28 剂后，患者仍感四肢近端肌肉疼痛，体倦乏力，时头痛，颈项部不适，两下肢膝关节以下浮肿，按之凹陷，纳眠可，小便调，大便偏稀，每日 2~3 次。舌质黯红，边有齿痕，苔黄腻，脉弦细。仍以上方加减继服，具体处方如下：

香附 10g	紫草 6g	蒲公英 30g	花粉 20g
炒栀子 15g	玫瑰花 10g	薄荷 6g	川芎 15g
茵陈 15g	车前子 10g	枳实 15g	元胡 15g
薏苡仁 30g	白芷 10g	益母草 15g	地龙 10g
葛根 30g	土茯苓 30g	穿山龙 15g	佩兰 15g

14 剂，水煎服，每日 1 剂。

另予湿热痹颗粒（5g po tid）、风湿祛痛胶囊（3 粒 po bid）内服。

五诊（2009 年 3 月 24 日）：服上药后，患者自觉头痛症状消失，四肢近端肌肉疼痛、体倦乏力症状较前改善，纳眠可，二便调。舌质淡黯，边有齿痕，苔黄腻，脉弦。仍以上方加黄柏 12g、猪苓 20g 继服。

六诊（2009 年 10 月 20 日）：3 个月前因右侧颈部肿物在中国医学科学院

肿瘤医院行肿物切除术，甲状腺右叶切除术及左叶次全切除术，术后患者恢复良好，自觉头痛症状消失，四肢近端肌肉疼痛、体倦乏力症状已不明显，纳眠可，二便调。舌质淡黯，边有齿痕，苔黄腻，脉弦。查：ESR：40mm/h CRP：17.25 mg/L。上方加减配制水丸继服，具体处方如下：

香附 10g	紫草 6g	蒲公英 30g	花粉 20g
炒栀子 15g	玫瑰花 10g	菖蒲 12g	川芎 15g
茵陈 15g	车前子 10g	枳实 15g	元胡 15g
薏苡仁 30g	白芷 10g	黄柏 15g	怀牛膝 30g
葛根 30g	土茯苓 30g	穿山龙 15g	佩兰 15g
僵蚕 10g	木瓜 20g	炒枣仁 20g	桑叶 15g
浙贝 15g	生牡蛎 30g	夏枯草 12g	

3剂共研细粉，制成水丸，6g/100粒，每次 6g，日服 3次。

另继予湿热痹颗粒（5g po tid）、风湿祛痛胶囊（3粒 po bid）内服。

【按语】 本案患者以四肢近端疼痛为主要表现，属于中医"肌痹"之范畴，综观脉症，证属湿热瘀阻证，治疗从清热利湿、活血通络止痛立法，药证相符，故收效显著，主要实验室指标也基本恢复正常。

案例二

卢某某，男性，60岁。

主诉：周身肌肉疼痛2个月余。

现病史：患者2月前无明显诱因出现周身肌肉疼痛，以四肢近端为主。无关节肿大。查：ESR 55mm/h，余项免疫指标均正常。未系统治疗。现仍有四肢肌肉疼痛，以近端为主。时有低热，体温最高 37.6℃，无咽痛、咳嗽。无关节肿大。纳寐可，二便调。查：各关节不肿。四肢近端肌肉压痛。无皮疹。舌质红，苔黄腻，脉滑数。

中医诊断：肌痹（湿热蕴毒）

西医诊断：风湿性多肌痛。

治法：清热利湿解毒。

方药：

公英 12g	虎杖 15g	苦参 10g	双花 30g
漏芦 10g	穿山龙 15g	徐长卿 15g	元胡 10g
乌药 10g	威灵仙 30g	路路通 10g	白芍 30g
柴胡 6g	伸筋草 10g	土贝母 15g	

二诊（2009 年 8 月 12 日）：上药服用 14 剂，现肌肉疼痛减轻。无明显晨僵。纳寐可，二便调。舌质黯红，苔黄腻，脉弦细。

上方加入玫瑰花 15g，穿山龙加量至 20g 继用。

【按语】 胡老认为风湿性多肌痛多属湿热痹阻经络，热邪偏重，灼伤津液，肌肉筋脉失于濡养而致，故治疗以清热解毒凉血为主。如若病程久者，热邪伤阴，阴虚内热者为多。治疗则宜滋阴为主，兼以清热利湿。本案属疾病初期，邪盛正未虚，故治疗宜清热凉血利湿为主，以尽早祛除外邪痹阻，以防日久伤正。故方中选公英、虎杖、双花、漏芦、苦参、土贝母以清热凉血；穿山龙、威灵仙、徐长卿、路路通、伸筋草祛邪通经络；乌药、柴胡、元胡等行气以助除湿。加白芍以防伤阴。于疾病早期，尽早除邪通络，以占主动之势。

2. 唐先平医案

赵某某，女，55 岁。2013 年 1 月 5 日就诊。

病史：患者 2012 年 8 月无明显诱因出现久坐后右髋发紧不适，11 月出现双髋关节疼痛，伴双膝疼痛，蹲起困难，行走受限，未系统诊疗。于 2013 年 1 月 5 日至我院就诊。症见：双侧髋、双膝关节疼痛，双上臂肌肉疼痛乏力，腰膝酸软，口黏口苦，舌黯红，苔薄黄，脉弦细滑。查血常规、ASO、RF、HLA-B27、抗核抗体谱、肌酶、骶髂关节 CT 未见明显异常，红细胞沉降率 85mm/h，CRP 74.3mg/L（0～6mg/L）。辨证为痹证之肝肾亏虚、阴虚血瘀，予知柏地黄汤加味。

处方：

知母 10g	黄柏 10g	熟地 15g	生山药 15g
山萸肉 15g	丹皮 12g	泽泻 12g	云苓 12g
赤芍 15g	当归 12g	丹参 20g	鸡血藤 30g
元胡 12g	穿山龙 30g	僵蚕 12g	秦艽 10g
炒白术 12g	炙甘草 9g		

服药 7 剂后，关节肌肉疼痛明显减轻，腰膝酸软好转，无口黏口苦。加盐杜仲、怀牛膝各 15g，继服 14 剂，症状缓解，复查红细胞沉降率 15mm/h，CRP 34.2mg/L。

【按语】　《素问·阴阳应象大论》认为"年四十，而阴气自半也，起居衰矣"，本案患者年过五旬，肝肾不足，阴气自半，阴虚内热，且阴血虚少，运行不畅，瘀阻脉络，治疗当清补肝肾，化瘀通络。方中知母、黄柏、熟地、山药、山萸肉、丹皮、泽泻、云苓清补肝肾为君药，赤芍、当归、丹参、鸡血藤、元胡化瘀通络，穿山龙、僵蚕、秦艽通络止痛为臣药，炒白术健脾益气为佐药，炙甘草调和诸药为使药。共奏清补肝肾、活血化瘀、通络止痛之功。

（唐先平）

第十三章
结节性脂膜炎

结节性脂膜炎又称特发性小叶性脂膜炎、Weber-Christian 综合征或回归性发热性非化脓性脂膜炎。好发于 30 ～ 50 岁的女性，但也可发生于婴儿至老年的任何年龄阶段。病因尚不明确，可能与免疫反应异常、脂肪代谢功能障碍等因素有关。皮下结节是本病的主要特征，1 ～ 2cm 大小，大者也可达 10cm 以上。结节通常成批发生，对称分布，好发于臀部和下肢，前臂、躯干和面部也可出现，经历数周或数月后可自行消退，每隔数周或数月反复发作，发作时伴发热，热型不定。还可有乏力、食欲减退、肌肉和关节酸痛等，亦可有内脏损害。结节消退后局部皮肤常凹陷并伴有色素沉着，少数结节其上部被累及而发生坏死、溃疡，并有棕黄色液体流出，称为"液化性脂膜炎"。根据其临床表现，本病属于中医学的"痰核""皮下结核""皮痹"等范畴。如《诸病源候论》曾提到："恶核者，肉里忽有核，累累有梅李，小如豆粒，皮肉燥痛，左右走身中，卒然而起，此风邪挟痰而成。"朱丹溪认为皮中结核："或在项、在头、在臂，如肿毒者，多在皮里膜外，都是痰注作核不散。"这些描述与本病极为相似。临床上以气滞血瘀及湿热阻络证多见，治宜活血化瘀和清热利湿为主。

1. 赵炳南　滋阴清热、活血通络散结法治疗结节性脂膜炎案

白某，男，23 岁。1976 年 2 月 12 日入院。

病史： 患者于 1975 年 11 月起，反复出现不规则发烧，体温 39.3℃以上，呈弛张热，伴咽痛、干咳、四肢关节酸痛、食欲不振、全腹隐痛等症状，体重下降十余斤。近一周余觉胸闷、气短、胸背疼痛，曾按"上感"住某医院治疗无效，

多项辅助检查均在正常范围，未能确诊而转来我院。检查：体温 39℃，脉搏 92 次 / 分，血压 120/60mmHg。神清，急性热病容，双侧颌下、颈部、腋窝及腹股沟均可触及黄豆大淋巴结数个，质软，活动，无触痛。双侧眼睑浮肿，眼裂变小。舌质红，苔黄白。咽部充血，扁桃体不大。心界不大，心律齐，心尖区可闻及 II 级收缩期吹风样杂音及第三心音。左肺后下呼吸音减弱。腹软，未触及肝脾，全腹有轻度压痛，右下腹稍明显，无肌紧张及反跳痛。未触及皮下结节，四肢关节无红肿。入院后按"发热待诊"进行了详细观察，主要阳性所见有：①呈弛张热，一昼夜内体温波动在 36.7 ～ 39.5℃。②自觉胸部刺痛，有时胸骨后痛，食欲不振，腹胀，全腹隐痛。③入院后一周余先后出现双侧眼睑浮肿加重，视乳头轻度水肿，左侧肋膈角少量积液。同期，两小腿皮下触及多数大小不等硬结，直径 1cm ～ 2cm，稍隆起，表面皮肤稍红，不活动，有轻微触痛。其后于四肢、躯干、臀部及面部皮下反复成批出现上述之结节，消退后局部皮肤稍有凹陷及色素沉着。④入院时尿蛋白（＋），时有时无，持续 9 个月消失。⑤入院后 21 天心电图 II、III、aVF、V$_3$、V$_5$ 导联 ST 段下降，T 波倒置，此种变化的程度时轻时重，ST 段改变明显时，病人感胸闷，胸骨后疼痛，有时放射至背部，含硝酸甘油后可减轻疼痛。⑥入院后第 3 个月先后取腹壁及右小腿皮下结节活检，确诊为结节性脂膜炎。入院后先后用强的松、氯喹、消炎痛、环磷酰胺等治疗 7 个月，但反复发烧，皮下结节反复成批出现，病情不能控制，乃于入院后 7 个月请老中医赵炳南会诊。

处方：

天仙藤 15g	首乌藤 15g	鸡血藤 15g	钩藤 12g
茺蔚子 12g	莲子心 9g	连翘心 9g	滁菊花 9g
川军 9g	栀子仁 6g	鲜石斛 15g	

水煎服。

此后病情日见好转，体温正常，皮下结节消退，心电图恢复正常，于 1977 年 4 月 19 日出院。强的松由原来 70mg/ 日逐渐减为隔日 10mg，在门诊以此量维持服用 1 年 5 个月后停药。同时服参茸卫生丸、何首乌片及人参养荣丸。出院后门诊观察 6 年余病情稳定，一般情况好，无复发。查体正常，外周血象、肝功能、蛋白电泳、免疫球蛋白、尿常规、心电图等均正常，胸透左侧肋膈角粘连。

（《中医杂志》1983；24（7）：17）

【评析】 本案患者，初期用强的松治疗，病情一度好转，但当减量后重又发烧，皮下结节同时增大增多，即考虑中西医结合治疗。中医辨证为阴虚热郁、瘀阻经络之证。方中用天仙藤、首乌藤、鸡血藤、钩藤等藤类草药，取其通络之功，且兼有滋阴活血之力；莲子心、连翘心、滁菊花、栀子仁以清热解毒祛湿；茺蔚子、川军以加强活血祛瘀之效；鲜石斛滋阴润燥。诸药合用，热清瘀化，络通结散。同时，应注意配合西药，中西医综合治疗，病情得以较好的控制。

2. 朱仁康 清热解毒、活血化瘀法治疗结节性脂膜炎案

林某，男，7岁。

初诊：1964年10月4日。

病史：患儿间歇性发烧，腹部出现红肿块已两年。近两年来在腹部反复出现红肿、疼痛，伴有发烧，均经一月余治愈。曾作组织病理检查，诊断为结节性脂膜炎。3天前，疾病又复发，于左下腹部可见约马蹄形大小之红肿块，纳食欠佳，大便日二次。既往无传染病、外伤、结核病和肠胃疾病史。检查：体温37.2～39℃，左下腹部可见弧形红斑浸润，呈黯红色，约3cm×6cm大小，触痛明显。脉滑，舌苔薄黄。

西医诊断：结节性脂膜炎。

辨证：证属热毒阻络，气滞血瘀。

治法：治宜清热解毒，活血化瘀。

药用：

生地15g	银花9g	山栀9g	花粉9g
大青叶9g	归尾9g	赤芍9g	桃仁9g
红花6g	炙乳没各6g	姜黄4.5g	

水煎服，4剂。

另外敷玉露丹（秋芙蓉叶60g、凡士林310g调成油膏）。

二诊（10月8日）：药后复诊，红肿基本消退，已无疼痛，继服前方3剂。

三诊（10月11日）：称腹部又起弧形红斑，伴有发烧，仍予以前方加减，加紫地丁9g，丹参9g，川朴4.5g，服十余剂后痊愈，3年内未复发。

四诊（1967年7月13日）：前病又患，腹部又起肿块，潮红、疼痛，伴有发烧，舌苔黄腻，脉滑带数，在前法的基础上，加以利湿之剂，加黄芩9g、生苡仁9g、赤苓9g，3剂后肿块即消，为防复发，嘱服龙胆泻肝丸及二妙丸一段时间。

五诊（1968年8月）：在左肋部、右乳部、右下腹部等处发生小片红斑，轻度压痛，局部及全身症状均轻。并于1969年4月、9月和1970年5月小发作3次，均给以1967年7月13日方而愈。直到1974年5月随访，已达4年，未再复发。

（《朱仁康临床经验集》）

【评析】 本案患儿，腹部肿块红肿疼痛，舌苔黄，脉滑，当为热毒阻络、气滞血瘀之证。治宜清热解毒，活血化瘀，所用药物中银花、连翘、山栀、大青叶清热解毒；生地、花粉养阴清热；归尾、赤芍、桃仁、红花、炙乳没活血化瘀；姜黄破血行气。诸药共奏清热解毒、活血化瘀之功。方药证相合，故疗效显著。

3. 张镜人　滋益肝阴、清化湿热法治疗结节性脂膜炎案

杨某，男，33岁。1986年2月19日入院。

病史：该患者于1983年5月左眼眶周围出现肿块，局部皮肤稍红，经抗过敏治疗无效，改用抗生素和激素治疗后，肿块缩小，但一周后激素减量时肿块又见增大，波及面颊。同年9月肿块病理活检示：脂膜炎。又出现持续性高热两周（体温39～40℃），采用强的松35～60mg/日，治疗3个月后体温基本恢复正常。继而又反复发热，面部及双下肢出现结节，伴有心悸、气急。1984年1月检查X线胸片和心电图示：胸腔积液、房颤。继续采用强的松（55～60）mg/d，治疗时间长达9个月。1985年10月体检时又发现肝肿大。近两个月来发热，两下肢浮肿加剧，伴有局部皮肤红肿热痛，尿常规出现蛋白、红细胞，拟诊脂膜炎收

入病房。体检：体温 38.4 ℃，脉搏 92 次 / 分，血压 18.7/10.7kPa，两颌下可扪及数个淋巴结。两肺呼吸音清晰，心率 92 次 / 分，律齐，肺动脉瓣区可闻及 Ⅱ 级收缩期杂音。肝肋下三指，有触痛，质软，脾肋下未及。两下肢浮肿明显，面部、四肢和躯干部，尤以臀部以下大腿处皮下散在结节、红斑，部分融合成片状团块。

1986 年 2 月 21 日初诊：身热起伏，热前畏寒，晨起略有咳呛，胸闷心悸，嗳气腹胀，肝区疼痛。下肢煨肿，皮下结节，按之略感疼痛。舌质红，苔黄腻，脉滑数。肝主筋膜，脾主肌肉，肝阴不足，无以濡养筋膜，脾失健运，水湿浸淫肌肉，阴分久虚，湿郁化热，挟痰瘀交阻。拟以滋益肝阴，清化湿热着手。

药用：

地骨皮 9g	赤芍 9g	白芍 9g	炒丹皮 9g
炒知母 9g	炒黄柏 9g	连翘 9g	炒牛膝 9g
炒生地 12g	香谷芽 12g	八月札 15g	茯苓皮 15g
银花藤 9g	生牡蛎 30g	佛手片 6g	白花蛇舌草 9g
水炙甘草 3g			

水煎服，每日服 1 剂。

二诊：身热减而不解，心悸，肝区痛，下肢煨肿沉重。脉滑数，舌苔薄黄腻，仍守前法。上方易地骨皮、佛手片、炒牛膝、生牡蛎、水炙甘草，加赤小豆 30g，水炙远志 3g。

三诊：下肢肿胀已见减轻，舌脉同前。原方加生薏苡仁、川草薢各 12g，炒牛膝 9g。

四诊：身热已除，下肢肿胀明显消退，治当再守前法。原方去八月札，加苍白术各 9g。

五诊：体温正常，两下肢无浮肿，皮下结节消失，胃纳尚佳，二便正常，继用原方，巩固疗效。

（《辽宁中医杂志》1989；13（3）：5）

【评析】 结节性脂膜炎多因正气虚弱，卫外不固，复感外邪，致气血失和，运行不畅，气血凝滞于皮肤之络脉，或因素体脾气虚弱，脾胃运化失司，水湿内停，湿聚生痰，痰湿阻于肌肤，蕴久化热成瘀，亦阻于皮下之脉络，聚而发病。本例患者长期发热，肝阴耗损，疏泄失司，故肝区疼痛，腹胀嗳气，舌质红。肝主全身之筋膜，肝阴不足，无以濡养筋膜，加之脾失健运，水湿浸淫于肌肉、筋膜、皮下之间，湿蕴化热，挟痰瘀交阻则聚积为结节。治以化湿为主，配以养阴，软坚散结，活血化瘀，则热退肿消，结节、红斑亦愈。在治疗上必须顾及阴分。若内脏损伤者，则应根据不同脏腑病变，进行相应的辨证施治。

4. 赵人和　健脾燥湿法治疗结节性脂膜炎案

张某，女，38岁，干部。

初诊： 1981年1月22日。

病史： 患者于5年前因患"结节性脂膜炎"住某专区医院，用激素、抗生素、维生素等治疗痊愈出院。半年前旧病复发，仍回该院就诊。皮肤活检报告示：脂肪细胞间见到大量白细胞浸润，其中中性粒细胞占82%，确诊为脂膜炎复发。复予上述西药治疗罔效，又服清热解毒、滋阴降火中药50剂未效，遂转我院诊治。患者自述全身酸重，纳呆，乏力，持续低热不退。检查：体温37.8℃，面色憔悴，形体消瘦，臀部及四肢可触及大批大小不一的皮下结节，大者如花生米，小者如高粱粒，数个结节中心已破溃，流出脂状物。舌淡苔白腻，脉细弱。

辨证： 脾气虚弱，湿自内生，溢淫肌肤。

治法： 治拟健脾燥湿法。

药用：

党参 12g	黄芪 12g	茯苓 30g	炒白术 12g
当归 12g	苡仁 30g	怀山药 30g	甘草 9g

水煎服，每日1剂，6剂。

二诊（1月27日）： 纳稍增加，仍觉肢体酸重，皮下结节减少，破溃处收敛不显，舌脉同前。思原方药物健脾力小，燥湿力逊，以高丽参3g（研末冲服）易党参，苍术12g易白术，5剂。

三诊（2月1日）： 低热已除，饮食大增，肢体如卸去百斤重物，面色转华，皮下结节全部消退，溃处已敛，遗留有色素沉着。舌淡红，苔薄白，脉较前有力。此方共服 20 余剂，病获痊愈，已能上全日班。又服人参健脾丸 20 丸，以资巩固。8 个月后随访，未再复发。

（《中医杂志》1982；23（2）：36）

【评析】　从本案中可以看出，赵老根据患者全身酸重，纳呆，乏力，持续低热不退，四肢及臀部散布数个结节，舌淡苔白腻，脉细弱等脉症辨证为脾虚湿盛、溢淫肌肤之证。以健脾燥湿立法，所用方中党参、白术、茯苓、甘草、黄芪、山药益气健脾以治本，脾健则湿自消；苡仁健脾利湿；当归活血化瘀。诸药合用，脾胃运化正常，溢淫肌肤之湿自去。

（唐先平）

第十四章
结节性红斑

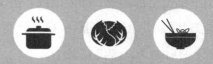

　　本病主要是生于两小腿伸侧的红色或紫红色的结节状的慢性皮肤病。皮损特点为鲜红色结节，高出皮肤表面，大小不等，形如蚕豆、杏仁或核桃，如数个结节融合一起，也可大如鸡蛋。损害边界清楚，颜色由鲜红渐变为黯红。自觉疼痛，压之更甚。约经1周左右，皮肤结节逐渐消退，6周左右可自愈，不留痕迹。部分患者在急性发作期后，往往在两小腿伸侧残存数个小结节，按之微痛。新的损害可连续出现，结节不化脓破溃。好发于小腿伸侧，亦可见于小腿屈侧、股部、前臂等处。全身症状明显，发疹前常有或轻或重的畏寒、发热、头痛、咽痛、关节酸痛，神疲乏力，苔薄黄，脉滑数等。病程一般4～6周。常在妇女行经期、工作劳累或感冒后较易复发。

　　现代医学认为本病是一种过敏性疾病，和感染、药物、某种全身性或内脏疾病有关。本病诊断依据典型的结节性皮疹及好发部位。实验室检查显示血白细胞计数略增高，血沉加快，蛋白电泳分析示球蛋白增高。组织病理显示早期损害见于皮下组织浅部，主要是嗜中性粒细胞和淋巴细胞浸润；晚期嗜中性粒细胞减少，淋巴细胞增多，异物巨细胞及上皮样细胞可以出现。现代医学对本病的治疗是寻找病因，对症处理。有明显感染者，可用抗生素，疼痛严重时内服止痛药物，严重病例加用强的松等皮质激素。

　　本病常在腿部起焮红之红斑结节，疼痛不适，故在中医文献中曾列入"丹"类，隋《诸病源候论·室火丹候》说："室火丹初发时必在腓肠如指大……色赤而热。"明代以后列入"湿毒流注"、"瓜藤缠"范围。明《证治准绳·痈医·瓜藤缠》中说："足股生核数枚肿痛久之溃烂不已。"此处可能尚包括硬红斑等疾患。中医理论认为本病由外感风邪，内有湿热，蕴蒸肌肤，以致经络阻隔，瘀血凝滞而成。

1. 张赞臣　清热利湿、理气活血法治疗结节性红斑案

李某，男，36 岁。1963 年 7 月 10 日初诊。

患者 6 个月前，发现两胫部有赤豆大小的肿块 4 ~ 5 个，因胀痛而行走不便。曾诊为"结节性红斑"。就诊时，患者两目红丝攀睛，且有作胀之感。两足胫跗及足背、足底均有紫褐色肿块 7 ~ 8 个，如黄豆大小，轻按头形尖而硬，重按则感热痛，履地重滞，胀痛兼作，午后足跗肿胀，脉弦数，舌苔根部浊腻。

辨证：湿热下注，气血凝滞。

治法：清热利湿，理气活血。

方药：

桃苡仁各 9g	杜红花 2.4g	丹皮 6g	赤白芍各 4.5g
紫丹参 4.5g	黄柏 4.5g	川牛膝 9g	制苍术 4.5g
忍冬藤 12g	板蓝根 9g	丝瓜络 9g	碧玉散 12g（包煎）

3 剂，水煎服。

二诊（7 月 13 日）：足部肿块热痛略减，唯大便稀薄，泛吐酸水。

上方加陈皮 4.5 克，再服 5 剂。

三诊（7 月 20 日）：两足跗红斑肿块尚有续起，且感胀痛。泛吐酸水已减。乃瘀湿不化也。仍宗前意出入。

处方：

赤白芍各 4.5g	桃仁 9g	苡仁 9g	杜红花 2.4g
紫丹参 4.5g	黄柏 4.5g	川牛膝 9g	制苍术 4.5g
忍冬藤 12g	板蓝根 9g	丝瓜络 9g	丹皮 6g
陈皮 4.5g	丹皮 6g		

6 剂，水煎服。

四 ~ 五诊（7 月 27 日 ~ 8 月 3 日）：迭进清营化瘀利湿之剂，两足跗、

胫红斑肿块日见减轻，入暮足肿亦退，唯舌苔根腻，化而未尽。再予原方继服
10剂。

六诊（8月10日）：两足胫跗红斑肿块均已消散，仅留褐色瘢痕，按之亦
无痛楚，鼻准及两颧赤亦见减轻。脉弦数较缓，舌质红，苔根部略腻。

处方：

桃仁6g	苡仁6g	川牛膝9g	赤白芍各4.5g
焦白术6g	丹皮6g	杜红花2.4g	紫丹参4.5g
忍冬藤6g	丝瓜络6g	黄柏4.5g	板蓝根12g

水煎服。

服5剂后，继以丸药善后调治。三妙丸90克，每日服两次，每次4.5克，
温开水送服。

（《上海老中医经验选编》）

【评析】 结节性红斑，中医称为"湿毒流注"。本病原因复杂，一般认为
可能为某些病原微生物感染、药物或某些疾病所诱发的速发超敏反应。也有人认
为是一种免疫复合性疾病，临床主要表现为以小腿伸侧为主的结节性血管炎性病
变。中医认为本病多因素有蕴湿，郁久化热，湿热壅结于血脉肌肤，致使经络阻
隔，气血凝滞而致，或因脾虚蕴湿不化，兼感寒邪，寒湿凝结阻滞血脉而致。本
病女性好发，有自限性。发病前多有前驱症状和全身症状。本案患者皮疹范围广，
因胀痛已行动不便。张老治以清热利湿消肿，活血祛瘀止痛。方中四妙、碧玉、
板蓝根体现消肿之意，赤芍、桃仁、红花、丹参合奏止痛之功。以后先加陈皮，
再用白术，健脾化湿，以除病本，兼清浊腻之舌苔。至第六诊，主要部位红斑肿
块已消散，他处皮疹大势亦去。纵观前后用药，基本上无大的出入，守方治疗是
本案取效的关键。

2. 赵炳南　通经活络、清热除湿法治疗结节性红斑案

韩某，女，24岁，1971年8月8日初诊。

两侧小腿反复起红疙瘩，疼痛，已四五年。检查：双下肢轻度浮肿，散在数

十个大小不等的硬结，大的如花生米，颜色鲜红，高出表面，有明显触痛，玻璃片压诊颜色不变。脉弦细滑，苔薄白。

诊断： 结节性红斑。

辨证： 湿热内蕴，气血凝滞，经络阻隔。

立法： 通经活络，清热除湿。

方药：

丹参 15g	鬼箭羽 15g	丹皮 10g	苏木 10g
木瓜 10g	红花 10g	厚朴 10g	三棱 12g
防己 12g	伸筋草 30g		

水煎服。

外敷紫色消肿膏。

服方 7 剂后，双小腿肿胀减轻，结节较前稍显软化，压痛减轻。

方药：

鬼箭羽 15g	透骨草 15g	丹参 15g	三棱 10g
莪术 10g	当归 10g	路路通 10g	红花 10g
赤芍 10g	木通 10g	川军 10g	木瓜 10g

水煎服。

外用药同前。

服方 12 剂后，双小腿大部分结节已消退，个别未退者已软化，肿胀已消失。内服大黄䗪虫丸，内消连翘丸，八珍丸。1 个月后，结节完全消失，临床痊愈。

（《赵炳南临床经验集》）

【评析】 本案患者下肢红肿疼痛，反复不愈，一般多从湿热下注立法遣方且多能奏效，四妙勇安汤、四妙散、二妙丸等为常用之方。而本例辨证虽亦为湿热内蕴，气血凝聚，而用药却独辟蹊径。冰冻三尺非寒一日，红肿疼痛四五年，非峻药自不能摇撼搞病根。陈年老瘀，非破不开。破瘀兼理气通络，湿热退却方有出路。赵老以鬼箭羽、三棱、莪术、苏木、红花、川军之属，破瘀消肿定痛，佐以路路通、木瓜理气化湿，舒筋通络利湿；厚朴一味行气开郁，燥湿除满，伸筋草、透骨草祛风除湿，宽筋活血，消肿定痛。防己、木通通利小便，清心除烦；丹皮、赤芍凉血清热。诸药合用，则瘀去血活，脉络通，湿热去，肿胀消，疼痛减。收尾以三成药，攻补兼施，寓消于补，以清余邪，恢复正气。

3. 朱仁康　活血软坚法治疗瓜藤缠案

张某，女，38 岁。

初诊： 1974 年 7 月 17 日。

主诉： 两大腿出现结节疼痛一年多。

现病史： 患者 1973 年 3 月下旬发现右大腿内侧疼痛，并出现玉米大小的皮下结节，1 个月后又增多一个。病理组织检查，诊断为结节性动脉周围炎。曾口服强的松未见效果。半年后又出现 4 个触痛性结节且逐渐增多。结节疼痛呈阵发性，活动后即加重，甚至影响睡眠。于同年 11 月 30 日在新疆某医院治疗，当时检查两大腿内侧，均触及黄豆大的皮下结节多个。心前区听到Ⅲ级收缩期吹风样杂音，血压 148/108mmHg。胸透、心电图正常。再次活检，确诊为结节性动脉周围炎，住院 3 个月，口服强的松，每日 30 毫克及氯化喹宁等。

检查： 两大腿内侧可摸到散在黄豆大之皮下结节多个，压痛明显。脉弦细，舌苔薄布。

中医诊断： 瓜藤缠。

西医诊断： 结节性动脉周围炎。

证属： 营卫不和，气滞血瘀，瘀阻脉络，不通则痛。

治则： 活血软坚。

药用：

归尾 9g	赤芍 9g	昆布 9g	海藻 9g
山豆根 9g	草河车 9g	桃仁 9g	红花 9g
夏枯草 15g			

7 剂，水煎服。

二诊（7 月 24 日）： 两腿疼痛减轻，按之可摸到结节，行动不利。继以前方加理气药，香附 9g，陈皮 6g，6 剂，水煎服。

三诊（8 月 3 日）：仍诉疼痛，结节缩小如绿豆大。上方加地龙 9g，牛膝 9g，嘱服 10 剂。

四诊（8 月 13 日）：症情日见稳定，疼痛已轻，结节已不明显。仍服前方 10 剂。

五诊（8 月 23 日）：近日又觉两腿内侧疼痛，走路欠利，结节不明显。仍以通络活血，软坚消肿。

药用：

当归 9g	赤芍 9g	地龙 9g	桃仁 9g
红花 9g	昆布 9g	海藻 9g	香附 9g
牛膝 9g	夏枯草 9g	蚤休 9g	

7 剂，水煎服。

药后减轻，患者要求回新疆继服上方。

1975 年 5 月 1 日：患者妹妹来京之便，称其姊回新疆后继服上方 50 余剂，腿肿已消，外观正常，触之仍存小结节未完全消退，但未见新的结节发生。遵照前方配成蜜丸，继续服用，以资巩固。

1975 年 12 月追踪随访：本人回信称在京治疗后有较好效果，即于 1975 年 9 月份重返工作岗位，按时服用带回处方 50 余剂，后因结节已小，疼痛亦不甚而停服。1976 今年入冬后左大腿稍感坠痛，劳累时为甚，原有小的结节尚存在，压痛不明显。

（《朱仁康临床经验集》）

【评析】 本病又称为结节性全动脉炎或结节性多动脉炎，有学者将此病仍归纳为结节性红斑范畴，但结节性红斑多在双小腿部，而本病发生在大腿，部位不同，中医治疗应按同一病种对待。临床上有些学者主张分为皮肤型和内脏型两种。所谓皮肤型，认为主要侵犯皮肤，以结节为多见，结节大小如豆粒，皮色潮红呈青褐色，有时自觉疼痛。中医称"瓜藤缠"，认为系气血瘀滞于经脉络道所致，瘀为有形之物，故临床上出现大小不等之结节，气血瘀滞不通则痛，故出现疼痛症状。朱老治疗本病以活血化瘀，通经活络为主。用当归、桃仁、红花、赤芍活血化瘀，佐以香附、陈皮理气，气为血之帅，气行血亦行；牛膝、地龙通经活络；昆布、海藻、山豆根、夏枯草、蚤休等软坚散结。

4. 张志礼　清热除湿、凉血活血、软坚散结法治疗结节性红斑案

赵某，女，28 岁。

初诊：1992 年 9 月 5 日。

病史：患者近 2 个月双膝关节酸困疼痛，活动后加重。双小腿反复起红疙瘩，硬而痛。曾在外院检查肝功、类风湿因子、体液免疫 7 项等，结果均正常；血沉稍增，抗链"O"稍升高。给布洛芬、消炎痛等治疗，效果不显。近半年易患感冒，经常咽痛，间断低热，大便偏干。

诊查：双小腿伸侧散在数个蚕豆至核桃大的红斑，稍隆起，色鲜红，境界清楚，其下可触及小结节，有触痛。舌质红苔白，脉弦滑。

西医诊断：结节性红斑。

中医诊断：瓜藤缠。

辨证：湿热下注，气血瘀滞。

治法：清热除湿，凉血活血，软坚散结。

处方：

紫草根 15g	茜草根 15g	连翘 15g	夏枯草 15g
丹参 15g	赤芍 15g	红花 15 克	白茅根 30g
板蓝根 30g	忍冬藤 30g	鸡血藤 30g	黄柏 10g
防己 10g	木瓜 10g		

水煎服。

外用化毒散膏。

二诊：服上方 7 剂，双下肢结节缩小，色转黯，疼痛减轻，未出新结节。去连翘、黄柏，加桃仁 10g，秦艽 15g。

三诊：又服 14 剂，双下肢结节全部消退，仅遗留色素沉着斑，关节不痛。

改用活血消炎丸，每早 6g，散结灵每天中午 4 片，大黄蛰虫丸每晚 6 克口服，以巩固疗效。

（《张志礼皮肤病医案选萃》）

【评析】 本案为湿热型。此型多因湿热下注，凝滞血脉，气血运行不畅，经络阻滞而致。证见起病较急，病前有轻重不等的发热、全身不适、关节痛等症状，以后在小腿伸侧出现略高出皮面的红斑结节，局部灼热有触痛，不破溃，重者下肢可轻度肿胀。治法为清热除湿，凉血活血软坚。方中紫草根、茜草根、白茅根凉血活血；忍冬藤、黄柏、防己清热除湿；丹参、赤芍、红花、鸡血藤活血化瘀，软坚散结；板蓝根、连翘解毒清热；木瓜、夏枯草软坚散结，引经通络。热盛发烧者可加生石膏；关节痛重者可加秦艽、豨莶草；咽痛者加玄参、山豆根；热盛伤阴者加沙参、石斛；结节坚硬久不消退者，加土贝母、鬼箭羽。

5. 黄振鸣　活血通络、清热化湿法治疗结节性红斑案

凌某，女，33 岁。

初诊：1981 年 10 月 11 日。

病史：患者于 1 个多月前全身发热恶寒，以后发现两小腿前部有大片红肿、疼痛，某医院诊断为"丹毒"，经用抗生素及清热解毒中药治疗，收效不显。近几天来两小腿前部出现小硬结节，色红疼痛，口干咽燥，大便干结，饮食正常。

检查：舌质红，苔薄白而干，脉滑数。两小腿伸侧皮肤潮红、肿胀，有散在大小不等之结节 7 ~ 8 处，呈圆形或椭圆形结节，小者如黄豆，大者如核桃，稍隆起，色鲜红，部分为黯红色，边界清楚，有灼热感，触痛明显。

辨证：湿热下注，络脉受阻，气血凝滞。

治法：活血通络，清热化湿。

处方：

当归 12g	川芎 12g	生地 18g	赤芍 15g
丹参 18g	皂角刺 12g	蜈蚣 3 条	绵茵陈 30g
苍术 12g			

水煎服。

二诊: 1981年10月14日。服上方3剂,双下肢结节渐退,颜色转黯,疼痛减轻。未见新生结节。药已对症,病情稳定,守方续服。

三诊: 1981年10月18日。又进上方3剂,小腿胫前皮肤红肿已消,硬节缩小如黄豆大,有轻度压痛,小便黄浊、短赤,舌苔黄腻。再拟原方加减,加强化湿通络。

处方:

当归 12g	苍术 12g	赤芍 15g	皂角刺 15g
防己 15g	丹参 18g	蜈蚣 3 条	萆薢 30g
绵茵陈 30g			

8 剂, 水煎服。

四诊: 1981年10月26日。药后疼痛基本消失,结节已消退,局部遗有色素沉着,舌苔薄白,脉弦细。拟养血通络之剂以巩固疗效。

处方:

当归 18g	生地 18g	威灵仙 18g	丹参 18g
川芎 12g	赤芍 12g	皂角刺 12g	蜈蚣 3 条

水煎服。

(《奇难杂症》)

【评析】 结节性红斑是一种急性炎症性结节性皮肤病。诱发本病病因较为复杂,可能为细菌、病毒感染等发生过敏反应所致。黄老认为本病是由于湿热炽盛,阻滞筋脉,致气滞血瘀,不通则痛;而瘀乃有形之物,瘀阻日久,结节成块。本病以女性为多,因妇女以血为本,不论月经、胎、产都以血为用,动易耗血,冲任受损,气血不调,血病则气不能独化,气病则血不能畅行,气滞则血瘀,营卫失和,易受外邪而成此症。黄老采用活血通络、清热化湿之法治疗本病,取得了一定疗效。但临床还须详细辨证,湿盛则除湿为主;阴虚火旺则兼清热养阴;血分热毒则配合凉血解毒。总之,辨证灵活,才能从速收效。

6. 凌云鹏　清热利湿、活血祛瘀法治疗结节性红斑案

沈某，男，45 岁，农民。

初诊：1978 年 9 月 21 日。

病史：患者于 1978 年 4 月起两足胫出现红斑结节散布，有不适感，当时正值田间春耕季节，以为是皮肤感受水毒所致，未加重视，嗣后逐渐发展至大腿、腹部，均有稀疏红斑，两膝关节疼痛，尤以右膝为重。乃去某卫生院治疗，内服西药无效，并出现头眩晕，足胫肿大，两膝疼痛剧烈，红斑增多，于 9 月 4 日中医诊治，内服凉血止血，解毒渗湿之剂 4 天，红斑色较黯淡，右膝以下肿胀特甚，且肿胀部位，时前时后，时上时下，在膝至足踝范围内，游走不定。复诊仍肿胀不退，且红斑又增多，又转骨伤科治疗，内服云南白药，肿减而红疹仍然，连续两诊，红斑密布，故来就诊。

症状：两下肢膝以下红斑密布，大腿部有散在色紫红结节及色红斑块，腹部均为黯红色结节，头眩晕，精神疲惫，两膝疼痛，自觉沉重而胀，行走不便，按之肤热，红斑质硬而界限分明，大的约 1cm×1cm，小的 0.4cm×0.4cm，脉濡细，舌绛苔薄腻。

处方：

当归 9g	忍冬藤 24g	白茯苓 12g	丹皮 6g
大腹皮 12g	生米仁 12g	红花 6g	大小蓟 12g
制僵蚕 12g	赤芍 6g	菊花 12g	川牛膝 9g

水煎服。

9 月 26 日复诊，服药 5 剂，自觉头眩减轻，下肢肿退，红色结节稀少，大部均呈色黯小硬块，局部疼痛大减，并有痒感，脉缓有力，上方去菊花加广郁金 6 克。

10 月 5 日来诊，据云上方服后，症状显著好转，故连服 10 剂，局部红斑及疼痛均已消失，尚有少数色黯硬结未消，惟仍觉头眩乏力，傍晚则足踝微肿，脉缓有力，苔薄。

处方：

生黄芪 12g	生地 12g	广郁金 6g	忍冬藤 18g
苡仁 15g	当归 9g	怀牛膝 12g	赤白芍 9g
陈皮 9g	制僵蚕 12g	炒白术 6g	丹参 9g

内服 7 剂而愈。

（《临诊一得录》）

【评析】　本案患者初起因从事田间劳动，寒湿外侵，凝滞于肌肤血脉之间，致使气血运行不畅，经络阻滞，寒郁化热，湿热蕴结而外发。盖湿着于经络则痛，气血循行受碍，血热妄行，则溢于肌表而现红斑，离经之血不得化解则成瘀，血瘀必致气滞，是以并见足胫肿胀，由于气血久滞而导致正虚，则出现眩晕神疲，故脉见濡细。湿热留注，怫郁化火，故舌绛而肤热。本症治疗，首宜清热利湿，活血祛瘀。处方以当归、赤芍、红花、大小蓟以活血破瘀，合丹皮以凉血去瘀，泻血中之伏火，忍冬、菊花清热而通络，茯苓、苡米仁以渗湿，大腹皮以行气，僵蚕以搜风散结，并以牛膝活血引诸药下行为治。全方重于活血破瘀，盖瘀凝渐解，气血通畅，则血中之热易清。投服以后，局部红斑色渐转黯，硬结渐消，且由痛转痒，均为瘀去而血行流畅的佳兆，复诊加郁金以增强行气破瘀之力，诸症基本消除。惟患者病久，临床早见正虚现象，今邪去而正未复，故仍感眩晕乏力，日晡足肿等气虚证候，缓以益气和营为主，酌加化瘀生新善后而愈。

7. 王玉章　清热利湿、解毒散结法治疗结节性红斑案

樊某某，男，58 岁。

初诊：1991 年 4 月 11 日。

主诉：患者双下肢起疹子，疼痛。近 1 个月来两下肢起疙瘩如杏仁大，疼痛，西医医院诊为"结节性红斑"。经中西药物治疗未见好转。双下肢以小腿伸侧为著，有散在的红斑，为 0.5～1.0cm 大小，呈结节状，颜色鲜红，高出皮面，触及痛著，伴两膝关节痛、小腿浮肿、行走不便。

诊查： 便干，尿黄，舌苔薄黄、质红，脉象弦滑稍数。

辨证： 湿热下注，阻隔经络。

治法： 清利湿热，解毒通络。

处方：

| 猪苓 15g | 泽泻 12g | 车前子 15g | 白鲜皮 10g |
| 双花 12g | 连翘 12g | 赤芍 12g | 丹皮 12g |
| 甘草 10g |

7剂，水煎，每日2服。

局部治疗： 紫色消肿粉，以蜂蜜调成糊状外敷于患处，每日1次。

二诊： 1991年4月18日。服上方药7剂，症状好转，红斑结节颜色变淡，疼痛减轻，浮肿见消，关节痛较前减轻。舌苔薄白，脉象弦滑。前方加丹参20，红花10g，再服7剂，局部治疗同前。

三诊： 1991年4月25日。诸症均除，结节已消退，两下肢已不浮肿，关节无疼痛，两腿行走方便。舌苔、脉象如故，告痊愈。

（《中国现代名中医医案精华·王玉章医案》）

【评析】 结节性红斑是皮肤科常见疾病，为真皮脉管和脂膜炎症所引起的结节性皮肤病，与中医学文献中所记载的衣藤缠十分相似。如《医宗金鉴·外科心法》中记述有："此证生于腿胫，流行不定，或发一二处，疮顶似牛眼……若绕胫而发，即名衣藤缠，结核数枚，日久肿痛"。除此之外，本病与文献中所说的"湿毒流注"也很相近。王老根据多年临床经验，认为本病是因体内素有湿热日久注于下焦；或因寒湿侵袭经络，凝结气血成疾。而上述之例为湿热下注成患，其病程月余，皮疹色鲜红疼痛，两腿浮肿，关节痛，结节损害以伸侧为著（即阳面）。便干、尿黄，且舌苔薄黄、质红，脉弦滑稍数，属热属湿，为湿热之邪。湿邪最易注于下焦，阻隔经络而出现结节红肿、疼痛，当以清利湿热、解毒通络为法。方中猪苓、泽泻、车前子、白鲜皮利湿消肿；双花、连翘清热解毒散结；赤芍、丹皮活血通络消肿；甘草和中，服药7剂而奏效；加强活血通络之功，选丹参、红花以散结消坚，使结节消、红斑退，诸症悉安而告痊愈。

在局部治疗上，使用紫色消肿散外敷患处，其方之组成为紫草、赤芍、当归、贯众、升麻、白芷、芥穗、紫荆皮、红花、儿茶、红曲、羌活、防风等量为末，黄酒调，外敷。功为散风活血、化瘀消肿，对于无名肿毒、结节性疾患有较满意效果。

8. 金起凤　散瘀清利法治疗结节性红斑案

周某，女，45 岁。

初诊： 1987 年 9 月 12 日。

主诉： 患者双下肢患红斑结节疼痛已 22 年。多年来反复发作，结节时增时减，久治不愈。曾去各医院诊为"结节性红斑"，屡治欠效。两个月来两小腿结节又增多，痛胀明显，站行尤甚。

诊查： 两小腿胫骨双侧有小指甲盖至蚕豆大红色结节 18 个，两胫外侧稍多，均触痛明显，兼见腿踝部肿胀，伴口干且苦，小溲短黄。苔腻薄黄，舌黯紫边有齿痕，脉弦滑。

辨证： 湿热下注，络阻血瘀。

治法： 清热利湿；通络化瘀。

处方：

萆薢 20g	炒黄柏 10g	银花 15g	丹皮 15g
赤芍 15g	木瓜 12g	桃仁 12g	苏木 10g
红花 10g	川牛膝 15g	防己 10g	冬瓜皮 30g

水煎服。

分两次分服。另用紫金锭研细末水调外敷患处，每日 3 次。

二诊： 9 月 27 日。服上方药 14 剂后，部分结节缩小，色红及压痛减轻，腿肿呈消，5 天来右小腿又起结节两个，且觉体乏无力。舌象同上、脉弦缓。细思病久络闭，新瘀势必变成宿瘀，且正气已亏，故治法改予益气活血、通络逐瘀，佐以清利。

处方：

生黄芪 30g	当归 20g	川芎 10g	土鳖虫 10g
水蛭 6g	莪术 15g	桃仁 12g	炒黄柏 10g
银花 15g	丹皮 12g	川牛膝 15g	冬瓜皮 20g

水煎服。

按此方药随症稍予加减服后，两小腿结节渐次消退，又服药 30 剂而获愈。随访 3 年未见复发。

（《中国现代名中医医案精华·金起凤医案》）

【评析】 瓜藤缠相当于现代医学的结节性红斑。本例患此病达 22 年之久，临床尚属少见。初诊时，仅按湿热夹新瘀投治，症虽减轻，但疗效不著，结节仍有续出，且感体乏无力。斯时始悟患者罹病多载，络闭较甚，以致新瘀变为宿瘀而涸络，病久必损气血，药后湿热减轻，而虚象则显，故二诊改予攻补兼施之法，以益气活血、通络逐瘀为主，少佐清利。方中选用土鳖虫、水蛭善逐恶血，伍以莪术、桃仁破血，共奏化坚逐瘀之功。盖宿瘀涸络，非草木之味所能化消，必假虫药搜络开痹，则积久之宿瘀庶可化消；加用生黄芪、当归、川芎补气养血活血，气沛血充，驱邪自寓于扶正之中。又佐以川牛膝通络散结；黄柏、银花、丹皮、冬瓜皮清利湿热，终使这一顽疾获得痊愈。

（武嘉兴）

第十五章
颈椎病

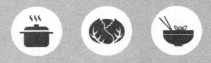

颈椎病又称颈肩综合征，是由于颈椎及其周围的软组织，如椎间盘、后纵韧带、黄韧带、脊髓鞘膜等发生病理改变而导致颈神经根、颈脊髓、椎动脉及交感神经受到压迫或刺激所产生的各种症状。本病好发于 40 岁以上的成年人。颈椎病虽临床表现不同，但主要症状为颈项、肩臂痛。颈椎病按其受压的部位不同，临床表现主要分为神经根型，椎动脉型和脊髓型三种。

（1）神经根型。主要为颈、肩痛并沿颈神经根放射。重者为阵发性剧痛，影响工作及睡眠。颈部后仰、咳嗽等增高腹压时，疼痛可加重。部分病人可有头晕、耳鸣、耳痛，也可有电击、针刺样的疼痛向臂和手放射，以及手握力减退，手细小动作不灵，症状可反复发作。检查可发现颈部活动受限，在下颈部棘突、患侧肩胛骨内上角处，以及胸大肌区有压痛，臂丛牵拉试验、压顶试验阳性。

（2）椎动脉型。除颈、肩臂痛等症状外，尚有交感神经刺激症状，表现为胃肠、呼吸、心血管症状以及头痛、头晕、恶心、耳鸣、耳聋、视物不清等。甚而椎动脉受压而猝倒，猝倒后因颈部位置改变，而立即清醒，即可起来行走。检查有 1/3 的病人出现神经根阳性体征，4/5 的病人在颈椎侧弯及后伸到一定位置则出现头晕加重，甚至猝倒。

（3）脊髓型。以脊髓症状为主，下肢发紧、发麻、无力，行走困难或行走时如踏棉絮。上肢发麻，手部肌力弱，持物不稳，物品易于失落，甚至出现四肢瘫痪，小便潴留，卧床不起。有的并发头痛、耳底痛、眼痛、吞咽困难、面部出汗异常等。检查时可无压痛点，牵拉试验和颈挤压试验阴性。常常出现不规则的躯干和下肢感觉障碍，腱反射亢进，肌张力增高，并出现病理反射。重者出现踝阵挛和髌阵挛等。

中医认为其主要病机是风寒湿邪入侵，痹阻于太阳经脉，经隧不通，络脉瘀滞，或气血不足，筋脉失于濡养，肾虚精亏，骨失所养。

1. 施维智医案

🍅 **案例一：温经养营、散寒化湿法治疗脊髓型颈椎病案**

洪某某，男，38 岁。

初诊： 1976 年 2 月 25 日。

主诉： 患者自 1972 年颈项扭伤后，颈背部疼痛时重时轻；1975 年 4 月起，两手中指、无名指、小指尺侧麻木有烧灼感，并逐渐发展至两前臂、腰背、两腿麻木，头后仰伴有触电感，行走困难。1976 年年初起阵发性大小便潴留及失禁。经上海某医院神经科住院检查，诊断为第 5 ～第 6 颈椎间盘突出症，并建议手术治疗，未被患者接受，来我院门诊治疗。

诊查： 颈椎挺直，第 4 ～第 5 椎间隙压痛，两侧肱三头肌、肱二头肌反射能力下降，两手中指、无名指、小指尺侧至肘部感觉、痛觉均下降，肌肉无萎缩。右胸 4 以下水平痛觉下降，右侧正常，两膝、跟腱反射活跃并见阵挛，行走时呈剪式步态。椎管碘油造影 X 线片提示：第 4 ～第 6 颈椎间盘突出症。舌淡白，苔薄腻，脉沉细。

辨证： 肝肾不足，气血两亏，风寒湿乘虚袭入，阻滞隧络。

治法： 温经养营，散寒化湿，通络止痛。

处方（内服药）：

独活 5g	左秦艽 5g	生熟地黄各 9g	三七末（吞）2g
怀牛膝 9g	全当归 9g	京赤芍 5g	大川芎 5g
威灵仙 5g	鸡血藤 9g	甜苁蓉 9g	川续断肉 9g
陈皮络各 5g			

水煎服。

处方（外治药）：

（1）膏药：宿伤膏贴痛处。

（2）洗药：

羌独活各 9g	虎杖 15g	白附子 9g	威灵仙 9g
生胆南星 9g	钻地风 9g	全当归 9g	大川芎 5g
鹿含草 9g	海风藤 9g	仙灵脾 15g	麻黄 9g
桂枝 9g			

煎水熏洗手足。

二诊（4月9日）： 疼痛明显减轻，四肢麻木也减轻，行走渐有力，大小便已正常。脉弦滑，苔白腻。久病精血耗伤，筋脉失养。再拟益气养血、温经散寒。

处方：

砂仁 2g	拌熟地黄 9g	潞党参 9g	绵黄芪 9g
甜苁蓉 9g	全当归 9g	台乌药 5g	真鹿筋（先煎）5g
赤白芍各 5g	制半夏 5g	陈皮络各 5g	广独活 5g
左秦艽 5g	广木香 5g		

水煎服。

外治药同前。

三诊（5月23日）： 疼痛麻木已基本消失，能连续行走20分钟以上，但尚觉下肢畏寒，皮肤清冷。脉濡软，舌淡白。肝肾既亏，下元虚冷，再拟温经散寒之治。

处方：

红花（炒）5g	大生地黄 9g	白芍 9g	桂枝（炒）5g
豨莶草 9g	广木香 5g	潞党参 9g	真鹿筋（先煎）5g
绵黄芪 9g	甜苁蓉 5g	全当归 9g	大川芎 5g
陈皮络各 5g	桑枝 9g	砂仁 2g	拌熟地黄 9g

水煎服。

外治药同前。

在服药期间，每日晨起服舒筋活络丸或祛风活血丸 1 粒、上方药根据症状变化而随证加减，头晕加钩藤、菊花、僵蚕；腹胀加大腹皮；痛甚加北细辛、地龙、三七末；寒甚加桂枝。服药至 9 月底，症状已基本消失，能连续行走 1500 米以上，再半年后症状完全消失。1983 年 10 月随访，工作正常，生活自理。

案例二：温经养营、搜风通络法治疗脊髓型颈椎病案

蒋某某，男，63 岁。

初诊： 1989 年 8 月 2 日。

主诉： 患者 1989 年 5 月 29 日突感四肢麻木无力，不能行走，拟诊为"脑溢血"，经对症治疗 1 周后后症状减轻，两天后又起，二腿痿软不能行走。经该院神经科检查后认为属颈椎病所致，遂作颈椎核磁共振检查，结论为：颈椎退行性病变，颈 5～颈 6 椎间盘突出，颈 5～颈 7 椎管脂肪沉积。建议作手术治疗，患者不愿接受，而来我院门诊治疗。

诊查： 患者被抬入门诊，两上肢皮肤感觉下降，两手握拳困难，肱二头肌反射活跃，两下肢瘫痪，皮肤感觉低下，腱反射活跃，踝阵挛阳性。苔白腻，舌质淡白。脉沉细。

辨证： 肝肾两亏，筋络虚软，气滞血阻，风湿留滞。

治法： 温经养营，搜风通络，活血止痛。

处方：

桂枝 3g（炒）	白芍 9g	生地黄 9g	红花 3g（炒）
真鹿筋（先煎）5g	全当归 9g	京赤芍 5g	
砂仁 2g	拌熟地黄 9g	大川芎 5g	青防风 5g
西羌活 5g	威灵仙 9g	全蝎 3 只	蜈蚣 2 条
青木香 5g	广陈皮 5g	大活络丹 1 粒	

水煎服。

二诊（8 月 30 日）： 药用一周，颈肩部疼痛减轻，四肢麻木也有减轻，两

手能握筷，小便通利，大便自解，风湿已有转化之机，再从前法增损。

处方：

红花 3g（炒）	生地黄 9g	白芍 9g	桂枝 3g（炒）
全当归 9g	青防风 5g	西羌活 5g	真鹿筋（先煎）5g
京赤芍 5g	大川芎 5g	宣木瓜 5g	怀牛膝 9g
威灵仙 9g	左秦艽 5g	陈皮 5g	砂仁 2g
熟地黄 9g			

水煎服。

另投大活络丹1粒，随药服止痉散3g（吞），每天1次。

三诊（9月27日）： 四肢麻木已基本消失，两手伸屈自如，两腿行走渐有力，大小便正常。惟腰背如束带状，拘急不舒，有如负重，少腹胀满。再增活血理气、宣通络脉之药以徐徐调治。历时三月，病情终见起色，四肢麻木消失，腰部松弛如常，四肢活动无碍，皮肤感觉正常，能独立行走45分钟以上。

1992年3月2日复查：自行来院，登楼如履平地，两年前的症状无一残存。

🍅 案例三：平肝化痰法治愈椎动脉型颈椎病案

苏某某，女，28岁。

初诊： 1991年8月22日。

主诉： 患者素有头晕、耳鸣、目糊，视物过久或转颈突然常有眩晕，曾经西医诊断为"美尼尔综合征"，发作频繁，时发时愈，已有一载。近有颈肩疼痛，头痛头胀，肢体倦怠，继之恶心呕吐，甚而视物旋转，如坐舟船，猝倒。伴胸脘闷郁，神情烦乱，入夜尤甚，沉疴不起，不能自拔。

诊查： 患者颈部有梗塞感，不能左右顾及，动则头晕目眩，恶心欲吐。颈4～颈7椎间隙压痛，X线片提示：颈椎挺直，椎间隙狭窄，颈4～颈7椎体后下缘骨赘增生。颈椎CT片结论：颈4～颈7横突孔缩小。苔白腻，质淡，脉濡滑。

辨证： 肝风内动，阳亢不制，痰湿内蕴，风动夹痰，混扰于上，胃失和降，颈部劳损，夹有风湿。

治法：平肝息风，化痰降逆，活血化瘀，疏风化湿。

处方：

羚羊角粉（吞）0.3g	白菊花 9g	明天麻 5g	嫩钩藤（后下）9g
吴茱萸 10g	炒川黄连 5g	姜竹茹 5g	法半夏 5g
藿香 5g	广陈皮 5g	全当归 9g	石决明（先煎）15g
炒枳壳 5g	京赤芍 9g	珍珠母（先煎）30g	

水煎服。

另投大活络丹，每天 1 粒。

二诊（9月1日）：药服 7 剂，头晕目眩稍减，呕吐已平，但仍颈肩酸痛、耳鸣作响。苔白腻，脉滑。风痰之证已成暮日之象，但气滞血瘀尚未净化，虽有转机，未入坦途。再从平肝息风、活血化瘀、通络止痛为治。

处方：

羚羊角粉（吞）0.5g	白菊花 9g	法半夏 5g	明天麻 5g
嫩钩藤（后下）9g	姜竹茹 5g	藿香 5g	陈皮 5g
石决明（先煎）15g	全当归 9g	赤芍 9g	炒枳壳 5g
珍珠母（先煎）30g	桑枝 9g	丝瓜络 5g	鸡血藤 9g

水煎服。

另投大活络丹，每天 1 粒。

三诊（10月24日）：药后诸症递减已如常人，惟耳鸣未平。再进上方药，撤大活络丹转耳聋佐慈丸以阴阳兼顾。上方药迭进匝月，诸症悉除，并恢复正常工作。

（《中国现代名中医医案精华·施维智医案》）

【评析】 案例一与案例二为脊髓型颈椎病，现代医学认为其是由于椎间盘退变、骨质增生、椎管变狭而失稳或代偿性肥厚所致。颈脊髓动脉血运相应不畅，静脉回流受阻，也是产生脊髓型颈椎病的重要原因。《黄帝内经》云："荣气虚则不仁，卫气虚则不用，荣卫俱虚则不仁且不用。"王肯堂云："项强不可转移者，皆由肾虚不能养肝，肝虚无以养筋所致。施老认为本病属痿证范畴，皆因体虚，腠理空虚受风湿之邪。由于肝肾不足，气血两亏，风寒湿气乘虚袭入，痹着不散。肢节麻木痿软乃肝肾阳虚所致，酸痛凝滞不解乃风湿偏盛之故。法以益气养血、温经养营为主，如单投温补之剂，难免有滞邪之虞，恐非适宜。故在补肝肾、养气血之剂中增入温经散寒之味，再辅以搜风通络祛邪之品，可谓施老治痿之又一法。

案例三为椎动脉型颈椎病，是由于外周血管阻力或椎动脉变异扭曲引起的椎动脉管腔狭小、血流量灌注减少而发生的病理变化。施老认为，从辨证立论，当责之于肝；从辨病立法，则归之于瘀。而痰为有形之邪，"无痰不作眩"即明于理，或夹风上蒙清道，或瘀痰胶结不解，缠绵难愈而发为眩晕。《类证治裁》云："风依于木，木郁则化风，如眩如晕。风痰瘀阻不化，横窜脉络，诸症四起。"施老诊治此病必重风痰瘀三因合一；临诊遣方用药，独用羚羊角、钩藤、天麻、菊花祛风，化痰祛瘀非四物、二陈莫属，二法合参，诸症遂愈。

2. 朱良春　清泄郁热，蠲痹通络法治疗颈椎病案

赵某，男，45岁，干部。

初诊： 1984年4月3日。

病史： 患者患颈椎病3年，曾在昆明某医院摄片确诊，予口服骨刺片、蜡疗效果不著。近两个月来，项背疼痛，左肩胛灼热疼痛，两手臂麻痛处遇风寒疼痛增剧，疼痛难忍。察舌质红，苔黄腻燥黄，脉滑。此乃寒湿袭于经脉，郁久化热，经脉痹闭所致。治宜清泄郁热，蠲痹通络。

方用：

制川草乌各 10g	川桂枝 8g	生地黄 15g	葛根 30g
片姜黄 15g	寒水石 20g	当归 15g	土鳖虫 10g
炙僵蚕 10g	炙全蝎 3g（研末分吞）	羌活 10g	甘草 6g

10剂，水煎服。

嘱加强功能锻炼。

二诊（4月18日）： 服上药左肩胛灼痛减，肩臂疼痛稍缓，苔薄腻黄，脉细

弦。此乃郁热有泄化之机，续当原法继进之。上方续服 10 剂。

三诊（4 月 28 日）：药后左肩胛灼痛已平，惟肩臂麻木疼痛未已，苔薄白，脉细弦。此乃郁热已净，痹闭尚未疏通之证。继当蠲痹通络，益肾固本，予益肾蠲痹丸每次 6g，每日 2 次，以善后之。

1987 年 3 月信访，已告痊愈。

（《中国百年百病中医临床家丛书·朱良春》）

【评析】 上例体现了临床辨证论治与辨病论治相结合的重要意义。辨证为寒热错杂一身，同时结合颈椎病其自身病理特点，所以处方既用川草乌、桂枝及虫药蠲痹通络，生地、寒水石清泄郁热，又选用羌活、葛根作用于颈椎的药物。尤其颈椎病为骨之退行性病变，故得效之后，即改用有益肾壮督、蠲痹通络双重作用之益肾蠲痹丸，标本兼治而收功。

3. 王为兰　补肾化瘀法治疗颈椎病案

卢某某，男，45 岁。

初诊：1991 年 4 月 10 日。

主诉：患者近两年来颈项强硬，头晕目眩，手足麻木，胸闷发憋，某医院诊断为"颈椎综合征"。给予颈复康、骨刺片、按摩、牵引及离子导入等疗法治疗 1 年余，疗效不显著，慕名求治于王老。

诊查：精神倦怠，头晕行走须扶物。肩臂疼痛麻木，腰膝酸困，是膝无力，失眠健忘，手足心热。第 3、第 4、第 5 颈椎左侧压痛，颈前屈及旋转活动受限。X 片提示：颈椎生理前凸消失，第 3、第 4、第 5 椎体后缘骨质增生。舌苔白厚腻，质黯淡。脉沉弦细。

辨证：肝肾不足，气滞血瘀，痰浊阻滞。

治法：滋补肝肾，活血化瘀，祛痰通络。

处方：

骨碎补 10g	山萸肉 10g	龟甲 30g	补骨脂 10g
枸杞子 15g	葛根 30g	桂枝 10g	赤白芍 30g

生甘草 10g   生黄芪 30g   水蛭面 3g（分冲）

川续断 20g   狗脊 20g   刘寄奴 30g

20 剂，每日 1 剂。

二诊：1991 年 4 月 30 日。药后诸症均减，目前除白天正常上班外，每晚还可自学两个多小时，精力充沛，头晕目眩消失，惟有颈项转侧不灵活，伏案时久手仍麻木。苔薄白，脉细弦。上方去刘寄奴，加白术 20g，再服 20 剂。

三诊：服药 20 剂后，颈项转侧较前灵活，惟有右屈时左颈疼痛，晨起颈部发僵，右肩发沉，纳佳便畅。苔薄白，脉沉弦。上方加木瓜 30g 配成丸药继服，以巩固疗效。

（《中国现代名中医医案精华·王为兰医案》）

【评析】 本例属于中医的"骨痹""眩晕"之范畴。王老认为骨性关节病与风湿病是完全不同的两种病，前者是由于年老体弱、关节功能退化性病变，与外邪风寒湿关系不大，病因是肝肾不足、阴虚血少、脑失濡养、精亏则髓海不足，故导致头晕目眩、神疲健忘、腰酸软、脉沉细弦。气滞血瘀、痰浊阻滞，造成气血运行不畅，经络闭阻，则出现肩臂疼痛、手足麻木。脾失健运，产生痰湿，则苔白厚。久病多瘀，则舌质黯。方用骨碎补、山萸肉、龟甲、补骨脂、枸杞子、川续断、狗脊补益肝肾，化瘀通络；桂枝、葛根解肌止痛，并作为引经药；赤白芍、生甘草酸甘化阴，养血活血、柔筋缓急止痛；生芪、白术补中益气，健脾除湿；水蛭破血化瘀，通达经髓，此药为血肉有情之品，破血化瘀不伤正气，适用于气血不足的瘀滞症；刘寄奴活血化瘀及通经活络。诸药合用，肝肾得补，脾运得健，气血得通，经络得和，诸症自除，由此可见补肾活血法实为治疗骨痹之正法。

4. 黄乐山 祛风散寒化瘀法联合推拿手法治疗颈椎病案

初某某，女，42 岁。

初诊：1977 年 3 月 29 日。

病史：患者颈背痛，左臂及手指麻 1 年余，无明显外伤。受凉及劳累后加重，患处似触电，疼痛甚为剧烈，很少入眠。经过针灸、西药等治疗，症状仍持续加重，遂来我院。患者素日贫血。

诊查：颈部呈前倾状态，活动极度受限，前倾40°，后伸、左右侧弯及左右旋转均为0°。颈5、颈6压痛，放射至左手指。左前臂肌肉萎缩，左手握力减弱，左前臂桡侧及拇、食指感觉减弱。肱二头肌、肱三头肌腱反射正常，纵轴压迫试验（＋）。X线摄片：颈椎曲度变直，以颈5-肱6为中心后凸。

诊断：西医：颈椎病（急性发作期）。

中医：痹证。

辨证：风寒痹阻，气滞血瘀。

治法：祛风散寒，活血化瘀。

处方：

羌活 12g	秦艽 15g	防风 12g	赤白芍各 12g
麻黄 3g	桂枝 10g	牛膝 12g	甘草 10g

水煎服。

患者病属急性发作期，嘱卧床休息，同时配合中药热敷。

二诊：经服药后症状有所缓解，配合手法治疗，予以揉、点穴等轻手法治疗。目的在于缓解紧张、痉挛之颈肩部肌肉，减轻症状。

三诊：经休息2周后，口服中药及热敷治疗，疼痛已明显减轻。但手麻未减，颈部活动稍有好转。再予推拿手法1次，即在捏、弹、点、揉等手法后用牵法，反复行颈部屈伸活动，尽量要求颈部伸直。后在旋转过程中，重点行两侧旋转扳法，响声清脆，做旋转扳法时麻木感一直放射至手指。手术患者颈部活动明显好转。

处方：

羌活 10g	桑寄生 18g	木瓜 15g	川牛膝 12g
赤芍 10g	白芍 10g	桂枝 10g	甘草 6g
秦艽 15g			

水煎服。

四诊：经手法及中药治疗，症状逐渐减轻，活动逐渐好转。但由于节日过劳，症状又突然加重，继行手法1次。

五诊：经 4 次手法治疗，症状及活动明显改善，除后伸活动轻度受限外，余各方向活动均好，颈 5、颈 6 轻压痛，无放射感，已达近愈标准，停止手法，待观察。

六诊：除两肩发沉外，无其他不适。检查：颈部活动正常，无压痛。又过两个月随诊，已彻底痊愈。

2 年后随诊，除阴雨天时有不适外，无任何不适感，查体及 X 线摄片正常。

（《黄乐山骨科临床经验选》）

【评析】 本案患者病程较长，症状突然加重，受凉及劳累后加重，且患处疼痛甚为剧烈，颈部僵直，不敢活动。中医证属风寒之邪痹阻经络，气滞血瘀，先以麻黄、桂枝、羌活及防风等药以温经散寒，疏风通络，待症状缓解，再开始手法治疗。第一次手法时，以松解周围软组织为目的，故只用点、揉等轻手法；第二次手法时，在软组织充分放松的基础上，在牵引下反复予颈部屈伸旋转活动，在活动中有效地完成了两侧旋转扳法。通过 5 次手法，活动恢复正常，虽尚有轻度疼痛不适，但可逐渐恢复。本例在治疗过程中，因患者过劳，曾有反复。所以应当注意防止复发，其中防止过劳及受凉是必要的。

5. 施杞医案

案例一：健脾燥湿、息风化痰法治疗颈椎病案

鲁某某，女，55 岁。

初诊：1998 年 7 月 16 日。

病史：颈项板滞不舒，头晕、头痛、头重已经 7 年余，症状加重 2 周。颈项板滞不舒始于 7 年前，并有肩背牵制不适感。2 周来头痛、眩晕加重，泛恶，头重如蒙裹一般。四肢乏力，纳呆失寐。

诊查：颈椎压痛（++），颈活动受限（±），弹指征（±）。1992 年核磁共振检查提示：颈 2—颈 3，颈 3—颈 4，颈 4—颈 5 椎间盘突出，颈椎骨质增生。苔白腻，脉滑。

诊断：西医：颈椎病。

　　　　中医：痹证。

辨证：脾失健运，痰湿中阻。

治法：健脾燥湿，息风化痰。

处方：半夏白术天麻汤加减

姜半夏 9g	炒白术 12g	明天麻 12g	广陈皮 6g
怀山药 12g	石菖蒲 12g	云茯苓 12g	全当归 9g
大川芎 1g	炙甘草 5g	制南星 9g	汉防己 15g
大枣 10 枚	生姜 4 片	赤白芍各 12g	

14 剂，水煎服。

二诊：药后诸恙已减轻，泛恶呕吐已愈，头痛头重已解，唯有轻度头晕，患者精神亦较前有明显改善。苔薄腻，脉细滑。再守前法。原方石菖蒲改 30g，去炙甘草，改为六一散（包煎）30g，加怀山药 12g。14 剂。

（《施杞谈颈椎病》）

【评析】 本案患者颈项板滞不舒，头晕头重头痛，四肢乏力，纳呆失寐，此虽为颈椎病表现，但综合辨证，因脾虚失运，痰湿困脾，上扰清窍所致，故而以半夏白术天麻汤为基础，健脾燥湿，熄风化痰，加制南星、汉防己、石菖蒲以燥湿化痰，利水通窍，当归、川芎、赤白芍补血活血和营，兼顾气血。

🍅 案例二：益气和营、养阴利咽、化痰逐瘀法治疗颈椎病案

黄某某，男，47 岁。

初诊：1999 年 4 月 19 日。

病史：颈项、咽喉部疼痛 2 周。无外伤史。现病史：近 2 周来突发咽喉疼痛，颈项牵制疼痛，涉及左肘酸楚，转颈困难，遇寒痛甚，得热痛减，二便尚可，夜寐欠安，胃纳尚好。自觉因低头操作电脑过久后所致。

诊查：颈部肌肉紧张度略高，颈椎旁压痛（＋），较广泛，颈 2—颈 3 横突压痛（＋＋），弹指征阴性，咽喉部肿胀充血（＋＋＋）。X 线摄片示：颈椎生理弧度变直，颈 2—颈 7 骨质增生，颈 3—颈 4、颈 4—颈 5、颈 5—颈 6、颈 6—颈 7 椎间隙均有不同程度狭窄。

诊断：西医：颈椎病。

　　　　中医：痹证。

治法：益气和营，养阴利咽，化痰逐瘀。

处方：

黄芪桂枝五物汤合四物汤加减。

生黄芪 15g	桂枝 9g	大川芎 12g	大枣 10 枚
全当归 9g	生甘草 5g	板蓝根 18g	大玄参 12g
葛根粉 15g	汉防己 15g	制南星 9g	鲜生姜 4 片
生熟地各 12g	砂仁 3g（后下）		赤白芍各 12g

14 剂，水煎服。

另服麝香保心丸每次 2 粒，每天 3 次。

二诊：颈项、咽部疼痛明显减轻，左肘牵涉酸痛已消。夜寐亦宁。检查：颈部肌肉紧张度正常，颈椎压痛（±），咽喉充血水肿（+）。苔薄脉细。再以前法出入。

处方：

生黄芪 18g	川桂枝 9g	大川芎 12g	鸡血藤 15g
全当归 9g	炙甘草 5g	板蓝根 12g	大玄参 9g
葛根粉 18g	汉防己 18g	制南星 9g	赤白芍各 12g
生熟地各 9g	威灵仙 12g	老鹳草 5g	

14 剂，水煎服。

三诊：诸恙已解，苔薄脉细。嘱补中益气丸和六味地黄丸连服 3 个月。

（《施杞谈颈椎病》）

【评析】　本案患者低头工作过久，以颈痛、咽痛为主症，辨证属瘀滞兼有痰水，方以黄芪桂枝五物汤合四物汤加味。方中以生黄芪、川桂枝、白芍、生姜与大枣益气和营解肌；赤芍、川芎、当归与熟地黄补血活血；板蓝根、大玄参、生地黄、赤芍与葛根清热凉血，养阴利咽；南星、砂仁化湿祛痰止痛，并配以麝香芳香走窜而引诸药直达病所。共奏和营益气，清热利咽，化痰逐瘀之功。二诊时，由于症状基本缓解，改"以攻为主"为"攻补兼施"，将生黄芪改为炙黄芪，并加大用量，寓意加强补气，增加机体免疫功能，并减轻清热利咽的板蓝根、大玄参等剂量。痰湿已化，减去南星、砂仁等药。加重葛根、防己用量，以增加解肌解痉镇痛之功。颈椎病是一种复杂的颈椎退行性疾病，易于反复，平素应注意调养气血，加之患者年龄已趋半百，调养肝肾、气血应缓缓而图，故嘱其长期服用补中益气丸和六味地黄丸。

6. 王文斌 补气活血、调和营卫法治疗神经根型颈椎病案

顾某，男，40 岁。

病史：患者右上肢及手指麻木 3 个月，每低头时，手指即麻木。经查体牵拉试验，右侧颈 5、颈 6 根部挤压时放射至右臂手指麻木，头低时，放射至右手指麻木明显，无肌萎缩。据 X 线摄片显示：颈 5、颈 6 骨质增生，椎间孔略小。

诊断：西医：神经根型颈椎病。

西医：神经根型颈椎病。

中医：痹证。

辨证：气虚血瘀，营卫不和。

治法：补气活血，调和营卫。

处方：

黄芪桂枝五物汤加减。

川芎 15g	黄芪 30g	桂枝 10g	羌活 15g
当归 20g	白芍 15g	姜黄 15g	桑枝 10g
丹参 15g	细辛 5g	鸡血藤 15g	红花 15g
茯苓 15g	甘草 10g		

水煎服。

二诊：右上肢仍麻木。查体牵拉试验、挤压根部试验均阳性，继按上方服。

三诊：主诉右上肢麻木稍轻，颈项时有酸痛不适感，前方加葛根、知母，继服。

四诊：右上肢及手指麻木大为减轻，手指略麻，按上方取 4 剂续服。

五诊：按前方取 3 剂服之，右上肢麻木症状基本治愈。

（《百家方剂精华》）

【评析】　本案患者劳累后出现右上肢麻木，多为气血失调、营卫不和所致，治疗上以黄芪桂枝五物汤为基础方，合川芎、当归、鸡血藤、红花、丹参补气活血，羌活、细辛散经络之风寒，姜黄、桑枝通经活络，诸药合用，共奏益气活血、舒筋通络之功。

7. 钱海青　补肾活血搜风法治疗老年性神经根型颈椎病案

胡某，男，79 岁，退休工人。

初诊：1991 年 10 月 23 日。

病史：患者颈部僵硬、活动不利，右食指、中指麻木半年，近因劳累出现诸症加重。检查见颈部广泛压痛，颈部活动受限，击顶试验阳性，右侧臂丛牵拉试验阳性，右上臂、前臂、右手食指及中指触觉明显减退，肌力及肌张力皆正常。X 线检查提示：颈椎广泛骨质增生，尤以颈 6、颈 7 椎体为甚，颈 6—颈 7 间隙变窄，颈椎生理弯曲变浅。舌质淡红，苔薄白，脉沉细。

诊断：西医：神经根型颈椎病。

　　　　中医：痹证。

辨证：肾虚血瘀，风邪入络。

治法：补肾活血，搜风通络。

处方：

熟地 30g	制黄精 30g	当归 10g	肉苁蓉 10g
桂枝 10g	僵蚕 10g	枸杞子 15g	白芍 15g
葛根 25g	制乳香 6g	全蝎 3g	地龙 9g
蜈蚣 3g	桑枝 10g	鹿角片 18g	

加水 500mL，煎至 300mL，每日 1 剂，分早、晚 2 次温服。

二诊：15 剂后，患者颈部疼痛及僵硬明显好转，右上肢麻木减轻，击顶试验阴性，右臂丛牵拉试验阳性。继续服用上方 30 剂。

三诊：颈部疼痛及麻木感消失，活动正常，右臂丛牵拉试验阴性，能做家务劳动。

随诊半年，诸症未见复发。

（《现代名中医骨科绝技》）

【评析】　老年性神经根型颈椎病，多由年老肝肾衰竭，精血不足，筋骨失养，营卫不和，筋脉不利，积劳伤筋而发生。本案用熟地、当归、制乳香、枸杞子、鹿角片、黄精、肉苁蓉、白芍补肾活血以治本；用桑枝、桂枝、葛根调和营卫，舒利筋络；全蝎、蜈蚣、地龙、僵蚕搜风止痛以治其标。全方共奏补肾活血、调和营卫、搜风止痛之功。

8. 周胜利　补益肝肾、祛风活血通络法治疗椎动脉型颈椎病案

高某，男，43 岁。1987 年初诊。

病史：患者 2 年前无明显诱因出现头痛、头晕，颈部活动受限时加重，无耳鸣。先后到多家医院诊治，效果欠佳。9 天前因睡眠时受风寒，自觉颈部疼痛加重，活动受限，头痛、头晕明显加重。检查见颈部广泛压痛，活动受限。击顶试验阳性。脑血流图显示：双侧椎动脉供血不全。血压正常。X 线检查提示：颈椎广泛骨质增生。舌质淡，苔薄白，脉弦细。

诊断：西医：椎动脉型颈椎病。

　　　　中医：痹证。

辨证：肝肾亏虚，风邪阻络，瘀血痹阻。

治法：补益肝肾，祛风活血通络。

处方：

麻黄 45g	当归 25g	生地 25g	熟地 25g
白芍 15g	赤芍 15g	川芎 9g	丹参 30g
牛膝 15g	川断 10g	桑寄生 30g	羌活 9g
桑枝 9g	防风 9g	地龙 9g	穿山甲 9g（先煎）
天麻 15g	钩藤 10g	枸杞子 15g	葛根 30g

加水 500mL，煎至 300mL，每日 1 剂，分早、中、晚 3 次温服。

二诊：15 剂后，患者头痛、头晕症状消失，颈部活动恢复正常，无明显压痛，

脑血流图检查提示：双侧椎－基底动脉血供正常。

随诊 2 年，诸症未见复发。

（《现代名中医骨科绝技》）

【评析】 椎动脉型颈椎病属于中医"痹证""项强""血痹""眩晕"等证范畴，多由于积劳伤颈，外感于邪，内损肝肾所致。故而治宜以补为主，以通为用。补则益气养血、培补肝肾，肝主筋，肾主骨，气血充盈，则筋骨得以濡养；通则祛风通络，活血化瘀，邪清则气血通畅。本案以大剂量炙黄芪、当归、熟地、白芍大补气血；以牛膝、桑寄生、川断、枸杞子补益肝肾；气血充盈，肝肾之精得以濡养，则髓海充足，眩晕得以纠正。防风、羌活、桑枝、地龙、天麻、钩藤、葛根、穿山甲、赤芍、白芍、川芎、丹参，祛风通络，活血化瘀，使血流加快，脑供血充足而眩晕即止。

（申洪波）

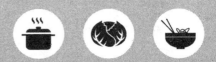

第十六章
肩关节周围炎

肩关节周围炎，又称"冻结肩""五十肩""漏肩风""老年肩"等，是指肩关节疼痛及活动强直的一种临床综合征，多发生在 50 岁左右，女性多于男性。病因不明，可能与老年组织退变有关。常因肱二头肌肌腱炎（长头或短头），冈上肌肌腱炎或肩峰下滑囊炎等引起，也可因肩部或上肢其他部位损伤，使肩部长期固定所致。病理变化主要是关节囊的慢性炎症，使关节囊的皱襞相互粘连，并与肱骨头黏着。

早期临床表现为肩关节疼痛，或有轻微肿胀，每在肩关节外展、后伸和前臂旋前等活动时就会加重疼痛。时间超过 2 个月，病情加重，甚至洗脸、梳头、穿衣、插衣口袋等日常生活自理都有困难，疼痛可影响夜间睡眠，体位稍有不正便会引起疼痛加剧。偶尔扭闪患肩时，会引起刀割样疼痛。肩关节有广泛压痛，尤以喙突、结节间沟、肱骨大结节等处压痛为重，其痛可向背部及肘部放射，不论主动或被动的肩上举、后伸、外旋、内旋等活动均受限制。肌肉萎缩，病程可由数月达一、二年之久，虽然部分患者可自行痊愈，但因病程长、痛苦大，严重影响患肢功能，故宜采取积极治疗措施。

中医学认为本病的发生是由于年老肝肾亏损，气血虚弱，血不荣筋，或外伤后痰浊瘀阻，复感风寒湿邪，使气血凝滞不畅，筋脉为之拘挛而致。

1. 刘渡舟　和解少阳、调和营卫法治疗"肩周炎"案

于某某　男，43 岁。

初诊：1993 年 11 月 29 日。

病史： 左侧肩背疼痛酸胀，左臂不能抬举，身体不可转侧，痛甚之时难以行走，服西药"强痛定"可暂止痛片刻，旋即痛又发作。查心电图无异常。某医院诊为"肩周炎"，病人异常痛苦。刘老会诊时，自诉胸胁发满，口苦，时叹息，纳谷香，有时汗出，背部发紧，二便尚调。视舌质淡，舌苔薄白，且其脉弦。辨为太阳少阳两经之气郁滞不通，不通则痛。治当并去太少两经之邪，和少阳调营卫，方选柴胡桂枝汤加片姜黄。

处方：

柴胡 16g	黄芩 10g	半夏 10g	生姜 10g
炙甘草 10g	党参 8g	桂枝 12g	白芍 12g
大枣 12 枚	片姜黄 12g		

水煎服。

上方服 3 剂，背痛大减，手举自如，身转灵活，胸肋舒畅，续服 2 剂，诸症霍然而解。

（《刘渡舟临证验案精选》）

【评析】 刘老认为，治疗肩背痛当抓住太阳、少阳、督脉三经。以肩部为少阳经，肩痛多用小柴胡汤和解；背部为太阳经，背痛可用桂枝汤治疗，久痛入络者，其血必结，可加片姜黄、桃仁、红花、川芎等药活血通络止痛；若背痛连及腰部，头身困重而舌苔白腻，妇女兼见白带量多者，常用羌活胜湿汤而取效。案中所用之方为小柴胡汤与桂枝汤合方，叫做"柴胡桂枝汤"，以小柴胡汤和解少阳经中之邪；以桂枝汤解肌调和营卫，以解太阳经中之邪。诸药合用对缓解肩背疼痛及上肢疼痛麻木有良效。若再加入葛根、海桐皮疗效可能更佳。

2. 娄多峰医案

案例一：祛邪活血、益气通痹法治疗肩周炎案

刘某，女，53 岁，家庭妇女。

初诊： 1979 年 3 月 9 日。

病史：患者左肩关节疼痛，功能受限 1 年。1978 年 2 月因抱孩子不慎扭伤左肩部，当即肩部疼痛。此后，时轻时重。近两月疼痛加重，夜间尤甚，左肩部怕凉，功能受限，解系腰带极度困难，上厕亦需人照顾，痛苦异常。检查：三角肌和冈上肌及缘突部均有明显压痛。舌质淡，苔白，脉弦。

诊断：肩痹（肩周炎）。证属风寒湿痹，兼气虚血瘀。治宜祛邪活血、益气通痹。

处方：

丹参 30g	桂枝 15g	灵仙 12g	鸡血藤 18g
透骨草 18g	当归 15g	香附 18g	制川草乌各 9g
木瓜 15g	黄芪 30g	甘草 9g	白酒 500mL

3 剂，水煎服。

煎法：先将诸药放于砂器内，用白酒浸泡 6 ~ 8 小时，然后加水适量，水煎顿服。

二诊（3 月 13 日）：服上方 3 剂后症状有减。嘱其上方继服，共服 12 剂。两月后随访，痊愈。

（《娄多峰论治痹病精华》）

【按语】　本案患者因外伤致肩关节疼痛，日久不愈，复受风寒侵袭，致使肩关节疼痛加重，活动受限，患部怕冷，药用温经散寒、活血通经之品，佐以黄芪益气升阳，其活血散寒祛邪之力更雄。《本草疏证》云："黄芪一源三派，浚三焦之根，利营卫之气，故凡营卫间阻滞，无不尽通……"。实为治痹益气首选之品。酒能通血脉，行药势，御寒，能治疗风寒湿痹，筋骨挛急。酒浸药后加水煎煮，药力倍增。凡遇风寒痹痛，多用此法，效果可靠。

案例二：祛风散寒、活血通络法治疗肩周炎案

史某，男，62 岁，农民。

初诊：1982 年 2 月 28 日。

病史：患者约 1 个月前，劳动汗出后不慎受凉，当夜即觉颈背持续凉痛，酸

沉麻木，并牵连两肩臂。颈项前后仰及左右扭转均受限，但无明显压痛点。舌质苔正常，脉弦紧。

诊断：项背痹（肩周炎）。

辨证：风寒阻络，血行不畅。

治法：祛风散寒，活血通络。

处方：

当归 30g	鸡血藤 30g	川芎 12g	独活 18g
桂枝 15g	透骨草 30g	秦艽 18g	威灵仙 15g
生地黄 30g	香附 30g	桑枝 20g	葛根 30g
附子 6g			

水煎服。

二诊：服上药 15 剂后，症状消失，两肩关节功能恢复正常。

（《娄多峰论治痹病精华》）

【按语】 中医学将本病称为"露肩风""肩凝"等，属于"痹证"范畴。《素问·痹论》曰："风寒湿三气杂至，合而为痹也。"尤在泾说"臂痹者，臂痛连及筋骨上支肩胛，举动难支，由血弱而风中也。"且风寒湿三气入侵，正气为邪气痹阻，不能宣化，因而留滞，气血凝涩，入而成痹。川芎通行十二经络，为血中气药，擅长上行诸经。此案患者上部疼痛范围广泛，且较剧，故在常法中加此味，以增诸药之效。此外，当归、鸡血藤养血活血；附子温阳散寒；独活、秦艽、桑枝祛风湿通经络。如配合推拿及体育锻炼，则收效更甚。

3. 刘学华 疏风通络、清热利湿通痹法治疗肩周炎案

单某，男，60 岁，农民。

初诊：2003 年 4 月 5 日。

主诉：肩关节疼痛 1 个月，加重 3 天。

病史：患者 1 个月前因劳累过度，加之汗出当风，始患肩周炎，疼痛剧烈，彻夜难眠，活动则痛甚，入夜加重，右上臂不能抬举，不能后展，穿衣困难，需

服用安眠镇痛剂方可入睡 1 ~ 3 小时，纳谷减少，头昏头胀，大便干结，舌苔黄腻，脉弦滑有力。

诊断： 肩痹（肩周炎）。观其脉证，属于风寒湿邪，痹阻经络，郁久化热。治宜疏风通络，清热利湿，通痹止痛。

处方： 九味羌活汤加减。

羌活 12g	生地 15g	黄芩 10g	威灵仙 15g
防风 12g	防己 12g	络石藤 15g	虎杖 12g
延胡索 12g	桑枝 12g	桂枝 12g	生大黄 10g（后下）
赤芍 10g	白芍 10g	生薏仁 30g	白术 10g
茯苓 10g	生甘草 6g		

水煎服，每日 1 剂，连服 7 剂。

配合穴位注射香丹注射液，3 天治疗 1 次。

二诊： 患者自诉经用上药治疗 1 周，穴位注射治疗 2 次后，肩部疼痛已消失，能安睡，饮食大增，精神转佳，大便畅行，舌苔黄腻已转薄白。湿热已化，痹阻宣通，恐余邪未尽，为巩固疗效，仍宗前法，稍事变通，用前方去黄芩、大黄、虎杖，加鸡血藤 15g，配药 7 剂。又穴位注射治疗 1 次，以善其后。

1 个月后随访，未见复发。

（《刘学华教授临床经验案》）

【评析】 本案患者病属风寒湿邪，痹阻经络，郁久化热之证。初诊给予疏风通络，清热利湿，通痹止痛治法。方用九味羌活汤加减并配合穴位注射治疗，取得显著疗效。方中以羌活为君，祛风散寒，除湿宣痹；威灵仙、桑桂枝、防风、防己、络石藤助君药祛风除湿散寒，宣痹通络；虎杖、生大黄清热燥湿，荡涤湿热下行，共为佐药；生地、黄芩、赤芍、白芍清热养阴，以防上药耗伤阴精，使邪去而不伤正；元胡活血行气止痛；生薏仁、白术、茯苓健脾利湿，共为佐药；生甘草清热和中，调和诸药，为使药。诸药相合，共奏疏风通络、清热利湿、通痹止痛之效，使湿去热清，痹阻宣通，络脉畅行，通则不痛。配合穴位注射，药用香丹注射液，行气活血，温通止痛，内外合治，相得益彰。

4. 袁成业　秦艽木瓜酒治疗肩周炎案

张某，男，46岁。

初诊： 1988年10月28日。

病史： 患者诉左肩疼痛3个月余，左肩酸胀疼痛，恶风寒，以夜间为甚。检查：左肩前屈60°，后伸30°，外展70°，内收20°，肩部肌肉紧张，被动活动时疼痛加剧，肩前、肩后有2个明显压痛点。舌淡苔薄白，脉弦紧。

诊断： 漏肩风（左肩关节周围炎）。证属阳虚血瘀，风寒湿痹阻经络。治宜祛风散寒、活血通络。

处方： 秦艽木瓜酒。

秦艽 10g	木瓜 20g	全蝎 2g	川乌 10g
草乌 10g	红花 8g	郁金 10g	羌活 10g
川芎 10g	透骨草 30g	鸡血藤 30g	郁金 20g

以上药物浸入60度左右的白酒1000毫升中，半个月后即可服用。

服法： 每晚服用15～30g。

二诊： 服用药酒40天后，患者肩关节疼痛消失，关节功能活动完全恢复正常。续服40天以巩固治疗。

随访未再复发。

（《现代名中医骨科绝技》）

【按语】 肩关节周围炎多在50岁以上的中老年人群中发病。中医认为，人过四十而阴衰自半，正气虚于内。"邪之所凑，其气必虚"，因而过度劳累，体虚汗出，复感风寒之邪，积久筋凝，气虚血瘀多为本病发病原因，属"痹证"范畴。秦艽木瓜酒主要功效为祛风散寒，养血活血，温经通络。方中秦艽、木瓜祛风湿，舒筋络，共为君药；川草乌温经散寒之力雄，可为诸药之先锋；佐全蝎虫药以入络，加强搜风通络之功；红花、鸡血藤、川芎养血活血；郁金性寒，作为使药，不仅克制川草乌之温，而且在酒剂中有调和诸药的特殊功效。酒为百药之长，以白酒作为溶剂，加强祛风、散寒、通络、活血的功效。

5. 路志正　祛湿化痰通络法治疗肩周炎案

张某，男，40岁，司机。

病史： 患者1967年末出现右肩酸痛，外旋或上举则痛剧，曾经中西医治疗数月疗效不显著，经检查后发现右肩有杏核大小痰核1枚，凸出皮肤约1cm，皮色不红，微有压痛，已有年余。肩酸空，稍感冷痛，臂困手麻，肩部不能高举，只可平肩，外展及后旋时肩部有刺痛，有碍工作。素体肥胖，便稀，舌苔薄白滑腻。

诊断： 漏肩风（肩关节周围炎）。证属寒湿痰注肩臂痛证。治以温燥寒湿，兼豁痰通痹而调营卫，方用天仙藤散加味。

处方：

天仙藤 12g	片姜黄 12g	制半夏 12g	白术 12g
羌活 9g	白芷 9g	防风 9g	

水煎服。

二诊： 服上方4剂后，痛减酸失，痰核如旧，原方继服20余剂。

三诊： 酸痛症消，痰核渐次而小，肩活动正常。

（《痹病论治临证录》）

【按语】　寒湿型痰注肩臂痛是着痹的一型，属于湿已变痰，寒未变热，风邪不著之型，而非血虚，实非湿热等病因所引起。治疗当以温燥寒湿，兼豁痰通痹为法。本方出自《仁斋直指方》，药皆属湿燥与辛，功能疏气活血，开痰通痹，方中天仙藤为君药，行活血祛风止痛之功，配以制半夏、白术燥湿化痰，从而解决寒湿痰注引起的肩臂痛。但要注意的是因血虚湿热而致痛者，禁止使用。

6. 李志铭　祛风散寒、活血通络、调养肝肾法治疗肩周炎案

余某，男，45岁，干部。

病史： 患者因左肩臂疼痛不能上举7个月，伴有肩部肌肉萎缩3个月，经多方治疗未效而入院。检查：左上肢仅能抬举到与身体成45°，且有剧烈疼痛。左臂由肩至手腕肌肉萎缩，左上臂周径比右侧同部位小3cm，肱部小1cm，腕部

小 0.5cm。皮温测定：左侧比右侧低 1 ~ 2℃，血沉、抗链球菌溶血素"O"正常，左肩 X 线摄片无明显骨质变化。患者怕冷，夜间痛剧，难以入眠，舌苔薄白，脉细弦。

诊断：肩凝风伴肌痹（肩关节周围炎）。

治法：祛风通络，益气活血，散寒止痛，后期调养肝肾。

处方：

葛根 20g	制川乌 10g	制草乌 10g	黄芪 15g
桂枝 12g	丹参 20g	当归 12g	川芎 12g
海风藤 15g	地骨皮 15g	桃仁 12g	红花 6g
三七 10g	蜈蚣 3 条		

水煎服。

二诊：服上方 11 剂后，疼痛明显减轻，晚上可安睡，左肩活动有所进步，仍有患部怕冷，遂将桂枝加至 18g，红花加至 10g，又服 8 剂。

三诊：左肩可平举，原方继服，加服肌萎散，即制马钱子 45g、炒山甲（代）60g、熟附子 30g、延胡索 30g，上药共研细末，过筛，入空心胶囊。2 粒，每日 3 次。

四诊：上法治疗 2 天后，觉全身窜动，左臂肌肉时有抽动、发胀感。守方继服半个月。

五诊：左肩疼痛即止，肌肉逐渐丰满，左手可摸后脑，遂改用养肝肾法，处方如下：

黄芪 15g	杜仲 12g	川续断 12g	枸杞子 15g
山药 15g	防己 15g	何首乌 15g	泽泻 12g
丹皮 12g	菟丝子 15g	地枫皮 15g	

水煎服。

同时配合每 2 ~ 3 天推拿一次，肌萎散用 20 天，停 20 天，间歇服药。如此治疗 2 个月，左肩臂功能与右侧基本一致，左臂上举、后旋、外展自如，两上肢各部周径、皮温亦相同，痊愈出院。随访 7 年，一直未复发。

（《痹证论》）

【按语】　肩周炎属于中医"痹证"范畴，痹者即痹阻不通之意，在病机上多由于气血不足，卫阳不固，腠理疏松，风寒湿邪趁虚而入所致。由于邪阻经络，气血瘀滞而为痹证。本案患者病史较长，气血虚弱，血不荣筋，复感风寒之邪，以气虚寒凝为主证。故起始则以乌、桂等散寒温经，兼大队舒筋活血通络之品，以期速祛邪，后期痛止，则以杜仲、续断、枸杞子、何首乌等补肝肾、强筋骨为主，即正气存内，邪不可干。外配合推拿手法治疗，对于其功能恢复有很大帮助。内外合治，值得后人学习。

7. 李昌达　温经散寒、祛风除湿法治疗肩周炎案

廖某，女，52 岁。

初诊：1985 年 1 月 15 日。

病史：患者左侧肩痛，不能上举，渐至不能后翻，夜间痛甚，不能入睡，历时半年。经职工医院和市几家医院检查确诊为肩周炎，经服中西药无效，又做针灸、按摩、穴位注射、特定电磁波谱治疗仪、痛处敷药等，均无效，经人介绍，特来求治。检查：肩痛以夜间为甚，痛如针刺，遇冷则痛剧，左臂已不能活动，也不成眠，纳差，已服中药若干剂，大、小活络丸数盒，初服止痛片有效，后则效减，以致每服 4 片，效亦不佳，转服贝诺酯，初有小效，继则无效，遇阴雨天气变化痛加重，热敷则痛缓解，但多做数次，效亦不佳。舌边齿痕密布，左脉浮弦，右脉沉弦弱。

诊断：痛痹（肩关节周围炎）。

辨证：寒湿阻络。

治法：温经散寒，祛风除湿。

处方：

| 黄芪 60g | 当归 30g | 川芎 30g | 丹参 30g |
| 麻黄 30g | 细辛 30g | 乳香 30g | 没药 30g |

桂枝 30g	姜黄 30g	白芍 30g	防风 30g
制川乌 20g	制草乌 20g	鸡血藤 50g	怀山药 60g
熟地黄 60g	神曲 30g	焦山楂 30g	太子参 30g

上药共研细末，炼蜜为丸，每丸重 9g，每日早晚各服 1 丸。

另：黄芪 60g，制附子 30g，猪前蹄 1 对加葱 7 根，炖服。

二诊：1985 年 6 月 14 日，服芪附猪蹄汤 4 次，痛有减轻，接服丸药，未尽剂而愈，仍坚持将丸药吃完，虑其复发，再来就诊。自服丸药 1 周后，饮食增加，10 天后痛大减，3 周后痛止，眠食俱佳，形体亦丰，不必再服药。

随访 3 年，未见复发。

（《疑难杂病治验录》）

【按语】　本案患者痛处固定不移，气候变化则痛甚，遇冷则痛剧，得热痛舒，故诊为痛痹，乃寒湿邪客于经络。痹者，痹阻不通也，当人体肌表经络遇外邪侵袭后，气血不能畅通，因而引起肢体、关节疼痛、酸楚、重着、麻木，此证以痛痹兼湿为主，而寒湿之邪未有不兼风者，故治以温经散寒、祛风除湿、活血通络之法。以麻黄附子细辛汤合麻黄汤温经散寒、祛风除湿，以活络效灵丹加鸡血藤膏活血通络，更有参、芪之益气，地、芍之养阴，山药、山楂、神曲之健胃，二乌、防风、麻黄、附子以祛风胜湿，故能一鼓作气，战而胜之。

（武嘉兴）

第十七章
腰椎间盘突出症（含坐骨神经痛）

腰椎间盘突出症（lumbar disc herniation，LDH）是由于某些因素，主要是劳损引起的脊柱内外平衡失调而造成纤维环的破裂，髓核突出压迫马尾和神经根部，产生腰痛和坐骨神经痛，是腰腿痛最常见的原因。本病常见于壮年男性体力劳动者，男女之比为（10~15）：1，发病年龄多在 20~50 岁。发病部位多在 L_4~L_5、L_5~S_1 两个节段，约占 90%。LDH 属中医"腰痛""痹痛"等范畴。腰椎间盘由纤维环、髓核、软骨板组成。纤维环由同心环绕的纤维结缔组织的纤维软骨构成。腰椎间盘退变是 LDH 的基本发病机制。腰椎间盘是人体中退变最早的器官之一，大约开始于 20 岁以后，即发生不可逆的退行性改变，退变的椎间盘由于髓核蛋白多糖降解，聚合水减少，其抵抗压力的能力降低。胶原蛋白成分改变使椎间盘抵抗张力、缓冲压力的能力明显减弱，使椎间盘吸收负荷，分散应力的力学功能减弱。在此基础上受到外伤、跌仆闪挫特别是弯腰提重转身时，腰椎间盘受到压力、张力和剪力作用，髓核后移导致已经退变的纤维环发生裂隙、断裂甚至破裂等一系列变化，最终导致髓核突出，压迫和刺激脊髓、神经根，产生腰腿痛症状和体征。

中医认为肾虚是本病发生的根本原因，其次与外伤、劳损、闪挫、风寒湿邪趁虚侵袭有关。正如《证治准绳·腰痛》所言："有风，有湿，有寒，有热，有挫闪，有瘀血，有气滞，有痰积，皆标也；肾虚其本也。"本病主要病机是肝肾虚损、气滞血瘀，湿热或风寒湿邪趁虚侵袭痹阻经络，而又以肾虚为主，兼见风寒湿瘀或湿热痹阻经络之证。根据中医学理论一般将本病分为寒湿腰痛、湿热腰痛、瘀血腰痛、肾虚腰痛四类予以辨证施治，但临证往往虚实夹杂，证候复杂，但总以肾虚为本，祛邪为标，方能治之有效。

1. 施维智　散寒活血法治愈腰椎间盘髓核突出症二例

🍅 **案例一**

伊某，男，60 岁。

初诊：1990 年 2 月 16 日。

主诉：患者 1 个月前因扛重物导致腰部扭伤疼痛，继发坐骨神经痛，痛势颇剧。夜不能寐，转侧活动困难，伴左下肢麻木，步履艰难。

诊查：腰 4 ～ 5、腰 5 ～骶 1 间隙偏左压痛明显，直腿抬高试验：左 50° 阳性，拉氏试验阳性。腰部倾斜、活动受限，左足拇伸肌减弱。CT 检查报告为：腰 5 ～骶 1 椎间盘向左后突出突入椎管，压迫左侧神经根及硬脊囊。脉形沉细，舌苔白腻。

辨证：腰部扭伤，继感风寒，气血阻滞，不通则痛。

治法：疏风化湿，通络止痛。

处方：

炒地龙 9g	净麻黄 3g	防风 5g	左秦艽 5g
当归尾 9g	羌活 3g	大川芎 5g	京赤芍 5g
威灵仙 9g	制川乌 5g	川牛膝 9g	佛手片 5g
广陈皮 5g	三七粉（吞）3g		

水煎煮，每日 1 剂。

大活络丹，每日 1 粒吞服。

宿伤膏四张外贴：腰 5 ～骶 1 处一张，左臀部一张，左大腿委中穴一张，左小腿腓肠肌外侧中段一张。

二诊（3 月 6 日）：服药两周后，腰痛有所减轻，活动渐利，左下肢麻木亦有减轻。脉象细弦，舌淡苔薄白腻。

处方：再拟前意，原方药每日 1 剂。大活络丹，每日 1 粒吞服、外治同前。

三诊（4 月 4 日）：连投疏风化湿、散寒通络之剂，腰腿疼痛明显减轻，唯左小腿外侧略有胀痛并感麻木。寒湿渐解，气血未调，隧络失和。治拟疏风化湿、和营通络。

处方：

防风 9g	独活 5g	左秦艽 5g	汉防己 9g
全当归 9g	京赤芍 5g	大川芎 5g	炒地龙 9g
威灵仙 9g	怀牛膝 9g	广陈皮 5g	鸡血藤 9g
老鹳草 9g	三七粉（吞）3g		

水煎煮，每日 1 剂。

大活络丹，每日 1 粒吞服。外治同前。

四诊（5月18日）： 腰腿痛势已平，能正常行走，站立行走过久时，左小腿及左足拇趾尚见轻微麻木，风湿化而未净，气血尚未调和。再拟疏风化湿，调和营卫。

处方：

防风 5g	羌活 5g	左秦艽 5g	汉防己 9g
全当归 9g	京赤芍 5	大川芎 5	炒地龙 9g
怀牛膝 9g	威灵仙 9g	老鹳草 9g	鸡血藤 9g
陈皮 5g	佛手片 5g	三七粉（吞）3g	

水煎煮，每日 1 剂。

大活络丹，每日 1 粒吞服。

外洗方：

红花 5g	防风 9g	全当归 9g	制川草乌 4.5g
京赤芍 9g	大川芎 5g	净麻黄 5g	威灵仙 9g
老鹳草 9g	羌独活各 5g	虎杖 15g	蚕砂 9g
细辛 5g	山奈 5g	王不留行 9g	

水煎煮，4 剂。

煎水热敷腰部、左小腿及足趾部，每日 1～2 次，两日一剂。风痛灵外搽。

五诊（7月7日）： 左腿痛势已平，疲劳后略感不适，患肢畏寒，脉形虚软，舌苔淡白，风湿已化，气血两亏，肝肾不足，治拟益气养血，滋补肝肾。

处方：

防风 5g	独活 5g	左秦艽 5g	全当归 9g
京赤芍 5g	大川芎 5g	威灵仙 9g	桑寄生 9g
杜仲 9g	甜苁蓉 5g	怀牛膝 5g	宣木瓜 5g
广陈皮 5g	红花 3g	生地黄 9g	

水煎煮，每日 1 剂。

大活络丹，每日 1 粒吞服。

药酒方：

桂枝 5g	防风 5g	独活 5g	左秦艽 5g
全当归 9g	京赤芍 5g	大川芎 5g	大生地黄 9g
杜仲 9g	桑寄生 9g	枸杞子 9g	狗脊 9g
怀牛膝 9g	威灵仙 9g	五加皮 9g	宣木瓜 5g
潞党参 9g	北黄芪 9g	广陈皮 5g	鸡血藤 9g
老鹳草 5g	佛手片 5g	红花 5g	

用高粱酒三斤浸 1 周后，临睡前服 1 小杯。

六诊： 上方药随证加减，调理月余，疼痛消失，步履正常。继投益气养血、补益肝肾之剂，连服药月余，完全恢复正常。

两年后随访，未见复发。

🍅 案例二

张某某，男，56 岁。

初诊： 1990 年 1 月 23 日。

主诉： 腰痛史 20 余年，时作时缓。1 周前因工作繁忙，劳累过度，腰痛又作，近日加剧，活动受限，左下肢时有放射痛，不能站立行走。

诊查： 脊柱外观向右侧突，腰 3～5 左侧椎旁压痛明显，左下肢有放射痛至左足拇趾，腰部活动受限。直腿抬高试验：左 40°，右 60°。拉氏试验：左阳性，右弱阳性。左小腿外侧皮肤感觉减弱，左足拇趾蹠屈背伸肌力亦减弱，站立行走跛行。CT 检查报告为：①腰 3～5 椎间盘膨出伴突出；②腰椎管狭窄；③腰椎退行性改变。脉象细弦，舌质淡白，苔薄白腻。

辨证：腰部宿伤，劳累过度，继感风寒，阻滞经脉，络道受阻，气血运行不畅，不通则痛。

治法：活血化瘀，散寒通络。

处方：

净麻黄 3g	左秦艽 5g	防风 5g	汉防己 9g
全当归 9g	红花 5g	京赤芍 5g	大川芎 5g
陈皮 5g	威灵仙 9g	川牛膝 9g	炒地龙 9g
制乳没各 5g	三七粉（吞）2g		

水煎煮，每日 1 剂。

大活络丹，每日 1 粒吞服。

外治：宿伤膏四张外贴：腰 5、骶 1 处一张，左臀部一张，左大腿委中穴一张，左小腿腓肠肌外侧中段处一张。

二诊（2 月 22 日）：腰腿疼痛较减，麻木亦有减轻，转侧稍利，步履仍艰。脉弦细，舌白腻。再拟前意，原方药续服，每日 1 剂。大活络丹，每日 1 粒吞服。

外治同前。

三诊（4 月 5 日）：腰痛基本消失，活动已能自如，左下肢偶有轻度麻木感。脉象细弦，舌淡白。风湿渐化，肝肾不足。治拟疏风化湿，补益肝肾。

处方：

全当归 9g	大川芎 5g	白术芍各 6g	左秦艽 5g
鸡血藤 9g	威灵仙 9g	桑寄生 9g	怀牛膝 9g
独活 5g	杜仲 9g	金毛狗脊 9g	广陈皮 5g

水煎煮，每日 1 剂。

大活络丹，每日 1 粒吞服。

外治同前。

四诊（6月24日）： 上方药随证加减月余，腰痛消失，步履正常。

1992年随访，未见复发。

（《中国现代名中医医案精华·施维智医案》）

【评析】 施老认为本病与瘀血、风寒、肝肾等有因果关系，在急性发作初期，可以有两种因素：其一，有明显的扭伤病史，这是由于扭伤后瘀血阻滞脉络，不通则痛之故。病例一属于此类，施老经辨证后采用"活血化瘀、散寒通络"法治之，取得了明显的疗效。其二，发病时无明显外伤史，仅有轻微的诱因，卒然而发，多见于中老年人，追问病史时，往往有慢性劳损性腰痛存在。病例二属于此种类型，施老采用"疏风化湿、活血通络"法治之，使患者症状消失，恢复正常。施老认为治疗此类疾患要从提高患者抗病能力及审因论治两方面着手。对于急性期患者以缓解疼痛为主，治则为疏风散寒、活血通络，适当加重活血化瘀之品，促使水肿消退，疼痛消失，在慢性期则以病因治疗为主，在疾病后期应以补肝肾、益气血为主，促使损伤的纤维环修复。

2. 张震 活血化瘀、理气通络法治疗腰椎间盘脱出案

李某某，女，36岁。

主诉： 因背负重物，劳力过度，致腰椎间盘脱出。现腰痛月余，痛引左腿并向足根放射，行走不便，入夜剧痛难眠，辗转呻吟不已。近日左腿亦感麻木，步态不稳。

诊查： 脉涩，舌质紫黯。

辨证： 证属经络瘀阻，营血失溉。

治法： 治用活血化瘀，理气通络之法。

处方：

当归15g	赤芍10g	丹参15g	川芎10g
鸡血藤20g	桃仁10g	红花10g	郁金12g
地龙3g	香附10g	姜黄10g	

水煎服。

二诊：局部痛况略减，夜仍失眠。上方加夜交藤 20 克。

三诊：病况略定，但四肢无力，腰膝酸软，脉仍细涩，舌青，虚象已露，加益气补肾之品以扶正驱邪。

处方：

黄芪 20g	潞党参 15g	当归 15g	鸡血藤 20g
怀牛膝 15g	淫羊藿 12g	地龙 3g	红花 10g
杜仲 15g	川芎 10g		

水煎服。

四诊：疼痛明显减轻，步态转稳，已可以下床活动。舌渐转常，脉象亦有改善。但觉少腹发胀。上方加木香 6g，台乌 10g。药后腰腿痛完全消失，少腹亦已舒缓。

（《中国现代名中医医案精华·张震医案》）

【评析】 中医理论认为"气为血之帅""气行则血行"，血之运行全赖气之推动，故活血化瘀需紧密结合理气通络或补气通络。本案患者瘀血症状比较典型，具有痛处固定、入夜痛剧，舌质紫黯，脉涩等症。治疗后椎间盘虽仍然脱出，但自觉症状得以消除。

3. 李同生 通督活血法治疗腰椎间盘突出案

鲁某，男，48 岁。

初诊：1982 年 4 月 18 日。

病史：患者腰腿疼痛年余，加重半个月，行约 10 步须弯腰下蹲 1 次，蹲位休息 5 秒左右，症状可缓解，有慢性劳损史。曾到武汉某医院就诊，诊断为腰腿疼痛，腰椎间盘突出症。住院半年，经用针灸、理疗、全麻下重手法推拿等治疗罔效。动员其手术治疗，因患者对手术治疗顾虑颇多，经人介绍于 1982 年 4 月 18 日请李老诊治。检查：体实气壮，腰脊椎侧弯，腰椎过伸试验（＋），左大拇趾背伸肌力差，马鞍区麻木感，左下肢直腿抬高试验（＋），加强试验（＋）。患者口渴喜饮，腰腿部针刺样窜痛，CT 检查提示为腰椎管狭窄症。治疗：通督活血汤去赤芍加乌药 9g、广三七 4g、木瓜 9g，每天 1 剂，嘱卧硬板床休息。用药 30 余剂，患者诸症悉愈。续用本方 90 剂，煎服以资巩固。1 年后随访，患者已完全恢复工作，无任何不适。

附：通督活血汤。当归 9g，黄芪 18g，丹参 18g，泽兰叶 9g，赤芍 9g，杜仲 9g，金毛狗脊 12g，鹿角片 18g，地龙 9g，苏木 9g。

（《中国现代名医验方荟海》）

4. 朱良春　补肾祛瘀法治疗腰椎间盘脱出案

周某，男，68 岁，退休工人。

1999 年 11 月 26 日初诊：双侧腰腿疼痛，麻木两个月，不能行走。刻下见口干，便秘，舌质红，苔薄黄，脉弦。CT 示：①$L_{4～5}$ 椎间盘膨隆退变；②$L_{3～4}$、$L_5～S_1$ 椎间盘突出；③$L_2～S_1$ 椎管轻度狭窄；④椎体及小关节增生退变。此为肾虚顽痹，予益肾壮督通络之剂。

处方：鸡血藤、豨莶草、炒延胡、全瓜蒌各 30g，生熟地各 15g，全当归、补骨脂、骨碎补、乌梢蛇、露蜂房、土鳖虫、赤白芍各 10g，甘草 6g。10 剂。

另：益肾蠲痹丸 4g×30 包，每次 1 包，每日 3 次，饭后服。嘱：卧硬板床休息。

二诊（12 月 9 日）：药后疼痛大减，能自行上下楼梯，口干、便秘亦除。舌红苔薄黄，脉细小弦。仍从上方加桑寄生、川断各 15g。14 剂。

三诊（2000 年元月 25 日）：服药后疼痛已除，活动自如，惟足趾麻木，夜间下肢痉挛，有时便秘。舌红苔黄腻，气血不畅，络脉欠利，营阴亏耗，续当调气血、和络脉、养阴液。改拟下方续治：

生白芍、豨莶草、伸筋草、全瓜蒌、鸡血藤各 30g，生地黄、生熟苡仁各 20g，宣木瓜、葛根各 15g，乌梢蛇、土鳖虫、炙蜂房、川石斛、全当归、桃仁、红花各 10g。14 剂。

四诊：诸症均除，黄腻苔亦退，予益肾蠲痹丸每次 4g，每天 3 次，饭后服，连服 3～6 个月以资巩固。随访未见复发。

（《中国百年百病中医临床家丛书·朱良春》）

【评析】 对本病治疗一般按寒湿痹或腰腿疼治疗，疗效有时不够满意。笔者鉴于此，首先注重肾虚之内因，因肾虚局部气血不畅而致椎体及纤维环退变，椎管内骨质增生导致椎管狭窄，加之久坐、弯腰工作，更增加其病变程度。其次本病的外因多为感受寒湿之邪使局部气血不得流通，络脉痹阻，而且骨质增生对周围组织的压迫又加重了络脉痹阻这一病理改变，此二者相互作用，使纤维环这原本血供就少的组织更加代谢减慢，退化加速，弹性日渐减退，故一旦遇负重、弯腰、蹦跳或极小的扭身等诱因，均可使纤维环破裂，髓核突出，压迫神经根或脊髓而诸症蜂起。揆其病因病机、临床表现，无疑属于骨痹、顽痹范围，以补肾、壮督为主，而用熟地黄、补骨脂、骨碎补、桑寄生、炙蜂房、川续断。同时针对病变予以祛瘀通络而除痹着，而用益肾蠲痹丸及乌梢蛇、土鳖虫、桃仁、红花、豨莶草等；疼痛甚者选用延胡索、当归、赤白芍，活血定痛；偏寒者加制川草乌；偏气血虚者加黄芪、党参以补气养血；如是辨证、辨病结合，方能达到满意的疗效。当然，有些重症患者，必须综合治疗，如配合针灸、推拿、牵引等始能获得显效。至于活血化瘀之用，即使脉、舌并无瘀证可辨，但按照本病病理改变必有瘀阻，故虫蚁之通瘀搜剔亦必不可少。

5. 宋鹭冰　滋补肝肾、清热利湿法治疗腰椎间盘突出症案

宋某某，男，48 岁。

初诊：1980 年 9 月 14 日。

病史：双下肢红肿疼痛两年多。行动困难，腿脚无力，下肢时感麻胀，皮肤触觉迟顿，严重时会突然跌倒，下半身不能活动，二便失禁。经当地及北京某医院多次检查，均疑为脊椎四、五腰椎间盘病变，神经压迫粘连，椎体陈旧性病变和神经根炎。住院治疗无明显好转。

诊查：现双脚、踝、膝部红肿，皮肤紫黯，疼痛时掣引大腿内侧、臀部和胯内麻胀，少腹拘急引痛，腰脊酸胀，小腿肌肉明显痿缩，夜晚痛甚，下肢骨内蒸热而无汗，脚欲伸出被外，白天脚掌发凉，趾发麻，触地疼痛，步履艰难。神萎，食少，口干苦，时有干呕。小便不畅，大便干燥、四五日一行。苔白厚腻，质淡

边紫，有齿痕，脉沉濡细而数，两尺无力。

辨证：此乃阴虚湿热之痹证。病由肝肾不足，精血内虚，兼夹湿热下注所致。

治法：以清热渗湿为主，佐以养血和阴，从当归拈痛汤意化裁为治。

处方：

葛根 10g	升麻 10g	苍术 6g	生白术 10g
当归 10g	猪苓 10g	泽泻 10g	茵陈 12g
苦参 10g	黄芩 10g	栀子 10g	防己 10g
大麻仁 15g			

水煎服。

二诊：上方药服 4 剂后，双脚麻胀及踝膝红肿得减，脚掌触地疼痛大为好转，髀关掣引作痛和少腹拘急均减轻，但小腿疼痛仍剧，踝关节以下入夜则发烧，昼则发冷不减，腰脊酸胀，步履无力，入夜口苦而干，大便燥结，小便短赤。舌苔厚腻，脉沉细涩。今湿热壅阻之象已见疏利，宜补益肝肾为主，佐以清利。改用虎潜丸加减。

处方：

炙龟甲 18g	当归 10g	生地 18g	锁阳 10g
苁蓉 10g	枸杞 18g	白芍 10g	知母 6g
黄柏 6g	石斛 10g	柏子仁 10g	怀牛膝 10g
五加皮 6g	鸡内金 10g		

水煎服。

三诊：连服上方药 8 剂后，诸症明显好转，已能缓步前来就诊，但下肢仍无力，夜尿多，脚掌发麻且感觉迟顿，口干唇燥，大便干结、二三日一行。夜汗，心烦，气短，乏力。舌白质淡，苔已少，脉沉数，重按无力。病久津血枯燥，不能润养。当补益脾肺，益胃生津，合以通络舒筋，拟东垣清燥汤加减。

处方：

红参 6g	潞党参 30g	黄芪 24g	焦术 10g
丹参 24g	云苓 10g	当归 10g	麦冬 10g

| 五味子 10g | 乳香 10g | 玉竹 10g | 石斛 10g |
| 木瓜 10g | 怀牛膝 10g | | |

水煎服。

四诊： 服上方药后诸症更减，守方服药二十余剂后，双下肢疼痛基本解除，烧灼掣引感未再发生，睡眠好转，行步较前有力，能骑自行车来看病，口中和，二便调。惟右下脚掌心触地时疼痛如梗刺，脚趾发麻，脚掌有增厚如穿袜之感，局部皮肤发红。天气变化或多步时，右下肢小腿内偶感牵掣胀痛和发麻，阴囊潮湿。再拟养肝肾、益精血，配合通络除湿，长期服用。

处方：

炙龟甲 18g	当归 10g	白芍 10g	川芎 6g
黄柏 16g	知母 10g	黄芪 10g	乳没各 10g
红花 10g	怀牛膝 10g	木瓜 10g	木通 10g
豆卷 30g	甘草 3g		

水煎服。

其间，适当交替服用当归拈痛汤数剂，诸羔解除，步履恢复正常，身体亦渐康复。

（《中国现代名中医医案精华·宋鹭冰医案》）

【评析】 本案证属肝肾阴虚、湿热下注所致的热痹证，治疗始终以养血和阴、滋补肝肾、清利湿热为治，最后从痿症论治，以东垣清燥汤加味治疗得愈。痹与痿，一般以痛与不痛区分，但临床辨治常有关连，特别是湿热久痹，浸渍肌肤，留滞关节，瘀塞经络，久则化火伤阴，肝肾亏损，脾虚肺燥，以致经脉失养，宗筋不润，肌肤不营，均可导致痿证。本案患者除下肢关节红肿，灼痛和肌肤发麻，感觉异常外，兼腰膝酸软，小腿肌肉痿缩，起步无力，下肢渐趋痿废。故第二步治疗侧重补益肝肾，滋阴清热。

6. 娄多峰 益气养血、祛风除湿、舒筋活络法治疗坐骨神经痛案

聂某，女，40岁。

初诊： 1982 年 8 月 5 日。

病史：患者左下肢疼痛两月余，沿坐骨神经分布区向下呈放射性疼痛，且小腿与足面有麻木感，时轻时重。下午和劳累后则症状加重。近日因劳累而引起疼痛加剧，行走困难。检查：左侧腰及臀部均有触压痛，按压环跳穴则沿坐骨神经分布区向下放射痛。直腿抬高试验阳性。舌质淡红，脉弦。

诊断：坐骨神经痛。

筋痹。

辩证：证属气血虚弱，邪闭经脉，筋脉失养。

治法：治以益气养血，祛风除湿，舒筋活络。

处方：

黄芪 40g	白芍 30g	当归 30g	威灵仙 18g
秦艽 18g	千年健 21g	钻地风 30g	透骨草 30g
川牛膝 9g	川木瓜 30g	川芎 12g	香附 18g
甘草 9g			

水煎服。

二诊（8月15日）：上方共服 9 剂，疼痛基本消失，行走较便，直腿抬高试验阴性。但足面仍有麻木感，且伴酸沉乏力不适。此乃阳气虚，湿邪尚存。原方去白芍、秦艽，加淫羊藿 12g、白术 30g，继服 5 剂。10 个月后随访，病已愈。

（《娄多峰论治痹病精华》）

【评析】 本案患者因久病不愈，加之过劳损伤正气，复感外邪，风湿之邪痹阻经络，气血凝滞，经络痹塞，不通则痛。下午病证较重，与上午活动较多，耗伤气血，加之下午阳气渐衰，正气不足有关。劳则耗气，气虚行血无力，血行不畅，筋脉失于濡养，故劳累后则症状加重。治以祛风除湿、舒筋活络与益气养血并重，尤以大量白芍、木瓜舒筋缓急止痛，效果甚佳。治此症重用之每获良效。

7. 梁敬文 化瘀通络法治疗急性腰椎间盘突出案

吴某，男性，56 岁。

初诊： 1997 年 12 月 5 日。

主诉： 腰及左下肢疼痛麻木 1 年，加重伴跛行 15 天。

病史： 患者 1 年前不明诱因出现腰及左下肢疼痛，到外院诊治，症状时好时坏。15 天前因受风寒，疼痛加重，伴跛行。

检查： 腰椎正常生理弯曲存在，无侧弯，腰 5 棘突旁开 2cm 处压痛并向左下肢放射，直腿抬高试验左侧 15°；加强试验阳性，挺腹试验阳性，屈颈试验阳性。左大腿外侧、小腿外侧、左足外侧麻木，触觉减退，跟腱反射减弱，肌力正常。
CT 检查提示：L_5/S_1 椎间盘向左后外侧突出，神经根受压。

诊断： 腰椎间盘突出症。

　　　　痹证。

辨证： 寒湿阻络，瘀血痹阻。

立法： 温阳散寒，活血止痛。

处方： 芍药甘草汤合麻黄附子甘草汤加减。

牛膝 30g	川断 30g	桃仁 15g	全蝎 15g
制乳香 10g	制没药 10g	伸筋草 10g	白芍 30～60g
威灵仙 10g	鸡血藤 10g	麻黄 9g	甘草 15～30g
制附片 12g			

将药加水 500mL，煎至 300mL。每日 1 剂，分早、中、晚 3 次温服，并嘱患者卧床休息，适当给予点穴治疗。

二诊： 18 天后患者疼痛基本消失，直腿抬高试验阴性，加强试验阴性，挺腹试验阴性，屈颈试验阴性，但左下肢仍有少许麻木，患者急性期已过，可给予展筋丹。

处方： 展筋丹。

全蝎 60g	炮穿山甲 60g	地龙 60g	制马钱子 60g
蜈蚣 40g	白芥子 40g	白花蛇 20g	

将药制成细粉，装入"0"号胶囊中，每次服 8 粒，每天分早、中、晚 3 次温水冲服。

1 个月后，诸症皆消失，行走自如。随访 1 年，无复发。

（《现代名中医骨科绝技》）

【评析】 腰椎间盘突出症急性发作期多以腰腿部疼痛为主要表现，治疗上本着"急则治其标，缓则治其本"的原则，急性期多以止痛为目的。本案患者已有瘀滞之象，复感寒邪，所以治疗上应散寒活血为先，以达到止痛之目的。方中取芍药甘草汤合麻黄附子甘草汤之意，以温阳散寒，和营止痛；加入桃仁、制乳香、制没药活血化瘀；伸筋草、威灵仙、鸡血藤舒筋活血；牛膝、川断补肝肾、壮腰膝，为固本之药。后用展筋丹，以虫类药为主，意在搜剔入络之瘀滞，而马钱子为治痹要药，止痛上品。张锡纯谓："开透筋络，透利关节之力，远胜他药。白芥子能去皮里膜外之痰。故以此丹缓用收工。唯少固本之药，以强筋壮骨。"

8. 祝谌予 散寒除湿、通络止痛法治疗坐骨神经痛案

史某，女性，29 岁。

初诊： 1992 年 3 月 2 日。

主诉： 左臀及下肢疼痛伴麻木 5 个月。

病史： 患者 5 个月前无诱因左臀及下肢麻木、疼痛，劳累或受寒后加重，休息及遇暖减轻，经某医院诊断为坐骨神经痛，予针灸、理疗及服中药近百剂不效。腰椎 X 片未见异常。

现症： 左下肢疼痛、麻木，沿臀外侧向下放射。腰痛如折，双足不温，不耐久行，步行 100 米左右即疼痛难耐，热敷减轻。口淡不渴，二便如常。舌边尖红，脉弦滑。

辨证立法：寒湿入络，气血痹阻。治以散寒除湿，通络止痛。用独活寄生汤合四藤一仙汤加减治之。

处方：

独活 10g	桑寄生 20g	桂枝 15g	白芍 15g
秦艽 10g	防风 10g	狗脊 15g	豨莶草 20g

伸筋草 15g　　　鸡血藤 30g　　　钩藤 15g　　　络石藤 15g

海风藤 15g　　　威灵仙 15g

每日 1 剂，水煎服。

治疗经过： 3 月 16 日二诊，服上方 14 剂，左下肢疼痛及麻木均好转，腰痛告愈，双足变暖，但劳累或久行后仍感左下肢酸痛。舌红，脉弦滑。守方继服 14 剂，4 月 20 日再诊时，患者诉左臀及下肢疼痛大为改善，无凉麻感觉，久行后易疲劳，口干思饮。原方再服半个月，诸症基本告愈，可步行 500 余米而未疼痛。乃取原方 3 倍量配成蜜丸常服，以资巩固。

（《祝谌予临证验案精选》）

【评析】　本案之腰腿疼痛属于中医"筋痹"之范畴，由于寒湿之邪入络，气血痹阻所致。"伤于湿者，下先受之""寒主收引"，故以疼痛伴麻木、怕凉为辨证要点。腰为肾之府，膝为筋之府，腰膝剧痛乃病位在肝肾。祝老治疗用补益肝肾、散寒除湿、通络止痛的独活寄生汤加减颇为适宜，复加四藤、威灵仙、豨莶草、伸筋草等宣畅气血。因藤类药善于通达经络，缓急止痛，与威灵仙、豨莶草及伸筋草配伍应用，其效尤佳。

（唐先平）

第十八章
骨关节炎

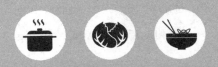

骨关节炎（osteoarthritis，OA）是一种关节软骨进行性消失，骨质过度增生，临床出现慢性关节痛、僵硬、肥大及活动受限的常见风湿病。一般认为OA与衰老、创伤、炎症、肥胖、代谢障碍和遗传等因素有关，关节劳损是OA发病的基础。本病好发于50岁以上的中老年人，其患病率随年龄的增长而增加，女性发病率高于男性。本病又名肥大性关节炎、退行性关节炎、增生性关节炎或骨关节病等，是一种常见的慢性病。

本病的发生与多种因素即营养、机械力、酶的改变及遗传素质等有关。异常应力可造成负重大和活动多的关节软骨细胞酶体膜破裂，软骨表面细胞发生退行性变和死亡，同时可释放出很多溶酶到周围基质中，导致黏多糖加速降解，从而使软骨营养不良，修复速度低于破坏速度，关节软骨损害就日趋加重。同时由于关节负重和运动产生的机械性刺激，可导致软骨膜过度增生，形成软骨性骨赘，再进一步骨化就形成骨赘，使关节面变为唇样，从而限制了关节运动。常见的受累部位为手的远端指间关节、膝关节、髋关节、第一跖趾关节，颈椎及腰椎等。

临床表现本病无全身症状，起病缓慢。最早最突出的症状是受累关节酸痛，开始多发于晨起或久坐后站起时，活动后缓解，活动过多又再疼痛，多为钝痛。病情严重时休息也感疼痛，甚至影响睡眠。寒冷和潮湿使疼痛加重。受累关节的僵硬感与关节酸痛相似，常发生于晨起或休息后开始活动时，时间不超过30分钟，稍加活动后僵硬感即消失或减轻。关节僵硬感也常随气候寒冷而加重，晚期由于关节变形，加上骨赘形成，可致关节活动受限。X线检查有助于本病的诊断，典型改变随不同病期而异，主要改变包括关节间隙变窄，软骨下骨硬化，关节边缘骨赘形成，骨囊性变以及畸形和半脱位。

中医学将本病纳入"骨痹"范畴，认为其发病不外乎外感风寒湿邪，内伤于肝肾不足，气血失和或有跌仆损伤，使气血运行不畅，络脉阻滞不通，病久则肝肾两亏，筋软骨萎，而发生功能障碍。

1. 胡荫奇　温阳活血通络法治疗腰椎骨质增生案

杨某，男，53 岁。2001 年 10 月 4 日初诊。

患者腰痛伴下肢发麻 6 月余，加重 2 周，6 个月前因劳累后现腰痛不适，当时未在意，后渐感双下肢时发麻，双膝以下发凉，曾到北京某医院拍腰椎 X 线片示："腰椎骨质增生"，给予扶他林、天麻杜仲胶囊口服，腰痛略缓解。由于天气转凉，近两周腰痛及下肢发麻明显加重，症见患者形体丰盛，面色少华，下肢膝以下温度偏低，知觉正常，食欲不振，舌质淡黯，苔白，脉细弱而涩。

检查：腰椎 X 线片示"骨质增生"。ASO：$1:200$，RF：（－），HLA-B_{27}：（－）。

辨证：脾肾阳虚，气虚血瘀。

治法：温阳益气、活血通络。

方药：阳和汤、补阳还五汤加减。

鹿角胶 10g	淫羊藿 15g	肉苁蓉 30g	补骨脂 15g
骨碎补 10g	黄芪 20g	白术 15g	白芥子 6g
麻黄 6g	甲珠 30g	乌蛇 10g	蜈蚣 3g
僵蚕 10g	土鳖虫 10g		

水煎服。

二诊（2001 年 10 月 19 日）：患者服药 14 剂后自觉腰痛、下肢发凉感明显减轻，仍感下肢发麻，食欲尚可，眠可，大小便正常，舌质黯，苔白，脉细涩。原方加威灵仙 20g、徐长卿 15g、红花 10g 继服。

三诊（2001 年 11 月 14 日）：患者诸症明显改善，腰痛已不明显，下肢偶有发麻。嘱患者将 10 月 19 日方制丸药久服。

3 个月后，患者再来告知，服丸药 1 月余，腰痛、下肢麻木、发凉感均消失，现一切如常。

【按语】 西医所称骨性关节炎、骨质增生，属于中医骨痹范畴。中医认为肾主骨，年老肾气渐衰，肾精亏虚，无以濡养筋骨，故易出现骨与关节等处的疼痛。年老阳气渐衰，脾肾阳虚，痰浊内生，凝结于骨节之处，而形成了骨刺、骨赘。胡老在本病例的治疗中以温阳益气、活血通络为法，从温补脾肾阳气，化瘀通络入手治疗骨痹，取得了很好的效果。

2. 徐辉光 补益肝肾、活血通络法治疗脊柱增生案

吴某某，男，57 岁。

初诊：1976 年 1 月 13 日。

主诉：患者于 4 个月前开始突感左侧上下肢及右手腕疼痛，昼夜不止，至晚更剧，不能入寐，呻吟不已。屡服西药镇痛药及中药祛风湿剂无效，于 1975 年 10 月 10 日摄 X 片发现胸椎 12 及腰椎 1 ～ 5 前上角轻度骨赘改变（骨质增生）。现行路不便，需人扶持。

诊查：左侧上肢疼痛，不能伸举。左下肢疼痛，行走不利，左脚踝浮肿，皮色不变，右手腕疼痛，握物不便。舌苔薄白，舌质淡红。

辨证：证属气血凝滞，肝肾两虚。

治法：补益肝肾、活血祛瘀通络。

处方：

熟女贞 18g	仙灵脾 24g	骨碎补 15g	怀牛膝 12g
宣木瓜 12g	制玉竹 15g	鸡血藤 30g	杜红花 9g
大川芎 9g	生赤芍 12g	玄胡索 12g	丝瓜络 9g
首乌藤 30g	生谷芽 15g		

水煎服。

二诊（1976 年 1 月 28 日）：服上方药 14 剂，症情改善，左侧上下肢及右手腕疼痛减轻，但服药后胃中感到饥饿，稍进饮食，似觉舒适，上方去谷芽，加麦冬 12g、佛手片 9g。

三诊（1976 年 3 月 4 日）：服上方 28 剂，药后证情显著改善，足肿已消，左侧上下肢及右手腕疼痛大为减轻，仅左下肢膝盖下稍感疼痛，行路不需扶持，走路时稍感牵掣。胃纳正常，睡眠安稳。上方去丝瓜络、首乌藤，加党参 12g，原方中骨碎补加至 18g、仙灵脾加至 30g、怀牛膝加至 15g。

四诊（1976 年 5 月 25 日）：服药 30 剂后，左侧上下肢及右腕疼痛俱止，行动便利，已于 5 月 2 日恢复全日工作。因上班后服用汤药不便，即照原法改为丸药调理。

处方：

制玉竹 60g	鸡血藤 90g	骨碎补 90g	大川芎 60g
炒赤芍 60g	杜红花 60g	熟女贞 60g	怀牛膝 90g
宣木瓜 90g	白茯苓 60g	延胡索 60g	桑寄生 60g
生黄芪 60g	广陈皮 30g		

制法：以上 14 味药共计 930g 焙干，依法研制为细末，和匀；另以仙灵脾 120g、大麦冬 60g、谷麦芽各 30g，共计 240g，加水适量，煎取浓汁，掺入上述药末内，泛为丸，如绿豆大。每服 9g，用温开水送服，早晚各服 1 次。如胃纳不佳，只在每晚临睡时服 9g。

1976 年 12 月 18 日其女来告：患者自 5 月份复工后，身体健康，一直坚持工作。

（《中国现代名中医医案精华·徐辉光医案》）

【按语】　脊柱增生往往引起上肢或下肢麻木酸痛及腰痛，由于疼痛持续，对患者的工作影响很大。根据中医辨证，此证与肝肾两脏有关。临床治疗有主张补肝肾之阴者，亦有主张温肾散寒者。但必须看到，脊柱增生其周围组织，一定受到压迫，其受到压迫之处，必有气行不畅、血流瘀滞之患。气滞血瘀，不通则痛，故在治疗时，在补益肝肾的基础上，需重用活血祛瘀、通络止痛的药物；而在运用补肾药时，应考虑到此种慢性疾患服药时间较长，故一方面既要温补肾阳，又要适当地滋养肾阴，如此阴阳兼顾，久服始无流弊。本案疗效甚佳，其理在此。

3. 乔仰先　补肾活血通络、消风化湿法治疗腰椎狭窄案

唐某某，男，37 岁。

初诊：1999 年 8 月 24 日。

主诉：腰痛 10 多年，近 3 年加剧。经西医检查诊断为腰椎狭窄，1998 年经外科手术后虽稍有好转，不久又发。目前腰痛如折，卧床不能稍微转动，日夜呼痛，不得安眠，饮食及大小便均需人护理，食欲极差。

诊查：面色萎黄，周身消瘦，痛苦病容。舌苔厚腻，脉弦细而数，按之无力。CT 检查：腰椎四、五节狭窄。

辨证：西医诊断为腰椎狭窄。中医诊断为肾亏血滞、风湿阻络所致之腰痛。

治法：补肾为主，佐以活血通络，消风化湿。

处方：

杜仲 15g	川续断 15g	熟地黄 15g	山药 15g
仙灵脾 20g	当归 15g	赤芍 15g	红花 9g
生苡仁 30g	土白术 20g	乌梢蛇 15g	威灵仙 15g
木瓜 15g	炙地龙 15g	甘草 6g	鸡血藤 15g

水煎服。

另：麝香 0.3g 以保珍膏贴痛处。

二诊：服上方药 1 周，疼痛渐轻，两周后痛势大减，食欲较佳，睡眠良好，能下床，小步行走，饮食、起身均能自理，面色转华，舌苔化，脉弦细。前方尚合病机，依法加减治之。

处方：8 月 24 日方加黄芪 20g、炙蜈蚣 1 条，去木瓜，停外用麝香膏药。

三诊：腰痛基本消失，登楼走路均轻松自如，且能骑自行车行较短的路程，但午后腰部有些疲软，午睡后即恢复正常。舌苔薄，脉弦。症情显著转好，宗前法继治。

处方：

乌梢蛇 15g	生苡仁 40g	山药 15g	仙灵脾 20g

生熟地黄各 15g	杜仲 15g	川续 15g	黄芪 20g
当归 15g	赤芍 15g	威灵仙 15g	独活 10g
炙地龙 15g	炙蜈蚣 2 条	甘草 6g	

水煎服。

另服生晒参 3g。

1992 年 3 月 12 日随访，上述方剂连服 5 个月，患者一切良好，腰痛未发，食欲、睡眠、大便均已正常，并开始恢复工作。舌苔薄，脉弦。再以补肾扶正、养血消风之剂以资巩固。

（《中国现代名中医医案精华·乔仰先医案》）

【按语】 腰痛之因繁多。本例经过检查诊断为腰椎挟窄，实乃肾虚不能充骨，致使骨间病变。再据证情分析，其卧床不能转动，日夜呼痛不安，饮食、大小便均需人料理，此即"转摇不能，肾将惫矣"。分析患者虚损之由，乃肾气虚惫，诸邪入侵而引起血滞不畅，致使风湿乘虚为患。由此可知本例属"肾亏是本，诸邪为标"，故在治疗立法时以益肾为主，佐以活血通络、消风化湿，并助以外贴法。当用上方药 7 剂后，痛转轻，14 剂后痛势大减，20 剂后腰痛消失，生活能自理。此后加黄芪，取其与当归配合，对重病后气血虚者有一定调补作用，使其精神、体力易于恢复；加蜈蚣解痉止痛，对久病者具有消除余邪及预防复发的作用。

4. 郑侨　补血温经活络法治疗腰椎骨质增生案

赵某某，男，40 岁。1970 年 4 月 15 日就诊。已病两年之久，主证腰痛甚，不敢屈伸，颜面青紫，口唇紫，舌质深红、舌苔白，形体消瘦，精神苦闷，语声呻吟，脉沉缓尺涩。西医诊为腰椎骨质增生。病属风寒湿邪侵袭经络、深入筋骨之骨痹证。治以补血温经活络法。

处方： 乌桂四物汤加减。

当归 15g	川芎 9g	赤芍 12g	熟地 12g
桂枝 9g	乌蛇 9g	乳香 6g	没药 9g

丹参 15g　　　　甘草 6g　　　　苏木 6g

水煎服。

二诊：前方服 12 剂，腰痛消失，仍用前方治之。

三诊：前方又服 8 剂，体力已复，为了巩固疗效，仍用前方加生姜 12g，三七 12g，共为细面，炼蜜为丸 9g 重，早晚各服 1 丸，1 剂服完，上班工作。

（《老中医经验汇编·郑侨医案选》）

【评析】　本例为风寒湿邪深入筋骨，留恋不去，阻滞荣卫循行，日久形成骨痹证，故采用补血通络，温经散寒之乌桂四物汤加减。方中四物汤养血和血，和营化瘀，通经活络；桂枝温经通脉，调和荣卫；乌蛇甘咸而温，善行数蜕，如风之善行数变，内走脏腑，外彻皮肤，透骨搜风，专治风湿瘫痪；甘草和中养胃；乳香取其苦温补肾，辛温通十二经，祛风伸筋，活血调气；没药苦平入十二经散结气通滞血；丹参破宿血生新血；苏木行血去瘀，使邪去血充荣卫循行调和则愈。在丸剂中加生姜取其苦温补肾，破瘀血，三七甘苦微温，散血定痛，缓服之，以巩固疗效。

5. 王占玺　补肾柔肝法治疗跟骨骨质增生案

易某，男，53 岁，干部。

初诊：1977 年 9 月 15 日。

病史：患者近 5 个月以来，渐觉两足跟疼痛，伴以头晕耳鸣难忍，曾经某医院 X 线片证实为"跟骨骨质增生"。虽经针灸、封闭和服六味丸、济生肾气丸等治疗，均未获效，舌苔稍黄腻，左脉虚大右稍滑。此肾虚肝旺之候，他医投地黄剂虽对症，但丸剂缓也，难止其痛。予投杞菊地黄汤加减，汤以荡之。

处方：

熟地 25g　　　　砂仁 3g（与熟地共捣）　　　　生山药 15g

丹皮 10g　　　　茯苓 15g　　　广木香 4.5g　　　枸杞 12g

菊花 12g　　　　泽泻 15g　　　合欢皮 25g

水煎服，每日 1 剂。

服 6 剂后患者足跟痛及耳鸣消失，但又感腰部怕冷，脉弦大无力而近于"革"，用前方加补骨脂 25g 缓补其阳。又复 6 剂，愈。半年后随访未复发。

（《临床经验集·足跟痛》）

【评析】　本案患者两足跟疼痛，伴以头晕耳鸣难忍，乃肝肾亏虚，肝阳上亢，水不涵木所致，前医辨证用药亦属对症，却治而无功，乃用药剂量不足及选用剂型不当，病重药轻，药不胜病所致，王老接诊后改丸剂为汤剂，用杞菊地黄汤加减（去山萸肉加合欢皮）治之，仅服药 6 剂，足跟痛及耳鸣即消失。方中用药之巧妙，非杏林高手莫为。为防止熟地滋腻碍胃，用砂仁 3g 与熟地同捣共煎。加用合欢皮和血消肿止痛，以治疗足跟痛，实乃出乎意料。人们对合欢皮安神解郁之功知之甚详，但对其活血消肿止痛之效却常常予以忽视。

6. 赵龙　补益肝肾、化痰祛瘀通络法治疗膝骨关节炎案

文某，男，69 岁，离休干部。

初诊：1989 年 1 月 16 日。

病史：患者自诉双膝关节疼痛半年，活动受限，上下楼困难，上厕所艰难。近半个月来，因受风寒，致使关节疼痛加重。检查：双膝关节广泛压痛，关节肿胀，左膝关节活动度为屈伸 45°-5°-0°，右膝关节活动度为屈伸 90°-0°-0°。X 线检查提示：双膝关节股骨外缘、胫骨内外缘、髌骨后缘骨质增生，胫骨关节软骨下骨板致密，骨板下骨质疏松，关节间隙变窄。舌质黯，有瘀斑，苔黄，脉弦。

诊断：双膝关节骨质增生性关节炎。

辨证：肝肾亏虚，痰瘀痹阻。

治法：补益肝肾、化痰祛瘀通络。

处方：

鸡血藤 30g	鹿衔草 30g	伸筋草 20g	透骨草 20g
威灵仙 20g	老鹳草 20g	牛膝 15g	木瓜 15g
骨碎补 12g	路路通 10g	丹参 30g	地龙 10g

加水 500mL，煎至 300mL，将药渣加水 400mL，煎至 200mL，两者混合后，

分早晚 2 次温服，每次 250mL，每日 1 剂。将剩余药渣装入布袋内，放入盆中再加水 1500mL，加热煮沸 20 分钟后，加入少量黄酒，趁热熏洗膝关节，边洗边在患处按摩，待温度适宜时，再将药袋放置于膝关节进行热熨。每日熏洗 1 次，每次约 20 分钟。

二诊： 10 天后，双膝关节疼痛明显减轻，活动度明显好转。效不更方，继续服用上方 45 剂。

三诊： 45 天后，双膝关节无疼痛、无肿胀，活动度正常，行走自如。

随诊 3 年，无复发。

（《现代名中医骨科绝技》）

【评析】 膝关节骨关节炎以中老年患者为多，其病因多为肝肾亏虚，筋骨失养，加之外伤、劳损、风寒湿邪侵袭所致。本方以鹿衔草、骨碎补、牛膝补肝肾，壮筋骨，通利关节；伸筋草、透骨草、威灵仙、老鹳草等祛风除湿，舒筋止痛以祛邪；以鸡血藤、丹参、地龙养血活血，兼以通络止痛；木瓜舒筋活络；牛膝引药下行，直达病所。诸药共奏固本祛邪，活血通络，舒筋止痛之功。另外，药渣熏洗患处，有助于加强活血通络，舒筋止痛之功。

7. 姜春华 补益肝肾、散寒祛湿、活血化瘀法治疗腰椎管狭窄案

韩某，男，54 岁，干部。

初诊： 1989 年 11 月 11 日。

病史： 患者右侧腰、髋、腿疼痛半年，近 3 个月加重。1989 年 6 月去峨眉山地区出差，路途劳累，不适应当地潮湿气候，感右侧腰、髋、腿疼痛，回家后疼痛加剧，以致站立、行走、弯腰、床上翻身、起床等活动均感困难。于 10 月 12 日在某医院诊为"腰椎骨质增生，L_3/L_4、L_4/L_5 椎间盘突出，椎管狭窄"。经服活络丹，卧床休息 2 周，病情未见改善。诊查：望之痛苦病容，腰、髋活动及步履维限，按之关节不肿，右腿腓侧痛感降低。纳食不馨，大便微溏，每日一行，小便如常，夜寐不安。舌淡红，质嫩，有瘀点，脉沉小弦。辨证为肝肾不足，寒湿瘀血阻滞，筋骨失养。

治法：补肝肾，壮筋骨，利关节，化瘀滞，缓疼痛。

处方：

杜仲 12g	狗脊 15g	巴戟天 12g	川断 12g
桑寄生 15g	独活 6g	熟地黄 18g	山萸肉 9g
细辛 5g	鸡血藤 25g	川芎 9g	牛膝 15g
威灵仙 15g	秦艽 12g		

水煎服，20 剂。

二诊：共服汤药 60 剂、健步虎潜丸 54 丸、河车大造丸 20 丸后，腰、髋疼痛缓解，活动自如，后未见复发。

（《内科名家姜春华学术经验集》）

【评析】 《类证治裁·痹证》曰："诸痹……良由营卫先虚，腠理不密，风寒湿乘虚内袭，正气为邪所阻，不能宣行，因而留滞，气血凝涩，久而成痹。"本病证属肝肾不足，筋骨失养，使寒凝瘀血乘虚内袭，阻塞筋脉，故治疗当以补益肝肾、强筋壮骨为本，温经散寒、祛湿化瘀为标。方中杜仲、狗脊、巴戟天、川断、桑寄生、熟地黄、山萸肉一派温补之象，以达补益肝肾、强筋壮骨的目的；又加鸡血藤、川芎，活血养血，牛膝引血下行；细辛、独活祛经络之风寒；威灵仙、秦艽祛风除湿，通利关节。两派药物温补以治本，通利以治标，且攻补兼施，使补而不过于呆滞，攻而不过于伐正。

8. 张琪 祛风除湿、活血通络法治疗腰椎管狭窄案

黄某，女，39 岁，干部。

初诊：1992 年 12 月 8 日。

病史：病人形体较胖，腰痛 1 年，夜间痛剧，不能转侧，阴天及气候骤变则腰痛加重。经某医院放射线摄片诊断为"腰椎椎管狭窄"，因畏惧手术，前来中医门诊治疗。舌边黯紫，脉象沉有力。辨为外感风湿不除，"久病入络"，夹血瘀痹阻，治宜除风湿，活血通络法。

处方：

川牛膝 15g	地龙 15g	羌活 10g	秦艽 15g
香附 15g	当归 15g	川芎 15g	黄芪 30g
苍术 15g	黄柏 15g	五灵脂 15g	桃仁 15g
没药 10g	红花 15g	丹参 20g	赤芍 15g
乳香 15g			

水煎服。

二诊： 12 月 14 日。服药 6 剂，腰痛大减，能活动转侧，舌与脉诊同前，再以上方化裁。

处方：

丹参 20g	当归 20g	乳香 10g	没药 10g
黄柏 15g	知母 15g	赤芍 20g	川牛膝 15g
羌活 15g	秦艽 15g	天花粉 15g	红花 15g
桃仁 15g	五灵脂 10g	苍术 15g	生甘草 15g

水煎服。

三诊： 12 月 22 日。服上方 6 剂，腰痛进一步减轻，唯自觉脊椎关节上下窜痛，上窜至颈椎部，舌转润，脉沉缓，继上方化裁。处方：

川牛膝 15g	地龙 15g	羌活 15g	秦艽 15g
香附 15g	当归 20g	川芎 15g	苍术 15g
黄柏 15g	五灵脂 15g	红花 15g	没药 15g
葛根 15g	桃仁 5g	知母 15g	生黄芪 30g
天花粉 15g	生甘草 10g		

水煎服。

四诊： 1993 年 1 月 6 日。服上方 12 剂，腰已不痛，时觉脊椎关节上下窜痛。

处方：

川牛膝 15g	地龙 15g	羌活 10g	秦艽 15g
香附 15g	当归 20g	川芎 15g	苍术 15g

红花 15g	没药 10g	丹参 20g	乳香 10g
桃仁 5g	知母 15g	生黄芪 30g	穿山甲（代）15g
天花粉 15g	生甘草 10g		

水煎服。

继服 12 剂，腰痛未发，脊椎关节审痛症状消失，脊柱活动自如，遂停药。

（《张琪临床经验辑要》）

【评析】　本案以腰痛为主症，夜间痛剧不能转侧，阴雨天增重，舌边黯紫，脉沉，辨为风寒夹血瘀痹阻。治宜除风湿，活血通络，服药 6 剂疼痛大减，4 次复诊，连服 20 余剂，痛除而愈。腰痛为肾系疾病常见症状，但亦见于风湿、腰椎管狭窄、强直性脊柱炎、腰肌劳损等疾病。中医辨证多以外感风湿夹瘀血为常见。张琪常用身痛逐瘀汤合活络效灵丹化裁。方用当归活血养血，丹参助活血祛瘀之力，乳香、没药活血行气止痛。因本方祛瘀止痛之力颇强，张琪用此方治疗瘀血作痛甚效，但贵在辨证精当，否则无效。张琪以此方治疗强直性脊柱炎之腰痛，酌加穿山甲（代）、全蝎、地龙等药而获效，亦常用东垣之川芎肉桂汤治疗风湿夹瘀血之腰痛亦效。

（申洪波）

第十九章
股骨头无菌性坏死

股骨头无菌性坏死，或股骨头缺血性坏死，是骨坏死的一种。骨坏死是由于多种原因导致的骨滋养血管受损，进一步导致骨质的缺血、变性、坏死。

股骨头坏死也是由于多种原因导致的股骨头局部血运不良，从而进一步缺血、坏死、骨小梁断裂、股骨头塌陷的一种病变，这种疾病可发生于任何年龄但以31～60岁最多见，无性别差异，开始多表现为髋关节或其周围关节的隐痛、钝痛，活动后加重，进一步发展可导致髋关节的功能障碍，严重影响患者的生活质量和劳动能力，若治疗不及时，还可导致终身残疾。现代医学认为，骨坏死最可能是由于多种因素同时起作用，最初的缺血发作可能是由骨外或骨内循环障碍所导致。结果往往是骨髓压力升高，使骨的血流阻力增加引起缺血，随之发生细胞损害和水肿，导致骨内压力进一步增加。特别是在连续负重时，这种进行性缓慢的恶性循环可造成骨坏死，最后导致骨塌陷。即使在创伤的大血管破裂，缓慢进行的缺血在某些病人如引起外翻畸形的骨折病人似乎也是一个重要发病机制。如果栓塞发生在创伤的当时，而且仅是由损伤引起的，应该预料到股骨头解剖学的上外侧部分将会塌陷。然而事实并非如此，塌陷的是新的功能性承重区。这一事实有力地提示了进行性缺血和承重共同起作用，产生伴有塌陷的骨坏死。

中医将股骨头坏死归属于"骨蚀""骨痹""骨萎""阴疽"等范畴。中医认为先天禀赋不足，肝肾亏损，股骨头骨骺发育不良，易于坏死，或髋臼发育不良，股骨头包容不足，均可导致股骨头坏死；后天失养，后天之本在于脾，先天之本在于肾，脾胃运化功能失调，水谷精微不生，无以濡养机体，先天肾精得不到后天水谷精微充养，则肾精不足，肾主骨生髓，肾精不足而骨失所养，易发生股骨头坏死；劳伤过度，伤及气血，气血不足，筋脉骨骼失养，四肢百骸及关节功能活动都赖于气血的温煦濡养，股骨头得不到充分血液供应，亦可造成骨质疏松，发生股骨头坏死；加之暴力所伤、六淫所伤、邪毒所伤，肝肾脾受损，脏腑功能紊乱，导致气机升降功能失调，久之肝肾亏损。肝主筋，肾主骨，筋骨相连，是肝肾之外合，肝血充盈，筋骨得养则关节功能正常。久病肾脏受累，肾阳不足，脾失于温煦，气血生化乏源，骨生长不利。由于阴阳互根互生，肾阳不足，阴精化生无由，致使肝肾阴精亏虚，故气血两虚，肝肾不足，髓海空虚，肾虚则骨枯槁而不用，久之骨质疏松。脾气不足，气血生化无源，肌肉挛缩，屈伸不利，久之则发生股骨头坏死。研究证实，长期大量使用激素可导致体内免疫功能低下，造成肾阳虚，易于诱发本病。

1. 娄多峰　益气养血、活血通络法治疗股骨头无菌性坏死案

罗某，男，53 岁，农民。

初诊：1990 年 2 月 17 日。

病史：患者左髋关节肿痛 10 个月，加重 2 个月。患者于 10 个月前不明原因出现左髋关节疼痛，行走不便，用强的松口服，外用膏药等治疗，于 5 个月前症状消失。为巩固疗效，于 4 个月前用助应素针 20 支，每日 1 支，肌注。打针后病情又发作，经按摩及服中药 20 余剂，仍不见效。近 2 个月左髋关节疼痛加重，不能行走。活动及天气变化时病情加重，全身乏力，饮食一般，无发热，无盗汗，二便正常。检查：神志清，精神差，面色㿠白，痛苦面容，跛行弓腰，呼吸均匀，无咳喘，语音低微，肌肤温润，弹性好，无明显斑疹、疮疡、浮肿等。X 线示左侧股骨头呈蘑菇状畸形，密度增高且夹杂一些骨吸收透亮区，髋臼边缘硬化。舌质淡、尖红，苔白，脉弦数。

诊断：骨痹（左侧股骨头缺血性坏死）。

辨证：证属气血两虚，痹阻经络。

治法：治以益气养血，活血通络。

处方：

当归 30g	党参 30g	薏苡仁 30g	首乌 30g
川牛膝 30g	木瓜 30g	白芍 30g	桑寄生 30g
独活 30g	制乳没各 9g	香附 30g	甘草 9g

水煎服。

医嘱： 避风寒湿邪，适当功能活动。

二诊（2月26日）： 服上方8剂，左髋疼痛减轻，行走较前方便。舌质淡红，苔白，脉弦数。嘱上方继服10剂后，将上方稍加减（去乳没，加炒山甲12g），共为细面，每服5～6g，每日3次，连服12个月以上。

三诊（1991年9月6日）： 左髋关节已无疼痛，无明显跛行。治疗前坐位2个小时即出现左髋明显疼痛，现坐位8个小时以上也无明显不适。X线示左股骨头仍呈蘑菇状，密度均匀，与治疗前相比无加重现象。

（《娄多峰论治痹病精华》）

【评析】 本案患者虽以气血两虚为主，但因其病变在骨，局部骨组织呈缺血坏死改变，所以补肾活血仍是治疗本病应遵循的治疗大法。实践表明，按此大法，坚持长期治疗，多能控制疾病发展，改善关节功能。

2. 刘渡舟 养血荣筋通脉法治疗股骨头缺血性坏死案

杨某，男，33岁。

病史： 患者病始右腿髋关节疼痛，行走困难。2个月后左腿亦开始疼痛，不能步行。腿部肌肉有明显萎缩现象，并伴有两腿抽搐拘急，经某医院检查，诊断为"双侧股骨头缺血性坏死"，建议手术治疗。舌质红绛，脉弦细。

诊断： 双侧股骨头缺血性坏死。

辨证： 营阴亏虚，筋脉失养，血脉不利。

治法： 治以养阴和营，缓急止痛。

处方： 芍药甘草汤。白芍 24g，炙甘草 12g，水煎服。

二诊： 3天后疼痛、拘急大减。治以疏通经络血脉，解毒止痛。处方：仙方活命饮。

当归 10g	赤芍 10g	天花粉 10g	甘草节 10g
牡丹皮 10g	乳香 6g	没药 6g	金银花 12g
川芎 10g	浙贝母 6g	陈皮 9g	炒山甲珠 10g
皂刺 6g			

水煎服。

三诊： 7 天后，疼痛进一步减轻，改用赤小豆当归散与芍药甘草汤两方交替服用。

四诊： 2 个多月后，患者再诊，已能弃杖行走。医院检查：造影示两侧股骨头血流运行通畅，恢复正常。

（《临证验案精选》）

【评析】 本案患者下肢拘急疼痛，是为营阴亏虚，筋脉失濡，治用养阴和营，缓急止痛的芍药甘草汤；营阴以复，再予通利血脉，活血化瘀的仙方活命饮。继以芍药甘草汤与赤小豆当归散交替服用，不但和营缓急止痛，而且利血脉而清筋脉之湿毒，用药颇为巧妙，故能药到病除。

3. 王衍金　补肾填髓、祛风除湿、活血通络法治疗股骨头无菌性坏死案

曾某，男，43 岁，工人。

初诊： 1992 年 5 月 3 日。

病史： 患者自诉右髋部疼痛，活动受限 2 年。2 年前不明原因出现右髋不适，逐渐感觉右下肢无力，半年后右髋疼痛加重，活动受限，跛行，呈进行性加重。检查见右侧腹股沟部压痛，右下肢纵轴叩击试验阳性，右髋关节活动受限，右髋屈伸 100°-0°-20°。X 线检查提示：右侧股骨头有大小不等的骨密度减低区，股骨头形态变扁平，骨小梁排列不规则，关节间隙稍变窄。舌质红，苔黄腻，脉弦滑。

诊断： 右侧股骨头无菌性坏死。

辨证： 肾虚骨萎，风寒湿痹。

治法：补肾填髓，祛风除湿，活血通络。

处方：

仙茅 15g	淫羊藿 15g	巴戟天 5g	黄芪 30g
当归 10g	川芎 10g	鸡血藤 30g	牛膝 12g
生黄柏 15g	木瓜 15g	路路通 10g	苍术 15g
薏苡仁 30g	木通 15g		

上方加水 500mL，煎至 300mL，每日 1 剂，分早、中、晚 3 次温服。

二诊：3 个月后，右髋无疼痛，活动度基本正常。行 X 线检查提示：右股骨头密度较均匀，稍扁平，关节间隙较前略宽，再服药 3 个月。

三诊：6 个月后，诸症消失，右股骨头密度均匀，关节间隙正常，扁平不明显。

随诊 3 年无复发。

（《现代名中医骨科绝技》）

【评析】 股骨头缺血性坏死在中医属于"骨蚀"范畴。本案主要是因为肾虚骨萎，加上风寒湿邪乘虚而入，蚀于股骨头所致。治疗应补肾填髓，佐以祛风除湿，活血通络。本方用仙茅、淫羊藿、巴戟天补肾温阳，强筋壮骨，祛风除湿；黄芪、当归、川芎、鸡血藤益气养血、活血化瘀；以黄柏为佐，祛除邪气久郁化热，且坚肾阴，使君药温肾阳而不过于燥烈伤阴；以路路通、木瓜祛风湿，通经络，舒筋止痛；牛膝为引经信使，入肾经，补肝肾，壮筋骨，引血下行，活血利关节。诸药共奏温阳益肾，祛风除湿，散寒化瘀通络之功。现代医学认为，上方具有促进股骨头血液循环，增强股骨头血供，促进坏死组织吸收和替代的作用。

4. 李进民 补气活血法治疗股骨头坏死案

赵某，男，61 岁。

初诊：1989 年 5 月 12 日。

病史：患者双侧髋关节疼痛 2 年，呈进行性加重。夜间或劳累后痛甚。疼痛呈针刺样并向双下肢放射。关节僵硬，活动受限，4字试验阳性。拍片显示：双侧股骨头密度不均匀，呈斑点状密度增高，中间有卵圆形骨质坏死区，骨小梁破坏。病属骨痹。治宜补气活血法。

处方：

黄芪 30g	丹参 30g	三七参 10g	红花 10g
当归 10g	川芎 10g	党参 10g	全蝎 6g
地龙 10g	蛇蜕 6g	骨碎补 15g	

水煎服，每日1剂，3周为1个疗程，休息1周后再服下1个疗程。

二诊：服上方3个疗程后，病人疼痛消失，已能步行5公里，4字试验阴性。拍片复查：双侧股骨头密度均匀，卵圆形骨质坏死区已消失，破坏的骨小梁已再生，临床治愈。

（《诊籍续焰——山东中医验案选》）

【评析】　股骨头缺血性无菌坏死，可归属于中医骨痹。其病因多由长时间服用激素，饮酒引起。由于股骨头局部微循环障碍以致缺血性坏死。医者采用补气活血法疗效满意。方用黄芪、党参补气养血；丹参、三七参、红花、川芎等活血祛瘀；全蝎、地龙等通经活络。共奏补气养血，活血化瘀，通经活络止痛之效。

（白云静）

第二十章
产后风湿病

1. 路志正　健脾益气、温经通脉、散风祛湿法为主治疗产后痹案

吴某某，女，26 岁，干部。

初诊：1983 年 12 月 15 日。

病史：患者 3 周前欢喜得子。生产住院时病房已满，遂在楼道中另加床位。入暮楼道中寒冷，医护人员不免经常出入病区而开门透风。遂于产后半个月出现周身关节酸楚疼痛，以膝关节、踝关节、手关节和肩背为甚。手关节肿胀，肢体麻木，足跟痛，畏寒肢冷，腰痛，左腹部疼痛（剖腹产，侧切），纳少，不思饮食，并头晕、恶心不吐，恶露未净，但量已减，乳汁量少，便溏溲黄。面色黯晦，舌质胖淡，苔白厚，脉浮而紧。

患者素体脾肾两虚，湿寒内盛。逢产后气血损伤，腠理疏松，风寒内侵，与体内湿寒相引而发，且有寒湿化热之兆。

诊断：产后痹。

治法：治以健脾益气、温经通脉、散风祛湿，佐以清利湿热。

处方：

生黄芪 15g	炒白术 10g	防风己各 10g	桂枝 6g
赤白芍各 12g	清夏 10g	威灵仙 10g	忍冬藤 15g
醋香附 10g	片姜黄 10g	海桐皮 15g	豨莶草 15g

6 剂，水煎服。

二诊（1983 年 12 月 22 日）：药后头晕、恶心、便溏尿黄已解，胃纳好转，

手肿胀亦减轻，唯周身关节疼痛、肢体麻木、足跟疼痛如故，行走时脚痛如针刺。舌质淡，苔白，脉沉滑。治以健脾益气，补血活血，温经散寒。

处方：

生黄芪 15g	当归 10g	白芍 12g	川芎 9g
熟地 12g	鸡血藤 12g	桂枝 6g	炒白术 12g
佛手 9g	防风己各 10g	威灵仙 10g	

6 剂，水煎服。

三诊（1984 年 1 月 28 日）： 前方连服 12 剂，关节疼痛得缓。但感腰痛腹胀，小便量少。舌质淡苔白，脉沉滑。仍以前法进退，加入益肾壮腰之品。

处方：

生黄芪 15g	炒苍术 10g	赤白芍各 10g	海桐皮 10g
当归 12g	防风己各 10g	腹皮子各 10g	川断 12g
桑寄生 15g			

6 剂，水煎服。

后以健脾补肾、益气养血、温经散寒、和络止痛为治。3 个月始告痊愈。经追访三四载，一直上班工作，其病未再复发。

（《路志正医林集腋》）

【评析】 路老首倡，将产褥期和产后百日内所患的痹病，定名为"产后痹"。这是由于这一类疾病有基本相同的病因病机，即产后气血亏虚，风寒湿邪乘虚侵入，痹阻经络。治疗时应时时顾护正气，扶正祛邪兼施。路老在本案的治疗过程中，始终注重补气健脾、养血扶助正气，在此基础上，或兼以温经散寒，或兼以清利湿热，使祛邪寓扶正之中。

2. 刘志明 调理气血、祛风除湿法治疗产后风湿案

张某某，女，30 岁。

初诊： 1980 年 9 月 13 日。

主诉： 周身关节疼痛加重 1 个月。患者于 1979 年 10 月产后不慎风寒，引起

周身关节疼痛，开始痛如针刺，尤以手指关节为甚，经多方求治未见好转，近1个月来症情加重，故来我处就诊。

诊查：现症见全身大关节包括肩、肘、膝、踝以及腰、项部走窜疼痛，活动明显受限，不能久坐及下蹲，行走亦感困难；手指关节疼痛肿胀，不能握拳及自行穿衣，生活难以自理；畏风寒，受凉或天气变化则痛势增剧。纳食稍减，二便尚调。脉弦细，苔薄而滑。

辨证：病属产后痹证。

治法：治宜调理气血，佐以祛风除湿。

处方：

当归 12g	白芍 9g	川芎 4.5g	生地 15g
生黄芪 15g	防风 12g	秦艽 12g	桑寄生 15g
羌独活各 12g	牛膝 12g	生苡仁 24g	白术 9g

水煎服。

以上方化裁，投药 30 余剂，手指关节肿胀消除，疼痛亦止，全身关节活动自如，生活能够自理，仅感周身稍有酸楚。继续坚持服药半月余，诸症基本痊愈。

（《中国现代名中医医案精华·刘志明医案》）

【评析】 产后风湿病又叫产后痹证，如不及时治疗，多缠绵难愈，加之患者为病痛所苦，多情绪悲观，易暗耗心血。临证若一味驱邪，徒用攻伐，易伤正碍胃，不仅旧病未愈，却又添新疾。故应于祛风散寒除湿或清热驱邪之同时，注意调理气血，扶助正气，运用得当，往往使患者精神振作，正气得复，病邪得祛，加速痹病恢复，乃至痊愈。

3. 颜正华 补气养血、活血化瘀法治疗产后风湿案

患者某，女，27 岁，国际友人。

初诊：1977 年 10 月 25 日。

病史：是年春产后不久，即患背痛，并伴有食欲不振，睡眠不佳等。经西医

多方治疗无效，疼痛逐渐加重，缠绵不愈，逾时半年，影响工作，遂邀颜老诊治。刻下患者第五胸椎作痛，不红不肿，面色萎黄，神倦乏力，不饥食少，夜寐欠安。舌质淡，苔薄腻，脉弱。证属产后气血不足，心脾两虚，又兼脉络瘀阻。治以益气养血，养心健脾，佐以疏通血脉。

药用：

党参 10g	炒白术 10g	茯苓 10g	茯神 10g
桂枝 6g	炙甘草 3g	木香 5g	陈皮 10g
当归 12g	赤白芍各 6g	川芎 5g	炒枣仁 10g（打碎）
生姜 2 片	大枣 4 枚（拍）		

6 剂，每日 1 剂，水煎服，忌食生冷。

二诊： 药后精神转佳，食欲、睡眠均较好，背痛亦觉减轻。说明药证相符，仍宗原法，并增强通络止痛之力为治。

药用：

当归 12g	丹参 12g	赤芍 10g	川芎 5g
苏木 10g（锉）	木香 5g	桂枝 10g	陈皮 10g
生黄芪 20g	骨碎补 12g	炙甘草 5g	元胡粉 3g（分冲）

续进 6 剂。

三诊： 药尽，背痛大减，食欲睡眠均可，脉舌同前。仍以二诊方加减为治。方中去陈皮、川芎，加乳香、没药各 5g，拟再加强活血止痛之力。再进 6 剂，一切复常，遂上班工作。

（《颜正华临证验案精选》）

【评析】 本案病发产后，证属气血不足，心脾两虚，又兼脉络瘀阻，为虚中夹实。面色萎黄，精神疲乏，眠差纳差，为产后气血不足，心脾两虚之征；而背痛，则为脉络瘀阻之象。初诊以扶正为主，着重益气补血，健脾养心，兼以活血通络。药后痛减，纳增，眠佳，精神好转，药已中病；二诊、三诊转为着重活血化瘀，止痛，兼以益气养血，遂使缠绵半载之疾得以向愈。

4. 王为兰　补肾助阳法治疗产后风湿病案

李某某，女，30 岁。

初诊：1990 年 12 月 5 日。

主诉：产后下肢关节痛三年余。伏天仍穿绒裤，曾多方求治无效。

病史：患者于 1987 年 7 月正常生产后，即开始全身肌肉酸痛，怕冷，出汗，逐渐累及下肢冷痛，其苦难言。夜间辗转难眠。某医院诊断为"产后风湿"，给予消炎痛及维生素类药物。药后关节疼痛减轻，但汗出不止，只得停药，求治于中医。曾屡用补气养血、温经散寒、通经活络、祛风化湿等剂治疗，症状不见减轻，遂来我院求治。

诊查：关节冷痛冒风，屈伸不利，局部愈按愈凉，自感周身肿胀。脘腹满，纳少便溏；面部浮肿，色呈苍白，神疲乏力；舌苔白厚，质淡，脉沉细无力。

辨证：脾肾阳虚，络脉失养。

治法：补肾助阳，温肾散寒。

处方：

巴戟肉 10g	大熟地黄 20g	砂仁 3g	山萸肉 10g
狗脊 15g	炒杜仲 15g	细辛 8g	肉桂 10g
炮附子 10g	肉苁蓉 30g	仙茅 6g	生姜 3 片

水煎服。

二诊：上方药服 14 剂后，下肢渐温，疼痛稍减，脘腹胀满消失，纳食明显增多，精神较前充沛，面部浮肿渐消，大便仍溏不畅。舌苔白厚质淡，脉沉细但较前有力。上方去砂仁，加白术 15g。

三诊：再服药 14 剂后，症状皆除，基本痊愈，给予金匮肾气丸、人参归脾丸调理善后。

（《中国现代名中医医案精华·王为兰医案》）

【评析】　王老认为，产后风湿多为肾阳不足，肾气受伤，不能温煦脾土，以致脾肾阳虚，运化失常，不能温养肢体，致使下肢冷痛、冒风、屈伸不利。用巴戟肉、肉苁蓉、仙茅补肾阳，大熟地黄、山萸肉补肾阴，细辛、肉桂、炮附子温肾助阳，砂仁、生姜醒脾开胃。药后症状好转但便溏，而后在补肾助阳的基础上加炒白术，以健脾燥湿而收功。

5. 胡荫奇医案

案例一

王某某，女，29 岁。

初诊： 2007 年 1 月 17 日。

病史： 患者产后四肢多关节疼痛 2 月余。患者产后受凉后出现四肢多关节疼痛，伴有双手小关节肿胀，自服追风透骨丸及狗皮膏外用，症状稍有减轻。刻下症见：双手小关节疼痛，屈伸不利，双髋关节、双膝关节、腰背部、双下肢肌肉及足跟部疼痛，呈游走性，伴有畏风怕冷，晨僵，活动后改善，头部两侧疼痛，汗出较多，体倦乏力明显，纳眠可，小便黄，大便偏干，1 ～ 2 日一行，舌红少苔，脉弦细。辅助检查结果均正常。

诊断： 产后痹。

辨证： 气血亏虚，风寒外袭。

治法： 益气养血，祛风散寒通络。

处方：

鹿角胶 12g	阿胶珠 10g	鸡血藤 30g	熟地 30g
川芎 10g	当归 10g	黄芪 15g	桂枝 10g
白术 10g	防风 10g	白芍 30g	徐长卿 15g
威灵仙 30g	牛蒡子 10g	玫瑰花 10g	

水煎服，每日 1 剂。

二诊（2007 年 2 月 7 日）： 患者诉服药后诸症均减，自行停药 3 天后，又感四肢多关节疼痛，以双膝、双腕、双肘关节疼痛为甚，伴有畏风怕冷，动辄汗出，体倦乏力，纳可眠差，二便调。舌红苔薄白，脉细。上方减牛蒡子，加穿山龙 15g 继服。

三诊（2007 年 4 月 11 日）： 患者诉服上方加减 2 个月后诸症均减，有时感四肢多关节疼痛，以双膝、双腕、双肘关节疼痛较为明显，伴有畏风怕冷，体倦乏力，纳眠可，二便调。舌红苔薄白，脉沉细。中药处方调整如下：

玫瑰花 10g	半夏 10g	白芥子 10g	鹿角胶 12g
金银花 15g	忍冬藤 30g	桑枝 15g	桂枝 10g
川牛膝 10g	桑寄生 15g	天麻 10g	独活 10g
当归 10g	香附 10g		

水煎服，每日 1 剂。

四诊（2008 年 11 月 12 日）： 患者停药 1 年余，近日出现胸部及腰部疼痛，伴有四肢多关节疼痛，伴有晨起周身酸痛，体倦乏力，纳眠可，二便调。舌边尖红苔薄白，脉弦缓。中药处方调整如下：

天麻 15g	葛根 30g	白芷 10g	羌独活各 10g
鸡血藤 30g	白芍 30g	青风藤 30g	桂枝 10g
蜈蚣 2 条	路路通 10g	檀香 10g	台乌药 10g

30 剂，水煎服，每日 1 剂。

服药 30 剂后，四肢多关节酸痛减轻。守方加减治疗 30 剂而愈。

（《胡荫奇风湿病学术经验传薪》）

【评按】 产后风湿多为肾阳不足，肾气受伤，不能温煦脾土，以致脾肾阳虚，运化失常，不能温养肢体，致使下肢冷痛、冒风、屈伸不利。用巴戟肉、鹿角胶、骨碎补补肾阳，鸡血藤、白芍、当归补肝肾阴血，细辛、桂枝、白芥子温阳散寒，川芎、穿山龙、徐长卿活血通络止痛。牛蒡子在这里起反佐作用，诸药合参，共奏温阳散寒、活血通络之功，药证相符，收效显著。

🍅 案例二

闫某，女，29 岁。

初诊： 2001 年 3 月 12 日。

病史：患者平时畏寒怕冷，2000 年 12 月 2 日剖腹产后出现足跟、踝关节疼痛，后发展至双膝关节、腰骶部、双手掌指关节疼痛，无肿胀。晨僵 2～3 小时，伴咽痛、盗汗、四肢肌肉酸痛。查体：各关节不肿，活动度正常。舌质黯，舌苔薄白，脉沉细。RF<20IU/mL，ESR 7mm/h，ASO<200IU/mL。

诊断：产后痹。

辨证：脾肾阳虚，寒湿痹阻。

治法：温补脾肾，散寒祛湿通络。

处方：

青风藤 30g	炒杜仲 10g	白芥子 6g	细辛 3g
桂枝 10g	淫羊藿 15g	白芍 20g	防己 15g
木瓜 15g	知母 15g	山萸肉 15g	鸡血藤 30g
鹿角胶（烊化）10g			

水煎服，每日 1 剂。

二诊（4 月 2 日）：上方服用 20 剂，双手关节疼痛消失，仍有踝关节、足跟部疼痛。受风寒后关节疼痛加重。腰痛、咽痛、盗汗减少。舌质黯红，舌苔薄白微腻，脉细略弦。处方：

老鹳草 15g	鹿衔草 10g	乌蛇 10g	生黄芪 15g
青风藤 15g	炒杜仲 15g	细辛 3g	桂枝 10g
淫羊藿 15g	白芍 20g	防己 15g	知母 15g
鸡血藤 30g			

水煎服，每日 1 剂。

三诊（4 月 30 日）：服用上药后疼痛减轻明显，现有右侧下肢膝以下麻木不适，足跟部酸楚不适，无明显晨僵。舌质黯红，苔薄黄，脉沉细。

处方：

炮姜 6g	白芥子 6g	川芎 10g	鹿角胶（烊化）10g
淫羊藿 15g	淡附片 10g	桂枝 10g	白术 15g
防风 10g	生黄芪 15g	蜂房 4g	青风藤 15g

防己 15g   白芍 20g   天麻 15g

水煎服，每日 1 剂。

上方服用 14 剂后，诸症缓解明显，遂改服养血荣筋丸巩固药效。

（《胡荫奇风湿病学术经验传薪》）

【评按】 患者素体脾肾阳虚，加之剖腹产后，寒湿、风湿之邪乘虚外袭，寒湿痹阻经络不能温养肢体，致使四肢多关节疼痛。故治疗从温补脾肾、散寒祛湿通络立法，药用仙灵脾、鹿角胶、杜仲及山萸肉（后加干姜及白术）温补脾肾，鸡血藤、白芍养血活血，细辛、桂枝、白芥子、防己、木瓜、青风藤温阳散寒除湿；知母在这里起反佐作用，诸药合参，共奏温补脾肾、散寒祛湿通络之功，药证相符，收效显著。

6. 祝谌予医案

🍅 **案例一：散寒通络、升津养筋法治疗产后风湿病案**

许某，女性，32 岁。

初诊：1979 年 3 月 2 日。

主诉：全身疼痛 3 年。

病史：患者 3 年前因人工流产术后感寒，即全身肌肉肢节疼痛，项背拘紧不适，常恶风无汗或出凉汗，腓肠肌痉挛，虽在炎暑盛夏，亦不觉热，尚穿厚衣，经多方医治无效而来诊。

现症：全身疼痛。观其颜面色赤但不禁风袭。虽有口渴，惟喜热饮。时时烦躁而二便如常。舌淡黯，苔薄白。脉细滑数。

辨证立法：产后血虚，风寒入络，筋脉失养。治宜散寒通络，升津养筋。方用《金匮要略》葛根汤加味。

处方：

葛根 15g   麻黄 6g   桂枝 5g   白芍 15g

炙甘草 6g   生姜 3 片   大枣 5 枚   穿山龙 30g

水煎服。

治疗经过：服药 6 剂，身痛大减，怕冷感消失，凉汗亦止。复诊时患者精神爽快，欣然告云：饮食较前增进，三年宿疾仅服药 6 剂畅然若失。现背部稍觉不适，足背麻木，舌淡，脉弦。守原方加羌独活各 5g，海桐皮 10g，豨莶草 20g，再进 10 剂。三诊时诸症均愈，胃脘部稍觉胀满不适，此风寒已解，脾胃未复，遂拟用归芪建中汤加羌独活、防风、穿山龙以收气血双补，阴阳并调，散风通络之功。

【按语】　产后身痛一证，临床较为多见，因产后百脉空虚，腠理不固，易感风邪之故。本案病程达三年之久，然全身疼痛、恶风无汗或出凉汗仍系风寒在表。前人尝说："有一分恶寒就有一分表证"，可谓要言不繁。口温喜热饮，烦躁而二便如常是其辨证要点。颜面色赤乃阳气拂郁之象。祝老治疗产后身痛，常喜用《金匮要略》之葛根汤加味，每收良效。葛根汤本是仲景治疗外感风寒伤及经脉，加之患者平素津液不足的刚痉之方，方中用桂枝汤合麻黄开发腠理，解肌表之风寒，益以葛根升津养筋，救经脉之虚。祝老认为，产后身痛与刚痉虽为二病，但津血不足，经脉失养，风寒入络的病机相同，故主以葛根汤治疗，一俟痛减邪去，则易以归芪建中汤而补气血之不足，充分体现出异病同治的原则。

🍅 案例二：扶正祛邪法治疗产后风湿病案

闫某，女性，29 岁。

初诊：1991 年 6 月 3 日。

病史：产后全身关节疼痛 1 月余。

病史：患者于 4 月中旬足月顺产一男婴，因夜间喂奶不慎受凉，即感全身关节疼痛明显，就诊于中医。

现症：全身关节疼痛，畏寒肢冷，手足发麻发胀，乏力汗出，腰膝酸软。恶露刚净两天，白带量多清稀，大便通畅。舌淡黯，苔白，脉细弦滑。

辨证立法：产后气血两虚，腠理不固，风寒乘虚袭络，营卫凝滞。治宜益气养血，调和营卫，疏风散寒，通络止痛。方用黄芪建中汤合四藤一仙汤加味。

处方：

生黄芪 30g	桂枝 10g	白芍 20g	炙甘草 6g

生姜 3 片　　　大枣 5 枚　　　鸡血藤 30g　　　海风藤 15g

络石藤 15g　　　双钩藤 15g　　　威灵仙 15g　　　羌独活各 10g

桑寄生 20g　　　川断 15g

每日 1 剂，水煎服。

治疗经过： 7 月 1 日二诊，服药 14 剂，全身关节疼痛减轻，但腰膝酸痛明显，活动不便，喜暖恶寒，舌淡黯，脉细滑。此肝肾两亏，寒湿入络之证，拟独活寄生汤加减治之。

处方：

羌独活各 10g　　桑寄生 20g　　　当归 10g　　　　川芎 10g

生熟地各 10g　　白芍 10g　　　　菟丝子 10g　　　威灵仙 15g

防风 10g　　　　秦艽 10g

每日 1 剂，水煎服。

以上方为主加减治疗 1 个月，身痛大为减轻，乏力汗出，恶寒肢冷均除，唯经期仍有腰痛之感。再易初诊之方连服半个月，诸症告愈。1 年后随诊，病未再发。

【按语】 产后受风身痛有虚实之辨。虚为气血肝肾不足，经脉失养；实为风寒湿邪袭络，营卫凝滞。本案乏力汗出、腰膝酸痛、白带清稀均为气血肝肾不足之象，故祝老主以黄芪建中汤、独活寄生汤以补虚扶正，辅以四藤一仙汤等祛风通络之药祛邪止痛。且防风、秦艽均为风药之润剂，无伤津耗液之弊。与前案相参，祝老治疗本病特点，思过半矣。

（《祝谌予临证验案精选》）

（李亚平，赵敏）

第二十一章
幼年类风湿关节炎（全身型）

幼年类风湿关节炎（全身型），又称为斯蒂尔病，是指系统型起病的幼年型慢性关节炎，但相似的疾病若发生于成年人，称为成人斯蒂尔病（adult onset still's disease，AOSD）。本病病因尚不清楚。临床特征为发热、关节痛和（或）关节炎、皮疹、肌痛、咽痛、淋巴结肿大、白细胞总数和中性粒细胞增多以及血小板增多、血清铁蛋白显著增高，严重者可伴系统损害。由于无特异性的诊断方法和标准，需排除感染、肿瘤以及其他结缔组织病后才考虑斯蒂尔病。某些患者即便诊断为斯蒂尔病，也需要在治疗中密切随诊，以进一步除外上述疾病的可能。本病男女患病率相近，散布世界各地，无地域差异。笔者认为本病的发生是由外邪引动伏邪合而为病所致，邪气伏藏的原因，多由于正气亏虚，外在的风寒湿热之邪乘虚侵袭，一方面正气亏虚，不足以驱邪外出，另一方面邪气相对较弱不足以泛滥，虽正邪相争但程度不甚激烈，正邪之间呈一种暂时相对平衡状态，加之湿邪黏滞重浊，致病邪内伏。其次治不得法不能借助药力驱邪外出，亦是邪伏于内的重要原因。另外患者在外感热病过程中热势较甚时强食之，热邪借助食滞而潜伏（《素问·热论》曾曰："热病已愈，时有所遗者何也……诸遗者，热甚而强食之，故有所遗也，若此者，皆病已衰，而热有所藏。"）湿热毒邪内伏气分、营分或膜原，热毒久伏，耗气伤阴，湿热留恋，复因劳累，外感风寒、风热或汗出当风等，外邪引动伏邪，走窜于卫气营血、肌肤关节之间而发生本病。

总之，本病是由外邪引动伏邪合而为病，正气亏虚是疾病发生的内在原因，湿热内伏为其病机转化的关键，外邪相引是发病之必要条件，气阴两虚、湿热痰瘀互结为病情反复发作之源。

1. 胡荫奇医案

🍅 案例一

郭某某，男，14岁。

主诉：两侧指间关节、两侧肘关节肿痛反复发作3年余，加重1个月。

现病史：患者3年前无明显诱因出现两侧指间关节、两侧肘关节肿痛，遂到北京儿童医院就诊，经检查诊断为幼年类风湿关节炎，给予甲氨蝶呤（7.5mg，po，每周1次），帕夫林（0.3g，po，tid），双氯芬酸钠片（25mg，po，tid）等药治疗，症状时轻时重。近1个月右侧肘关节肿痛，两侧指间关节肿痛较前加重，伴有晨僵，持续时间 >1小时，手足心发热，纳眠可，二便调。舌质黯红，苔薄黄腻，脉弦细滑。右侧肘关节屈伸不利。辅助检查结果示 ESR：101mm/h，RF：178IU/mL，CRP：53.0mg/L。

中医辨证：阴虚内热，痰瘀痹阻。

治法：滋阴清热，化痰祛瘀通络。

方药：知柏四物汤加味。

知母 10g	黄柏 6g	生地 10g	当归 10g
赤白芍各 10g	川芎 6g	青风藤 15g	穿山龙 10g
桑枝 30g	伸筋草 15g	僵蚕 10g	浙贝母 10g
土茯苓 15g	木瓜 10g	薏苡仁 20g	元胡 10g

7剂，温水冲服，每日1剂。

同时继服甲氨蝶呤（7.5mg，po，每周1次），帕夫林（0.3g，po，tid），双氯芬酸钠片（75mg，po，qd）等药治疗。

二诊（2010年10月30日）：患者服药后，右侧肘关节肿痛，两侧指间关节肿痛，手足心发热较前减轻，晨僵已不明显，纳眠可，二便调。舌质黯红，苔薄黄，脉弦细。效不更方，中药上方继服30剂。

三诊（2010年12月1日）：患者服药后，右侧肘关节肿痛，两侧指间关节肿痛，手足心发热较前明显减轻，晨僵已不明显，纳眠可，二便调。舌质黯红，苔薄黄，脉弦细。右肘关节屈伸稍有不利。辅助检查结果回报：ESR：35mm/h，RF：51.1IU/mL，CRP：7.1mg/L，ASO：24.1 IU/mL，血常规及肝肾功能无特异性改变。

效不更方，中药上方加络石藤 15g、忍冬藤 30g，继服 30 剂。

【评析】 患者久病不愈，耗伤阴血，阴血亏虚，无水行舟，血行不畅，瘀血内停，影响气机及津液的运行，津液运行不畅，停聚为痰，痰瘀互结，痹阻经络，而出现右侧肘关节肿痛，两侧指间关节肿痛较前加重，故中医辨证为阴虚内热、痰瘀痹阻。治疗从滋阴清热、化痰祛瘀通络立法，方用知柏四物汤加化痰祛瘀通络之品，药证相符，故收效显著，服药治疗 1 个月后，不仅临床症状明显改善，而且风湿指标也明显下降；但远期疗效如何，尚有待于定期随访。

案例二

高某某，男，1 岁零 4 个月。

初诊：2010 年 1 月 12 日。

主诉：夜间发热 2 月余。

现病史：患者 2 个月前无明显诱因出现夜间发热，最高体温 39.2℃，发热时伴有皮疹，曾在当地妇幼医院就诊，未明确诊断，以"发热原因待查"，予以激素治疗后热退，但停用激素后，又出现发热，遂来北京协和医院就诊，经检查诊断为斯蒂尔病。因患者家长不愿接受激素治疗，而到广安门医院特需门诊就诊。刻下症见夜间发热，最高体温 39.2℃，发热时伴有皮疹，腕关节肿痛，纳可，二便调。

查体：舌质淡红，苔薄黄，脉细数。

辨证：气营两燔。

治法：清热透邪，凉血滋阴。

处方：

青蒿 3g	银柴胡 6g	丹皮 3g	羚羊角粉 0.2g（冲服）
秦艽 3g	荆芥 3g	双花 6g	连翘 3g

牛蒡子 3g　　　　竹叶 6g　　　　紫草 3g　　　　丹参 6g

知母 3g

14 剂，水煎服。

2010 年 1 月 26 日复诊，患者仍时有发热，最高体温 39℃，余症同前，上方加生石膏 15g，柴胡 3g，炒山栀 3g，双花用量增至 10g，牛蒡子、青蒿、知母用量增至 6g 以加强清热凉血之功，继服 14 剂。

2010 年 2 月 22 日三诊，患者偶有发热，时有皮疹，皮肤瘙痒不适，纳少，二便调，舌脉同前，中药上方减丹参、柴胡，加生黄芪 10g，炙鳖甲 6g，夏枯草 6g，荆芥用量增至 6g 以加强益气养阴透邪之功，继服 14 剂。

2010 年 3 月 30 日四诊，患者近半月无发热，时有皮疹，皮肤瘙痒不适，纳少，二便调，舌脉同前。中药上方加蝉衣 3g，薄荷 3g，牛蒡子用量增至 6g 以加强祛风透邪止痒之功，继服 14 剂。

2010 年 4 月 27 日五诊，患者体温正常，时有皮疹，皮肤瘙痒不适，纳少，二便调，舌脉同前，中药上方加减继服 14 剂，以调理善后。

【评析】　本案为幼年类风湿关节炎全身型患者，就诊初期为气营两燔之证，从清热透邪、凉血滋阴立法，药用荆芥、双花、连翘、牛蒡子、羚羊角粉、竹叶、紫草清热透邪，青蒿、银柴胡、丹皮、秦艽、知母、丹参凉血滋阴清热，主要合用共奏清热透邪、凉血滋阴之功。就诊后期由于患者长期发热，耗气伤阴，故在清热透邪、凉血滋阴的基础上，加用补气之品，以扶正祛邪。

2. 唐先平医案

案例一：李某某，男性，16 岁。

初诊： 2013 年 6 月 25 日。

主诉： 间歇性发热伴皮疹、关节痛近半年。

现病史： 患者 2013 年 1 月无明显诱因出现高热，体温最高达 40℃，伴周身皮疹，四肢多关节疼痛，咽痛，先后于 2013 年 1 月及 2013 年 5 月至佳木斯大学附属第一医院就诊，未明确诊断，先后予抗生素、喜炎平、头孢美唑钠、鹿瓜多肽、核糖核酸Ⅱ静点（具体用量不详）以抗炎调节骨代谢，予美洛昔康胶囊口服以抗炎镇痛，效果欠佳。遂于2013年6月13日至协和医院就诊，诊断为幼年类风湿关节炎（全身型），予醋酸泼尼松片60mg，po，qd、甲氨蝶呤片15mg，po，qw以抑制免疫、控制病情发展，予骨化三醇胶丸0.25μg，po，bid以预防骨质疏松，药后无发热，关节疼痛、咽痛缓解，皮疹消退。现患者周身瘙痒、汗出乏力明显，为求中医进一步系统诊疗，故收入我院。刻下症见：周身瘙痒，汗出明显，倦怠乏力，恶风怕冷，无发热，无皮疹，无关节疼痛，无咽痛，无咳嗽咳痰，无口干口苦，纳寐可，二便调。

既往史： 否认高血压、冠心病、糖尿病等慢性病史；否认肝炎、结核等传染病病史；否认外伤、输血史；否认食物、药物过敏史。

查体： 舌淡黯，苔薄黄，脉细滑。周身无皮疹，全身皮肤及黏膜无黄染及出血点，全身浅表淋巴结未触及肿大。头颅无畸形，双侧瞳孔等大等圆，耳鼻口通畅，无特殊分泌物，口唇无发绀，咽部无充血，双侧扁桃体无肿大。颈软，气管居中，甲状腺不大。胸廓对称，双肺呼吸音粗，未闻及干湿啰音及胸膜摩擦音。心率86次/分，律齐，各瓣膜听诊区未闻及病理性杂音。腹平软，无压痛及反跳痛，肝脾肋下未及，肝区、双肾区无叩痛。莫菲征（-），麦氏点压痛（-）。双下肢未见指凹性水肿。生理反射存在，病理征未引出。专科情况：周身无皮疹，无关节肿胀、压痛。

辅助检查： 血常规：WBC $15.66×10^9$/L，RBC $5.4×10^{12}$/L，HGB 137g/L，MCH 25.42pg，MCHC 315g/L，PLT $396×10^9$/L，LYM% 19.92%，EO% 0.04%，NEUT% 74.94%，余项正常。ESR：23mm/h。生化全项+免疫球蛋白、RF、ASO：ALT 26.9IU/L，AST 19.9IU/L，TP 59.8g/L，LDH 255IU/L，HBDH 190IU/L，CRE 58μmol/L，CRP 19.2mg/L，CO_2CP mmol/L，余项正常。甲功五项示：TT3 1.06nmol/L，余项正常。尿常规+沉渣：LEU 1+，EC 20.7/μL，余项正常。便常规+OB：正常。血清铁蛋白>2000ng/mL，肿瘤标志物：CA72-4 96.79U/mL，FPSA/TPSA 0.097，余项正常。抗核抗体谱：抗组蛋白抗体（++），余正常。心电图：①窦性心律；②电轴正常；③ST-T改变；④异常心电图。胸

片示：心肺未见异常。

中医诊断：热痹（气阴两虚、寒热错杂）

西医诊断：幼年类风湿关节炎（全身型）

治法：益气养阴，平调寒热，具体处方如下：

青蒿 20g	炙鳖甲 15g	地骨皮 20g	知母 6g
丹皮 12g	桂枝 12g	炒白芍 15g	黑附子 6g
防风 9g	炒白术 12g	生黄芪 15g	当归 10g
生薏米 20g	土茯苓 20g	白鲜皮 12g	独活 12g
穿山龙 15g	半枝莲 15g		

7 剂，水煎服。

二诊（2013 年 7 月 1 日）：患者诉体温正常，偶有心慌不适，汗出较前明显减少，周身瘙痒较前减轻，恶风怕冷较前好转，倦怠乏力，无发热，无皮疹，无关节疼痛，无咽痛，无咳嗽咳痰，无口干口苦，纳寐可，二便调。查体：舌淡黯，苔薄黄，脉细滑。周身无皮疹，全身皮肤黏膜无黄染及出血点，全身浅表淋巴结未触及肿大。咽部无充血，双侧扁桃体无肿大。甲状腺不大。双肺呼吸音粗，未闻及干湿啰音及胸膜摩擦音。心律齐，各瓣膜未闻及病理性杂音。腹部平软，未见肠型，无压痛及反跳痛。专科情况：周身无皮疹，无关节肿胀、压痛。综观脉症，四诊合参，辨证仍属气阴两虚、寒热错杂，继予益气养阴、平调寒热中药汤剂内服。中药上方减附子、知母增量至 10g 以增强清热之功，炒白术增量至 15g、生薏米增量至 30g 以增强祛湿之力，生黄芪增量至 20g 以加强补气之功，加丹参、甘松以化瘀安神，具体方药调整如下：

青蒿 20g	炙鳖甲 15g	地骨皮 20g	知母 10g
丹皮 12g	桂枝 12g	炒白芍 15g	防风 9g
炒白术 15g	生黄芪 20g	当归 10g	生薏米 30g
土茯苓 20g	白鲜皮 12g	独活 12g	穿山龙 15g
半枝莲 15g	丹参 20g	甘松 12g	

7 剂，水煎服。

三诊（2013年7月8日）：患者诉倦怠乏力感较前减轻，汗出较前减少，恶风怕冷较前好转，无皮肤瘙痒，无心慌不适，无发热，无皮疹，无关节疼痛，无咽痛，无咳嗽咳痰，无口干口苦，纳寐可，二便调。查体：舌淡黯，苔薄黄，脉细滑。周身无皮疹，全身皮肤黏膜无黄染及出血点，全身浅表淋巴结未触及肿大。咽部无充血，双侧扁桃体无肿大。心肺腹部未见异常。专科情况：周身无皮疹，无关节肿胀、压痛。相关检查提示：血常规：WBC 14.46×10^9/L，MCH 26.4pg，MCHC 316g/L，E% 0.24%，N% 70.04%，余项正常。血沉：17mm/h。生化示：ALT 44.6U/L，TBA 13μmol/L，CRE 53μmol/L，CRP 40.2mg/L，IgG 6.2g/L，余项正常。术前四项：均阴性。尿常规＋沉渣：RBC 34.6/μl，余项正常。继予益气养阴、平调寒热中药汤剂内服，中药上方去白鲜皮加红藤20g、垂盆草20g、白英15g以增强清热凉血、利湿解毒之力，具体方药调整如下：

青蒿 20g	炙鳖甲 15g	地骨皮 20g	知母 10g
丹皮 12g	桂枝 12g	炒白芍 15g	防风 9g
炒白术 15g	生黄芪 20g	当归 10g	生薏米 30g
土茯苓 20g	垂盆草 20g	独活 12g	穿山龙 15g
半枝莲 15g	丹参 20g	甘松 12g	红藤 20g
白英 15g			

7剂，水煎服。

四诊（2013年7月15日）：患者诉近期体温正常，无明显倦怠乏力，无明显汗出，恶风怕冷较前好转，无心慌不适，无皮疹，无皮肤瘙痒，无关节疼痛，无咽痛，无咳嗽咳痰，无口干口苦，纳寐可，二便调。查体：舌淡黯，苔薄黄，脉细滑。专科情况：周身无皮疹，无关节肿胀、压痛。复查抗核抗体谱示：抗组蛋白抗体（++），余项正常。上消化道造影提示：胃炎。继予益气养阴、平调寒热中药汤剂内服，调理善后。具体方药如下：

青蒿 20g	炙鳖甲 15g	地骨皮 20g	知母 10g
丹皮 12g	桂枝 12g	炒白芍 15g	防风 9g
炒白术 15g	生黄芪 20g	当归 10g	生薏米 30g

土茯苓 20g   垂盆草 20g   穿山龙 15g   半枝莲 15g

红藤 20g   白英 15g   茵陈 15g

14 剂，水煎服。

【评析】 患者为青少年男性，以间歇性发热为主症，属中医"热痹"范畴。患者素体正气不足，复感风寒湿热之邪，邪气流注肌肉、筋脉，搏结于关节，正邪相争，故见发热；邪气痹阻经脉，气血运行不利，不通则痛，故见关节肌肉疼痛；热迫血络，则见皮疹、瘙痒；邪热循经上扰，则见咽痛；久病耗气伤阴，气虚不摄，故见汗出；久病损脾伤胃，肌肉四肢失养而见体倦乏力；久病耗气伤阳则见恶寒怕冷；舌淡黯苔薄黄，脉细滑为气阴两虚、寒热错杂之象。综观舌脉，四诊合参，本病应辨证为气阴两虚、寒热错杂，治宜扶正祛邪为主。予益气养阴、平调寒热中药汤剂内服，方中以青蒿、鳖甲、知母、丹皮、地骨皮以养阴透热，以桂枝、白芍、附子、防风、白术平调寒热为主药，以生薏米、土茯苓、独活、白鲜皮、穿山龙、半枝莲祛风除湿止痒为辅药，以生黄芪、当归益气养血活血为佐药，诸药合用，共奏益气养阴、平调寒热、祛风止痒通络之功。由于药证相符，故收效显著。

🍅 案例二：夏某，男性，12 岁。

初诊：2012 年 1 月 18 日。

主诉：间歇性高热、四肢肌肉关节疼痛反复发作 40 天。

病史：患者 40 天前无明显诱因出现间歇性发热，最高体温 40.2℃，发热时伴有咽痛、四肢肌肉关节疼痛，在山东省立医院就诊，经检查诊断为"发热原因待查，斯蒂尔病？"并收入院治疗 4 周余。住院期间给予激素及抗生素治疗，体温降至正常后出院。但出院回家后又出现间歇性高热，遂来我院就诊。刻下症见：间歇性发热，体温波动在 36.2~40.2℃，发热时伴有四肢肌肉、关节疼痛，口苦口黏，纳可，体倦乏力，小便黄赤，大便偏干，每 2 ～ 3 日一行。

既往病史：素有慢性副鼻窦炎病史 3 年余，未系统治疗；否认高血压、糖尿病、冠心病等慢性病病史，否认肝炎、结核等传染病史，否认药物、食物过敏史。

查体：舌质黯红，苔薄黄腻，脉濡细滑。颈胸部及背部散布红色丘疹、压之退色，黏膜无黄染及出血点，全身浅表淋巴结未触及肿大。咽部稍充血，双侧扁桃体无肿大。双肺呼吸音清，未闻及干湿啰音。心率102次/分，律齐，各瓣膜听诊区未闻及病理性杂音。腹软，无压痛及反跳痛，肝脾肋下未及，肝区、双肾区无叩痛。莫菲征（－），麦氏点压痛（－）。双下肢未见指凹性水肿。生理反射存在，病理征未引出。

中医诊断：热痹（气阴两虚、湿热痹阻）

西医诊断：①幼年类风湿关节炎全身型

②慢性副鼻窦炎

中医治法：益气养阴、清热除湿、通络止痛，同时予滋阴清热、引火归原的中药双足泡洗。

方药：

青蒿 15g	鳖甲（先）12g	地骨皮 15g	知母 6g
丹皮 12g	草薢 15g	肿节风 12g	半枝莲 12g
黄柏 6g	土茯苓 15g	生甘草 6g	葛根 15g
生黄芪 12g	当归 10g	木瓜 15g	苏梗 10g
连翘 12g	蒲公英 15g	赤芍 12g	蚕沙 10g

12剂，冲服。

青蒿 20g	白薇 20g	秦艽 20g	怀牛膝 20g
地骨皮 20g	土茯苓 20g	肉桂 6g	老鹳草 15g

6剂，每剂煎取1000mL，双足泡洗用。

二诊（2012年1月29日）：患者诉近11日无发热，但昨日受凉后出现鼻塞、流涕、咽痛，时感右侧膝关节疼痛不适，口苦口黏，纳可，体倦乏力，二便调。查体：舌质黯红，苔薄黄腻，脉弦细滑。咽部稍充血，双肺呼吸音稍粗，未闻及干湿啰音。心律齐，各瓣膜听诊区未闻及病理性杂音。针对其外感予金花清感颗粒6g，po，tid以疏风清热解毒。复查血常规、血沉、肝肾功能、CRP及血清铁蛋白，以观察病情恢复情况。继予益气养阴、清热利湿通络的中药汤剂内服，同时予滋阴清热、引火归原的中药双足泡洗用，具体处方调整如下：

青蒿 15g	鳖甲（先）12g	地骨皮 15g	知母 6g
丹皮 12g	生薏米 20g	肿节风 12g	半枝莲 12g
黄柏 6g	土茯苓 20g	生甘草 6g	葛根 15g
生黄芪 12g	当归 10g	木瓜 15g	苏梗 10g
连翘 12g	蒲公英 15g	赤芍 12g	蚕沙 12g

7 剂，冲服。

青蒿 20g	白薇 20g	秦艽 20g	怀牛膝 20g
地骨皮 20g	土茯苓 20g	肉桂 6g	老鹳草 30g

4 剂，每剂煎取 1000mL，双足泡洗用。

三诊（2012 年 2 月 6 日）：患者近期无发热，口苦口黏及咽痛不适症状消失，右侧膝关节疼痛不适症状好转，偶有鼻塞流涕，纳可，体倦乏力，二便调。查体：舌质黯红，苔薄黄腻，脉弦细滑。双肺呼吸音稍粗，未闻及干湿啰音。心律齐，各瓣膜听诊区未闻及病理性杂音。颈腰椎活动自如，四肢关节无肿胀及压痛。复查结果回报：血常规：WBC 13.09×10^9/L，RBC 4.03×10^{12}/L，HGB 132g/L，PLT 298×10^9/L，N% 70.1%。生化 1+ GLU：除 CRE 33 mmol/L 异常外，其余均正常。CRP 0.20mg/L，ESR 2 mm/h（0 ~ 20）。血清铁蛋白 129ng/mL。患者目前病情趋于平稳，继予益气养阴、清热利湿通络的中药汤剂内服，同时予滋阴清热、引火归原的中药双足泡洗用，具体处方调整如下：

青蒿 15g	鳖甲（先）12g	地骨皮 15g	知母 6g
丹皮 12g	生薏米 30g	肿节风 12g	半枝莲 12g
黄柏 6g	土茯苓 20g	生甘草 6g	葛根 15g
生黄芪 12g	当归 10g	木瓜 15g	白术 12g
连翘 12g	辛夷 6g	赤芍 12g	蚕沙 12g

7 剂，冲服。

青蒿 20g	白薇 20g	秦艽 20g	怀牛膝 20g

| 地骨皮 20g | 土茯苓 20g | 肉桂 6g | 老鹳草 30g |

4 剂，每剂煎取 1000mL，双足泡洗用。

四诊（2012 年 2 月 13 日）：患者近期无发热，流清涕，右侧膝关节隐痛症状好转，纳眠可，二便调。查体：舌质黯红，苔薄黄腻，脉弦细滑。复查结果回报：血常规示 WBC11.64×10⁹/L，RBC4.5×10¹²/L，PLT236×10⁹/L，N% 45.20%。肝肾功能示 ALT 22.7U/L，AST 13U/L，TP 60.70g/L，CRE 35μmol/L；血清铁蛋白 58ng/mL；自身抗体九项示除 ANA 及 dsDNA 弱阳性外，余阴性。继予益气养阴，清热利湿通络的中药汤剂内服，具体处方调整如下：

青蒿 15g	鳖甲 12g	地骨皮 15g	知母 6g
丹皮 12g	生意米 20g	肿节风 12g	半枝莲 12g
黄柏 6g	土茯苓 20g	生甘草 6g	葛根 15g
生黄芪 12g	当归 10g	木瓜 15g	白术 12g
连翘 12g	辛夷 6g	赤芍 12g	蚕沙 10g
栀子 6g			

冲服。

【评析】 患者少年男性，以发热、皮疹、关节肌肉疼痛为主症，故辨为痹病。患者正气虚弱，感受湿热之邪，客于关节，痹阻经脉，气血运行不利，故出现发热、关节肌肉疼痛。患者因反复发热，日久不愈，耗伤气阴，故出现气短、体倦乏力之症；舌质黯红，苔薄黄腻，脉濡细滑为气阴两虚、湿热痹阻之象。纵观舌脉，四诊合参，本病应辨证为气阴两虚、湿热痹阻，治宜扶正祛邪为主，予青蒿鳖甲汤合四妙散加减，由于方证相符，用药合理，故收效显著。

（唐先平）

第二十二章
其他风湿病

一、红斑性肢痛症

1. 赵炳南　清热解毒、活血止痛法治疗红斑性肢痛症案

刘某，男，11 岁。

初诊： 1971 年 7 月 12 日。

病史： 患儿自春天始觉双下肢怕热，喜露在外，灼热，疼痛逐渐加重。就诊时，双手出现红斑，灼热疼痛难忍，每天因疼痛而昏厥 2 ~ 3 次。脉滑数，舌质紫红，无苔。属疹后余毒未清，湿热下注，经络阻隔而成红斑性肢痛症。治宜清热解毒，活血内托止痛。

药用：

银花 15g	公英 15g	地丁 10g	花粉 10g
鬼箭羽 10g	白芷 4.5g	木瓜 4.5g	炒山甲 4.5g
赤芍 6g	炒皂刺 6g	乳香 3g	没药 3g

水煎服。

西黄丸，每日 2 次，每次 3 克。外用马齿苋煎水调如意金黄散，敷贴患处。一周后，疼痛缓解，未再发生痛厥现象。足跟有脓液流出，肿胀渐消。继服西黄丸、六神丸、蟾酥丸。4 天后，足部角化厚皮开始脱落，停用凉水泡脚；又过 14 天，疼痛基本缓解，服活血解毒丸、活血消炎丸，连续治疗月余，肤红减退，疼

痛基本缓解而愈。

（《赵炳南临床经验集》）

【评析】 红斑肢痛症多见于青少年，临床所见有三大特点：红斑、疼痛、皮温高，治疗宜内治与外治相结合。总的治疗原则是宜冷不宜热，宜通不宜塞。凉水冷敷，物理降温，符合急性疼痛发作时的处置原则。本案患者灼热疼痛尤甚，因痛而昏厥。热瘀指征亦较明显，故用清热解毒、凉血活血化瘀药大剂内服。外用药也体现了寒凉清解之意，治疗有效，但其后足跟流脓，全因"热胜则肉腐，肉腐则成脓"，此时进一步清热解毒、散痈排脓，西黄丸等药的运用，终使肿胀消退，疼痛缓解。"活血法"在本案得到了充分应用，这一点可从早期使用的汤剂和后期使用的"活血解毒丸"、"活血消炎丸"清楚看出。急性热病，清热解毒、凉血活血是治疗的基本大法。另外，传统的中医放血疗法、针刺疗法对于急性疼痛也可收佳效。本病治疗期间，应避免双足过暖，保持情绪稳定，不可过多走动。

2. 黄振鸣　清肝泻火、利湿通络止痛法治疗红斑性肢痛症案

施某，女，45 岁。

初诊： 1981 年 4 月 12 日。

病史： 患者左脚内踝及跖趾灼热刺痛五个多月。五个月前因穿着不合适的鞋远行探亲，路崎岖不平，脚受摩擦，回来后便觉左脚内踝及跖趾阵发性灼热刺痛，呈进行性加剧，日夜痛楚，尤以夜睡被褥盖足时痛甚难忍，每呻吟不止，需置于冷水中方能暂时缓解，白天发作常影响工作。经某医院按末梢神经炎治疗未取效，而转我科治疗。

检查： 痛苦表情，舌红，苔黄腻，脉弦数。血压、心肺正常，肝脾未扪及，膝反射正常，左足内踝及足跖皮肤紧张、灼热、潮红、稍肿胀。化验：血常规正常。

辨证： 肝经气郁，湿热下注。

治法： 清肝泻火，利水化湿，通络止痛。

处方： 羚羊骨汤加减：羚羊骨 18g（先煎），水牛角 30g（先煎），土地骨 30g，桑枝 30g，绵茵陈 3g，土茯苓 30g，薏苡仁 30g，银花藤 18g，威灵仙 18g，

水煎服，7剂。

外治： 患部敷通气膏，每日1次。

二诊： 1981年4月19日。药后疼痛明显减轻，但睡前用温水洗脚又诱发疼痛，较前为轻。药合病机，守方再服。

外治法同前。

经服上方4剂及外治，症状消失。随访1年未再复发。

（《奇难杂症》）

【评析】　黄老认为本病是由肝失疏泄，气机郁阻，湿热下注所致。采用羚羊骨汤加减治疗本病，意在泻肝经实火，利水湿通络。并认为羚羊骨有类似于西药解热止痛药的作用，止痛效果极佳；桑枝、土地骨、银花藤清热通络止痛；土茯苓、绵茵陈、薏苡仁除肝经湿热；威灵仙性急善走，通经活络。诸药配伍，共奏泻火除湿，通络止痛之功。患者发病的原因清楚，远行、鞋不适足，路遇坎坷不平，血管受强刺激而扩张，发热肿痛；后因用温热水沐足而复发。脚底部承受全身重量，易寒易热，皆随体质而异，平时起居宜注意调摄。总之本病患者脚部宜凉爽、透气，减少站立和行走，休息时脚部抬高。

二、更年期关节炎

1. 房定亚　补益肝肾、养血祛风法治疗更年期关节炎案

贾某，女，52岁。

初诊： 1998年12月14日。

病史： 患者2年前停经，逐渐出现手指、肘、脚趾关节疼痛，烘热，汗出，舌淡苔白，脉细弦。抗"O"、类风湿因子、C反应蛋白、血沉均正常。

辨证： 证属肝肾不足，经脉失养。

治法： 补益肝肾，养血祛风。

处方：

| 知母10g | 黄柏10g | 仙茅10g | 淫羊藿10g |

巴戟天 12g   当归 10g   徐长卿 20g   白芍 20g

葛根 30g   青风藤 30g

水煎服，每日 1 剂。

服 7 剂后，关节疼痛明显减轻，前方续服 12 剂，症状消失病愈。

（《中医杂志》2002，43（4）：260 ~ 288）

【评析】 《黄帝内经》云："肝主筋，肾主骨""五八肾气衰"。人过四十，肝血肾精渐亏，气血不足，致筋骨失养，骨髓不充，故出现肢体关节疼痛、屈伸不便。更年期关节炎多发于女性停经前后。治疗多从补肝肾、养血祛风立法。药用二仙汤（知母、黄柏、淫羊藿、仙茅、巴戟天、当归）加减：痛有定处，或痛如针刺，舌质黯为久病入络，瘀血阻滞，加丹参、穿山甲、鸡血藤，但穿山甲行散之力较猛，故中病即止，不宜久用。命火不足，畏寒肢冷，腰膝酸软，多尿，酌加菟丝子、骨碎补、杜仲、葫芦巴、蛇床子；气短乏力加生黄芪；烦躁易怒加栀子、合欢皮；情志抑郁加柴胡、薄荷、甘草；欲悲善哭合甘麦大枣汤；颈强痛加葛根、白芷、羌活；肩痛加姜黄、海桐皮；腰膝痛加独活、牛膝；手指、肘、足趾关节痛加青风藤。

2. 娄多峰 滋水疏肝、扶脾助阳法治疗更年期关节炎案

张某，48 岁，女，农民。

初诊： 1992 年 11 月 25 日。

病史： 患者全身多部位关节、肌肉疼痛伴情绪不稳 1 年余，1991 年冬月浇灌田后即感四肢疼痛麻木、肤痒，伴情绪不稳，爱发脾气，血压不稳，病情呈波浪式加重，经某市级医院按"风湿"以中西医药治疗近 1 年，效果不明显。来诊时全身多部位关节肌肉酸困、疼痛、麻木，以下肢为重，呈游走性，双手晨僵持续 3 ~ 10 分钟，遇阴雨、寒冷、劳累及心情不畅时加重。重则全身不适，困倦乏力，盗汗，易怒，焦虑，心烦，善太息，两胁胀满，纳呆，脘腹胀，头痛，耳鸣，失眠多梦，易惊，咽干，眼干涩，小便频，大便溏，腹部畏寒。素畏食生冷，遇冷则腹泻。近 1 年月经不规律，量少，白带多。无关节肿胀，无发热。舌质淡黯，苔薄白，脉弦细。

化验：Hb 130g/L，WBC 7.4×10^9/L，N 0.73，L 0.27，ESR 15mm/h，ASO（－），RF（－）。

诊断：虚痹，肝痹（更年期关节炎）。

辨证：证属肝郁脾弱，肾阴亏虚，阴阳失调。

治法：治以滋水疏肝，扶脾助阳。

处方：

黄芪 45g	生地 30g	山萸肉 15g	云苓 20g
泽泻 15g	丹皮 20g	柴胡 9g	当归 20g
白芍 15g	枳壳 9g	陈皮 9g	桂枝 12g
甘草 9g			

水煎服。

二诊（12月2日）：上方服 6 剂。自觉身轻有力，心情畅快。胁胀、多梦、易惊、心烦、咽干、眼涩、盗汗等症状减轻。肢体仍困痛，头顶畏寒，便溏。脉沉细，舌质暗，苔薄白。嘱上方加白术 15g，继服。

三诊（12月12日）：上方服 10 剂。时下除劳倦后身困、畏寒外，无其他不适。舌脉正常。嘱继服上方 6 剂，以巩固疗效。

1993 年 4 月 13 日来述，停药 4 个月，自觉良好，身体无明显不适。

（《娄多峰论治痹病精华》）

【评析】　本案患者是由于肝肾阴虚，筋脉失养所致的肝痹，兼有肝郁脾弱、脾阳不足的证候，治疗即要滋补肝肾，疏肝理气，又要扶脾助阳。故选用滋水清肝饮合黄芪桂枝五物汤加减治疗，其中滋水清肝饮滋补肝肾，疏肝理气；黄芪桂枝五物汤益气健脾，固表和营。两方相合，对肝肾阴虚之肝痹和阴阳失调确有良效。

三、雷诺病

1. 曹鸣高　健脾益气、温经通脉法治疗雷诺病案

丁某某，女，47 岁。

初诊：1979 年 2 月 10 日。

主诉： 患者近 1 个月来肢端麻木发紫或苍白，入冷水尤甚，面部浮肿，劳累后足跗亦然，形寒怕冷，大便溏薄，小溲正常。

诊查： 舌苔薄白，脉细。曾在某医院内分泌科险查，拟诊"雷诺病"。

辨证： 脾虚运输不行，清阳不实四末，营卫运行失常。

治法： 宜先健脾益气，调和营卫。

处方：

生黄芪 10g	川桂枝 3g	炒白术 10g	木防己 5g
云茯苓 12g	杭白芍 10g	薏苡仁 10g	怀山药 12g
山楂炭 10g	熟附片 5g	桑寄生 15g	广陈皮 5g

水煎服。

二诊： 药后便溏有减，余症如前。面色不华而微浮，苔薄白，舌质淡，脉细。血气者，喜温而恶寒，寒则血脉蜷缩，血凝泣而不流，方转当归四逆汤加味以温经通脉。

处方：

全当归 10g	北细辛 5g	木通 6g	生黄芪 12g
川桂枝 10g	杭白芍 10g	熟附片 5g	炒白术 10g
苏木 10g	桑寄生 15g	鸡血藤 30g	干地龙 10g

水煎服。

三诊： 迭进当归四逆温经通络，药后肢端麻冷逐渐减轻，面部及下肢尚有轻度浮肿。纳谷一般，二便正常。舌苔薄白，边有齿印，脉沉细。守原法进治。

处方：

全当归 12g	北细辛 3g	关木通 5g	川桂枝 10g
杭白芍 10g	紫丹参 12g	杜红花 10g	鸡血藤 30g
川芎 10g	熟附片 6g	大生地黄 12g	炙甲片 10g

水煎服。

（《中国现代名中医医案精华·曹鸣高医案》）

【评析】 本例以肢端色紫麻木，遇寒加剧为主症，面浮便溏，均为素体脾气不足，清阳不实，以致遇寒则血液凝泣不利，四末失荣为患。曹老诊之先从健脾助运入手，以和营卫，继按脉细，四肢厥逆，仿仲景当归四逆汤证加减，并根据肢端色紫、寒冷加剧、寒凝瘀滞深重的特点，配合黄芪桂枝五物汤，更加熟附片、川芎、鸡血藤、红花、丹参、炙甲片等温阳活血通络之品，共奏温通血脉、调和营卫之功效。案内穿山甲一味，气腥而窜，能宣通脏腑、透达关窍，凡血凝血聚为病者，皆能开之。临证遇有经络瘀滞之癥瘕、顽痹、肌肤不仁、疽、肿等证，曹老常随证配伍用之。

2. 董振华　中西医结合治疗雷诺病伴多关节肿痛案

某女，37岁，已婚，汉族。

初诊：2002年4月4日。

病史：双手指遇冷变白、变紫、肿胀，多关节肿痛2年半，伴皮疹、皮肤溃破、结痂3个月。

现病史：患者于1999年10月出现双手指遇冷变白、变紫，肿胀，双腕及右手食指关节肿痛，晨僵半小时至2个小时。当地医院查类风湿因子（RF）（+），血沉（ESR）82mm/h，疑为类风湿关节炎，予雷公藤多苷、柳氮磺胺吡啶治疗无效。2000年5月逐渐双肩、双肘、双髋、双膝、双踝关节疼痛，伴高热、寒战，间断服中药无缓解。2001年12月双手指关节背面、颜面、小腿出现皮疹、溃破、结痂。当地怀疑为干燥综合征、系统性硬化症，予雷公藤多苷、泼尼松治疗后体温正常，关节肿痛减轻。其后来本院化验ANA 1∶1280，ESR 57mm/h。双手X线检查示：骨质疏松，桡骨远端、左第一掌骨近端可疑囊性变，2～4掌骨第一、第二指节关节间隙窄。为进一步诊治收住入院。发病以来无明显脱发、口腔溃疡、光过敏及多发龋齿现象，体重减轻约5kg。

中医四诊情况：双手遇冷变白、变紫。多关节疼痛酸胀，遇冷加剧，得温则舒，踝关节轻度肿胀。双手指关节背面、颜面、小腿皮肤反复黯红色丘疹，破溃、结痂。乏力气短，心慌汗出，活动后加重。舌体胖大，边有齿痕，质淡黯，苔薄白，脉弦滑。

入院查体： T 36.6℃，P 86 次 / 分，R 20/ 分，BP 90/70mmHg。右颈部及左锁骨上各触及一个小淋巴结，质硬。双手近端指间关节（PIP）压痛。双手指间关节背面、颜面、小腿皮疹溃破、结痂。

辅助检查： 血常规（－）、尿常规（－）。24 小时尿蛋白 0.44g。ESR 57mm/h，CRP 0.53mg/d，IgG 21.8g/L，IgA 3.21g/L，IgM 1.28g/L，蛋白电泳：C 球蛋白 25.7%。ANA 1∶1280，抗 RNP 抗体 1∶64，类风湿因子（RF）1∶256，抗心磷脂抗体 ACL（＋）。抗 J0-1 抗体、抗 Sc-l70 抗体、ANCA、抗 dsDNA、HLA-B27 均（－）。肝肾功能、心肌酶谱正常。X 线检查：胸片正常。双足 X 片示骨质疏松，髋关节 X 片示双骶髂关节间隙存在，左关节面略模糊。骶髂关节 CT：关节面硬化、模糊，并可见囊性改变，不能除外强直性脊柱炎。B 超：肝、胆、胰、脾、双肾未见异常。肺功能检查：通气功能正常，弥散功能障碍。

治疗经过： 入院后予温阳益气、散寒祛湿、活血通络治疗。以黄芪桂枝五物汤合独活寄生汤加减：药用生黄芪、桂枝、赤白芍、炙甘草、制附片、细辛、羌独活、当归、威灵仙、寄生、鸡血藤、茯苓、益母草等。同时口服泼尼松 20mg/d，每日 1 次；1 周后加至 40mg/d，每日 1 次。环磷酰胺（CTX）200mg，静脉注射，隔日 1 次。抗感染用青霉素 80 万 U，肌肉注射，每日 2 次。并用洛丁新、阿司匹林、钙拮抗剂口服改善雷诺病。经治后关节肿痛减轻，皮肤未再溃破并结痂。于 4 月 25 日出院。出院后 CTX 改为口服甲氨蝶呤（MTX）12.5mg，1 次 / 周，皮肤溃疡逐渐愈合。

二诊： 泼尼松减量至 10mg，隔日 1 次，关节疼痛反复，加服雷公藤多苷后症状缓解，但 2 个月后因出现肝功能异常而停用。

三诊： 因气候转凉，双手指间、掌指等小关节疼痛加重，晨僵 >1 小时。并感觉面部皮肤发紧、变硬，张口困难，远端指间关节对称性增厚、发硬，并可触及小结节，雷诺现象明显，均遇冷加重。再次住院。中医四诊情况：面部皮肤发紧、变硬，张口困难。双手远端指节增厚发硬，可触及小结节。双手遇冷变紫、变白，疼痛麻木。双手指间、掌指等小关节疼痛，晨僵 >1 小时，以上症状均遇冷加重。乏力，偶腰酸，双膝关节疼痛，局部怕冷，口干口渴，夜尿 4 ~ 5 次 / 日。

舌色淡红，舌苔薄黄，脉细沉滑。查体：皮肤弹性稍差；双手尺侧偏，左手小指远端指节活动受限，各远端第一指间关节可触及小结节，四肢皮温低，双下肢膝腱反射未引出，病理征未引出。辅助检查：血、尿、便常规，肝肾功能均正常。自身抗体：ANA 1：320，RF 1：164，抗 RNP 抗体：1：16；Acl、ANCA、抗 ds-DNA 抗体、抗 J0-1 抗体、抗 ScL-70 抗体、免疫球蛋白、血沉、补体、心肌酶谱、心电图、血气分析未见明显异常。X 摄线胸片：双肺间质纹理增厚。胸部高分辨率 CT：左肺舌叶淡片影。肺功能：通气正常，弥散障碍。中医治疗仍予祛风散寒、补肾活血中药为主，用独活寄生汤加减：药用独活、桑寄生、秦艽、防风、细辛、川芎、熟地、当归、赤芍、鸡血藤、制附片、细辛、桂枝、杜仲、牛膝、甘草等。泼尼松 40mg/d，逐渐减量至 17.5mg/d，并加用 MTX 10mg，1 次／周，口服。治疗近 1 个月，雷诺现象缓解，关节肿胀、疼痛减轻，晨僵半小时。但面部皮肤、双手远端指节发硬无明显改善。

（《中国临床医生》2009，37：10）

【评析】　雷诺病是发作性的一个或多个指端颜色有白、紫、红顺序性变化的体征，局部有或麻或痛或烧灼感。频繁发作者或发作严重者可导致指端软组织缺血性溃疡或坏死，寒冷或情绪紧张都可诱发或加重症状。原发性雷诺病因血管舒缩功能障碍引起，程度轻，功能性居多，情绪紧张为诱因多见。继发性雷诺病因血管炎症，末梢小血管受损引起，程度重，多见于弥漫性结缔组织疾病，如系统性硬化症（SSc）和混合性结缔组织病（MCTD），患者中有 90% ～ 95% 有雷诺现象，系统性红斑狼疮（SLE）中为 40% ～ 50%，干燥综合征（SS）和多发性肌炎（PM）或皮肌炎（DM）中为 20% ～ 25%。从中医病机分析，本病属于络脉病变，病机是络脉痹阻，因此，活血化瘀是基本治法。临床一般分为阴虚内热证和虚寒瘀滞证。阴虚内热伴有两手水肿性红斑，下肢有网状青斑，关节酸痛，五心烦热，面红咽干，舌红，苔薄或薄黄，脉细或细数。治宜养阴清热，活血通络。虚寒瘀滞伴有面色不华，手足发冷，全身畏寒，关节痛，局部不温，舌淡，苔薄白，脉细弱。治宜温阳散寒，活血通络。本例患者经中西医治疗取效较为满意。中医治疗风湿病的特色之一就是辨证论治，整体调节，以提高人体的抗病能力。中药疗效虽缓慢却作用持久，安全性高，不良反应相对较小。临床观察和试验证实，中药具有拮抗皮质激素或免疫抑制剂不良反应的效果。

四、其他

胡荫奇　辨证治疗血清阴性对称性滑膜炎伴凹陷性水肿综合征医案

患者王某，女，71 岁。

主诉：四肢浮肿半个月，伴双手小关节疼痛 2 天。

现病史：患者半个月前无明显诱因出现四肢浮肿，双下肢指凹性肿胀明显，自觉双手胀，指间关节晨起有僵硬感，约 1 小时余，活动后缓解，乏力，双手握拳困难。至某医院查血小板增高，RF 阴性，CRP 141.4mg/L，ESR 40mm/h。2 天前自觉双手小关节疼痛，活动时疼痛明显，患者为求进一步中医系统诊疗而来我院就诊。刻下症见：双踝关节以下肿胀，足背肿胀呈指凹性，双手肿胀，双手背指凹性水肿，自觉晨起双手发胀，晨僵约 1 小时余，掌指、指间关节疼痛，无明显干咳，胃纳可，二便调，夜寐可。

既往史：素有冠状动脉粥样硬化性心脏病病史 10 年，时有胸闷发作，平时服用通心络胶囊、麝香保心丸；否认高血压、糖尿病、慢性支气管炎等内科慢性病史；否认肝炎、结核病史；16 年前因子宫肌瘤行子宫切除术，否认输血史；否认药物食物过敏史。

查体：双手指间关节、掌指关节稍有肿胀，双手近端及远端指间关节、掌指关节压痛（＋），双腕稍肿，活动略有受限。双肘、双肩活动尚可。双膝肿胀，表面皮温高，浮髌征（－），双足背指凹性水肿，双下肢触觉、痛觉、温度觉正常存在。右侧足背动脉搏动可，左侧足背动脉搏动减弱。握力：左 30mmHg，右 30mmHg。

辅助检查：某院 2009 年 6 月 15 日腰椎正侧位：腰椎退行性改变；2009 年 6 月 29 日心电图：窦性心律，心电轴正常，T 波改变，异常心电图；2009 年 7 月 2 日膝关节正侧位：双膝骨性关节炎、滑膜炎。2009 年 7 月 20 日尿常规：正常；

肾功：BUN 3.07mmol/L，CRE 41.8umol/L，GLU 9.69mmol/L；血钾钠氯正常。

血常规：WBC 8.36×10^9/L，NEUT% 72.6%，RBC 3.7×10^{12}/L，HGB 106g/L，PLT 528×10^9/L；ESR 40mm/h；肾功、血脂未见异常，RF 10IU/mL，CRP 141.4mg/L，ESR 98mm/h；AKA、APF、CCP 阴性。

中医诊断：痹病（肝肾亏虚、湿热痹阻）

西医诊断：缓和的血清阴性对称性滑膜炎伴凹陷性水肿综合征（RS3PE）。

治法：急则治其标，清热利湿、活血利水通络

处方用药：

苍术 12g	黄柏 12g	薏苡仁 20g	川牛膝 15g
萆薢 15g	桑枝 30g	莪术 15g	猪苓 12g
鸡血藤 30g	丹皮 15g	川芎 15g	赤芍 15g
路路通 15g			

2009 年 8 月 18 日查房：患者仍有双踝关节以下肿胀，但较前减轻，足背肿胀呈指凹性，双手轻度肿胀，双手背稍有指凹性水肿，自觉晨起双手发胀，晨僵约 1 小时余，掌指、指间关节疼痛，无明显干咳，胃纳可，二便调，夜寐可。查体：两肺呼吸音粗，未及干湿啰音，心率 84 次 / 分，律齐，双手近端及远端指间关节、掌指关节压痛（＋），双腕稍肿，活动略有受限。双膝肿胀，表面皮温高，浮髌征（－），双足背指凹性水肿较前减轻。治宜清热利湿，活血利水通络，佐以健脾益肾。

苍术 12g	黄柏 12g	薏苡仁 20g	川牛膝 15g
萆薢 15g	桑枝 30g	莪术 15g	猪苓 12g
鸡血藤 30g	丹皮 15g	川芎 15g	赤芍 15g
路路通 15g	葶苈子 15g	桑白皮 30g	穿山龙 20g
白术 15g	川断 15g		

以上方加减服用 1 月余，于 2009 年 9 月 17 日复查指标：CRP 21mg/L；ESR 53mm/h。诸症状好转。

本案特点：患者是老年女性，以"四肢浮肿半月，伴双手小关节疼痛 2 天"

为主症，属于传统医学"痹病"范畴。患者古稀之年，天癸已竭，肝肾已亏。肝主筋，肾主骨，肝肾亏虚则筋骨失养，则见关节疼痛，僵硬感。肾主水，肾精亏耗则膀胱气化无权，三焦水道失畅，水液停聚，聚久而化湿生热，痹阻经络，故不通则痛。水湿重着，泛滥肌肤，故见四肢浮肿，舌质淡红，边有齿痕，苔白腻，脉弦滑。四诊合参，舌脉亦为肝肾亏虚、湿热痹阻之像。治疗以清热利水为原则，因年过七旬，病久伤正，遂酌加补肾健脾，益气活血之品，以扶正祛邪。本病例彰显出了中医辨证论治之优势。

（李亚平，赵敏）

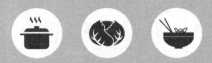

附篇

一、胡荫奇治疗风湿病经验简介

1. 胡荫奇教授治疗强直性脊柱炎的经验

胡荫奇教授为全国知名中医，博士生导师，1983 年开始从事痹病临床与科研工作，现为中国中医药风湿病学会副主任委员，中国中医科学院风湿类疾病学科带头人，是享受国务院政府津贴的有特殊贡献的知名专家。胡荫奇教授临床治疗风湿类疾病时，主张临证不为病名所惑，切记辨证论治，抓住"证候"这一核心，以辨证论治为主，辨证与辨病相结合。临床用药提倡在符合中医辨证论治原则的前提下，选用一些经现代药理研究证实对风湿病具有针对性治疗作用的药物，经临床验证，疗效卓著，现将胡教授治疗强直性脊柱炎（AS）的经验介绍如下。

1.1 病因病机

胡教授认为本病的病因病机较复杂，概括起来主要有虚、邪、痰、瘀四方面。

虚，指脏腑组织功能低下或人体精、气、血、津液不足，其中以肾精不足、督脉空虚为主，先天禀赋不足，则肾精亏虚，督脉失养（督脉者贯脊属肾，督脉为病则脊强而厥），卫外不固，易感邪发病。现代西医学已证明强直性脊柱炎有遗传倾向，发病有家族聚集性，并与 $HLA-B_{27}$ 密切相关；近来有人对多子女强直性脊柱炎家系中子女的患病频率进行调查研究，发现晚生子女较早生子女患病率高，末胎子女较首胎子女患病率高，两者比较具有显著性差异。此现象可能与父母生育年龄较大（肾精亏虚，致使晚生子女先天禀赋不足）有一定关系，从而说明先天禀赋不足、肾督亏虚是 AS 发病的一个重要原因。

邪，指外感六淫邪气，在肾督亏虚基础上，复感外邪（风、寒、湿、热等），外邪侵入人体是导致本病的主要原因，邪气侵袭阻闭经络，气血运行不畅，脊柱关节筋脉失养，不通则痛，发为本病。若患者素体阳虚，感邪后易从寒化，形成寒湿痹阻之证；若患者素体阴虚，感邪后易从热化，则形成湿热痹阻之证，亦有部分患者直接感受湿热毒邪而致病。

痰瘀，是体内的痰浊与瘀血，痰为体内津液所滞，瘀为体内血液所凝，痰瘀既是机体在病邪作用下脏腑功能的病理产物，又可以作为病理因素作用于机体，痹阻经络，胶着于脊柱骨骱，气血运行不畅，筋脉失养，遂致脊背部僵硬变形等病症。

总之在强直性脊柱炎的发病过程中，先天肾精不足，督脉空虚是发病的关键，风寒湿热之邪等因素起着诱发作用，正虚邪侵，邪恋损正，日久不愈，痰瘀内生，终致筋挛骨损，脊背强直废用。

1.2 辨证论治，分期制宜

胡教授认为 AS 作为一种疾病，其病因病机、发病机制、临床表现及转归上必有其规律性（共性），但反映到每一位 AS 患者身上，由于先天禀赋、后天的居住环境、饮食营养、发病诱因及体质类型之不同，又各有特点（个性）。因此临床治疗时既要针对每个病人的特点进行辨证论治，又要针对 AS 这种病的发病机制及其疾病发展规律进行辨病治疗，分期制宜。一般根据 AS 的病程及骶髂关节的 X 线改变分为早期、中期及晚期，但又常根据患者的病情轻重、发展趋势及实验室指标（血沉、CRP）分为活动期和缓解期。胡教授认为根据临床实际把 AS 分为早期、活动期、缓解期三期，更有利于临床辨证治疗。强直性脊柱炎临床上主要有以下几种常见证候。

肾督亏虚、寒湿痹阻证（多为强直性脊柱炎的早期阶段）：症见初起时多见游走性关节疼痛（以下肢关节常见），以后渐至腰骶、脊背疼痛，伴有腰背肢体酸楚重着，或晨起时腰背僵痛，活动不利，活动后痛减，阴雨天加剧。舌苔薄白或白腻，脉沉弦或濡缓。治以补肾益督、散寒通络。方药：狗脊、山萸肉、川续断、巴戟天、仙灵脾、秦艽、生地、赤白芍、牛膝、杜仲、蜈蚣、青风藤、伸筋草、穿山龙。

肝肾阴虚、湿热痹阻证（多见于活动期）：症见腰背疼痛，晨起时强直不适、活动受限，患处肌肤触之发热，夜间腰背疼痛加重，翻身困难，或伴有低热，夜间肢体喜放被外，口苦口渴不欲饮，便秘尿赤，舌红、苔黄腻，脉滑数。治以补益肝肾、清热解毒、化湿通络。方药：知母、黄柏、怀牛膝、萆薢、山萸肉、狗脊、木瓜、秦艽、土茯苓、忍冬藤、苦参、青风藤、穿山甲、穿山龙、半枝莲、白芥子。

肝肾亏虚、痰瘀痹阻证（多见于缓解期）：症见腰骶及脊背部疼痛，颈项脊背强直畸形、俯仰转侧不利，活动受限，胸闷如束，伴有头晕耳鸣，低热形羸或畏寒肢冷，面色晦黯，唇舌紫黯、苔白腻或黄腻，脉细涩或细滑。治以滋补肝肾、化痰祛瘀通络。方药：狗脊、山萸肉、鹿角胶、鸡血藤、黄芪、青风藤、半枝莲、白芥子、莪术、土贝母、赤芍、蜈蚣、僵蚕、穿山甲、穿山龙。

1.3 临床用药匠心独具

胡荫奇教授临床治疗强直性脊柱炎时，用药强调在符合中医辨证论治原则的前提下，选用一些经现代药理研究证实对强直性脊柱炎具有针对性治疗作用的药物。他经过多年的临床实践，总结出几组具有固定的配伍关系且疗效显著的对药（药对），下面介绍一下胡教授临床常用的几组药对。

青风藤与穿山龙：青风藤辛苦温，入肝、脾经，功能祛风除湿，通经活络，兼能行痰。穿山龙苦、微寒，入肝、肺经，功能祛风除湿，活血通络，并有祛痰止咳、凉血消痈的作用。两药配伍辛开苦泄温通相须为用，共同起到祛风除湿，化痰祛瘀通络的作用，临床常用于风寒湿热痹阻经络引起的腰背肢节疼痛，特别是对缓解晨僵有良效。现代药理研究证实青风藤主要成分为青风藤碱，青风藤碱具有镇痛、抗炎和抗风湿作用，其作用机制可能与其释放组胺、抑制组胺酶活性、提高细胞内 cAMP 水平、兴奋垂体－肾上腺系统及吗啡样镇痛作用有关，与抗组胺药合用不仅可增强镇痛作用，还能减轻后者的不良反应。由于青风藤具有促进组胺释放的作用，部分病人服药初期常出现皮肤发痒，面部潮红、发热，皮疹，头晕，恶心等不良反应。穿山龙主要成分为薯蓣皂苷等多种甾体皂苷，在体内有类似甾体激素样的作用，可有效抑制过敏介质释放，具有明显的抗炎、止咳、平喘、祛痰的作用，与青风藤配伍不仅能增强青风藤的镇痛、抗炎和抗风湿作用，而且还能减轻其不良反应。

半枝莲与白芥子：半枝莲性寒味辛，入肝、肺、胃经，具有清热解毒、活血消肿、利尿的功能，常用于治疗疮疡痈疽、咽喉肿痛、水肿、黄疸以及跌打损伤等病症。现代药理研究证实半枝莲有抗菌、抗病毒、抗癌（具有很强的抗突变作用）功能，并有促进细胞免疫的作用。白芥子辛温，归肺经，为气分药，具有祛痰散结消肿之功，能够搜逐皮里膜外和筋骨关节间之痰。现代药理研究证实白芥子具有祛痰及抑菌作用。二者配伍寒温并用，既能清热解毒，又能化痰祛瘀散结，用于痰湿毒瘀痹阻经络关节所致的腰骶及脊背部疼痛，脊背强直僵硬变形、俯仰转侧不利等有良效。另外二者配伍其抗菌、抗病毒作用能有效抑制肠道细菌，尤其是克雷伯杆菌的生长繁殖，从而阻断细菌对本病的触发作用，其实与西医用柳氮磺胺吡啶与甲氨喋呤治疗本病有异曲同工之妙。

狗脊与杜仲：狗脊苦、甘、温，归肝、肾经，具有补益肝肾、强壮腰膝、祛风胜湿之功。《神农本草经》云其"主腰背强，关机缓急，周痹，寒湿膝痛。"《名医别录》谓："坚脊，利俛仰，女子伤中、关节重。"杜仲甘、温，归肝、肾经，具有补肝肾、强筋骨之功。《神农本草经》云："主腰脊痛，补中益精气，坚筋骨，强志，除阴下痒湿，小便余沥。"说明本药不仅有补肝肾、强筋骨的作用，而且还有利湿的作用。现代药理研究证明，杜仲有镇痛及抗炎作用。二药配伍发挥协同作用，共奏补益肝肾、强腰膝、壮筋骨之功。因"督为肾之外垣"（《本草逢源》），肾气内充，则外垣得固，故二药配伍还有补肾益督之功用。因二药性质平和，随证配伍可应用于强直性脊柱炎各期。

山萸肉与白芍：山萸肉性温味甘酸，归肝、肾经，具有补益肝肾、收敛固涩之功，既能补肝肾之阴，又能温补肾阳，为一味平补阴阳的要药。白芍苦、酸，微寒，归肝经，具有平抑肝阳、养血敛阴、柔肝止痛的功效。二者配伍，山萸肉补益肝肾治其本，白芍柔肝缓急止痛治其标，相须为用，标本兼治，是治疗肝肾亏虚所致腰背强痛不可多得的良药效对。现代药理研究证实山茱萸所含药理成分，具有免疫调节及抗炎作用，对大鼠佐剂性关节炎有明显防治作用。白芍提取物对大鼠蛋清性急性炎症有显著抑制作用，对棉球肉芽肿亦有抑制增生作用，白芍总苷对大鼠佐剂性关节炎有明显防治作用，具有明显的抗炎及免疫调节作用。二者配伍具有协同作用，可以增强其免疫调节及抗炎作用，从而对强直性脊柱炎及类风湿关节炎有良好的治疗作用。

胡教授常用的药对，除了上述几组范例之外，尚有以下数种配伍，如虎杖、忍冬藤；辛夷、僵蚕；生地榆、丹皮；苦参、茵陈；胆星、皂角刺；淫羊藿、威灵仙；徐长卿、元胡；伸筋草、土贝母；鸡血藤、羌活；蜈蚣、僵蚕；漏芦、侧柏叶；金银花、玄参；乌蛇、檀香；萆薢、木瓜；莪术、穿山甲；片姜黄、海桐皮；土茯苓、白花蛇舌草；附子、桂枝；千年键、路路通；熟地、细辛；黄柏、苍术；补骨脂、骨碎补；青蒿、猪苓等，不一而足。往往寒热、温通并用，虚实、痰瘀、气血并治。其应用既体现了制约、协同配伍之效，又体现病症相关等多种创意经验体会。

1.4　验案举例

🍅 案例一

于某，男，20 岁，学生。

初诊： 2001 年 4 月 25 日。

病史： 患者因腰骶部疼痛反复发作 1 年余，加重 6 周而就诊。1 年前无明显诱因出现腰骶部疼痛，以晨起前为甚，起床活动后症状减轻或消失，由于不影响学习和生活，而未引起注意。近 6 周前上述症状加重，并出现双膝关节肿痛，活动受限，夜间翻身困难，晨僵明显，持续时间大于 1 小时，阴雨天时疼痛加重，伴有腰膝酸软，体倦乏力，夜间盗汗，无低热颧红，纳差，二便调，舌质黯红，苔薄白腻，脉沉细滑。骶髂关节压迫试验、骶髂关节定位试验、髂嵴推压试验均为阳性。实验室检查：HLA-B$_{27}$阳性，ESR 36mm/h，RF（—）。腰椎正侧位片及双侧骶髂关节正位片示：腰椎无异常，双侧骶髂关节间隙无变化，骶髂关节骨质密度增高，边缘模糊，局部有虫蚀样改变。中医诊断：痹病（肾虚寒湿痹阻证）；西医诊断：强直性脊柱炎（早期）。治以补肾散寒，除湿通络。

处方： 巴戟天 15g，狗脊 15g，仙灵脾 10g，徐长卿 15g，萆薢 10g，木瓜 15g，川芎 15g，元胡 15g，乌蛇 10g，山萸肉 10g，威灵仙 30g，伸筋草 15g，檀香 10g，鸡血藤 30g。水煎服，每日 1 剂，每日服两次。

二诊（5月16日）： 服药 21 剂后，晨僵，腰骶部疼痛，夜间翻身困难及双膝关节疼痛症状消失，仅感右侧髋关节酸痛，时有夜间盗汗，体温正常，舌质淡黯，苔薄白润，脉沉弦细。上方加杭芍 30g，继服 14 剂。

三诊（6月2日）： 服药后右侧髋关节酸痛，夜间盗汗症状消失，仅感腰骶部酸胀不适，体倦乏力，舌质淡黯，苔薄白腻，脉沉细滑。上方加半枝莲 15g、白芥子 6g，继服 14 剂以巩固疗效，后复查血沉恢复正常，HLA-B$_{27}$仍阳性。复查双侧骶髂关节正位片，前后对照提示：局部虫蚀样改变稍有改善，其余无明显变化。遂改用中成药健步强身丸内服 2～3 个月以调理善后，随访未见复发。

🍅 案例二

张某，女，46 岁，干部。

初诊： 2001 年 9 月 17 日。

病史： 患者颈部、腰部疼痛反复发作 8 年余。8 年前无明显诱因出现颈部、腰部疼痛，伴有晨僵，时有胸闷，低热（37.2～37.6℃），无盗汗。3 个月前曾在某医院就诊，经检查：HLA-B$_{27}$阳性，RF（-），ESR 36mm/h，ASO（-），CRP 6.8mg/L。双侧骶髂关节片示：符合骶髂关节炎 Ⅱ 级改变。诊断为：强直性关节炎。给予氨甲蝶呤（10mg/ 周），柳氮磺胺吡啶（0.5g，3 次 / 日）等药治疗 3 个月，疗效不显，随求中医治疗。现患者仍感颈部、腰部疼痛，夜间及劳累后疼痛加重，晨僵（＋）约持续 1 小时，时有胸闷，无夜间翻身困难，伴有口苦，尿赤，大便正常，舌质黯红，苔薄黄，脉细滑。中医诊断：痹病（肝肾亏虚、湿热痹阻证）。西医诊断：强直性脊柱炎（活动期）。治以补益肝肾、清热利湿通络。

处方：穿山龙 30g，青风藤 15g，赤芍 15g，炒山栀 10g，黄柏 12g，狗脊 15g，炒杜仲 10g，川断 10g，乌蛇 10g，炮山甲 10g，威灵仙 30g，土贝母 15g，莪术 15g，鸡血藤 30g。水煎服，每日 1 剂，分两次服。

湿热痹冲剂 5g，冲服，每日服两次。

二诊（2001 年 10 月 22 日）：上方稍作加减服用 35 剂后，颈腰部疼痛、晨僵减轻，但近来出现双髋、双膝关节时痛，无畏寒，纳可，尿赤，大便干，1～2 日一行，舌质黯红，苔薄黄，脉沉细滑。

处方：上方穿山龙减至 20g 继服。湿热痹冲剂同前继服。

三诊（2002 年 1 月 21 日）：上方稍有加减服用近 3 个月，腰骶部及双髋关节疼痛明显减轻，腰部稍感僵硬不适，遇热诸症稍缓解，上下楼梯时双膝疼痛不适，尿赤，大便调，舌质黯红，苔薄黄腻，脉沉细滑。

处方：蜈蚣 3 条，全蝎 3g，川牛膝 10g，伸筋草 10g，狗脊 15g，炒杜仲 10g，川断 10g，仙灵脾 10g，乌蛇 10g，威灵仙 30g，土贝母 15g，青风藤 15g，鸡血藤 30g，穿山龙 20g，半枝莲 15g，白芥子 6g。

湿热痹冲剂 5g，冲服，日服两次。

四诊（2002 年 7 月 15 日）：上方间断服用近半年，腰骶部及双髋关节疼痛基本消失，但腰部仍感僵硬不适，双膝关节时痛，牙龈肿痛，纳可，二便调，舌质淡，边有齿痕，苔薄黄，脉沉细弱。2002 年 6 月 7 日于某医院复查 HLA-B_{27} 为阴性，ESR 及 CRP 均降至正常范围。

处方：上方去蜈蚣加杜仲 10g，细辛 3g 继服。湿热痹冲剂同前服。

继服中药 1 个月后，诸症消失，于某医院复查 HLA-B_{27} 仍为阴性，复查双侧骶髂关节正位片，前后对照提示：局部虫蚀样改变较前稍有改善，其余无明显变化。遂改服六味地黄丸（6g，2 次／日）内服调理善后。

注：胡荫奇教授自 2000 年 9 月～2002 年 10 月，先后治疗强性脊柱炎患者 129 例，其中有 6 例经治疗后，HLA-B_{27} 由阳性转为阴性。HLA-B_{27} 是人类白细

胞抗原（HLA）的 B 位点，是人类主要组织相容性符合体 I 类基因表达于白细胞表面的产物，以西医观点来看，HLA-B$_{27}$ 阳性多终身不变。但有的患者经用中药治疗后 HLA-B$_{27}$ 由阳性转为阴性，究竟是中药从基因水平干预人体基因表达发挥治疗作用呢，还是由于检验误差所致，还有待于进一步深入研究。

2. 胡荫奇教授辨治痛风的经验

痛风是指机体内嘌呤代谢紊乱及（或）尿酸排泄减少所引起的一组疾病。其临床特点为高尿酸血症、反复发作的单一关节炎、尿酸钠盐形成痛风石沉积、痛风石性慢性关节炎，若未经适当治疗，最终发展为痛风性肾病。胡荫奇教授认为，痛风属于中医"痹病"之范畴，湿浊热毒内蕴是痛风病的主要病理基础，湿浊郁久蕴热化毒，流注关节、阻滞筋脉骨节是急性痛风性关节炎的发病原因，亦是痛风石性慢性关节炎反复发作的根源。治疗时主张病证结合，分期治宜。下面就胡教授辨治痛风的经验总结如下。

2.1　痛风发病，注重湿浊热毒

痛风属于中医"痹病"的范畴，"痹"就是闭阻不通的意思。胡教授认为本病的发生与"湿浊热毒"之邪闭阻筋脉骨节有关。素体肥胖或喜食辛辣、油腻、煎炸食物、嗜烟酒之人易导致"湿浊"蕴伏体内或留着于经脉之中，日久不去而蕴热化毒。复因饮酒、进食辛辣肥甘厚味等诱因助湿生热，加之夜间阳气潜藏，气血流通缓慢，湿浊热毒之邪便会聚于筋脉关节，痹阻经络，故常于夜间突然出现关节局部红肿热痛，而导致痛风发作。所以湿浊热毒内蕴是痛风发生的主要病理基础，湿浊郁久蕴热化毒，流注关节、阻滞筋脉骨节既是急性痛风性关节炎发生的病因病机，亦是痛风石性慢性关节炎反复发作的根源。所以，对本病的治疗在注重清热利湿解毒的同时，佐以活血通络，往往能取得良好疗效。

2.2　辨证施治，分期制宜

经过长期的临床实践观察，胡教授一般把痛风分为 4 期：①痛风急性发作期；

②痛风间歇期；③痛风反复发作期（又称为痛风石性慢性关节炎反复发作期）；④痛风性肾病期。并根据各期不同的病理特点，总结出治疗痛风的系列方药。

2.2.1　痛风急性发作期

起病急骤，多数病发在夜间，突然关节剧烈疼痛，以第一跖趾关节、足趾关节受累较多，其他依次是足背、踝关节、足跟、腕关节等。症见局部红肿热痛，肤色黯红，有烧灼感，压痛明显，关节活动受限，站立或行走疼痛加剧。可伴有头痛、恶寒、发热、烦躁、口渴、小便黄赤，舌红、苔黄或黄腻，脉数。

治疗从清热利湿解毒、化瘀降浊、消肿定痛立法，予痛风1号方，主要由苍术、黄柏、川牛膝、薏苡仁、秦皮、威灵仙、山慈姑、徐长卿、金银花、连翘等药组成。

2.2.2　痛风间歇期

痛风间歇期指自行恢复或经治疗恢复后，仅表现为血尿酸升高，无关节肿胀疼痛，关节周围及耳廓无痛风石沉积，无肾结石等。临床上患者多无明显不适，舌红、苔薄黄或薄黄腻，脉滑细。

治疗宜从健脾利湿、升清降浊立法；予痛风2号方，主要由土茯苓、云苓、白术、薏苡仁、葛根、泽泻、秦皮、威灵仙等药组成。

2.2.3　痛风反复发作期（又称为痛风石性慢性关节炎反复发作期）

一般由急性期发展变化而来。尿酸钠盐在关节内沉着逐渐增多，发作逐渐频繁，每次发作所波及的关节也逐渐增多，缓解期缩短。临床表现为关节疼痛剧烈，持续时间较长，但局部红肿灼热感不如急性期明显，关节出现畸形，屈伸活动受限，耳廓、跖趾、指间、掌指关节等处可见痛风石，部分病人痛风石可增大、溃破后可见豆腐渣状白色尿酸盐结晶排出。多伴有口苦或口中黏腻不爽，胸闷脘痞不适，纳食不香，或腰痛、尿血，小便黄或混浊，大便黏滞不爽，舌黯红、苔薄黄或薄黄腻，脉滑细或细涩。

中医治疗从健脾利湿泄浊、祛瘀散结、通络止痛立法，予痛风3号方，主要由猪苓、苍白术、黄柏、川牛膝、薏苡仁、秦皮、百合、土茯苓、土贝母、莪术、红花、山慈姑等药组成。

2.2.4 痛风性肾病期

又称慢性高尿酸性肾病。其痛风性肾病早期多无明显症状；痛风性肾病中期可出现腰部酸痛、轻度浮肿、中度血压升高，或出现轻度蛋白尿、镜下血尿等。晚期可表现为肾小球受累，滤过率下降，肾功能持续恶化，最终发展为慢性肾功能衰竭，临床上多表现为腰酸困不适，或下肢浮肿，体倦乏力，时恶心、呕吐、纳差，夜尿频，夜尿增多等。也有一部分病人尿酸盐沉积于肾脏形成结石，出现腰痛、尿血。舌淡黯、苔薄黄或薄白，脉细弱或沉细弱。

中医治疗宜从益肾健脾泄浊、化湿通络立法，方选用参芪地黄汤合四妙散加减，主要使用黄芪、党参、山萸肉、生山药、茯苓、泽泻、苍术、薏苡仁、黄柏、威灵仙、秦皮、土茯苓、泽兰、益母草等药。

2.3 临床用药、匠心独具

胡教授治疗本病时，临证用药主张辨证与辨病相结合，主张在中医辨证用药的基础上，选用一些经现代药理研究证实对痛风具有针对性治疗作用的药物，如胡教授在辨证施治基础上，急性发作期多加用山慈姑、百合、徐长卿等经现代药理研究表明含有秋水仙碱样物质或具有抗炎镇痛作用的中药。痛风反复发作期多加用土茯苓、萆薢、黄柏、苍术等经现代药理研究具有降低尿酸作用的药物，或加用车前子、泽泻、秦皮、薏苡仁等具有促进尿酸排泄作用的药物。痛风间歇期多加入桃仁、泽兰、地龙等具有抑制尿酸合成的药物，并形成独具特色的固定药对如山慈姑与徐长卿、土茯苓与萆薢、秦皮与土茯苓等，明显提高了临床治疗效果。

山慈姑与徐长卿：山慈姑甘微辛、寒，入肝、脾经，具有消肿、散结、化痰、解毒之功，常用于治疗痈疽疔肿，瘰疬，喉痹肿痛，蛇、虫、犬咬伤等。《滇南本草》云："消阴分之痰，止咳嗽，治喉痹，止咽喉痛。治毒疮，攻痈疽，敷诸疮肿毒，有脓者溃，无脓者消。"徐长卿辛温，归肝、胃经，具有祛风化湿、止痛止痒、解毒之功。徐长卿有较好的祛风止痛作用，广泛用于风湿、寒凝、气滞、血瘀所致的各种痛症。常用于风湿痹痛，胃痛胀满，牙痛，腰痛，跌仆损伤，近年来也用于手术后疼痛及癌肿疼痛，有一定的止痛作用。本品有祛风止痒作用，可用于湿疹、风疹块、顽癣等皮肤病。现代药理研究表明，山慈姑中所含有的有效成分秋水仙碱样物质，通过和中性粒细胞微管蛋白的亚单位结合而改变细胞膜功能，包括抑制中性粒细胞的趋化、黏附和吞噬作用；抑制磷脂酶A2，减少单核细胞和中性粒细胞释放前列腺素和白三烯；抑制局部细胞产生白介素-6等，从而达到控制关节局部疼痛、肿胀及炎症反应的作用。用于治疗痛风性关节炎的急性发作，预防复发性痛风性关节炎的急性发作。徐长卿具有较显著的镇痛、镇静作用，并具有一定的降脂作用。二者配伍相须为用，共奏化痰消肿、解毒散结、祛风止痛之功，可以有效缓解痛风患者急性发作期出现的关节红肿热痛症状。

威灵仙与土茯苓：威灵仙辛、咸，温，归膀胱经，具有祛风除湿，通络止痛，消痰涎，散癖积之功。用于风湿痛，其性善行，能通行十二经络，故对全身游走性风湿痛尤为适宜，常用于风湿痹痛，肢体麻木，筋脉拘挛，屈伸不利，骨哽咽喉。本品对改善关节肿痛确有殊效。土茯苓味甘、淡，性平，入肝、胃经，具有解毒、除湿，通利关节之功。用于湿热淋浊，带下，痈肿，瘰疬，疥癣，梅毒及汞中毒所致的肢体拘挛，筋骨疼痛。《本草正义》认为"土茯苓利湿去热，能入络，搜剔湿热之蕴毒"。两药合用，共奏祛风除湿解毒、通利关节、通络止痛之功，常用于痛风性关节炎急性发作期及痛风石性慢性关节炎反复发作期。现代研究表明土茯苓具有增加尿酸盐排泄、抗痛风的作用，并有消除蛋白尿、促进肾功能恢复的作用。国医大师朱良春先生指出："以土茯苓、萆薢、威灵仙三味为主药，三药合用，有显著的排泄尿酸的作用。"

土茯苓与萆薢：土茯苓味甘、淡，性平，入肝、胃经，具有解毒、除湿，通利关节之功。萆薢味苦，性平，归肾、胃经，能利湿泄浊，祛风除痹。现代药理研究表明土茯苓能增加尿酸盐排泄，具有抗痛风作用，有消除蛋白尿、促进肾功能恢复的作用。萆薢所含的皂苷有抗菌、杀虫、抗真菌作用，能扩张末梢血管，降低血压，降低胆固醇。两药合用，共奏祛湿浊、解热毒、利关节、除痹痛之功，可有效缓解痛风患者急性发作期出现的关节红肿热痛之症状，常用于痛风性关节炎、痛风性肾病，另外，对痛风性肾病患者出现的尿浊、蛋白尿属湿毒蕴结者亦有良好的疗效。

秦皮与土茯苓：秦皮苦、寒，入肝、胆、大肠经，具有清热燥湿，平喘止咳，明目作用。常用于治疗细菌性痢疾、肠炎、白带、慢性气管炎、目赤肿痛、迎风流泪、牛皮癣等，现代药理研究表明秦皮苷具有消炎、镇痛、利尿作用，能促进家兔及风湿病患者尿酸的排泄。土茯苓味甘、淡，性平，入肝、胃经，具有解毒、除湿、通利关节之功。用于湿热淋浊，带下，痈肿，瘰疬，疥癣，梅毒及汞中毒所致的肢体拘挛，筋骨疼痛。《本草正义》认为"土茯苓利湿去热，能入络，搜剔湿热之蕴毒"。现代药理研究表明土茯苓能增加尿酸盐排泄，具有抗痛风作用，有排除蛋白尿、促进肾功能恢复的作用。二药相须为用，共奏清热除湿解毒、通利关节之功，不仅能有效缓解痛风患者急性发作期出现的关节红肿热痛之症状，而且能有效降低痛风患者及高尿酸患者的血尿酸水平。

另外，痛风患者尤应注意饮食宜忌。平素应以清淡饮食为主，除注意少食辛辣刺激、油腻肥甘、助湿生热的食物外，尤应忌食高嘌呤（主要为动物内脏、海鲜、肉制品等）、高蛋白（鸡蛋、牛奶除外）、豆制品等食物。以使治疗获得事半功倍的效果。

3. 胡荫奇教授病证结合辨治类风湿关节炎的经验

类风湿关节炎（RA）是一种以慢性、进行性、侵袭性关节炎为主要表现的全身性自身免疫病，如果不经过正规治疗，病情会逐渐进展，最终导致关节畸形、功能丧失，具有很高的致残率。类风湿关节炎相当于中医的"痹证"或"痹病"。目前西医虽有对类风湿关节炎有明显疗效的治疗手段如生物制剂，但由于其价格昂贵，且有一定的不良反应，很难迅速推广。而中医对本病的诊疗具有疗效确切、价格低廉、不良反应小等优势，值得推广应用。胡荫奇教授主张病证结合，辨证施治与辨病用药相结合，强调在符合中医辨证论治原则的前提下，选用一些经现代药理研究证实对类风湿关节炎具有针对性治疗作用的药物。下面就胡教授辨治类风湿关节炎的经验总结如下。

3.1 辨证求因，分证论治

辨是辨别、辨析；证指证候；求因，以病证的临床表现为依据，通过综合分析疾病的症状、体征来推求病因，为治疗用药提供依据。分证是把望、闻、问、切四诊所采集的信息，运用中医理论和辨证分析的方法进行论证、归纳、提炼为某种有特定属性的证候；论治，是指确定治则和治法，施之以方药针灸等方法。辨证论治，以证候为中心，法随证立，方由法出，"理法方药"要一脉相承，顺理成章。胡教授对类风湿关节炎的治疗主张首先要辨证求因，然后再分证论治。

3.1.1 寒湿痹阻证

证候特点：关节局部冷痛肿胀，屈伸不利，遇寒痛增，得热痛减，晨僵，肢体重着，步履艰难，口淡不渴，舌质淡或淡黯，苔白，脉弦紧。

辨证求因：寒湿痹阻经络。

治法：祛风散寒除湿，宣痹通络。

方药：蠲痹汤（《医学心悟》）。

羌活、独活、桂心、秦艽、海风藤、桑枝、当归、川芎、乳香、木香。

加减：风偏胜者加防风、荆芥，并重用秦艽；寒胜者加附子、千年健；湿胜者加防己、薏苡仁、萆薢。

3.1.2 湿热痹阻证

证候特点：关节局部红肿疼痛，触之发热、得凉则舒，口渴不欲饮。晨僵、肢体重着，步履艰难，烦闷不安，小便黄赤，大便不爽，舌质红，苔黄或黄腻，脉滑数或濡数。

辨证求因：湿热痹阻经络。

治法：清热除湿，宣痹通络。

方药：湿热痹协定方（经验方）。

黄柏、苦参、连翘、虎杖、萆薢、木瓜、穿山龙、清风藤、汉防己。

加减：湿重者加苍术、土茯苓；热重者加生石膏、知母；伤阴者加生地、秦艽；湿热蕴毒者加土茯苓、土贝母、漏芦等。

3.1.3 热毒痹阻证

证候特点： 关节局部红肿，疼痛剧烈，触之发热，得凉则痛减，发热口渴，关节活动受限、不能屈伸，晨僵，肌肤出现紫红色斑疹及皮下结节，大便秘结或不爽，小便黄赤，舌质红，苔薄黄或黄腻，脉滑数。

辨证求因： 热毒痹阻经络。

治法： 清热解毒，化湿宣痹通络。

方药： 热毒痹协定方（经验方）。

土茯苓、土贝母、连翘、苦参、虎杖、漏芦、地龙。

加减： 湿重者加萆薢、苍术；热灼伤阴者加生地，关节疼痛明显者加穿山龙、秦艽。

3.1.4 寒热错杂证

证候特点： 自觉关节冷痛，但患处触之发热；或自觉患处关节灼热疼痛，但又恶风怕冷；或症见关节红肿灼痛，但遇寒痛甚，且患处触之不发热。伴有晨僵，口苦，便秘尿赤，舌质淡、苔白或黄或黄白相间，脉弦或紧或数。

辨证求因： 寒湿痹阻经络日久，郁而化热或素有湿热内蕴，又外感风寒湿邪，痹阻经络。

治法： 祛风散寒，清热通络。

方药： 桂枝芍药知母汤加减。

麻黄、制附子、杭芍、知母、桂枝、细辛、汉防己、黄芪、白术、生甘草。

加减： 关节肿胀疼痛、痛处固定不移者加全蝎、蜈蚣；恶风，自汗明显者去麻黄，加大杭芍、黄芪的用量；热象较重者去附子加虎杖、秦艽、忍冬藤。

3.1.5 痰瘀痹阻证

证候特点： 关节漫肿刺痛，痛处固定不移，按之稍硬，患处肌肤紫黯或有痰核、硬结出现，肢体顽麻重着。眼睑浮肿，口唇黯红或淡黯，舌体胖大边有齿痕，舌质黯红或有瘀斑，苔白腻或黄腻，脉滑细或弦涩。

辨证求因： 痰瘀痹阻经络。

治法： 活血化瘀，祛痰通络。

方药：痰瘀痹协定方（经验方）。

白芥子、莪术、土贝母、赤芍、清风藤、穿山龙、僵蚕。

加减：痰重者加胆南星、半夏；瘀重者加水蛭、三七；疼痛较剧者加穿山甲、皂角刺、乌梢蛇。

3.1.6　肝肾亏虚证

证候特点：　肢体关节变形或僵硬强直，活动不利，肌肉萎缩，形体消瘦，腰膝酸软，头晕，心悸，气短，舌质淡、苔薄白或白滑，脉沉细弱。

辨证求因：肝肾亏虚，筋骨络脉失养。

治法：补益肝肾，固本通络。

方药：固本通痹协定方（经验方）。

山萸肉、巴戟天、当归、鸡血藤、青风藤、肉苁蓉、黄芪。

加减：关节肿胀甚者加白芥子、胆星；关节疼痛甚者加穿山甲、老鹳草。如阴血虚、咽干耳鸣、失眠多梦、五心烦热、盗汗者，加生地、地骨皮、夜交藤。

3.2　病证结合、分期制宜

类风湿关节炎作为一种疾病，在其发病过程中，素体虚弱，正气不足，腠理不密，卫外不固是其内因，风、寒、湿、热等外邪侵袭是其发病的外因。类风湿关节炎病久不愈，气血津液运行不畅，可内生痰瘀，痰瘀互结，阻闭经络，深入骨骼，而致难以祛除。其病因病机、发病机制、临床表现及转归上必有其规律性（共性），但反映到每一位类风湿关节炎患者身上，由于先天禀赋、后天的居住环境、饮食营养、发病诱因及体质类型之不同，又各有特点（个性），因此临床治疗时既要针对每个病人的特点进行辨证论治，又要针对类风湿关节炎这种病的发病机制及其疾病发展规律进行辨病治疗，分期制宜。一般根据类风湿关节炎的病程及双手关节的X线改变分为早期、中期及晚期，但又常根据患者的病情轻重、发展趋势及实验室指标（血沉、CRP、免疫球蛋白）分为活动期和缓解期。胡教授认为根据临床实际把类风湿关节炎分为早期、活动期、缓解期三期，更有利于临床辨证治疗。

类风湿关节炎早期是指以 2009 年 ACR/RULAR 类风湿关节炎最新诊断标准确诊为类风湿关节炎，且病程在 1 年以内者。活动期多以急性发作或慢性活动、复发等形式出现。缓解期即是稳定状态、相对静止阶段。急性期经过治疗病情稳定后，可转入缓解期。近年来的研究发现，RA 滑膜炎在最初 1～2 年内进展很快，50% 的关节软骨及骨破坏在此期发生，所以类风湿关节炎的早期诊断与早期治疗十分重要。

胡教授主张在治疗早期类风湿关节炎时，在辨证论治的基础上，应及时选用一些经现代药理研究证实具有抗肿瘤作用的中药如莪术、半枝莲、白花蛇舌草及猪苓等，以抑制滑膜细胞的过度增生，减轻滑膜炎症，从而减轻或防止关节软骨及骨破坏的发生。

类风湿关节炎活动期多主张从湿热毒瘀论治。常用方药（清利解毒通络方）为：黄柏、土茯苓、土贝母、忍冬藤、穿山龙、徐长卿、莪术等。方中土茯苓味甘淡、性平，入肝胃经，功擅清热解毒、利湿消肿，通利关节，为君药。穿山龙味苦、性平，具有舒筋活血、化痰通络、祛风止痛的作用，为方中臣药。土贝母味苦、性微寒，既能清热解毒，又能消肿散结，与土茯苓相须为用，为治疗风湿热痹之良药。黄柏苦寒，与土茯苓配合，清热利湿之力尤强。徐长卿辛温，祛风湿止痹痛，与穿山龙相伍祛风通络止痛效果明显。莪术辛散苦泻温通，可通行经络以逐瘀，三药共为佐药。忍冬藤甘寒，具有清热通络、消肿止痛之功效，在方中兼作引经之药，以助药力直达病所。上述 7 味药物配伍使用，共奏清热解毒、利湿消肿、祛风止痛之功。

对于类风湿关节炎缓解期的患者亦主张坚持用药，以巩固治疗效果，防止病情发展。胡教授根据类风湿关节炎骨侵蚀的特点，总结出对类风湿关节炎骨侵蚀具有一定防治作用的加减痹愈汤（经验方）。加减痹愈汤是以胡荫奇为主的课题组在进行国家中医药管理局课题——类风湿性关节炎病证结合治疗优化方案研究过程中，筛选优化出的具有一定抗骨侵蚀作用的有效方剂（其主要组成为：骨碎补 12g，山萸肉 15g，青风藤 15g，莪术 10g，法半夏 10g，土贝母 15g，其中骨碎补、山萸肉为君药，青风藤、莪术为臣药，土贝母、法半夏为佐药）。6 药合用共奏滋补肝肾、强筋骨、化痰祛瘀之功效。使肝肾得补，筋骨得强，痰瘀得祛，经络得通而痹病自除。

3.3　临床用药匠心独运

胡教授在临床治疗类风湿关节炎时，强调在符合中医辨证论治原则的前提下，选用一些经现代药理研究证实对类风湿关节炎具有针对性治疗作用的药物，如现代药理研究表明有些中药如青风藤、穿山龙、莪术、土贝母等具有免疫抑制作用；多数补肾中药如巴戟天、肉苁蓉、菟丝子等具有类激素样作用的免疫调节作用；许多清热凉血和清热解毒药可以有效降低类风湿关节炎炎性指标。如在临床观察中发现生地榆、侧柏叶、丹皮、土贝母、土茯苓、蒲公英、漏芦、连翘等具有一定的降低血沉（ESR）及 C 反应蛋白（CRP）的作用；而部分补肾活血及祛风湿药如山萸肉、肉苁蓉、菟丝子、巴戟天、莪术、赤芍、土贝母、穿山甲、桃仁、红花、川芎、老鹳草、豨莶草等则可以有效降低类风湿因子滴度；而清热利湿药如防己、萆薢、木瓜、薏苡仁、泽泻、猪苓等具有降低血浆免疫球蛋白水平的作用。若病人就诊时正在服用激素，随着激素的撤减常有不同程度的肾上腺皮质功能减退现象，临床表现以肾虚为主，补肾中药不仅具有部分激素样作用，而且能够对抗外源性激素引起的内抑制，改善肾上腺皮质细胞的储备功能，提高肾上腺皮质细胞的稳定性，改善下丘脑－垂体－肾上腺轴（HPA）的功能紊乱，进而改善患者的一般症状，防止和减轻激素不良反应的发生。在激素撤减时应酌情增加补肾中药，以平补肾阳肾阴、或补肾助阳、性质柔润、药力缓和之品为主，如菟丝子、黄精、锁阳、补骨脂、山萸肉、巴戟天、肉苁蓉、覆盆子等。若患者经中药汤剂治疗 2～3 个月，炎性指标（ESR、CRP 等）改善不明显，特别是 RF 居高不下者，可以考虑应用具有较强免疫抑制作用的中药制剂如雷公藤多苷片、正清风痛宁或白芍总苷胶囊等。胡教授的用药经验是辨病治疗必须以辨证治疗为基础，选择那些既符合中医辨证规律又对类风湿关节炎的某些病理环节有针对性的药物，若只是按照某些中药的药理学作用而不顾中医自身的辨证规律用药，则难以达到理想效果。

3.4　临床常用的治疗类风湿关节炎的药对

胡教授在临床治疗类风湿关节炎时,强调在符合中医辨证论治原则的前提下,选用一些经现代药理研究证实对类风湿关节炎具有针对性治疗作用的药物,经过多年的临床实践,总结出几组具有固定的配伍关系疗效显著的对药(药对)。

3.4.1　土茯苓与土贝母

土茯苓味甘、淡,性平,入肝、胃经,具有解毒、除湿、通利关节之功,《本草正义》认为"土茯苓利湿去热,能入络,搜剔湿热之蕴毒"。土贝母味苦、性微寒,归肺、脾经,既能清热解毒,又能消肿散结。二者配伍功擅清热解毒、利湿消肿散结、通利关节,是治疗风湿热痹的要药良对,适用于类风湿关节炎早期或活动期,外周关节红肿热痛,屈伸不利,风湿指标升高,舌红苔黄腻,脉滑数者,对于降低风湿指标,缓解外周关节肿胀疼痛,改善关节功能有良效。

3.4.2　青风藤与穿山龙

青风藤辛苦温,入肝、脾经,功能祛风除湿,通经活络,兼能行痰。穿山龙苦、微寒,入肝、肺经,功能祛风除湿,活血通络,并有祛痰止咳、凉血消痈的作用。两药配伍辛开苦泄温通相须为用,共同起到祛风除湿、化痰祛瘀通络的作用,临床常用于风寒湿热痹阻经络引起的腰背肢节疼痛,特别是对缓解晨僵有良效。现代药理研究证实青风藤主要成分为青风藤碱,青风藤碱具有镇痛、抗炎和抗风湿作用,其作用机制可能与其释放组胺、抑制组胺酶活性、提高细胞内 cAMP 水平、兴奋垂体－肾上腺系统及吗啡样镇痛作用有关,与抗组胺药合用不仅可增强镇痛作用,还能减轻其不良反应。由于青风藤具有促进组胺释放的作用,部分病人服药初期常出现皮肤发痒,面部潮红,发热,皮疹,头晕,恶心等症状。穿山龙主要成分为薯蓣皂苷等多种甾体皂苷,在体内有类似甾体激素样的作用,可有效抑制过敏介质释放,具有明显的抗炎、止咳、平喘、祛痰作用,与青风藤配伍不仅能增强青风藤镇痛、抗炎和抗风湿作用,而且还能减轻其不良反应。

3.4.3 生地与丹皮

生地苦甘、寒，有清热凉血，养阴生津之功。丹皮味苦、辛，性寒，有清热凉血、活血散瘀作用。二药相伍，则清热凉血之力增强，共奏清热凉血、活血散瘀止痛之功，对于治疗类风湿关节炎热毒痹阻筋脉关节所致的关节红肿热痛、筋脉拘急或系统性红斑狼疮血分热毒壅盛所致面部及周身的斑疹、结节及肢体关节疼痛有良效。

3.4.4 骨碎补与威灵仙

骨碎补苦、温，归肾、肝经。具有补肾强骨，续伤止痛之功。常用于肾虚腰痛，耳鸣耳聋，牙齿松动，跌仆闪挫，筋骨折伤。威灵仙辛散温通，性急善走，作用颇为快利，且能走表，又通经络，既可祛在表风湿，又可化在里之湿，通行经络以止痛。两药一补一通，相须为用，补肾祛风湿、通经络作用更强。现代药理研究证实骨碎补能增强成骨细胞的功能与活性，促进新骨形成，并同时作用于破骨细胞，抑制其产生或分泌一些破骨细胞促进因子，使破骨细胞生成减少，影响骨的吸收。骨碎补提取液可抑制骨髓体外培养中破骨样细胞的生长，主要抑制破骨母细胞向成熟破骨细胞转化，但与浓度有关。威灵仙具有以下作用：①抗炎、镇痛作用。威灵仙具有显著抗炎、镇痛及促进平滑肌运动的作用，可对抗平滑肌痉挛。威灵仙煎剂对热刺激引起的疼痛反应能明显提高小鼠的痛阈值，并且酒炙品的镇痛作用较强且持久。威灵仙注射剂及其大剂量煎剂对冰醋酸引起的小鼠扭体反应具有抑制作用，表现出显著的镇痛作用，并且镇痛作用与秦艽具有协同作用。②松弛平滑肌的作用：研究证明威灵仙有效成分可使咽部或食管中下端局部平滑肌痉挛得以松弛，且增加其蠕动而使梗于咽或食管的诸骨下移。二者相伍为用而起到抗炎镇痛、抑制骨侵蚀、改善骨质疏松的作用。

3.4.5 山萸肉与白芍

山萸肉性温味甘酸，归肝、肾经，具有补益肝肾、收敛固涩之功。本品既能补肝肾之阴，又能温补肾阳，为一味平补阴阳的要药。白芍苦、酸，微寒，归肝经，具有平抑肝阳、养血敛阴、柔肝止痛之功。二者配伍，山萸肉补益肝肾治其本，白芍柔肝缓急止痛治其标，相须为用，标本兼治，是治疗肝肾亏虚为主要表现的类风湿关节炎不可多得的良药效对。现代药理研究证实山茱萸总苷具有免疫调节及抗炎作用，对大鼠佐剂性关节炎有明显防治作用。白芍提取物对大鼠蛋清性急性炎症有显著抑制作用，对棉球肉芽肿亦有抑制增生作用。白芍总苷对大鼠佐剂性关节炎有明显防治作用，具有明显的抗炎及免疫调节作用。二者配伍具有协同作用，可以增强其免疫调节及抗炎作用，从而对类风湿关节炎有良好的治疗作用。

二、唐先平治疗成人斯蒂尔病经验介绍

唐先平主任医师是北京中医药大学兼职副教授，全国老中医药专家学术经验继承人，世界中医药联合会风湿病学会理事，中华中医药学会风湿病学会委员。他的研究方向与重点研究领域有二：一是中医药防治风湿免疫类疾病的临床与实验研究；二是名老中医学术经验的整理与研究。唐主任从事风湿病临床及科研工作多年，擅长应用中西医结合方法治疗类风湿关节炎、强直性脊柱炎、痛风、成人斯蒂尔病（成人 still 病）、干燥综合征、白塞病、硬皮病、骨性关节炎等风湿免疫类疾病。同时致力于收集、挖掘名老中医学术经验，整理编写了《痹病古今名家验案全析》《简明中西医结合风湿病学》《风湿病临床常用中药指南》等著作。

1. 分期辨治成人斯蒂尔病经验

成人斯蒂尔病（AOSD）是一组病因、发病机制不清，临床上以高热、一过性多形性皮疹、关节炎或关节痛为主要表现，伴有周围粒细胞增高，肝、脾及淋巴结肿大等多系统受累的临床综合征。唐先平主任医师为全国名老中医风湿大家胡荫奇教授的学术继承人，近年来接诊大量各地的成人斯蒂尔病病人，积累了丰富的临床经验，临床论治每多效验，现将其经验介绍如下。

1.1 病因病机

唐主任认为，AOSD 患者以反复高热、一过性多形性皮疹、咽痛为主要临床表现，无关节肌肉疼痛者属于中医"温病"范畴；如患者在反复高热、一过性多形性皮疹、咽痛的同时，伴有肌肉关节疼痛者则属于中医"痹证"范畴。该病是

由正气不足，风寒湿邪乘虚侵袭，潜伏于体内，伏藏日久化热、生痰、成瘀、耗气伤阴，当劳累、七情刺激、饮食失调或感受外邪后，引动伏邪，合而为患，走窜于卫气营血、肌肤关节之间而发病。

1.1.1　本在正虚

《素问·评热病论》云："邪之所凑，其气必虚。"《灵枢·百病始生》云："风雨寒热不得虚，邪不能独伤人。卒然逢疾风暴雨而不病者，盖无虚，故邪不能独伤人。此必因虚邪之风，与其身形，两虚相得，乃客其行。"本病患者因正气亏虚，风寒湿邪乘虚侵袭入里，伏藏于体内。《素问·生气通天论》云："冬伤于寒，春必病温"，风寒湿邪伏藏于里导致阳气郁滞，气郁则生热化火，加之劳累，受到七情刺激，饮食失调或感受外邪后，患者正气更加亏虚，正不胜邪，伏邪泛滥而致发病，发病初期即见高热。《素问·阴阳应象大论》云："壮火之气衰……壮火食气……壮火散气"，患者反复高热，高热耗气伤阴，导致疾病后期出现气阴两虚。因后期气阴两虚，故可见五心烦热，两颧潮红，盗汗，身疲乏力，皮疹隐隐未净等。阴虚发热，故发热多出现于午后或夜间，次日清晨体温降至正常。虚火上炎，患者咽痛，口干，舌红少苔，脉细数。由此可知，正气亏虚为本病发病之根本。病变初期，气虚为主，病至后期，气阴两虚。

1.1.2　标在湿热伏邪、痰瘀痹阻

《灵枢·贼风》云："此皆有所伤于湿气，藏于血脉之中、分肉之间，久留而不去……卒然喜怒不节，饮食不适，寒温不时，腠理闭而不通，其开而遇风寒，则血气凝结，与故邪相袭，则为寒痹"患者正气不足，风寒湿邪乘虚侵袭入里，内伏营阴或膜原，伏藏日久化热，湿热互结，当劳累，受到七情刺激，饮食失调或感受外邪后，引动伏邪而发病。当外邪与湿热内邪相合时，患者表现为卫气同病，症见发热恶风，汗出，全身酸痛，咽痛，舌边尖红，苔薄白或薄黄，脉浮洪数等。当内伏于营分的湿热之邪因正气不足以与之抗衡而外发时，患者表现为气营两燔，症见高热持续不退，汗出，烦躁不安，关节疼痛，身体多处红色皮疹，溲黄，便干，舌质红或绛，苔黄燥少津，脉洪数等。湿邪偏胜时，患者表现为湿热内蕴，症见发热，日晡热甚，纳呆，关节肿痛以下肢为重，全身困乏无力，下

肢沉重酸胀，身体散布红色皮疹，舌苔黄腻，脉象滑数等。热入营血，煎灼津液，炼液为痰，痰入经络而成瘰疬，流窜关节而见关节肿胀。气虚无力推动血行致血行瘀滞；痰浊阻滞脉道，使血行受阻而加重瘀阻；外邪侵犯经络，寒性凝滞，气机不通，亦可导致血瘀，症见关节肌肉疼痛，痛有定处，舌黯有瘀斑等。

1.1.3　气阴两虚、湿热痰瘀互结为病情反复发作之源

因患者素体虚弱，无力激发正气，鼓邪外出，故病邪深伏，正虚邪困。气虚卫外不固，外邪极易入侵，正虚邪盛，引起病情加重及反复难愈。湿性黏滞，阻滞气机，并可影响经脉气血运行，使得痰瘀交结，可使病证迁延、反复不解。热灼津液，痰阻气机，气血津液凝滞，痰瘀内阻，湿热痰瘀互结，终致病情反复发作，缠绵难愈。综上所述，唐主任认为，正气亏虚是疾病发生的内在原因，湿热内伏为其病机转化之关键，外邪相引是发病的重要条件，气阴两虚、湿热痰瘀互结为病情反复发作之源。

1.2　分期论治

该病的特点是发热时出现皮疹、咽痛、关节痛或肌肉疼痛，热退疹消，咽痛、关节肌肉疼痛缓解，故根据临床表现该病可分为发热期和缓解期。

1.2.1　发热期

根据患者症状和体征可分为卫气同病证、气营两燔证、湿热内蕴证，发热时邪气往往较盛，当治其标。

（1）卫气同病：症见发热恶风，汗出，头痛，全身酸痛，咽痛，瘰疬肿痛，口干口渴，关节焮肿灼痛，屈伸不利，胸前、颈背皮肤见红色皮疹，热退而消，舌边尖红，苔薄白或薄黄，脉浮洪数。治以疏风透表，清热解毒。方药：银翘散合白虎汤加减。银花、连翘、生石膏、知母、黄芩、大青叶、葛根、荆芥、牛蒡子、秦艽、竹叶、僵蚕、青蒿等。发热不退加寒水石、玄参；关节肌肉疼痛较重加忍冬藤、僵蚕；皮疹较重加丹皮、赤芍等。

（2）气营两燔：症见高热持续不退，口干渴较甚，咽痛甚至吞咽困难，汗出，烦躁不安，关节疼痛，身体多处红色皮疹，溲黄，便干，舌质红或绛，苔黄燥少

津，脉洪数。治以清营透气，凉血解毒。方药：白虎加人参汤合清营汤加减。生石膏、知母、太子参、生地、玄参、穿山龙、丹皮、赤芍、丹参、羚羊角粉、银花、连翘、竹叶、秦艽、生甘草等。口渴甚剧者加天花粉、麦冬、石斛；咽痛明显者加牛蒡子、辛夷、黄芩；大便硬结难下者加大黄、蒲公英；关节痛甚者加徐长卿；烦躁不安者加栀子、淡豆豉；气虚明显者加黄芪；皮肤瘙痒明显者加蝉衣、荆芥等。

（3）湿热内蕴：症见发热，日晡热甚，口苦，饮食无味，纳呆或有恶心，泛泛欲吐，关节肿痛以下肢为重，全身困乏无力，下肢沉重酸胀，身体散布红色皮疹，舌苔黄腻，脉象滑数。治以清热利湿，祛风透邪。方药：白虎汤合四妙丸加减。生石膏、知母、苍术、黄柏、薏苡仁、川牛膝、木瓜、青蒿、秦艽、萆薢、栀子、竹叶、生甘草、泽泻、紫草等。若湿重于热，应重用苍术、薏苡仁、泽泻、萆薢以祛其湿；若热重于湿，应重用黄柏、秦艽、青蒿、栀子以清热凉血解毒；如症见关节明显红肿热痛，甚或壮热，需酌增清热解毒、利湿消肿药如金银花、蒲公英、粉防己等。

1.2.2 缓解期

为发热后期或疾病的间歇期，正邪交争不剧，当治其本，一般证属气阴两虚、湿热瘀阻。

气阴两虚，湿热瘀阻：症见热势渐缓但低热持续不退，五心烦热，两颧潮红，盗汗，身疲乏力，皮疹隐隐未净，关节酸痛而胀，夜间尤甚，口干溲赤，舌质嫩红或兼瘀斑，苔薄白或薄黄而干，脉细微数。治以益气养阴，清热利湿，活血通络。方药：青蒿鳖甲汤合二妙散加减，药用青蒿、炙鳖甲、生地、知母、丹皮、赤芍、白薇、黄柏、苍术、土茯苓、黄芪、当归、生甘草等。虚热骨蒸者加银柴胡、胡黄连；体倦乏力明显者加太子参或党参；口干渴者加天花粉、沙参；关节痛症状明显者加徐长卿。

1.3 临床用药，匠心独具

唐主任临床用药主张辨证论治与辨病论治相结合，分期制宜；既要辨证论治，根据病因病机及证候特点选用解肌清热凉血，透邪外出的药物；又要辨病用药，选用一些对成人斯蒂尔病具有针对治疗作用的药物，如具有类激素作用的植物药物治疗，并形成了独具特色的固定药对如青蒿与葛根、荆芥与牡丹皮、穿山龙与萆薢、知母与秦艽、穿山龙与徐长卿等。

青蒿与葛根： 葛根味甘、辛，性平，归脾、胃经，具有发表解肌、透发麻疹、解热生津、升阳止泻之功效。因其味辛轻扬升散，既有解肌退热、透发麻疹之功，又有透气分伏邪达表之效。青蒿味苦、辛，性寒，归肝、胆、胃经，具有清热截疟、退虚热、凉血解暑之功效。因本品苦寒而又味辛，兼有透达之功，而无伤阴之弊，既能清热凉血，又能透达营阴之伏邪。二药相伍为用，既可以清热凉血、解肌退热，又能透达气营之伏邪，对于成人斯蒂尔病之发热有良效。

荆芥与牡丹皮： 荆芥味辛、性微温，入肺、肝经，具有祛风解表、透疹止痒、祛风止痉等功效。由于本品轻扬疏散，辛而不烈，微温而不燥，性较和平，既散风寒，又疏风热，透疹止痒，还能疏散血中之伏热。丹皮味苦、辛，性微寒，入心、肝、肾经，既能清热凉血、活血散瘀，又善清血中之伏热。二者相伍为用，既可以疏风清热、凉血透疹止痒；又能疏散血中之伏热。对于成人斯蒂尔病之发热、皮疹有良好的治疗效果。

穿山龙与萆薢： 穿山龙味苦、性微寒，入肝、肺经，功能祛风除湿、活血通络，并有清肺化痰，凉血消痈的作用；萆薢味苦、性平，入肾、胃经，具有利湿祛浊、祛风除痹之功效。两药配伍共同起到祛风除湿、祛瘀通络的作用，临床常用于湿热痰瘀痹阻经络引起的关节疼痛，特别是对缓解晨僵有良效。现代药理研究证实穿山龙主要成分为薯蓣皂苷等多种甾体皂苷，在体内有类似甾体激素样作用，水煎剂对细胞免疫和体液免疫均有免疫作用，而对巨噬细胞吞噬功能有增强作用，对金黄色葡萄球菌等多种球菌及流感病毒等有抑制作用。萆薢含薯蓣皂苷等多种甾体皂苷，在体内亦有类似甾体激素样的作用。穿山龙与萆薢配伍不仅能增强祛风除湿、祛瘀通络的作用，而且还能因具有类激素样作用而发挥免疫抑制之功，对风湿免疫性疾病如成人斯蒂尔病发挥针对性治疗作用。

巴戟天与知母： 巴戟天味辛、甘，性微温。归肝、肾经，具有补肾助阳、祛风除湿的功效，与知母相伍为用，辛开苦降，寒温并用，既能祛风散寒除湿，又能清热泻火、生津润燥，治疗外寒内热、寒热错杂之证。现代药理研究证实巴戟天主要成分为糖类、黄酮、氨基酸等，其乙醇提取物及水煎剂有明显的促肾上腺皮质激素样作用，知母与巴戟天配伍，共同发挥类激素作用及退热作用，对成人斯蒂尔病的发热、关节痛、皮疹可发挥良好的治疗作用。

秦艽与知母：秦艽味苦、辛，性微寒，归胃、肝、胆经，具有祛风除湿、退虚热的功效，与知母相伍为用，辛开苦降，共奏祛风除湿、滋阴清热之功。现代药理研究证实秦艽主要成分秦艽生物碱甲具有退热、镇静、镇痛、抗炎和抗过敏作用，其抗炎作用是通过中枢神经激动垂体，促进肾上腺皮质激素而实现的。秦艽与知母配伍，共同发挥类激素作用及退热作用，对成人斯蒂尔病的发热、关节痛、皮疹可发挥良好的治疗作用，尤其对长期应用激素需要逐渐撤减激素者，可以减少激素的撤减反应，帮助患者平稳撤减激素。

1.4 验案举例

🍅 案例一

王某某，女，23岁。2009年5月12日初诊。

主诉：发热、皮疹、四肢关节肌肉酸痛1月余。

现病史：患者1个月前无明显诱因出现发热，皮疹，咽痛，周身关节及肌肉酸痛，以发热原因待查在当地医院呼吸内科住院治疗，出院时患者仍时有发热，最高体温39.3℃，皮疹时隐时现，发热时明显，考虑变应性亚败血症。随后于北京301医院的血液科、风湿科门诊就诊，查：血常规：WBC 17.56×10^9/L，RBC 3.85×10^{12}/L，HGB 114g /L，PLT 379×10^9/L，NEUT% 80.0%；SF 1223ng/mL，ESR 102mm/h，ALT 41.3U/L，AST 30.2U/L。结核三项阴性，结明试验（−），ICT−TB卡试验弱（＋），快速TB卡（−）。颈部超声：双颈部多发低回声结节。腹部CT：肝右叶后上段钙化灶。骨髓穿刺（当地医院）：反应性中性粒细胞增多。经北京309医院会诊排除结核。最后确诊为成人斯蒂尔病。患者因畏惧大剂量糖皮质激素治疗产生的不良反应，于是寻求中医治疗。来我院风湿科门诊就诊。患者仍反复出现间歇性高热，以下午为著，随发热出现皮疹，偶有皮肤瘙痒，伴有四肢关节及肌肉酸痛。舌质黯红，苔薄黄，脉细数。辨证：气阴两虚，湿热瘀阻。处方：青蒿鳖甲汤加减。具体方药：青蒿 20g，鳖甲 15g，生地 15g，知母 10g，丹皮 15g，白薇 30g，半枝莲 15g，生黄芪 30g，当归 10g，淡竹叶 10g，白茅根 30g，葛根 30g，地骨皮 20g，土茯苓 20g，生甘草 6g，穿山龙 15g，生地榆 20g，元胡 10g，蝉衣 12g。7 剂，水煎服，每日 1 剂。后随症加减，14 剂后患者体温降至正常，皮疹、皮肤瘙痒、肌肉酸痛已明显减轻。2 个月后患者已无明显不适，为防其复发，仍服中药调理，化验结果：血常规：WBC 6.3×10^9/L，RBC 4.34×10^{12}/L，HGB 118g/L，PLT 290×10^9/L，NEUT% 49.0%；SF 21.15ng/mL，ESR 4mm/h，ALT 29.6U/L，AST 31.3U/L。3 个月后，患者停服中药汤剂。随访时患者已停服中药汤剂 1 月余，未见复发。

【按语】　此例患者为 AOSD，为发热后期，其反复出现间歇性高热，以下午为著，随发热出现皮疹，偶有皮肤瘙痒，伴有四肢关节及肌肉酸痛。舌质黯红，苔薄黄，脉细数。辨证属阴虚内热，湿热瘀阻。唐主任运用青蒿、鳖甲、生地、知母、白茅根滋阴清热，地骨皮、白薇退虚热；气为血之帅，重用生黄芪补气，血为气之母，当归养血活血，穿山龙、丹皮活血通络，其合用既补气血，又通经络；葛根、半枝莲、土茯苓、生地榆清热解毒利湿，葛根、蝉衣可透邪外出，淡竹叶、生甘草引邪下行，给湿邪以去路。诸药合用共奏益气养阴、清热利湿、活血解毒之功，病证相符，效果显著。

案例二

患者，焦某某，女性，51 岁。患者 2 个月前因生气、淋雨后出现间歇性发热，最高体温 40.0℃，随发热出现颈胸部皮疹，热退疹消，双侧膝关节、踝关节肿痛，在当地医院就诊，经检查诊断为"成人斯蒂尔病"，并收入院治疗。给予地塞米松（10mg）、抗生素（阿奇霉素、替硝唑）静滴，滋阴清热中药汤剂内服，但由于疗效不明显而自动出院，遂来我院就诊，收入我科。症见：间歇性发热，最高体温 40.0℃，随发热出现颈胸部皮疹，热退疹消，双侧膝关节、踝关节疼痛，口苦口干，纳差，时有胃脘部疼痛，体倦乏力，小便调，大便时干时稀，每日 1～3 次。既往 18 年前曾患四肢多关节疼痛，当时未明确诊断，服用消炎痛、强的松后病情缓解。查体：舌质黯红，舌苔根部黄厚腻，脉濡细。颈胸部及背部散在红色丘疹，压之退色。辅助检查：血常规 WBC 未见异常，CRP 21.70mg/mL，ESR 35mm/h，血清铁蛋白 >1650ng/mL。根据上述症状，结合舌脉，辨为气阴两虚，湿热瘀阻，予以青蒿鳖甲汤合东垣清暑益气汤加减，具体方药如下：青蒿 30g，鳖甲 20g，地骨皮 30g，知母 10g，丹皮 12g，白薇 30g，穿山龙 15g，半枝莲 20g，黄柏 10g，猪苓 15g，茯苓 15g，炙甘草 6g，葛根 30g，生黄芪 30g，当归 12g，炒白术 15g，泽泻 15g，苏梗 15g，连翘 15g，3 剂，水煎服，每日 1 剂。3 日后自测体温 37.3℃，伴见颈胸部皮疹，热退后皮疹部分消失，双腕关节背侧疼痛，以右侧为甚，双膝、双踝关节疼痛减轻，咽部灼痛，口干口苦，左耳有堵闷感，仍体倦乏力，自汗，小便可，大便偏干，日行一次，夜寐一般。因小便调，自汗，原方减泽泻，增木瓜化湿理气，五味子敛阴止汗，继服 7 剂。服用后未再出现发热，颈胸部皮疹消失，双腕关节、双膝关节、双踝关节疼痛逐渐消失，咽部隐痛不适，左耳有堵闷感，口干口苦减轻，守上方继续服用 7 剂后，左耳堵闷感减轻。后再进 30 剂，未再出现发热，诸症消失，查血清铁蛋白 332.9ng/mL，ESR 15mm/h，CRP 在正常范围内，好转出院，半年后随访，未见复发。

【按语】《素问·阴阳应象大论》云："壮火之气衰，少火之气壮，壮火食气，少火生气"，患者高热日久，耗气伤阴，导致气阴两虚，加之患者舌质黯红，舌苔根部黄厚腻，脉濡细，又有湿热瘀阻之象，故辨证属阴虚内热，湿热瘀阻。唐主任运用青蒿、鳖甲、地骨皮、知母、白薇滋阴清热；气为血之帅，重用生黄芪补气，血为气之母，当归养血活血，穿山龙、丹皮活血通络，其合用既补气血，又通经络；葛根、半枝莲、猪苓、茯苓清热利湿，苏梗、连翘透邪外出，泽泻、半枝莲引邪下行，给湿邪以去路。诸药合用共奏益气养阴、清热利湿活血之功，病证相符，效果明显。

2. 《黄帝内经》"壮火、少火"理论在成人斯蒂尔病诊疗中的应用

"壮火少火"理论源于《黄帝内经·素问》，《素问·阴阳应象大论》中云："水为阴，火为阳。阳为气，阴为味。味归形，形归气，气归精，精归化；精食气，形食味，化生精，气生形。味伤形，气伤精；精化为气，气伤于味。阴味出下窍，阳气出上窍。味厚者为阴，薄为阴之阳；气厚者为阳，薄为阳之阴。味厚则泄，薄则通；气薄则发泄，厚则发热。壮火之气衰，少火之气壮；壮火食气，气食少火；壮火散气，少火生气。气味辛甘发散为阳，酸苦涌泄为阴。"这段主要论述了"水、火、气、味"的属性、相互转化关系、运动规律以及对人体的影响。对于水火而言，水属于阴，火属于阳。那么对于四气、五味而言，虽然他们相对于形体来说都应该属于阳，那么阳中又分阴阳，气属于阳，味属于阴。味厚为阴中之阴，味薄为阴中之阳；气厚的为阳中之阳，气薄的为阳中之阴。味厚的就有泄的作用，味薄的就有通的作用；气薄的就有发泄的作用，气厚则使人发热。气厚的为阳中之阳，称之为"壮火"，可以消耗人的正气，使人的正气衰弱；气薄的为阳中之阴，称之为少火，可以助长滋养人体的正气。壮火消蚀人体的正气，少火滋养人体的正气。故唐主任认为马莳《黄帝内经素问注证发微》中"气味太厚者，火之壮也。用壮火之品，则吾人之气不能当之而反衰矣。（如乌、附之类，而吾人之气不能胜之，故发热）气味之温者，火之少也。用少火之品，则吾人之气渐尔生旺，而益壮矣。（如参、归之类，而气血渐旺者是也）"比较真实地反映了《黄帝内经》原文的含义。

不过以王冰为代表的后世医家对"壮火"，"少火"的意义有所引申与发挥，一般把"少火"引申为生理之火，把"壮火"引申为病理过亢之火。认为"壮火之气衰，少火之气壮。壮火食气，气食少火；壮火散气，少火生气。"这一理论精辟地阐述了"气""火"之间的相互关系，在生理状态时"气"与"火"可以相互转化，在病理状态时"气"与"火"相因为病。运用好壮火食气这一理论，辨治成人斯蒂尔病等疑难病症，每能执简驭繁，顿起沉疴。

2.1 "壮火食气"是成人斯蒂尔病病机转化的关键

成人斯蒂尔病多发病急骤，病情较重，以反复高热、咽痛、皮疹及关节疼痛为主要临床表现，属于中医的"温病""痹病"之范畴。《黄帝内经》云"少火生气，壮火食气"，由于本病火热内盛，高热、咽痛、皮疹及关节疼痛反复发作，这种"高热"是一种病理之火，属于《黄帝内经》"壮火"之范畴。一方面由于"壮火食气"，加之本病高热消退时汗出较多，气随津脱，易耗气伤阴，常出现口干、体倦乏力之证；另一方面患者正气不足，风寒湿邪乘虚侵袭入里，内伏营阴或膜原，伏藏日久化热，湿热互结，加之反复高热，火热内盛易灼津为痰，痰热胶结，阻滞经脉，血行不畅，瘀血内停，致湿热痰瘀互结。故其病机特点是气阴两虚，湿热痰瘀互结。壮火食气，耗气伤阴，是其发生因实致虚，虚实夹杂之病机转化的关键。

2.2 治疗宜清热泻壮火与补气益少火并举

"壮火散气，少火生气"提示我们在治疗外感热病时一方面要清热、泻壮火以保护元气不受耗散，另一方面要补益少火以生元气。清壮火宜用寒凉，补益少火宜用甘温。《伤寒杂病论》中之白虎加人参汤，就是清热与益气并举，是对《黄帝内经》"壮火散气，少火生气"理论的最好诠释。张锡纯在《医学衷中参西录》中云"愚愿世之用白虎汤者，宜常存一加人参之想也"。"盖石膏煎汤，其凉散之力皆息息由毛孔透达于外，若与人参并用，则其凉散之力，与人参补益之力互相化合，能旋转于脏腑之间，以搜剔深入之外邪，使之尽净无遗，此所以白虎加人参汤，清热之力远胜于白虎汤也"。这是《黄帝内经》"壮火少火"理论在临床上的灵活运用。因此在临证治疗热病时应以清热泻壮火与补气生少火并举为治疗原则，所谓有一份少火便有一份生机。由于成人斯蒂尔病的病机特点是气阴两虚，湿热痰瘀互结。壮火食气，耗气伤阴，是其发生因实致虚，虚实夹杂之病机转化的关键。故治疗时既要清热祛湿解毒泻壮火，同时又要益气养阴益少火，扶助正气。

2.3 "壮火食气"是激素产生不良反应及机体对其依赖的主要原因

成人斯蒂尔病的治疗过程中，为控制反复高热，西医一般首选大剂量的激素（强的松 60mg，po，qd 或美卓乐 48mg，po，qd）治疗，虽对控制体温效果良好，但易产生消化道损伤、水钠潴留、继发性感染、继发性糖尿病、继发性骨质疏松及继发性股骨头坏死等不良反应。当激素用量减至接近生理需求量时（如强的松用量减至 15mg 以下时）极易出现反复，这是由于长期服用激素，机体自身分泌激素的功能受到抑制，对激素产生依赖所致。

有人认为激素"药性辛、温，归肾、脾、肺经，具有补火助阳、温补脾肾等功效"。激素原本是机体自身产生的，是机体内固有的生理物质，其与《黄帝内经》所述的"少火"的性质相似。"少火"的作用是化生元气，即"少火生气"之意。临床应用激素相当于补充外源性的"少火"，从而发挥扶正祛邪的治疗作用。但是，在外源性激素超生理量长期使用的情况下，则使其变为"壮火"，因"壮火食气"，不仅易耗散元气，而且火为阳邪，还易耗伤阴液，导致气阴两虚。气虚卫外不固，不能抗御外邪的入侵，就容易继发感染，反复感冒；肺气虚，通调水道功能失职，脾气虚，运化水湿功能减退，肾气虚，气化不利，关门不开，水湿停聚，导致水肿（水钠潴留）；如耗气伤阴，肺脾肾之阴俱虚，燥热内生，津不上承，导致消渴（继发性糖尿病）；肾气肾阴亏虚，肾主骨生髓功能减退，骨失所养，可导致骨质疏松及股骨头坏死；脾气亏虚，脾失健运，湿浊停聚，易产生疲倦纳呆等消化道损伤的症状。

另外长期超生理剂量使用激素，还能抑制机体内源性"少火"的生成，这就是激素初治阶段多表现为阴虚内热证而在减量和维持阶段多可表现出明显的气阴两虚或阳气虚衰症状的原因。"壮火食气"是本病产生激素依赖的主要原因，故在使用激素治疗成人斯蒂尔病时，应配合服用益气养阴清热的中药汤剂或中成药。而撤减激素过程时，应配合服用益气温阳的中药汤剂或中成药。

2.4 验案举例

王某，女，23 岁。主因"反复发热、咽痛、周身关节疼痛 1 月余"于 2009 年 5 月 12 日在我院风湿科门诊就诊。患者 1 个月前因"发热，咽痛，周身酸痛 7 天"以发热原因待查入住当地医院呼吸内科。入院后查体：T 38.5℃。神情语利，双下肢及后背可见红斑，分布对称，压之退色，有融合。双侧颌下可触及肿大淋巴结，黄豆大小，触痛。咽充血，双侧扁桃体 II 度肿大。心、肺、腹部未见异常。辅助检查：血常规：WBC 15.89×10^9/L，RBC 3.9×10^{12}/L，HGB 114g/L，PLT 266×10^9/L，NEUT % 79.54%。尿常规：未见明显异常。尿经 48 小时培养无菌生长，尿爱迪白细胞 79.2 万。ALT 155 U/L，AST 66 U/L，K^+ 2.70mmol/L；ESR 85 mm/h；ASO 120.5 IU/mL，RF 2.62 U/mL；ANA、抗 ENA 抗体谱阴性。PPD 试验，乙肝表面抗原，甲型、丙型、丁型、戊型肝炎抗体均阴性。血液增菌培养有氧和厌氧培养 5 天无菌生长。B 超：甲状腺未见异常，肝右叶边缘处可见直径 9.9mm 的强回声。胸片：两肺纹理增重。予抗感染、对症、支持治疗，应用一次地塞米松 5mg，效果好（体温下降，皮疹消退）。于 2009 年 4 月 29 日出院，出院时患者体温不稳定，皮疹时隐时现，发热时明显，考虑变应性亚败血症。患者随后至北京 301 医院的血液科、风湿科门诊就诊，经检查最后确诊为成人斯蒂尔病。患者因畏惧大剂量糖皮质激素治疗产生的不良反应，于是寻求中医治疗，遂来我院风湿科门诊就诊。刻下症见：间歇性高热反复出现，以下午为著，随发热出现皮疹，偶有皮肤瘙痒，伴有四肢关节肌肉酸痛，体倦乏力。舌质黯红，苔薄黄腻，脉滑细数。中医诊断：痹病。辨证：气阴两虚，湿热瘀阻。处方：青蒿鳖甲汤加减。具体方药：青蒿 20g，鳖甲 15g，生地 15g，知母 10g，丹皮 15g，白薇 30g，半枝莲 15g，生黄芪 30g，当归 10g，淡竹叶 10g，白茅根 30g，葛根 30g，地骨皮 20g，土茯苓 20g，生甘草 6g，穿山龙 15g，生地榆 20g，元胡 10g，蝉衣 12g。7 剂，水煎服，每日 1 剂。后随症加减，14 剂后患者体温降至正常，皮疹、皮肤瘙痒、肌肉酸痛已明显减轻；2 个月后患者已无明显不适，为防其复发，仍服中药调理，化验结果：血常规：WBC 6.3×10^9/L，RBC 4.34×10^{12}/L，HGB 118g/L，

PLT 290×10^9/L, NEUT % 49.0%; SF 21.15ng/mL, ESR 4mm/h, ALT 29.6U/L, AST 31.3U/L。3个月后，患者停服中药汤剂。

【按语】 《素问·阴阳应象大论》云："壮火之气衰，少火之气壮，壮火食气，少火生气"，本案患者高热日久，耗气伤阴，导致气阴两虚，加之舌质黯红，苔薄黄腻，脉滑细数，为湿热瘀阻之象。故辨证属气阴两虚，湿热瘀阻。运用青蒿、鳖甲、生地、知母、白茅根滋阴清热，地骨皮、白薇退虚热；气为血之帅，重用生黄芪补气，血为气之母，当归养血活血，穿山龙、丹皮活血通络，其合用既补气血，又通经络；葛根、半枝莲、土茯苓、生地榆清热解毒利湿，葛根、蝉衣可透邪外出，淡竹叶、生甘草引邪下行，给湿邪以去路。诸药合用共奏益气养阴、清热利湿活血解毒之功，病证相符，效果显著。

（唐先平，吴灿，陶秋莲）

主要参考文献

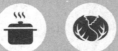

［1］路志正，焦树德，胡荫奇，等．实用中医风湿病学．北京：人民卫生出版社，1996.

［2］路志正，焦树德．痹病论治学．北京：人民卫生出版社，1989.

［3］单书健，陈子华．古今名医临证金鉴·痹证卷．北京：中国中医药出版社，1999.

［4］朱良春．中国百年百名中医临床家丛书·朱良春．北京：中国中医药出版社，2001.

［5］张镜人．中国百年百名中医临床家丛书·张镜人．北京：中国中医药出版社，2001.

［6］祝谌予．施今墨临床经验集．北京：人民卫生出版社，1982.

［7］王为兰．中医治疗强直性脊柱炎．北京：人民卫生出版社，1999.

［8］安家丰，张芃，张志礼．皮肤病医案选萃．北京：人民卫生出版社，1994.

［9］常章富．颜正华临证验案精选．北京：学苑出版社，1996.

［10］董振华，季元．祝谌予临证验案精选．北京：学苑出版社，1996.

［11］陈明，刘燕华．刘渡舟临证验案精选．北京：学苑出版社，1996.

［12］彭建中，杨连柱．赵绍琴临证验案精选．北京：学苑出版社，1996.

［13］严世芸，郑平东．张伯臾医案．上海：上海科学技术出版社，1979.

［14］老中医经验汇编．北京：人民卫生出版社，1978.

［15］张锡纯．医学衷中参西录．石家庄：河北人民出版社，1977.

［16］陈可冀．中医药学临床验案范例．北京：新世界出版社、外文出版社，

1994.

[17] 程益春，林慧娟. 临床经验荟萃. 济南：山东科学技术出版社，1995.

[18] 彭建中. 中医古今医案精粹选评（上、中、下）. 北京：学苑出版社，
1998.

[19] 董建华. 中国现代名中医医案精华（1、2、3）. 北京：北京出版社 1990.

[20] 董建华. 中国现代名中医医案精华（4、5、6）. 北京：北京出版社 2002.

[21] 娄玉钤. 中国风湿病学（上、中、下）. 北京：人民卫生出版社，2001.

[22] 娄玉钤. 中国痹病大全. 北京：中国科学技术出版社，1993.

[23] 王凤岐. 中华名医特技集成. 北京：中国医药科技出版社，1993.

[24] 邱德文，沙凤桐. 中国名老中医药专家学术经验集（1）. 贵阳：贵州科技
出版社，1994.

[25] 邱德文，沙凤桐. 中国名老中医药专家学术经验集（2）. 贵阳：贵州科技
出版社，1995.

[26] 邱德文，沙凤桐，熊兴平. 中国名老中医药专家学术经验集（3）. 贵阳：
贵州科技出版社，1996.

[27] 邱德文，沙凤桐，熊兴平. 中国名老中医药专家学术经验集（4）. 贵阳：
贵州科技出版社，1997.

[28] 邱德文，沙凤桐，熊兴平. 中国名老中医药专家学术经验集（5）. 贵阳：
贵州科技出版社，1998.

[29] 刘更生. 历代中医名著文库·医案医话医论名著集成. 北京：华夏出版社，
1997.

[30] 史宇广，单书健. 当代名医临证精华·痹证专辑. 北京：中医古籍出版社，
1988.

[31] 史宇广，单书健. 当代名医临证精华·奇证专辑. 北京：中医古籍出版社，
1988.

[32] 金明弼. 常见病证中医文献专辑·痹痿专辑. 上海：上海科学技术出版社，
1987.

［33］刘学华，钱先，赵聚山．难治性风湿免疫病辨治与验案．北京：科学技术文献出版社，2011．

［34］费兰波，李家庚．现代名中医骨科绝技．北京：科学技术文献出版社，2002．

［35］傅建斌，郭素娟，梁亚联，等．强直性脊柱炎家系中子女患病频率的调查与研究。中华风湿病杂志，2001，5（3）：202-203．

［36］张进玉．类风湿性关节炎（第2版）．北京：人民卫生出版社，1998：451-452．

［37］蒋明，DAVID YU．中华风湿病学．北京：华夏出版社，2004：1215．

［38］颜正华．中药学（第2版）．北京：人民卫生出版社，2006：244-245．

［39］颜正华．中药学（第2版）．北京：人民卫生出版社，2006：341-342．

［40］胡荫奇，唐先平．风湿病临床常用中药指南．北京：科学技术文献出版社，2005：221-253．

［41］朱步先，朱胜华．朱良春用药经验集．长沙：湖南科学技术出版社，2007：58-100．

［42］颜正华．中药学（第2版）．北京：人民卫生出版社，2006：229-230．

［43］栗占国，张奉春．类风湿关节炎．北京：人民卫生出版社，2009：6．

［44］胡荫奇，唐先平．风湿病临床常用中药指南．北京：科学技术文献出版社，2005：221-253．

［45］颜正华．中药学（第2版）．北京：人民卫生出版社，2006：216-289．

［46］黄永明，曾意荣．骨碎补提取液对体外分离破骨细胞性骨吸收的作用．中国中医骨伤科杂志，2003，12（6）：4-7．

［47］刘金文，黄永明．中药骨碎补对大鼠骨髓破骨细胞体外培养的影响．中医研究，2005，8（7）：5-7．

［48］胡荫奇，唐先平．简明中西医结合风湿病学，北京；科学技术文献出版社，2009：35．

［49］唐先平．《黄帝内经》"壮火、少火"理论在成人斯蒂尔病诊疗中的应用，

首届全国中医药博士后论坛，北京：中医古籍出版社，2009：11.

［50］吴灿，陶秋莲.唐先平辨治成人斯蒂尔病经验，中医杂志，2010：（6）：496.

［51］清·张隐菴.黄帝内经素问集注.上海：上海科学技术出版社，1959：19-21.

［52］明·马莳.黄帝内经素问注证发微.北京：人民卫生出版社，1998：37.

［53］山东中医学院，河北医学院校注 黄帝内经素问校释（上册）.北京：人民卫生出版社，1982：66-69.

［54］张锡纯著.医学衷中参西录（合订本）.石家庄：河北人民出版社，1974：212.

［55］张锡纯著.医学衷中参西录（合订本）.石家庄：河北人民出版社，1974：442.

［56］甘宁峰，黄贵华.中医对糖皮质激素类药物的认识.广西中医药，2008，31（2）：40-41.

所引用的中医期刊如下：

《中医杂志》，《中国医药学报》，《上海中医杂志》，《山东中医杂志》，《新中医》，《江苏中医杂志》，《辽宁中医杂志》等。